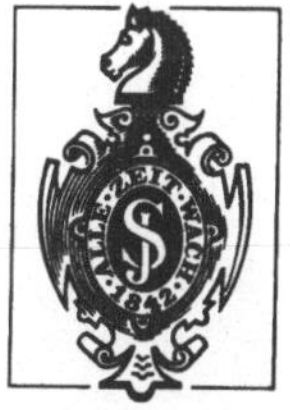

Ventrikuläre Herzrhythmusstörungen

Pathophysiologie – Klinik – Therapie

Herausgeber: B. Lüderitz

Mit 149 Abbildungen

Springer-Verlag
Berlin Heidelberg New York 1981

Professor Dr. med. BERNDT LÜDERITZ
Medizinische Klinik I der Universität München,
Klinikum Großhadern,
Marchioninistraße 15, D-8000 München 70

CIP-Kurztitelaufnahme der Deutschen Bibliothek
Ventrikuläre Herzrhythmusstörungen : Pathophysiolo-
gie – Klinik – Therapie / hrsg. von B. Lüderitz.
– Berlin ; Heidelberg ; New York : Springer, 1981.
  ISBN-13: 978-3-642-67952-0   e-ISBN-13: 978-3-642-67951-3
  DOI: 10.1007/ 978-3-642-67951-3
NE: Lüderitz, Berndt [Hrsg.]

Satz: Konrad Triltsch, Graphischer Betrieb, 8700
Würzburg
2123/3130 – 543210

Vorwort

Ventrikuläre Arrhythmien stellen unter den Herzrhythmusstörungen nach wie vor das dominierende Problem dar. Dies gilt insbesondere für die koronare Herzkrankheit. Als Komplikation des akuten Myokardinfarkts treten Rhythmusstörungen mit einer Koinzidenz von 75–95% auf; davon entfallen 70–80% auf ventrikuläre Heterotopien. Die Mortalität in der frühen Infarktphase ist positiv korreliert mit dem Auftreten repetitiver sowie vorzeitiger ventrikulärer Extrasystolen. Entsprechend der multifaktoriellen ventrikulären Arrhythmiegenese besteht bisher kein einheitliches Therapiekonzept. – Diese Tatsachen begründen nicht nur die vertiefende Erforschung der Pathophysiologie, sondern verlangen zugleich eine verstärkte Suche nach weiterführenden Möglichkeiten der kausalen und symptomatischen Behandlung ventrikulärer Arrhythmien. Der pathophysiologisch orientierten Differentialtherapie war daher eine internationale Arbeitstagung gewidmet, zu der sich Fachleute der experimentellen und klinischen Rhythmologie im Mai 1980 in München zusammengefunden haben.

Das vorliegende Buch stellt die Zusammenfassung der anläßlich dieser Tagung vorgetragenen Referate dar. Zusätzlich wurde eine allgemeine Einführung in den Band aufgenommen. Die englischsprachigen Manuskripte wurden von Priv. Doz. Dr. G. Steinbeck ins Deutsche übersetzt. – Dem Programmablauf des Symposiums entsprechend ist die Thematik nach folgendem Konzept gegliedert:

I. Pathophysiologie; II. Medikamentöse Therapie; III. Elektrotherapie; IV. Chirurgische Therapie.

Der Besprechung der einzelnen Hauptthemen ist jeweils eine einleitende Darstellung vorangestellt. Es wird dadurch versucht, im Sinne einer Systematik den gegenwärtigen Kenntnisstand darzustellen und auf dieser Basis in Einzelbeiträgen neue Forschungsergebnisse unter pathophysiologischen und klinischen Gesichtspunkten zu diskutieren.

Unter dem Aspekt der praktischen Anwendung liegt der Schwerpunkt auf der pharmakologischen Arrhythmiebehandlung mit neuen Antiarrhythmika. – Zu den medikamentösen Innovationen der jüngsten Zeit gehören neue Betarezeptorenblocker, Aprindin, Disopyramid, Propafenon und das im November 1979 hierzulande eingeführte Mexiletin. In klinischer Prüfung befinden sich u. a. die Substanzen Lorcainid und Tocainid, deren Wirkungsspektrum ebenfalls besprochen wird.

Ziel dieser Darstellung ist es, die neuen Antiarrhythmika sowie die aktuellen elektrotherapeutischen und chirurgischen Verfahren pathophysiologisch begründet in den allgemeinen Behandlungsplan der Herzrhythmusstörungen einzuordnen.

Angesprochen werden alle ärztlichen Kolleginnen und Kollegen, die an Fragen der Arrhythmiebehandlung interessiert sind. Es bleibt zu hoffen, daß die Beiträge des Symposiums über den Tag hinaus gültig bleiben und letztlich der praktisch-klinischen Patientenversorgung dienlich sind.

Für das Zustandekommen des Symposiums „Ventrikuläre Herzrhythmusstörungen" und der Veröffentlichung des Referatebandes ist herzlich zu danken: Herrn Prof. Dr. G. Riecker, Direktor der Medizinischen Klinik I der Universität München, allen Referenten und aktiven Teilnehmern, unserer rhythmologischen Arbeitsgruppe sowie Herrn Dr. K. Heinrich und dem Hause Boehringer Ingelheim KG. Dem Springer-Verlag gebührt unser Dank für die sachkundige Beratung und Unterstützung bei der Drucklegung des Buches.

München, Februar 1981   B. LÜDERITZ

Inhaltsverzeichnis

III. Elektrotherapie

IV. Chirurgische Therapie

Mitarbeiterverzeichnis

Dr. R.-R. Abendroth, Medizinische Klinik u. Poliklinik B der Universität, Moorenstraße 5, D-4000 Düsseldorf 1

M. A. Allessie, M. D., Faculty of Medicine-Physiology, University of Limburg, P.O. Box 616, NL-6200 MD Maastricht

Prof. Dr. H. Antoni, Physiologisches Institut der Universität, Lehrstuhl II, Hermann-Herder-Straße 7, D-7800 Freiburg/Brsg.

Priv. Doz. Dr. J. Augustin, Universitätskrankenhaus Eppendorf, II. Medizinische Klinik, Abteilung Kardiologie, Martinistraße 52, D-2000 Hamburg 20

F. W. Bär, M. D., Dept. of Cardiology, Annadal Hospital, University of Limburg, NL-6200 MD Maastricht

J. Barra, M. D., Service de Chirurgie Cardiovasculaire, Groupe Hospitalier Pitié-Salpêtrière, 47 et 83 Boulevard de l'Hôpital, F-75634 Paris-Cedex

Dr. K.-P. Bethge, Medizinische Hochschule Hannover, Department für Innere Medizin, Karl-Wiechert-Allee 9, D-3000 Hannover 61

Priv. Doz. Dr. J. Beyer, Herzchirurgische Klinik der Universität, Klinikum Großhadern, Marchioninistraße 15, D-8000 München 70

Prof. Dr. W. Bircks, Chirurgische Klinik u. Poliklinik B der Universität, Moorenstraße 5, D-4000 Düsseldorf 1

Prof. Dr. W. Bleifeld, Universitätskrankenhaus Eppendorf, II. Medizinische Klinik, Abteilung Kardiologie, Martinistraße 52, D-2000 Hamburg 20

F. I. M. Bonke, M. D., Faculty of Medicine-Physiology, University of Limburg, P.O. Box 616, NL-6200 MD Maastricht

Priv. Doz. Dr. G. Breithardt, Medizinische Klinik u. Poliklinik B der Universität, Moorenstraße 5, D-4000 Düsseldorf 1

Prof. Dr. B. Brisse, Medizinische Klinik der Universität, Westring 3, D-4400 Münster/Westf.

P. Brugada, M. D., Dept. of Cardiology, Annadal Hospital, University of Limburg, NL-6200 MD Maastricht

Prof. Dr. C. Cabrol, Service de Chirurgie Cardiovasculaire, Groupe Hospitalier Pitié-Salpêtrière 47 et 83 Boulevard de l'Hôpital, F-75634 Paris-Cedex

R. Cardinal, M. D., Dept. of Cardiology and Clinical Physiology, Wilhelmina Gasthuis, Eerste Helmersstraat 104, NL-1054 EG Amsterdam

Ph. Darcet, M. D., Institut de Gerontologie, 49 Rue Mirabeau, F-75016 Paris

Dr. G. Drobinski, Hôpital Jean Rostand Sce Cardiologie, 39–41 Rue Jean Le Galleu, F-94200 Ivry

Dr. W. Ebm, Kardiologische Universitätsklinik, Garnisongasse 13, A-1097 Wien

Prof. Dr. S. Effert, Abteilung Innere Medizin I an der Med. Fakultät der RWTH, Goethestraße 27/29, D-5100 Aachen

Prof. Dr. H. Esser, Medizinische Poliklinik der Universität, Wilhelmstraße 35/37, D-5300 Bonn

Prof. Dr. D. W. Fleischmann, Medizinische Klinik I, Städtische Krankenanstalten, Lutherplatz 40, D-4150 Krefeld

G. Fontaine, M. D., Hôpital Jean Rostand Sce Cardiologie, 39–41 Rue Jean Le Galleu, F-94200 Ivry

Dr. G. Frank, Medizinische Hochschule Hannover, Klinik f. Thorax-, Herz- u. Gefäßchirurgie, Karl-Wiechert-Allee 9, D-3000 Hannover 61

R. Frank, M. D., Hôpital Jean Rostand Sce Cardiologie, 39–41, Rue Jean Le Galleu, F-94200 Ivry

A. Gerbaux, M. D., Hôpital Boucicaut, Service de Cardiologie, 78, Rue de la Convention, F-75015 Paris

Prof. Dr. U. Gleichmann, Gollwitzer-Meier-Institut, Herforder Straße 43, D-4970 Bad Oeynhausen

Dr. D. Glogar, Kardiologische Universitätsklinik, Garnisongasse 13, A-1097 Wien

Doz. Dr. R. Gmeiner, Universitätsklinik für Innere Medizin, Anichstraße 35, A-6020 Innsbruck

Prof. Dr. Y. Grosgogeat, Service de Chirurgie Cardiovasculaire, Groupe Hospitalier Pitié-Salpêtrière, 47 et 83 Boulevard de l'Hôpital, F-75634 Paris-Cedex

Prof. Dr. G. Guiraudon, Service de Chirurgie Cardiovasculaire, Groupe Hospitalier Pitié-Salpêtrière, 47 et 83 Boulevard de l'Hôpital, F-75634 Paris-Cedex

Dr. K. P. Haap, Universitätskinderklinik, Mathildenstraße 1, D-7800 Freiburg/Brsg.

Priv. Doz. Dr. P. Hanrath, Universitätskrankenhaus Eppendorf, II. Medizinische Klinik, Abteilung Kardiologie, Martinistraße 52, D-2000 Hamburg 20

M. J. Janse, M. D., Dept. of Cardiology and Clinical Physiology, Wilhelmina Gasthuis, Eerste Helmerstraat 104, NL-1054 EG Amsterdam

Prof. Dr. E. Jähnchen, II. Medizinische Klinik der Universität Mainz, Langenbeckstraße 1, D-6500 Mainz

Doz. Dr. G. Joskowicz, Kardiologische Universitätsklinik, Garnisongasse 13, A-1097 Wien

Prof. Dr. H. Just, Medizinische Universitätsklinik, Hugstetter Straße 55, D-7800 Freiburg/Brsg.

Prof. Dr. F. Kaindl, Kardiologische Universitätsklinik, Garnisongasse 13, A-1097 Wien

R. B. Karp, M. D., UAB, Medical Center, Division of Cardiology Birmingham, Alabama 35 294, USA

Prof. Dr. J. Keul, Medizinische Universitätsklinik, Hugstetter Straße 55, D-7800 Freiburg/Brsg.

Dr. D. Kikis, Medizinische Poliklinik der Universität, Wilhelmstraße 35/37, D-5300 Bonn

Dr. H. Klein, Medizinische Hochschule Hannover, Department für Innere Medizin, Karl-Wiechert-Allee 9, D-3000 Hannover 61

Prof. Dr. W. Klein, Medizinische Universitätsklinik, Plattensteig 18 A, A-8043 Graz

Dr. M. Klicpera, Kardiologische Universitätsklinik, Garnisongasse 13, A-1097 Wien

Dr. K.-H. Kuck, Universitätskrankenhaus Eppendorf, II. Medizinische Klinik, Abteilung Kardiologie, Martinistraße 52, D-2000 Hamburg 20

Prof. Dr. H. Kulbertus, Division of Cardiology and Electrocardiology, Institute of Medicine, University of Liège, 66, Boulevard de la Constitution, B-4020 Liège

W. J. E. P. Lammers, M. D., Faculty of Medicine-Physiology, University of Limburg, P.O. Box 616, NL-6200 MD Maastricht

Dr. M. Lehmann, Medizinische Universitätsklinik, Hugstetter Straße 55, D-7800 Freiburg/Brsg.

Prof. Dr. P. R. Lichtlen, Medizinische Hochschule Hannover, Department für Innere Medizin, Karl-Wiechert-Allee 9, D-3000 Hannover 61

Prof. Dr. B. Lüderitz, Medizinische Klinik I der Universität, Klinikum Großhadern, Marchioninistraße 15, D-8000 München 70

Dr. H. Mannebach, Gollwitzer-Meier Institut, Herforder Straße 43, D-4970 Bad Oeynhausen

Dr. M. Manz, Medizinische Klinik I der Universität, Klinikum Großhadern, Marchioninistraße 15, D-8000 München 70

Priv. Doz. Dr. D. Mathey, Universitätskrankenhaus Eppendorf, II. Medizinische Klinik, Abteilung Kardiologie, Martinistraße 52, D-2000 Hamburg 20

Prof. Dr. T. Meinertz, II. Medizinische Klinik der Universität, Langenbeckstraße 1, D-6500 Mainz

Dr. H. M. Mertens, Gollwitzer-Meier Institut, Herforder Straße 43, D-4970 Bad Oeynhausen

Prof. Dr. W. Merx, Abteilung Innere Medizin I an der Med. Fakultät der RWTH, Goethestraße 27/29, D-5100 Aachen

Dr. C. Naumann d'Alnoncourt, Medizinische Klinik I der Universität, Klinikum Großhadern, Marchioninistraße 15, D-8000 München 70

Priv. Doz. Dr. H. Neuss, Kerckhoff-Klinik, Benekestraße 6/8, D-6350 Bad Nauheim

Dr. C. K. Ng, Universitätsklinik für Innere Medizin, Anichstraße 35, A-6020 Innsbruck

Dr. J. Nitsch, Medizinische Klinik I der Universität, Klinikum Großhadern, Marchioninistraße 15, D-8000 München 70

Dr. J. Ostermeyer, Chirurgische Klinik u. Poliklinik B der Universität, Moorenstraße 5, D-4000 Düsseldorf 1

Dr. H. Pantlen, Universitätskrankenhaus Eppendorf, I. Medizinische Klinik, Martinistraße 52, D-2000 Hamburg 20

O. PATART, M. D., Hôpital Boucicaut, Service de Cardiologie, 78, Rue de la Convention, F-75015 Paris

Prof. Dr. W. POLLMANN, Binger Straße, D-6507 Ingelheim/Rh.

Doz. Dr. P. PROBST, Kardiologische Universitätsklinik, Garnisongasse 13, A-1097 Wien

Prof. Dr. M. RUNGE, Universitätskrankenhaus Eppendorf, I. Medizinische Klinik, Martinistraße 52, D-2000 Hamburg 20

Dr. H. J. RÜDIGER, Physiologisches Institut der Universität, Lehrstuhl II, Hermann-Herder-Straße 7, D-7800 Freiburg/Brsg.

Dr. L. v. SAVIGNY, Physiologisches Institut der Universität, Lehrstuhl II, Hermann-Herder-Straße 7, D-7800 Freiburg/Brsg.

Dr. W. SCHEIBELHOFER, Kardiologische Universitätsklinik, Garnisongasse 13, A-1097 Wien

Prof. Dr. M. SCHLEPPER, Kerckhoff-Klinik, Benekestraße 6/8, D-6350 Bad Nauheim

Prof. Dr. H. SCHOLZ, Medizinische Hochschule Hannover, Institut für Pharmakologie und Toxikologie, Abteilung III (Biochemische Pharmakologie), Karl-Wiechert-Allee 9, D-3000 Hannover 61

Prof. Dr. L. SEIPEL, Medizinische Klinik u. Poliklinik B der Universität, Moorenstraße 5, D-4000 Düsseldorf 1

Prof. Dr. K. STEINBACH, Wilhelminenspital der Stadt Wien, III. Interne Abteilung, Montlearstr. 37, A-1171 Wien

Priv. Doz. Dr. G. STEINBECK, Medizinische Klinik I der Universität, Klinikum Großhadern, Marchioninistraße 15, D-8000 München 70

Dr. I. THORMANN, Universitätsklinikum Charlottenburg, Spandauer Damm 130, D-1000 Berlin 19

Dr. G. TRIEB, Gollwitzer-Meier-Institut, Herforder Straße 43, D-4970 Bad Oeynhausen

Prof. Dr. H. A. TRITTHART, Institut für Med. Physik und Biophysik der Universität, Harrachgasse 21, A-8010 Graz

E. J. VANAGT, M. D., Dept. of Cardiology, Annadal Hospital, University of Limburg, NL-6200 MD Maastricht

A. VEDIN, M. D., Ph. D., University of Göteborg, Dept. of Medicine, Östra Sjukhuset, CK Plan 2, S-41685 Göteborg

A. L. WALDO, M. D., UAB, Medical Center, Division of Cardiology, Alabama 35294/USA

A. WALEFFE, M. D., Division of Cardiology and Electrocardiology, Institut of Medicine, University of Liège, 66, Boulevard de la Constitution, B-4020 Liège

Dr. H. WEBER, Kardiologische Universitätsklinik, Garnisongasse 13, A-1097 Wien

Dr. B. WEDLER, Universitätskrankenhaus Eppendorf, I. Medizinische Klinik, Martinistraße 52, D-2000 Hamburg 20

Prof. Dr. H. J. J. WELLENS, Dept. of Cardiology, Annadal Hospital, University of Limburg, NL-6200 MD Maastricht

Dr. U. WIEGERS, Universitätskrankenhaus Eppendorf, II. Medizinische Klinik, Abteilung Kardiologie, Martinistraße 52, D-2000 Hamburg 20

A. L. WIT, Ph. D., Dept. of Pharmacology, College of Physicians and Surgeons, Columbia University, 630 W. 168th Street, New York, NY 10032/USA

F. I. ZACOUTO, M. D., Ph. D., Hôpital Boucicaut, Service de Cardiologie, 78, Rue de la Convention, F-75015 Paris

Einführung: Ventrikuläre Herzrhythmusstörungen Pathophysiologie – Klinik – Therapie

B. Lüderitz

Die antiarrhythmische Therapie ist heute vielfältiger und wirksamer, aber auch komplizierter als noch vor wenigen Jahren. Das Spektrum der therapeutischen Möglichkeiten reicht von physikalischen Maßnahmen über die medikamentöse Behandlung bis hin zu chirurgischen Eingriffen am Myokard und Erregungsleitungssystem. Die erfolgreiche Anwendung dieser Maßnahmen bei Herzrhythmusstörungen beruht nicht zuletzt auf dem zunehmenden Verständnis der pathogenetischen Mechanismen aus experimentell gewonnenen Kenntnissen der elektrophysiologischen Eigenschaften des pathologisch veränderten Myokards und Erregungsleitungssystems.

1 Pathophysiologische Grundlagen

Herzrhythmusstörungen lassen sich einteilen in Störungen der Reizbildung und Störungen der Erregungsleitung. – Bradykardien entstehen entweder durch eine Dysfunktion der Reizbildung oder aufgrund einer gestörten Erregungsleitung.

Ursache ektoper Reizbildung können gesteigerte Automatie, abnorme Automatie oder getriggerte Aktivität [52] sein. Erregungsleitungsstörungen können in linearen geschlossenen Leitungsbahnen (Reentry im präformierten Leitungsweg) oder auch im räumlichen Gesamtzellverband (Reentry ohne präformierten Leitungsweg) zu hochfrequenten Arrhythmien führen (Abb. 1) (s. Beitrag Bonke, S. 28; Allessie u. Wit, S. 38).

1.1 Störungen der Reizbildung

1.1.1 Gesteigerte Automatie

Neben Sinusknoten und AV-Knoten besitzen Purkinje-Fasern und bestimmte atriale Fasern (latente Schrittmacherzellen) die Fähigkeit zur spontanen Reizbildung. Dieser automatische Vorgang kann unter dem Einfluß körpereigener Wirkstoffe oder pharmakologischer Substanzen, unter pathologischen Bedingungen oder auch bei Ausbleiben der „overdrive"-Wirkung des nomotopen Schrittmachers beschleunigt sein. Automatische Impulsbildung beruht auf der langsamen spontanen Abnahme des Membranpotentials im Anschluß an die Repolarisationsphase des Aktionspotentials (diastolische Depolarisation) (vgl. [31]; Abb. 1).

Prof. Dr. B. Lüderitz, Medizinische Klinik I der Universität, Klinikum Großhadern, Marchioninistraße 15, 8000 München 70

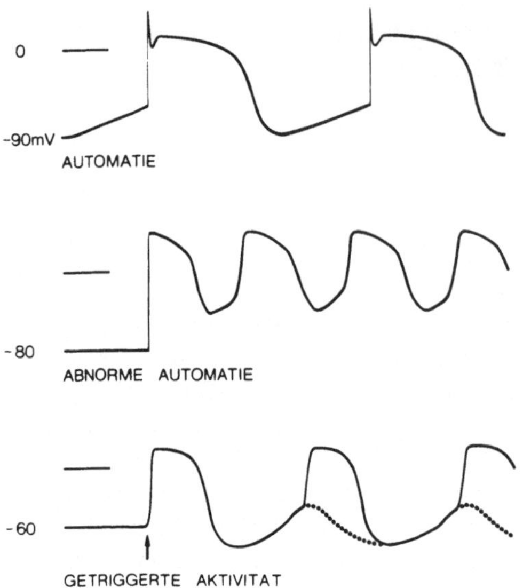

Abb. 1. Mechanismen gesteigerter Impulsbildung im Herzen. Schematische Darstellung intrazellulärer Potentialableitungen. *Oben:* Purkinje-Faser. Gesteigerte Automatie beruht auf erhöhter diastolischer Depolarisationsgeschwindigkeit. Das diastolische Membranpotential verläuft dabei noch im physiologischen Bereich von -90 bis -70 mV. *Mitte:* Abnorme Automatie tritt im Ventrikelmyokard, in Purkinje-Fasern und atrialer Muskulatur nach Teildepolarisation der Membran auf -50 mV auf. *Unten:* Getriggerte Aktivität kann durch Auslösen eines Aktionspotentials ($\uparrow$) initiiert werden und beruht auf oszillierenden Nachpotentialen im Anschluß an die Repolarisationsphase (...) [31]

1.1.2 Abnorme Automatie

Während gesteigerte Automatie die pathologische Beschleunigung eines physiologischen Vorgangs darstellt, handelt es sich bei abnormer Automatie um eine Reizbildungsstörung, die auf der Veränderung der transmembranären Ionenfluxe selbst beruht. Abnorme Automatie kann auch in Strukturen auftreten, die unter Normalbedingungen keine diastolische Depolarisation aufweisen, also auch in der Arbeitsmuskulatur der Ventrikel und der Vorhöfe des Herzens (Abb. 1).

1.1.3 Getriggerte Aktivität

Als ein weiterer Mechanismus ektoper Impulsbildung wird die getriggerte Aktivität diskutiert [52]. Sie beruht auf pathologischen Nachpotentialen am Ende der Repolarisationsphase eines Aktionspotentials. Bei ausreichender Amplitude lösen diese Nachpotentiale das folgende Aktionspotential aus (Abb. 1).

1.2 Erregungsleitungsstörungen

Reizbildung und Erregungsleitung vollziehen sich im Herzen nach einem bestimmten zeitlichen und räumlichen Muster, das durch die unterschiedlichen elektrophysiologischen Eigenschaften der beteiligten Strukturen vorgegeben ist. Selbst bei Ausbreitung der Erregungswelle in nur einer Richtung wird die Wiedererregung eines Myokardareals durch die gleiche Erregungswelle durch die im Verhältnis zur Erregungsausbreitungszeit lange Refraktärzeit verhindert. Ist jedoch neben der unidirektionalen Leitung lokal die Erregungsausbreitung verzögert – solange, bis angrenzende Myokardareale ihre Erregbarkeit wiedererlangt haben, so ist die Voraussetzung für eine Wiedererregung oder sogar eine Perpetuierung der Erregungswelle gegeben [31]. Zur Pathophysiologie ventrikulärer Arrhythmien s. auch die Beiträge Janse, S. 46, Lammers u. Mitarb., S. 59, und Naumann d'Alnoncourt u. Mitarb., S. 70.

2 Diagnostik

Die Differentialdiagnostik von Herzrhythmusstörungen erfolgt meist durch das Oberflächen-EKG. Das Ösophaguselektrokardiogramm läßt sich zur Diagnostik von Vorhoftachykardien, ektopischen Reizbildungen und Leitungsaberrationen anwenden. In speziellen differentialdiagnostischen Fällen (Präexzitationssyndrome, ventrikuläre Reentrytachykardien) können intrakardiale Ableitungstechniken diagnostisch weiterführen (Einzelheiten s. [24]).

Sowohl bradykarde wie tachykarde Arrhythmien können zu lebensbedrohlichen Situationen führen. Die Therapiepflichtigkeit ergibt sich aus der klinischen Symptomatik. Hierbei sind die Arrhythmien naturgemäß nicht ihrer selbst wegen bedrohlich und mithin behandlungsbedürftig, sondern ihre hämodynamischen Auswirkungen, d. h. die kritische Verminderung der Herzauswurfleistung, bzw. ihr potentiell prämonitorischer Charakter (z. B. „Warnarrhythmien" bei Myokardinfarkt).

Unter den *bradykarden Rhythmusstörungen* (vgl. Tabelle 1) ist besonders die pathologische Sinusbradykardie zu nennen: eine langsame Herzschlagfolge, die unter Belastung keinen adäquaten Frequenzanstieg zeigt und – anders als beim trainierten Sportler – mit einer Leistungsminderung verbunden ist. Symptomatisch können auch die Bradyarrhythmia absoluta, die

Tabelle 1. Behandlungsbedürftige bradykarde und tachykarde Rhythmusstörungen

---

I. Bradykarde Rhythmusstörungen

Sinusbradykardie (pathol.)
Bradyarrhythmia absoluta
Sinuatriale Blockierungen
Atrioventrikuläre Blockierungen
Karotissinussyndrom
Bradykardie-Tachykardie-Syndrom (Sinusknotensyndrom)

II. Tachykarde Rhythmusstörungen

Supraventrikuläre Tachykardie
Vorhofflattern/-flimmern
Ventrikuläre Extrasystolie
Kammertachykardie
Kammerflattern/-flimmern

---

verschiedenen Formen der sinuatrialen und atrioventrikulären Blockierungen sowie das Karotissinussyndrom vom vagal-kardialen Typ sein. Ferner ist das Sinusknotensyndrom zu erwähnen als Sammelbegriff für eine Vielzahl nichtventrikulärer Arrhythmien mit Krankheitswert, deren Ursache vornehmlich in einer gestörten Sinusknotenfunktion gesehen wird. Bradykardien bzw. der Wechsel von Tachykardie und Bradykardie sind beim Sinusknotensyndrom das verbindende klinische Symptom, auf das sich Diagnostik und Therapie beziehen.

Als gravierende *tachykarde Rhythmusstörungen* sind anzusehen: die atriale Tachykardie – speziell in der paroxysmalen Form mit AV-Blockierung bei Digitalisintoxikation, AV-Knotentachykardien, Vorhofflattern mit der Gefahr der 1 : 1-Überleitung, sowie Vorhofflimmern mit hoher Kammerfrequenz. Ventrikuläre Extrasystolen, insbesondere bei salvenartigem Auftreten und bei frühzeitigem Einfall, können Vorläufer einer ventrikulären Tachykardie sein; Kammerflattern und Kammerflimmern stellen als Ausdruck eines hämodynamischen Kreislaufstillstands eine vital bedrohliche Situation dar.

3 Allgemeiner Behandlungsplan

Die Behandlung von Herzrhythmusstörungen gliedert sich in der Klinik ebenso wie in der Praxis in:

– Kausaltherapie,
– allgemeine Maßnahmen (Bettruhe, Sedierung, ggf. Vagusreiz usw.),
– medikamentöse Therapie,
– elektrische Maßnahmen und
– ggf. kardiochirurgische antiarrhythmische Interventionen.

Die kausale Behandlung muß naturgemäß auf die Krankheitsursache ausgerichtet sein, d. h. z. B. Therapie einer koronaren Herzkrankheit, Behandlung einer Myokarditis, Beseitigung einer Glykosidintoxikation oder Elektrolytstörung, Normalisierung einer Hyperthyreose oder die Revision eines defekten Schrittmachers (vgl. Tabelle 2). Gerade bei bedrohlichen

Tabelle 2. Ursachen von Herzrhythmusstörungen

Ischämie (Koronare Herzkrankheit)
Infekt (Myokarditiden)
Intoxikation (Glykoside, Alkohol, Nikotin)
Elektrolytstörungen (Hyper-, Hypokaliämie)
Endokrine Erkrankungen (Hyper-, Hypothyreose)
Mechanische Faktoren (Herzfehler, Trauma)
Schrittmacherfunktionsstörungen

Arrhythmien kommt es jedoch häufig darauf an, akut – und das bedeutet symptomatisch – die Rhythmusstörung zu beseitigen, wozu in erster Linie medikamentöse und ggf. elektrotherapeutische Maßnahmen in Frage kommen.

4 Medikamentöse Therapie der Herzrhythmusstörungen

Die pharmakologische Beeinflussung kardialer Arrhythmien hat mehrere pathophysiologische Ansatzpunkte. Zum einen ist die Therapie auf die arrhythmieauslösenden Kausalfaktoren bzw. Grunderkrankungen auszurichten (s. o.); ein zweiter Behandlungsweg zielt auf die Veränderung arrhythmogener Einflüsse des vegetativen Nervensystems und dessen Transmitterstoffen, z. B. durch Betarezeptorenblocker, Vagomimetika und Vagolytika. Symptomatisch wirken schließlich die Antiarrhythmika im engeren Sinne, die auf die Beeinflussung der arrhythmogenen elektrophysiologischen Veränderungen des Reizbildungs- und Erregungsleitungssystems ausgerichtet sind (vgl. Beitrag Tritthart, S. 81). Die Antiarrhythmika (Antifibrillantien) lassen sich in 5 Gruppen einteilen (Tabelle 3; vgl. [49]).

Tabelle 3. Klassifizierung der Antiarrhythmikagruppen. (Nach Vaughan Williams [49])

I	Direkter Membraneffekt (z. B. Chinidin)
II	Sympathikolyse (Betarezeptorenblocker)
III	Zunahme der Repolarisationsphase (z. B. Amiodarone)
IV	Ca-Antagonismus (z. B. Verapamil)
V	Zentralnervöse Wirkung (z. B. Diphenylhydantoin (?))

Die Gruppe I umfaßt antiarrhythmische Substanzen, die eine spezifische Hemmwirkung auf den raschen Natriumeinstrom und regularisierenden Kaliumausstrom besitzen; hierzu gehören Chinidin, Procainamid, Ajmalin, Disopyramid, Propafenon u. a. Die durch diese Substanzen bedingte Verminderung der maximalen Anstiegsgeschwindigkeit des Aktionspotentials als Parameter der Erregungsleitungsgeschwindigkeit, der diastolischen Depolarisation und der Verlängerung der Refraktärzeit (Abb. 2; vgl. [12]) lassen eine Frequenzabnahme und eine Suppression ektopischer Foci erwarten, da die heterotopen Erregungen vermehrt auf refraktäres Gewebe treffen. Auch die Beeinflussung von reentrybedingten Tachykardien ist möglich, wenn man davon ausgeht, daß diese Antiarrhythmika die Refraktärperiode in größerem Ausmaß beeinflussen als die Erregungsleitungsgeschwindigkeit. Umgekehrt können insbesondere bei höherer Dosierung durch überwiegende Herabsetzung der Erregungsleitung auch Reentryphänomene begünstigt werden.

Die Gruppe II bezieht sich auf Antiarrhythmika mit Blockierung der
Katecholaminwirkung auf die Reizbildung und Erregungsleitung und umfaßt die Betarezeptorenblocker. Diese Substanzgruppe ist gekennzeichnet
durch eine spezifische antiadrenerge Wirkung am Myokardzellverband und
durch eine (unspezifische) direkte Membranwirkung am Arbeitsmyokard
und am spezifischen Reizbildungs- bzw. Erregungsleitungssystem, die qualitativ der Chinidinwirkung vergleichbar ist (Tabelle 4).

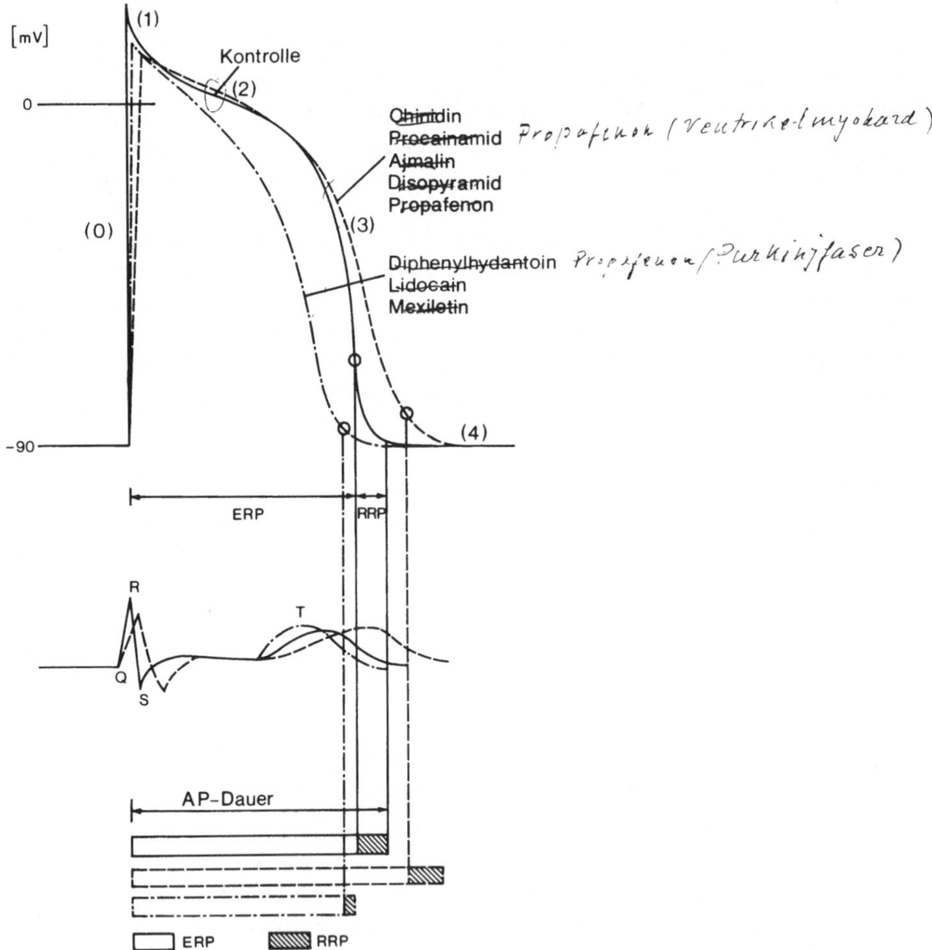

Abb. 2. Schematische Darstellung der Wirkung unterschiedlicher Antiarrhythmikaklassen auf
den Verlauf eines ventrikulären Aktionspotentials, auf das unipolare Elektrogramm sowie auf
die Refraktärzeiten einer Ventrikelfaser. ERP: effektive Refraktärperiode, RRP: relative Refraktärperiode. Die Kreise zeigen den Repolarisationsgrad an, bei dem die Faser wieder mit
einem fortgeleiteten Aktionspotential antwortet. Unter Diphenylhydantoin wird dieser Repolarisationsgrad zu negativeren Potentialwerten verschoben, so daß die effektive Refraktärzeit relativ zur Aktionspotentialdauer verlängert wird. Aktionspotentialdauer und QT-Intervall werden durch Chinidin, Procainamid, Ajmalin, Disopyramid und Propafenon verlängert und
durch Diphenylhydantoin, Lidocain und Mexiletin verkürzt. (Die in Klammern gesetzten Zahlen bezeichnen die einzelnen Phasen des Aktionspotentials.) (Nach Gettes [12])

Tabelle 4. Auflistung β-sympathikolytischer Substanzen

Handelspräparat	Freiname	Membran-wirkung	tgl. Dosis p.o. (mg)	Hersteller
Aptin	Alprenolol	+	200	Astra
Beloc	Metoprolol	−	100 – 200	Astra
Betadrenol	Bupranolol	+	80	Pharma Schwarz
Betapressin	Penbutolol	−	40	Hoechst
Conducton	Carazolol	+	15	Klinge
Disorat	Methypranol	−	10 – 20	Boehringer Mannheim
Doberol	Toliprolol	+	20	Boehringer Ingelheim
Dociton	Propranolol	+	60 – 120	Rhein-Pharma
Lopresor	Metoprolol	−	200	Geigy
Prent	Acebutolol	+	400	Bayer
Sinorytmal	Toliprolol	+	35 – 70	Giulini
Solgol	Nadolol	−	120	v. Heyden
Sotalex	Sotalol	−	160	Lappe
Stresson	Bunitrolol	−	20	Boehringer Ingelheim
Temserin	Timolol	−	15	Sharp & Dohme
Tenormin	Atenolol	−	50 – 100	ICI
Trasicor	Oxprenolol	+	40 – 120	Ciba
Visken	Pindolol	+	15	Sandoz

Der Gruppe III werden Substanzen zugerechnet, die zu einer Zunahme der Repolarisationsphase führen wie das – in der Bundesrepublik Deutschland noch nicht im Handel befindliche – Amiodarone (vgl. Beitrag Steinbeck u. Mitarb., S. 237).

Zur Gruppe IV werden die kardiodepressiv wirkenden Antiarrhythmika mit spezifischen Hemmwirkungen auf den langsamen Natrium-Kalzium-Einstrom gezählt. Hierher gehören die sog. Kalziumantagonisten Verapamil (Isoptin, Cardibeltin), Diltiazem u. a. Die vorzugsweise bei supraventrikulären Tachykardien ausgeprägte Wirkung von Verapamil wird auf die Terminierung kreisender Erregungen mit langsamer Impulsfortleitung sowie auf die Supprimierung früh einfallender Erregungen auf Grund von Nachpotentialen bezogen (vgl. Beitrag Scholz, S. 90).

Die Gruppe V umfaßt antiarrhythmische Substanzen, die eine Beschleunigung der Repolarisation, insbesondere im spezifischen Erregungsleitungssystem der Ventrikel bewirken. Hier sind Diphenylhydantoin, Lidocain und Mexiletin einzuordnen (vgl. Abb. 2). – Ein Charakteristikum dieser Gruppe ist die Verstärkung des Kaliumauswärtsstroms mit konsekutiver Verkürzung der Repolarisation und damit der Aktionspotentialdauer, wobei der letztgenannte Parameter stärker beeinflußt wird als die effektive Refraktärperiode. Aus dieser Wirkung ist die Unterdrückung gekoppelter Extrasystolen und heterotoper Reizbildungen während der gesamten Potentialdauer abzuleiten. Für das Diphenylhydantoin wird darüber hinaus eine zentralnervöse Wirkung diskutiert.

Zu nennen sind ferner die Aktivatoren des langsamen Natrium- und Kalziumkanals und des aktiven Kationentransportes durch die Membran, nämlich Betasympathikomimetika wie Isoproterenol und Orciprenalin. Die elektrophysiologischen Wirkungen dieser Substanzen bestehen in einer Zunahme der Steilheit der diastolischen Depolarisation am sinuatrialen, atrioventrikulären und Purkinje-System sowie in einer Verkürzung von Aktionspotentialdauer und Refraktärperiode. Die aus diesen Effekten ableitbaren antiarrhythmischen Wirkungen beziehen sich auf eine Verminderung von atrioventrikulären Blockierungen, eine Zunahme der Kammerfrequenz (bei totalem AV-Block) und eine allgemeine Frequenzsteigerung, die der Ausbreitung ektopischer Erregungen entgegenwirkt (vgl. [24]).

4.1 Bradykarde Rhythmusstörungen

Grundsätzlich lassen sich bradykarde Dysrhythmien medikamentös behandeln; vielfach gelingt es jedoch nicht, die Herzfrequenz ausreichend und dauerhaft zu beschleunigen. In derartigen Fällen mit Bradykardien von Krankheitswert ist die Implantation eines elektrischen Schrittmachers (s. u.) langfristig nicht zu umgehen. An pharmakologischen Möglichkeiten kommen, insbesondere in der Akuttherapie, Sympathikomimetika und Vagolytika in Frage. Klinische Bedeutung besitzen Isopropylnoradrenalin (Isoprenalin) = Aludrin; Orciprenalin = Alupent und Atropin.

Orciprenalin, Isoprenalin. Die Hauptindikation für Isoprenalin und Orciprenalin sind vornehmlich akute und weniger die chronischen Erregungsleitungs- und Reizbildungsstörungen, partielle oder totale AV-Blockierungen, wobei sowohl intranodale Blockierungen wie faszikuläre Blockbilder günstig beeinflußt werden. Es wird sowohl eine Abnahme des Blockierungsgrades wie eine Akzeleration primärer, sekundärer und tertiärer Ersatzzentren (bei totalem AV-Block) erreicht.

Als Anhaltspunkt für die Dosierung sei genannt: für die Akuttherapie: Alupent 0,5–1 mg i. v. (evtl. intrakardial), für die nachfolgende Dauerinfusion, welche bei weniger bedrohlichen Fällen auch primär eingesetzt werden kann: 5–50 µg/min (je nach effektiver Kammerfrequenz). Für die orale Dauerbehandlung werden 6mal ½ bis 1 Tbl./Tag empfohlen, wobei zu berücksichtigen ist, daß die Alupentwirkung nach 3–4 h weitgehend abgeklungen ist.

Auch die weiterentwickelten antibradykarden Medikamente wie das Depot-Orciprenalin (Th 152/10) und der Tropasäureester Sch 1000 (Ipratropiumbromid, vorg. Handelsname: Itrop) scheinen nach den bisherigen Erfahrungen keine grundsätzliche Alternative zum elektrischen Schrittmacher bei klinisch relevanten Bradykardien darzustellen, wenngleich diese Substanzen in leichteren Fällen nutzbringend angewendet werden können (vgl. Beiträge Brisse, S. 104, Gleichmann u. Mitarb., S. 115, und Thormann, S. 121).

An Nebenwirkungen werden unter Alupent Unruhe, Schlaflosigkeit, Mundtrockenheit, Übelkeit, Parästhesien, Tremor und Extrasystolie beobachtet. Letztere kann bei relativer oder absoluter Orciprenalinüberdosierung zu bedrohlichen Arrhythmien und Tachykardien (evtl. Kammerflimmern) führen. Als Antidot sind Betasympathikolytika einzusetzen.

Atropin. Als Vagolytikum hat für die antibradykarde Therapie nur das Atropin Bedeutung. Durch Parasympathikolyse kommt es zu einem Überwiegen des Sympathikotonus mit konsekutiver Zunahme der Sinusfrequenz und Verbesserung der atrioventrikulären Überleitung. Indikation: Atropin ist vor allem bei vagal bedingten Sinusbradykardien indiziert, ferner bei sinuatrialen Blockierungen und intermittierendem Sinusstillstand. Durch Erhöhung der Sinusfrequenz lassen sich zudem heterotope Reizbildungszentren supprimieren. Auch bei AV-Blockierung, z. B. bei Hinterwandinfarkt, kann Atropin wegen seiner leitungsverbessernden Wirkung im Intranodalbereich erfolgreich angewandt werden.

Applikationsform und Dosierung: Atropin ist bevorzugt parenteral zu applizieren. Mittlere Dosierung 0,5–1,0 (2,0) mg Atropinsulfat i. v. Die Wirkdauer liegt bei 60 min. Zur oralen Dauertherapie (3- bis 6stündlich 0,25–0,5 mg) ist Atropin wegen seiner kurzen Wirkungsdauer und der nicht unerheblichen Nebenwirkungen nicht geeignet: Mundtrockenheit, Obstipation, Völlegefühl, Inappetenz, Sehstörungen, Miktionsstörungen, Hitzegefühl, Auslösung eines Glaukomanfalls.

4.2 Tachykarde Rhythmusstörungen

4.2.1 Betarezeptorenblocker

Die Betablocker haben wegen ihrer relativ geringen Nebenwirkungen auch in der antiarrhythmischen Therapie an Bedeutung gewonnen. Trotz gewisser substanzspezifischer Unterschiede (z. B. „chinidinartige Membranwirkung") kommen in antiarrhythmischer Hinsicht den einzelnen Betarezeptorenblockern keine gravierenden differentialtherapeutischen Unterschiede zu (Tabelle 4).

Betasympathikolytische Substanzen wirken Arrhythmien entgegen, die auf einer adrenergen Stimulation beruhen (Tabelle 5). Damit konzentriert sich der Indikationsbereich auf Herzrhythmusstörungen im Rahmen einer Sympathikotonie, wie Sinustachykardie, Vorhofextrasystolen, Vorhofflimmern und Vorhofflattern, paroxysmale supraventrikuläre Tachykardie und ventrikuläre Extrasystolie. Naturgemäß ist die Anwendung von Betablockern in jedem Einzelfall indikationsbezogen zu prüfen. Sinustachykardien beim hyperkinetischen Herzsyndrom sprechen besonders gut auf Betablocker an. Bei einer Belastungsextrasystolie im Rahmen einer koronaren Herzkrankheit kann ebenfalls die Indikation zu Betablockern gegeben sein. Auch die Extrasystolie als Folge einer Digitalisintoxikation läßt sich gelegentlich mit betasympathikolytischen Substanzen erfolgreich angehen. Bei tachysystolischen Formen von Vorhofflimmern und Vorhofflattern ist neben Digitalis der Einsatz von Betablockern gerechtfertigt. Beim Vorhofflimmern mit schneller Überleitung bei Hyperthyreose ist, abgesehen von der Therapie des Grundleidens, die Betablockertherapie angezeigt. Bei Über-

Tabelle 5. Behandlung von Herzrhythmusstörungen mit Betarezeptorenblockern

---

Indikationen:

1. Adrenerge Stimulation
Sinustachykardie
Supraventr. u. ventr. Extrasystolie

2. Koronare Herzkrankheit
Belastungsextrasystolie

3. Hyperthyreose (Sympathikotonie?)
Sinustachykardie
Vorhofflimmern
Extrasystolie

Als Alternativantiarrhythmikum:
Vorhofflimmern/-flattern
Paroxysm. supraventr. Tachykardie
Digitalogene Rhythmusstörungen

---

dosierung bzw. Intoxikation mit betablockierenden Substanzen hat sich Glukagon hinsichtlich Herzfrequenz und Hämodynamik als das Mittel der Wahl erwiesen.

Zur Arrhythmiebehandlung mit Betarezeptorenblockern s. Beiträge Keul u. Lehmann, S. 128, Gmeiner u. Ng, S. 140, Klein, S. 152, und Vedin, S. 158.

4.2.2 Herzglykoside

Digitalisglykoside und Strophanthin besitzen direkte myokardiale sowie vagomimetische und antiadrenerge Wirkungen und beeinflussen die Reizbildung und Erregungsleitung des Herzens. In diesem Zusammenhang können Herzglykoside antiarrhythmische Eigenschaften entfalten. Darüber hinaus kann auch die kontraktionssteigernde Wirkung der Glykoside Arrhythmien entgegenwirken. Durch eine Verbesserung der Pumpfunktion und der myokardialen Sauerstoffversorgung sowie durch eine Abnahme des enddiastolischen Ventrikeldrucks und der Herzgröße kann die Aktivität heterotoper Reizbildungszentren herabgesetzt werden. Der vagomimetische Effekt der Digitalisglykoside hat eine Frequenzsenkung zur Folge. Die glykosidinduzierte Refraktärzeitverkürzung des Vorhofs begünstigt die Überführung von Vorhofflattern in Vorhofflimmern. Da grundsätzlich jede Rhythmusstörung auch glykosidbedingt sein kann, ist vor der Digitalisgabe eine Glykosidintoxikation bzw. Überdosierung auszuschließen.

Für die Dosierung und Applikationsform gelten die allgemeinen Regeln der Glykosidtherapie.

4.2.3 Antiarrhythmika im engeren Sinne

Zahlreiche antiarrhythmische Substanzen dienen dem Ziel, durch differentialtherapeutischen Einsatz die verschiedenen tachykarden Rhythmusstörungen zu beeinflussen. Das ideale Antiarrhythmikum, das selektiv und nebenwirkungsfrei die Arrhythmien unterdrückt, ohne das übrige Reizbildungs- und Erregungsleitungssystem zu beeinflussen, gibt es bislang nicht. Auch die Tatsache, daß durch die pharmazeutische Industrie ständig neue Antiarrhythmika entwickelt und angeboten werden, weist bereits darauf hin, daß es noch für keineswegs alle Arrhythmien adäquate pharmakologische Lösungen gibt (vgl. Beiträge Kulbertus u. Waleffe, S. 164, Bethge u. Lichtlen, S. 170). Die wichtigsten konventionellen Antiarrhythmika mit Dosierungsangaben und extrakardialen Nebenwirkungen sind in Tabelle 6 genannt.

Therapeutische Alternativen bei bislang therapieresistenten Tachyarrhythmien scheinen in erster Linie die neuen Antiarrhythmika Aprindin, Disopyramid, Mexiletin und Propafenon zu bieten (s. u.). – Trotz Kenntnis der Pharmakokinetik und der Elektrophysiologie der Antiarrhythmika ist das Therapieergebnis im Einzelfall oft nicht kalkulierbar, und es bedarf

Tabelle 6. Konventionelle Antiarrhythmika: Indikationen, Dosierung, extrakardiale Nebenwirkungen

Medikament	Indikation	Dosierung		Extrakardiale Nebenwirkungen
		Akut-Therapie	Prophylaxe	
Ajmalin (Gilurytmal)	Ventr. Extrasystolie (E.S.), ventr. Tachykardie	25 – 50 mg i.v.	< 300 mg/ 12 h i.v.	Übelkeit, Kopfschmerzen, Appetitlosigkeit,
Prajmalium-Bitartrat (Neo-Gilurytmal)	Supraventr., ventr. E.S., Rezidivprophylaxe ventr. Tachykardie	–	60 mg/d p.o.	Cholestase, Leberschädigung
Propranolol (Dociton)	Supraventr. Tachykardie, ventr. E.S., tachysystolisches Vorhofflimmern	–	80 – 120 mg tgl. p.o.	Schwindel, Nausea, Diarrhö
Chinidin-Bisulfat (Chinidin-Duriles, Optochinidin Ret.)	Supraventr., ventr. E.S., supraventr. Tachykardie, Rezidivprophylaxe nach Regularisierung	–	1 g tgl. p.o.	Gastrointestinale Beschwerden, Ohrensausen, Synkopen
Verapamil (Isoptin)	Supraventr. E.S., supraventr. Tachykardie	5 mg i.v.	3mal 40 – 80 mg tgl. p.o.	Hypotonie
Lidocain (Xylocain)	Ventr. E.S., Kammertachykardie	50 – 100 mg i.v.	2 – 4 mg/min i.v.	Benommenheit, Schwindel, zentralnervöse Symptome
Diphenylhydantoin (Epanutin, Phenhydan, Zentropil)	Ventr. E.S., Kammertachykardie (bei Digitalisintoxikation)	125 mg i.v.	3mal 100 mg tgl. p.o.	Gingivahyperplasie, Nystagmus, Ataxie, Lymphadenopathie

Tabelle 7. Pharmakokinetische Daten der neueren Antiarrhythmika Aprindin, Disopyramid, Mexiletin und Propafenon. $\alpha = \alpha$-Phase (Verteilung), $\beta = \beta$-Phase (Elimination)

Aprindin (Amidonal)		Disopyramid (Norpace, Rythmodul)	
Anwendung:	oral, i.v.	Anwendung:	oral (i.v.)
Therap. Bereich:	$1 - 2$ µg/ml	Therap. Bereich:	$3 - 8$ µg/ml
Clearance:	2,55 ml/min/kg KG	Clearance:	3,43 ml/min/kg KG
Halbwertszeit:	$t_{1/2}\alpha$ 1,65 h	Halbwertszeit:	$t_{1/2}\alpha$ 2 min
	$t_{1/2}\beta$ 30,2 h		$t_{1/2}\beta$ 4,5 h
Unveränderte		Unveränderte	
Ausscheidung (Urin):	$< 1\%$	Ausscheidung (Urin):	52%
Dosierung:	$50 - 100$ mg/24 h p.o.	Dosierung:	$150 - 300$ mg/6 h
	20 mg i.v.		
	< 300 mg/24 h i.v.		
Nebenwirkungen:	Agranulozytose, Leberschädigung	Nebenwirkungen:	Negative Inotropie

Mexiletin (Mexitil)		Propafenon (Rytmonorm 150, 300)	
Anwendung:	oral, i.v.	Anwendung:	oral, i.v.
Therap. Bereich:	$0,5 - 2$ µg/ml	Therap. Bereich:	$0,2 - 1$ µg/ml
Clearance:	~ 5 ml/min/kg KG	Clearance:	?
Halbwertszeit:	11,5 h	Halbwertszeit:	3,6 h
Unveränderte		Unveränderte	
Ausscheidung (Urin):	$3 - 15\%$	Ausscheidung (Urin):	1%
Dosierung:		Dosierung:	$450 - 900$ mg/
Sättigung	600 mg		24 h p.o.
Erhaltung	$500 - 1000$ mg/24 h		$0,5 - 1$ mg/kg KG i.v.
Nebenwirkungen:	ZNS	Nebenwirkungen:	Kopfschmerz, GI-Beschwerden

häufig (besonders, wenn die Pathogenese der Arrhythmie unklar bleibt) einer empirisch begründeten medikamentösen Einstellung des Patienten.

Besonders sei auf die potentiellen extrakardialen Nebenwirkungen antiarrhythmischer Substanzen hingewiesen (Tabelle 6). Naturgemäß beinhalten alle jene Medikamente auch die Möglichkeit kardialer Nebenwirkungen. Jedes Antiarrhythmikum kann, wenn auch dosiabhängig, arrhythmogen wirken.

4.2.4 Neuere Antiarrhythmika (Tabelle 7)

Aprindin (Amidonal). Klinische Beobachtungen sprechen dafür, daß Aprindin bei Herzrhythmusstörungen, die sich gegenüber den bisher verwendeten Pharmaka refraktär verhalten, wirksam sein kann. Diese substanzspezifischen Eigenschaften beziehen sich sowohl auf die Therapie supraventrikulärer wie ventrikulärer Arrhythmien, insbesondere auch auf Reentrytachykardien im Rahmen des Präexzitationssyndroms. Aprindin führt im suprahisären wie auch im infrahisären Anteil des spezifischen Erregungsleitungsgewebes zu einer Leitungsverzögerung. Fernerhin wurde eine negativ dromotrope Wirkung von Aprindin an akzessorischen atrioventrikulären Verbindungen nachgewiesen (vgl. [42]).

Wegen der mehrfach berichteten, in wenigen Einzelfällen tödlich verlaufenen Nebenwirkungen wird von der Arzneimittelkommission der deutschen Ärzteschaft nurmehr eine eingeschränkte Anwendung von Aprindin empfohlen. Neben weniger gewichtigen unerwünschten Wirkungen wie Tremor, Doppelsehen und Leberschäden war es verschiedentlich zu Blutbildschädigungen vom Typ der Agranulozytose gekommen. Den Empfehlungen zufolge [3] soll Aprindin nur noch bei bestimmten Fällen von Herzrhythmusstörungen (ventrikuläre Extrasystolien und Tachykardien sowie supraventrikuläre Extrasystolien, die mit Tachykardien einhergehen) bei Beachtung strenger Sicherheitsauflagen vom Arzt verordnet werden. Vor und während der Behandlung mit Aprindin sind regelmäßig Blutbildkontrollen durchzuführen. Die Behandlung verbietet sich bei Patienten mit bereits bekannten Schäden des weißen Blutbildes. Damit ist die Anwendung von Aprindin im wesentlichen auf die Klinik beschränkt.

Disopyramid (Norpace, Rythmodul). Disopyramid ist seit mehreren Jahren im europäischen Ausland eingeführt und wurde 1977 auch hierzulande in den Handel gebracht. Das Monopharmakon ist mit keinem der bisher bekannten Antiarrhythmika chemisch verwandt.

Die elektrophysiologischen Wirkungen von Disopyramid bestehen an der myokardialen Einzelfaser in einer signifikanten Zunahme der Aktionspotentialdauer als Hinweis auf eine Refraktärzeitverlängerung und in einer Abnahme der maximalen Anstiegsgeschwindigkeit des Aktionspotentials als Ausdruck einer verminderten Erregungsleitungsgeschwindigkeit. Die Amplitude des Aktionspotentials und das Ruhemembranpotential bleiben unverändert. Die diastolische Depolarisation (Phase 4) wird verzögert.

In klinischen Untersuchungen wurden unter dem Einfluß von Disopyramid eine Beseitigung oder deutliche Verminderung von Vorhofflimmern und Beseitigung oder deutliche Verbesserung bei ventrikulären Extrasystolen objektiviert.

Disopyramid wirkt negativ inotrop; diese Wirkung soll die negative Inotropie anderer Antiarrhythmika erheblich übertreffen und kann in manchen Fällen zu einer kardialen Dekompensation mit akuter Rechts- und Linksherzinsuffizienz führen [35].

Die Substanz kommt in der medikamentösen Differentialtherapie als Alternative zu Chinidin in Frage, insbesondere dann, wenn letzteres wegen Nebenwirkungen kontraindiziert ist. Im Unterschied zu Chinidin führt Disopyramid offenbar nicht zu einer Erhöhung des Serumdigoxinspiegels bei gleichzeitiger Digoxinbehandlung. Zur klinischen Elektrophysiologie von Disopyramid s. Beiträge Seipel u. Breithardt, S. 207, sowie Breithardt u. Seipel, S. 221.

Mexiletin (Mexitil). Die bisherigen Erfahrungen sprechen dafür, daß Mexiletin, ein für die Bundesrepublik Deutschland neues Antiarrhythmikum, das im November 1979 eingeführt wurde, sowohl in intravenöser wie oraler Applikationsform besonders bei ventrikulären Tachykardien wirksam ist.

Dies gilt auch für Fälle, die sich gegenüber Lidocain therapieresistent verhalten.

Somit handelt es sich bei Mexiletin, das ganz überwiegend auf den Bereich distal des His-Bündels wirkt, um ein Antiarrhythmikum, das in vieler Hinsicht auch eine therapeutische Alternative zu Lidocain – speziell nach Myokardinfarkt – darstellt, diesem gegenüber jedoch den Vorteil der oralen Applikationsform besitzt.

Zu Einzelheiten der Pharmakokinetik und tierexperimentellen Elektrophysiologie von Mexiletin s. Beiträge Pollmann, S. 188, und v. Savigny u. Mitarb., S. 197. Zur Wirkungscharakteristik von Mexiletin s. auch Beiträge Steinbach u. Mitarb., S. 249, Esser u. Kikis, S. 255, Merx, S. 263, sowie Just u. Mitarb., S. 297.

Propafenon (Rytmonorm 150, 300). Propafenon ist ein neues klinisch vielfach geprüftes Antiarrhythmikum. Die Substanz scheint gleichsinnig auf Vorhöfe, Kammern und Erregungsleitungssystem im Sinne einer Frequenzerniedrigung ektoper und nomotoper Schrittmacherzentren zu wirken. Die bisherigen klinischen Untersuchungen lassen erkennen, daß besonders ventrikuläre Extrasystolen erfolgreich mit Propafenon behandelt werden können.

Positive Behandlungsresultate wurden auch an einem Patientenkollektiv erzielt, das zuvor mit konventionellen Antiarrhythmika erfolglos behandelt worden war. Weiterhin läßt sich Propafenon bei paroxysmalen Tachykardien wirksam einsetzen. Insgesamt darf die Substanz aufgrund der bisherigen Erfahrungen als eine Bereicherung der antiarrhythmischen Langzeittherapie angesehen werden (Einzelheiten s. [25]).

Amiodarone. Amiodarone (Cordarone) ist ein Antiarrhythmikum der Klasse III nach Vaughan Williams [49], das in der Bundesrepublik Deutschland nicht handelsüblich, jedoch im europäischen Ausland verbreitet ist. Die Substanz, die seit Jahren vorzugsweise als Koronartherapeutikum bei Angina pectoris als nicht kompetitiver α- und β-Rezeptorenblocker eingesetzt wird, hat sich auch als effektives Antiarrhythmikum bei Vorhofflimmern/ -flattern, paroxysmalen supraventrikulären Tachykardien (einschließlich Präexzitationssyndrom) sowie bei ventrikulärer Extrasystolie und Tachykardie erwiesen. Die volle Wirksamkeit setzt verzögert ein (nach 4–8 Tagen), mit deutlicher Tendenz zur Kumulation und einer Wirkungsdauer von bis zu 40 Tagen nach Absetzen der Therapie als Ausdruck einer eingeschränkten Steuerbarkeit der Substanz. Die therapeutische Breite wird als groß, die kardiodepressive Wirkung als gering bezeichnet.

Die Dosierung liegt bei intravenöser Anwendung bei 5 mg/kg KG bis zu einer Dosis von 450 mg (langsam zu injizieren; *cave* Hypotonie). Die orale Sättigungsdosis (in der 1. Woche) beträgt 3mal 200 mg, die mittlere Erhaltungsdosis liegt bei 200 (bis 400) mg täglich.

Die (nicht seltenen) Nebenwirkungen bestehen in: Korneaablagerungen, Hyperthyreose (evtl. nur die Laborparameter betreffend), Hypothyreose und Fotosensibilität der Haut.

Von manchen Autoren wird die Wirksamkeit von Amiodarone so hoch eingeschätzt, daß eine Arrhythmie heute nicht mehr als therapierefraktär bezeichnet werden kann, sofern sie nicht auf ihre Ansprechbarkeit gegenüber Amiodarone geprüft worden ist (s. auch Beitrag Steinbeck u. Mitarb., S. 237).

Lorcainid. Lorcainid (Remivox) soll ebenso wie Tocainid (s. u.) eine Alternative in der Therapie ventrikulärer Rhythmusstörungen darstellen. – Mit intrakardialen Ableitungen wird am Patienten unter Lorcainideinfluß eine Zunahme der spontanen Sinusfrequenz bei weitgehender Konstanz von Sinusknotenerholungszeit und sinuatrialer Leitungszeit beobachtet. Beim Sinusknotensyndrom führt Lorcainid allerdings zu einer Verlängerung der maximalen Sinusknotenerholungszeit. Funktionelle und effektive Refraktärzeit des rechten Vorhofs zeigen keine Änderungen unter Lorcainid. Die HQ-, QRS- und QT-Dauer – gemessen bei identischen Stimulationsfrequenzen – nehmen unter Lorcainideinfluß signifikant zu. Damit wird deutlich, daß Lorcainid überwiegend eine Leitungsverzögerung am spezifischen ventrikulären Erregungsleitungssystem bewirkt. Beim Sinusknotensyndrom kann es zu einer ausgeprägten Depression der Sinusknotengeneratorfunktion kommen. – Beim Präexzitationssyndrom führt Lorcainid zu einer Leitungsverzögerung der akzessorischen Bahn und kann bei Reentrytachykardien therapeutisch wirksam sein. Die Wirkung ist jedoch im Vergleich zu Ajmalin geringer ausgeprägt. Zu Lorcainid s. Beiträge Meinertz u. Mitarb., S. 268, Manz u. Mitarb., S. 280, Wellens u. Mitarb., S. 290, sowie Just u. Mitarb., S. 297.

Tocainid. Tocainid, ein Amin-Analogon des Lidocains, ist ein neues oral und parenteral anwendbares Antiarrhythmikum, das sich noch in klinischer Prüfung befindet. – Tierexperimentelle Ergebnisse weisen darauf hin, daß die Substanz besonders zur Suppression von Arrhythmien geeignet ist, die auf einer gesteigerten Automatie im Purkinje-Fasersystem beruhen.

Die Steuerbarkeit von Tocainid ist bei einer Wirkungsdauer von 8–12 h vergleichsweise günstig. An Nebenwirkungen werden vornehmlich zentralnervöse Störungen angegeben (Schwindelerscheinungen, Tremor); auch über Tocainid-induzierten Lupus erythematodes wird berichtet. Insgesamt kann Tocainid als wirksame Alternative in der Mono- oder Kombinationsbehandlung ventrikulärer Extrasystolen angesehen werden. Weitere klinische Erfahrungen sind jedoch notwendig (Einzelheiten s. [25]). Beiträge zur experimentellen und klinischen Wirkungscharakteristik von Tocainid: Naumann d'Alnoncourt u. Lüderitz, S. 305, Nitsch u. Mitarb., S. 317, Runge u. Mitarb., S. 323, Hanrath u. Mitarb., S. 329.

Ethmozin, Org 6001, Thioridazin, Encainide, Flecainid. Neben den genannten wichtigsten Antiarrhythmika befinden sich eine ganze Reihe weiterer Substanzen in der tierexperimentellen und klinischen Erprobung: Ethmozin, Org 6001, Thioridazin, Encainide, Flecainid, Moxaprindine u. a. Die klinische Bedeutung dieser Pharmaka ist derzeit noch nicht abzuschätzen bzw. vorauszusagen.

Ethmozin, das in der Sowjetunion entwickelt wurde, scheint nach ersten Berichten ein gut tolerables, relativ wirksames Medikament zur Suppression ventrikulärer Extrasystolen zu sein.

Org 6001 ist ein Aminosteroid mit elektrophysiologischen antiarrhythmischen Eigenschaften der Gruppe I nach Vaughan Williams [49]. Die Substanz hat keinen endokrin wirksamen Effekt. Wirkungen auf das Zentralnervensystem und das adrenerge Nervensystem sind nicht bekannt. Von therapeutischer Bedeutung dürfte Org 6001 bei ventrikulärer Extrasystolie nur bei sonst therapierefraktären Fällen sein, wobei die günstige Wirkung im Einzelfall erst nachzuweisen ist.

Thioridazin (Melleril) hat wie auch andere Phenothiazine tierexperimentell nachweisbare antiarrhythmische und klinisch objektivierbare arrhythmogene Wirkungen. Diese Effekte sind – auf Thioridazin bezogen – dosisabhängig und lassen bei Patienten, die höhere Dosierungen der Substanz erhalten, eine engmaschige Kontrolle notwendig erscheinen.

Encainide ist ein neues Benzanilidederivat mit tierexperimentell nachgewiesener leitungsverzögernder Wirkung auf das His-Purkinje-System ohne signifikante Beeinflussung der Erregungsleitung und der Refraktärzeit in anderen Teilen des spezifischen Leitungssystems. Erste klinische Erfahrungen sprechen für eine hohe Wirksamkeit bei ventrikulären Arrhythmien bei nur geringen Nebenwirkungen (passagere Diplopie und Ataxie). Die Substanz scheint elektrophysiologisch dem Chinidin näher als dem Lidocain zu stehen.

Flecainid (R 818) wirkt, wie klinisch gezeigt werden konnte, vornehmlich auf die intraventrikuläre Erregungsleitung und könnte damit für die Behandlung ventrikulärer Rhythmusstörungen, die auf einem Reentrymechanismus beruhen, geeignet erscheinen (Einzelheiten s. [25]).

4.2.5 Therapiekontrolle durch programmierte ventrikuläre Stimulation

Bislang war man bei der antiarrhythmischen Therapie weitgehend auf ein empirisches Vorgehen angewiesen. Neuerdings wird die programmierte Stimulation zur Diagnostik, Therapieeinstellung und Therapiekontrolle angewendet. Über eine transvenös gelegte Reizsonde werden mit einem programmierbaren Stimulationsgerät meist an eine Basisstimulation des rechten Ventrikels von 100, 120 und 150/min Einzel- und Doppelstimuli mit variabler Vorzeitigkeit angekoppelt. Während es beim Herzgesunden zu keiner Auslösung ventrikulärer Salven und Tachykardien kommt, lassen sich beispielsweise bei koronarer Herzkrankheit Tachykardien auslösen, deren Frequenz und QRS-Morphologie den spontan auftretenden Tachykardien entspricht. Andererseits ist es aber auch möglich, durch dieses Verfahren zuvor nicht beobachtete höherfrequente Tachykardien zu induzieren, die durch Elektrokonversion terminiert werden müssen.

Aufgrund der bisherigen Erfahrungen scheint die programmierte ventrikuläre Stimulation unter oraler Antiarrhythmikagabe nützlich für die einzuschlagende Langzeittherapie zu sein. Es ist jedoch das Risiko der Auslösung höherfrequenter Kammertachykardien zu beachten. Deshalb sollte die programmierte Ventrikelstimulation nur unter Intensivstationsbedingungen von in dieser Technik speziell Erfahrenen durchgeführt werden. Derzeit kann noch nicht entschieden werden, inwieweit sich diese elektrophysiologische Technik zu einem etablierten Verfahren in der Klinik entwickelt (s. Beiträge Breithardt u. Seipel, S. 207, Steinbeck u. Mitarb., S. 237 und S. 344; vgl. [25]).

5 Elektrotherapie

5.1 Bradykarde Rhythmusstörungen

Die Anwendung der Schrittmachertherapie bei Bradykardien gliedert sich in die temporäre Schrittmacherbehandlung und in die permanente elektrische Stimulation mit Schrittmacherimplantation. Die zeitlich begrenzte Elektrostimulation mit einem externen Schrittmacher ist indiziert bei akut auftretender Asystolie mit Adams-Stokes-Anfällen, kardiogenem Schock, ferner bei reversiblen bzw. plötzlich auftretenden Überleitungsstörungen mit hochgradiger Bradykardie (Frequenzen unter 40/min), z. B. bei Myokardinfarkt Digitalisintoxikation und Myokardinsuffizienz (vgl. Tabelle 8).

Besondere Gesichtspunkte sind beim akuten Myokardinfarkt zu beachten (Tabelle 9; vgl. [26]).

Bei den in Tabelle 8 angegebenen Indikationen ist die Schrittmachertherapie an Schnelligkeit und Wirkung der medikamentösen Behandlung überlegen. Diese Situationen sind hinsichtlich einer raschen Überweisung in die Klinik von Wichtigkeit, z. B. akut aufgetretener totaler AV-Block bei frischem Vorderwandinfarkt (trifaszikulärer Block), partieller oder totaler AV-Block bei Hinterwandinfarkt.

Entscheidend für den Entschluß zur Pacemakerimplantation sollte die klinische Symptomatik des Patienten sein.

Tabelle 8. Indikationen zur Schrittmachertherapie bei bradykarden Rhythmusstörungen

Adams-Stokes-Anfall (bradykarde Form)
Pathologische Bradykardie
Sinuatriale Blockierungen
Bradyarrhythmia absoluta
Atrioventrikuläre Blockierungen II. Grades
Kompletter AV-Block
Faszikuläre Leitungsstörungen
Bradykarde Rhythmusstörungen bei Myokardinfarkt
Karotissinussyndrom
Sinusknotensyndrom

Relative Indikation:
Rechtsschenkelblock mit linksanteriorem Hemiblock

Tabelle 9. Schrittmacherindikationen beim Myokardinfarkt. (Aus [26])

Rhythmusstörung	Besonderheiten
Sinusbradykardie	bei Atropin-Resistenz
SA-Blockierung, Sinusstillstand	bei klinischer (kardialer, zerebraler) Symptomatik
Abs. Arrhythmie (Vorhofflimmern/-flattern)	bei kardialer Symptomatik bzw. Kammerfrequenz < 60/min
AV-Block I. Grades	bei Vorderwandinfarkt; bei Hinterwandinfarkt fakultativ, rel. Indikation H-V-Intervall > 60 ms
AV-Block II. Grades	bei Vorderwandinfarkt (Typ 1, 2); bei Hinterwandinfarkt Typ 2 (Mobitz)
AV-Block III. Grades	bei Vorderwandinfarkt obligat; Hinterwandinfarkt bei Symptomatik bzw. niedriger Kammerfrequenz
AV-Block I., II. Grades + faszikuläre Blockierung	grundsätzliche Schrittmacherindikation (zumindest temporär)
RSB+LAH oder LPH wechselnder RSB, LSB	(rel.) Indikation zur Schrittmachertherapie, insbesondere bei H-V-Verlängerung > 60 ms
Ventrikuläre Tachykardie	bei rel. niedriger Frequenz u. medik. Therapieresistenz antitachykarde Stimulation möglich (kompetitiv, „overdrive", Hochfrequenzstimulation); ggf. Elektroschock
Kammerflimmern	Stimulationsverfahren wirkungslos, Elektroschock obligat
RSB = Rechtsschenkelblock LSB = Linksschenkelblock	LAH = Linksanteriorer Hemiblock LPH = Linksposteriorer Hemiblock

Bei:

– Adams-Stokes-Anfällen, Schwindelzuständen in Ruhe und bei Belastung auf der Basis partieller oder totaler, intermittierender sowie persistierender atrioventrikulärer oder sinuaurikulärer Blockierungen;
– Leistungsminderung unter Frequenzen um oder unter 40/min, die durch Belastung nicht zu steigern sind (pathologische Bradykardie) bzw. medikamentös nicht dauerhaft zu beeinflussen sind;
– bradykarder Herzinsuffizienz, Bradyarrhythmia absoluta (nach Ausschluß einer Digitalisintoxikation);
– kardial-vagalem Karotissinussyndrom;
– Sinusknotensyndrom mit Bradykardie von Krankheitswert.

Es ist zu betonen (s. o.), daß behandlungsbedürftige Bradykardien in der Regel durch eine medikamentöse Dauertherapie nicht befriedigend zu behandeln sind, zumal die Patienten meist auch nicht willens sind, die mit dieser Therapie verbundenen Nebenwirkungen (häufige Einnahme, Mundtrockenheit etc.) zu tolerieren. Der Wert der Pacemakertherapie ist – bei entsprechender Indikation – heute über jeden Zweifel erhaben. Neben der klassischen Schrittmachertherapie bei bradykarden Rhythmusstörungen haben neue Stimulationsmethoden zu einer Erweiterung des Indikationskatalogs für die Schrittmachertherapie geführt (s. u.).

5.2 Tachykarde Rhythmusstörungen (Tabelle 10)

5.2.1 Elektroschock

Die elektrische Defibrillation wird angewandt im Rahmen der Reanimation bei Kammerflimmern. Die Elektrokonversion, die charakterisiert ist durch R-synchrone Abgabe des Stromstoßes und Anwendung kleinerer Stromstärken, findet Anwendung bei bedrohlichen Tachykardien (Notkardioversion) und als geplante Konversion (zum Zeitpunkt der Wahl) von Vorhofflimmern und Vorhofflattern (Einzelheiten s. [24]).

Grundsätzlich ist die Elektrokonversion bzw. Defibrillation in Relation zu ihrem klinischen Nutzen als risikoarme Methode anzusehen. An harmlosen Komplikationen sind Hautreizungen bzw. Verbrennungen an den Auflageflächen der Elektroden und ein flüchtiger Anstieg der Serumenzyme (CPK, GOT, LDH) zu nennen, deren Herkunft auf die Interkostalmuskulatur bezogen wird. Von größerer klinischer Bedeutung ist das postdefibrillatorische Auftreten von Extrasystolen, Kammertachykardien oder sogar Kammerflimmern, das bei falscher Triggerung (sehr selten!) und bei Patienten, die Herzglykoside erhalten, gelegentlich beobachtet werden kann. Das Auftreten einer Asystolie nach Elektrokonversion infolge fehlender oder unzureichender Spontanautomatie droht beim Bradykardie-Tachykardie-Syndrom. Die Gefahr arterieller Embolien kann durch eine effektive prophylaktische Antikoagulationstherapie vermindert werden.

5.2.2 Elektrostimulation

Die Elektrokonversion ist nicht für alle bedrohlichen medikamentös therapierefraktären Tachyarrhythmien das Mittel der Wahl. Der Elektroschock ist kontraindiziert bei Digitalismedikation bzw. -intoxikation, bei Hypokaliämie und beim Sinusknotensyndrom. Ferner ist die Elektrokonversion nicht zur repetitiven Daueranwendung geeignet.

Tabelle 10. Elektrotherapie bei tachykarden Rhythmusstörungen

Indikationen	Methoden
I. Elektroschock	I. Elektroschock
Vorhofflimmern	Defibrillation
Vorhofflattern	Kardioversion
Supraventrikuläre Tachykardie	
Kammertachykardie	II. Schrittmacherstimulation
Kammerflimmern	
	„overdrive pacing"
II. Schrittmacherstimulation	Kompetitive Stimulation:
	– Fixes Kopplungsintervall
Vorhofflattern	– Frequenzbezogenes Kopplungsintervall
Supraventrikuläre Tachykardie	– Progressives Kopplungsintervall
(Präexzitationssyndrome)	– Randomisiertes Kopplungsintervall
Ventrikuläre Extrasystolie	Hochfrequenzstimulation
Kammertachykardie	

Angesichts dieser Einschränkungen kommt der Schrittmacherstimulation bei entsprechender Indikation besondere Bedeutung zu (s. Beiträge Effert, S. 337, sowie Probst, S. 358, Fleischmann, S. 366, und Zacouto u. Mitarb., S. 384).

Bei der antitachykarden Schrittmachertherapie kommen im wesentlichen 3 Stimulationsmethoden zur Anwendung: „overdrive pacing" zur Prävention von Reentryphänomenen und automatischer Reizbildung sowie zur Terminierung automatischer Reizbildung; kompetitive Stimulation zur Unterbrechung einer Tachykardie mit Hilfe eines Einzelimpulses und atriale Hochfrequenzstimulation zur Konversion von Vorhofflattern in Vorhofflimmern.

Overdrive pacing. Die Steigerung der Herzfrequenz durch Schrittmacherstimulation zur Prävention oder Terminierung von Tachyarrhythmien wird als „overdrive pacing" bezeichnet. Präventive Stimulation erfolgt als permanentes „Pacing" mit einer Frequenz oberhalb der spontanen Ruhefrequenz, aber unterhalb der Tachykardiefrequenz. Die Terminierung einer Tachykardie durch „overdrive pacing" erfordert dagegen eine Stimulationsfrequenz, die oberhalb der Tachykardiefrequenz liegt; die Stimulationsdauer beträgt einige Sekunden, kann aber auch im Bereich von Minuten liegen, „overdrive pacing" kann im Vorhof oder im Ventrikel angewendet werden.

Kompetitive Stimulation. Die kompetitive Stimulation wird zur Unterbrechung von supraventrikulären und ventrikulären Reentrytachykardien (kreisende Erregung) angewandt. Die Depolarisation des Myokards wird durch eine Einzelstimulation gleichsam vorverlegt, so daß die pathologische Erregungswelle auf refraktäres Gewebe trifft und blockiert wird. Das effektive Stimulationsintervall kann experimentell durch gekoppelte Stimulation bestimmt werden, eine entsprechende Programmierung des Schrittmachers ermöglicht dann die repetitive Anwendung.

Hochfrequenzstimulation. Die atriale Hochfrequenzstimulation wird zur Terminierung supraventrikulärer Tachykardien und Vorhofflattern – ausgenommen Tachykardien bei akzessorischen atrioventrikulären Verbindungen mit kurzer Refraktärzeit – eingesetzt. Auch über die ventrikuläre Hochfrequenzstimulation liegen erste Berichte vor. Hochfrequenzstimulation kann als „overdrive pacing", als kompetitive Stimulation oder als Stimulation zur Initiierung von Flimmern bei Vorhofflattern durchgeführt werden. Es werden Stimulationsfrequenzen bis in den Bereich von 1500/min angewandt (vgl. [24]). In speziellen, medikamentös therapierefraktären Fällen kommt zur Langzeittherapie – alternativ zu antiarrhythmischen chirurgischen Maßnahmen – die *Implantation antitachykarder Herzschrittmacher* in Frage (s. Beitrag Lüderitz u. Mitarb., S. 374).

6 Chirurgische antiarrhythmische Therapie

Die Arrhythmiebehandlung durch kardiochirurgische Maßnahmen hat hierzulande noch keine allgemeine klinische Verbreitung gefunden. Die vorliegenden Ergebnisse, die sich vorwiegend auf Operationen in den USA und in Frankreich stützen, sind gleichwohl ermutigend und lassen die herzchirurgische Arrhythmiebehandlung in einzelnen Fällen als sinnvolle Alternative erscheinen.

Grundsätzlich kommen chirurgische Maßnahmen zur Therapie supraventrikulärer Tachykardien – speziell beim Präexzitationssyndrom und bei intraktablen Kammertachykardien in Frage. Derartige Operationen sind personell und technisch sehr aufwendig und werden nur an wenigen Zentren durchgeführt (vgl. Beitrag Fontaine u. Mitarb., S. 390).

Beim Wolff-Parkinson-White-Syndrom mit therapieresistenter Tachykardie ist es das Ziel, die akzessorischen Muskelbrücken zu durchtrennen (vgl. Beitrag Schlepper u. Neuss, S. 416). Die präoperative elektrophysiologische Diagnostik dient der Feststellung der atrialen und ventrikulären Insertion akzessorischer Bahnen mittels endokardialer Kartographie („mapping"; Mehrpunktableitung) und atrialer und ventrikulärer Stimulation (vgl. Beitrag Abendroth u. Mitarb., S. 406). Die Möglichkeit eines herzchirurgischen Eingriffes sollte nur bei Patienten in Erwägung gezogen werden, bei denen refraktäre maligne Rhythmusstörungen wie Kammerflimmern nachgewiesen wurden.

Bei intraktabler Kammertachykardie kommen verschiedene operative Möglichkeiten in Betracht. Die Aneurysmektomie aus ausschließlich antiarrhythmischer Indikation wird heute allgemein zurückhaltend beurteilt. Aussichtsreicher erscheint die (begrenzte) Ventrikelresektion unter Berücksichtigung des endo- und epikardialen Mappings bei Arrhythmien auf der Basis einer koronaren Herzkrankheit. Das Operationsergebnis wird offenbar durch eine gleichzeitig durchgeführte aortokoronare Bypassoperation erheblich verbessert (vgl. Beitrag Klein u. Mitarb., S. 430).

Von Guiraudon u. Mitarb. wurde in Hinblick auf die komplette Unterbrechung von Reentrybahnen ohne exzessive Ventrikelresektion das Konzept der „encircling endocardial ventriculotomy" („endokardiale Zirkumzision") entwickelt. Bei diesem Verfahren erfolgt eine vollständige elektrische Isolierung der partiell ischämischen Grenzregion von normalem Myokard. Eine durch den Eingriff bewirkte Einschränkung der linksventrikulären Pumpfunktion ist noch nicht endgültig zu beurteilen (vgl. Beitrag Guiraudon u. Mitarb., S. 443).

Nach dem heutigen Kenntnisstand bleibt festzuhalten, daß nur für eine kleine Zahl von Patienten (die im Promillebereich liegt) mit pharmakologisch und elektrotherapeutisch resistenten malignen Arrhythmien die kardiochirurgische Intervention eine effektive Behandlungsmethode darstellen kann, die sinnvollerweise nur an speziell dafür ausgerichteten elektrophysiologisch erfahrenen Zentren durchgeführt werden sollte.

7 Differentialtherapie von Herzrhythmusstörungen

Aufgrund der dargestellten derzeitigen antiarrhythmischen Möglichkeiten läßt sich folgender differentialtherapeutischer Behandlungsplan formulieren (Tabelle 11):

Die *Sinustachykardie* ist häufig durch Sedierung zu beeinflussen, ggf. durch Herzglykoside oder Betarezeptorenblocker, z. B. Propranolol. – Die *Sinusbradykardie* läßt sich durch Parasympathikolytika oder Sympathikomimetika (Atropin, Alupent) kurzfristig beherrschen. Auf die Dauer ist meist ein elektrischer Schrittmacher notwendig. – Die *supraventrikuläre Extrasystolie* läßt sich, sofern sie überhaupt behandlungsbedürftig ist, mit Ajmalin, Betablockern, Verapamil, Propafenon, Chinidin oder Disopyramid behandeln. Bei der *supraventrikulären Tachykardie* kommen zunächst physikalische Maßnahmen in Frage: Sedierung, Vagusreiz (Karotisdruck, Bulbusdruck, Preßatmung usw.). Als vorteilhaft hat sich Verapamil erwiesen; ggf. kommen auch Betarezeptorenblocker, Herzglykoside, Chinidin, Aprindin, Propafenon oder Disopyramid in Betracht. In speziellen Fällen können elektrotherapeutische und kardiochirurgische Maßnahmen angewendet werden. *Vorhofflattern* und *Vorhofflimmern* bedürfen häufig der Glykosidtherapie, v. a. wegen der überleitungshemmenden Eigenschaften der Herzglykoside bei tachysystolischen Formen. Bei Vorhofflattern kommt auch

Tabelle 11. Übersicht: Differentialtherapie von Herzrhythmusstörungen

Sinustachykardie	Sedierung Herzglykoside, Betablocker
Sinusbradykardie	Atropin, Alupent, elektr. Schrittmacher
Supraventr. Extrasystolie	Ajmalin, Betablocker, Verapamil, Propafenon, Chinidin, Disopyramid
Supraventr. Tachykardie	Sedierung, Vagusreiz (Karotisdruck, Bulbusdruck, Preßatmung), Verapamil, Betablocker, Herzglykoside, Chinidin, Disopyramid, Ajmalin, Aprindin, Propafenon; Elektrotherapie (Hochfrequenzstimulation, programmierte Stimulation, Elektroschock); chirurg. Maßnahmen bei Präexzitationssyndromen
Vorhofflattern/-flimmern	Herzglykoside, Chinidin, Disopyramid, Verapamil, Propafenon, Betablocker, Elektrotherapie
SA-, AV-Blockierungen Bradyarrhythmia absoluta, Karotissinussyndrom	Elektrischer Schrittmacher
Ventrikuläre Extrasystolie	Lidocain, Mexiletin, Ajmalin, Chinidin, Betablocker, Propafenon, Diphenylhydantoin, Aprindin
Kammertachykardie	Lidocain, Mexiletin, Ajmalin, Propafenon, Aprindin, Elektrotherapie, „overdriving", programmierte Stimulation, Elektroschock, herzchirurg. Maßnahmen
Kammerflimmern	Defibrillation (200 – 400 Ws)

die Elektrotherapie in Frage. Die verschiedenen bradykarden Rhythmusstörungen auf der Basis *sinuatrialer* oder *atrioventrikulärer Blockierungen* können dauerhaft meist nur mit einem elektrischen Schrittmacher behandelt werden. Dies gilt auch für die *Bradyarrhythmia absoluta* und das *Karotissinussyndrom*. Die *ventrikuläre Extrasystolie* sollte mit Lidocain, Mexiletin, Ajmalin, Chinidin, Betarezeptorenblockern, Propafenon oder Aprindin behandelt werden. Bei *Kammertachykardien* besteht die Therapie in Lidocain, Mexiletin, Propafenon, Aprindin, Elektrostimulation, ggf. in herzchirurgischen Maßnahmen. Im Akutfall ist oft die Elektroschockbehandlung indiziert, die bei *Kammerflimmern* obligat ist.

8 Schlußfolgerungen

In der Arrhythmiebehandlung wurden in den letzten Jahren ermutigende Erfolge erzielt. Das Spektrum der zur Verfügung stehenden therapeutischen Möglichkeiten ist breit gefächert und reicht von physikalischen Maßnahmen und der Pharmakotherapie über elektrische Interventionen durch Elektroschock und Elektrostimulation bis zur antiarrhythmischen Kardiochirurgie in speziellen Fällen. Angesichts der häufig erstaunlich gut tolerierten bradykarden (gelegentlich auch tachykarden) Rhythmusstörungen und der nicht unbeträchtlichen Nebenwirkungsrate antiarrhythmischer Maßnahmen erscheint indes eine kritische, den Einzelfall abwägende Haltung vor der Therapieeinleitung heute dringender geboten als in früheren Jahren.

Literatur

1. Abendroth RR, Ostermeyer J, Breithardt G, Seipel L, Bircks W: Reproduzierbarkeit und Frequenzabhängigkeit ventrikulärer epikardialer Aktivierungsmuster bei Patienten mit normaler Erregungsbildung und -leitung. Dieses Buch, S 406
2. Allessie MA, Wit AL: Epikardiales Mapping bei ventrikulären Tachyarrhythmien 3–7 Tage nach akutem Myokardinfarkt. Dieses Buch, S 38
3. Arzneimittelkommission der deutschen Ärzteschaft (1977): Eingeschränkte Anwendung von Amidonal. Dtsch Ärztebl 74:2118
4. Bethge KP, Lichtlen PR: Die Beurteilung der antiarrhythmischen Therapie durch Langzeit-Elektrokardiographie. Dieses Buch, S 170
5. Bonke FIM: Pathomechanismen kardialer Arrhythmien. Dieses Buch, S 28
6. Breithardt G, Seipel L: Stimulusinduzierte ventrikuläre Arrhythmien – Wirkung von Mexiletin und Disopyramid. Dieses Buch, S. 207
7. Brisse B: Therapie bradykarder Rhythmusstörungen. Dieses Buch, S 104
8. Effert S: Die Entwicklung der Elektrotherapie des Herzens aus historischer Sicht. Dieses Buch, S 337
9. Esser H, Kikis D: Mexiletin bei ventrikulären Arrhythmien. Dieses Buch, S 255
10. Fleischmann DW: Vulnerabilität des Ventrikelmyokards bei vorzeitiger Reizung. Dieses Buch, S 366

11. Fontaine G, Guiraudon G, Frank R, Drobinski G, Cabrol C, Grosgogeat Y: Operations-
    ergebnisse in der Behandlung der ventrikulären Tachykardie – 56 Fälle bis April 1980.
    Dieses Buch, S 390
12. Gettes LS (1971): The electrophysiologic effects of antiarrhythmic drugs. Am J Cardiol
    28:526
13. Gleichmann U, Trieb G, Mertens HM, Mannebach H: Ipratropiumbromid (Sch 1000) bei
    Bradykardie. Dieses Buch, S 115
14. Gmeiner R, Ng CK: Zur Anwendung von Betarezeptorenblockern bei Reentry-Tachykar-
    dien. Dieses Buch, S 140
15. Guiraudon G, Fontaine G, Franz R, Barra J, Grosgogeat Y, Cabrol C: Zirkuläre endokar-
    diale Ventrikulotomie – derzeitige Ergebnisse. Dieses Buch, S 443
16. Hanrath P, Kuck KH, Mathey D, Augustin J, Wiegers U, Bleifeld W: Die antiarrhythmi-
    sche Wirkung von Tocainid. Dieses Buch, S 329
17. Janse MJ: Elektrophysiologische Veränderungen und Mechanismen ventrikulärer Ar-
    rhythmien in der frühen Phase einer regionalen Myokard-Ischämie. Dieses Buch, S 46
18. Just H, Meinertz T: Eine vergleichende Studie über die antiarrhythmische Wirksamkeit
    von Lorcainid und Mexiletin. Dieses Buch, S 297
19. Keul J, Lehmann M: Arrhythmiebehandlung mit Beta-Rezeptorenblockern. Dieses Buch,
    S 128
20. Klein H, Frank G, Karp RB, Lichtlen PR, Waldo AL: Chirurgische Therapie ventrikulä-
    rer Arrhythmien. Dieses Buch, S 430
21. Klein W: Arrhythmiebehandlung von Postinfarktpatienten mit Betablockern. Dieses
    Buch, S 152
22. Kulbertus HE, Waleffe A: Neuere Antiarrhythmika: Einführung. Dieses Buch, S 164
23. Lammers WJEP, Bonke FIM, Allessie MA: Arrhythmien während Hypoxie und Hypo-
    kaliämie am isolierten Herzen. Dieses Buch, S 59
24. Lüderitz B (1979) Elektrische Stimulation des Herzens, Diagnostik und Therapie kar-
    dialer Rhythmusstörungen. (Unter Mitarbeit von Fleischmann DW, Naumann d'Alnon-
    court C, Schlepper M, Seipel L, Steinbeck G). Springer, Berlin Heidelberg New York
25. Lüderitz B (1981): Therapie der Herzrhythmusstörungen. Springer, Berlin Heidelberg
    New York
26. Lüderitz B, Naumann d'Alnoncourt C (1980): Herzrhythmusstörungen bei Myokardin-
    farkt. Internist 21:652
27. Lüderitz B, Naumann d'Alnoncourt C, Steinbeck G, Beyer J: Therapie von Tachyarrhyth-
    mien mit implantierbaren Schrittmachern. Dieses Buch, S 374
28. Manz M, Steinbeck G, Lüderitz B: Elektrophysiologie von Lorcainid. Dieses Buch, S 280
29. Meinertz T, Just H, Jähnchen E: Lorcainid – Pharmakokinetik und Pharmakodynamik.
    Dieses Buch, S 268
30. Merx W: Mexiletin beim akuten Myokardinfarkt. Dieses Buch, S 264
31. Naumann d'Alnoncourt C, Lüderitz B (1980): Elektrostimulation bei Tachyarrhythmien –
    Pathophysiologie und Therapie. Herz/Kreisl 12:145
32. Naumann d'Alnoncourt C, Cardinal R, Janse MJ: Über die arrhythmogene Wirkung von
    Potentialdifferenzen im Ventrikelmyokard. Dieses Buch, S 70
33. Naumann d'Alnoncourt C, Lüderitz B: Elektrophysiologie von Tocainid. Dieses Buch,
    S 305
34. Nitsch J, Steinbeck G, Lüderitz B: Wirkungen des Antiarrhythmikums Tocainid auf die
    myokardialen Kaliumfluxe. Dieses Buch, S 317
35. Podrid PF, Schöneberger A, Lown B (1980): Congestive heart failure caused by oral diso-
    pyramide. N Engl J Med 302:614
36. Pollmann W: Pharmakokinetik von Mexiletin. Dieses Buch, S 188
37. Probst P: Programmierte Stimulation bei Präexzitations-Syndrom. Dieses Buch, S 358
38. Runge M, Wedler B, Pantlen H, Hanrath P, Kuck KH, Bleifeld W: Impulsbildung und Er-
    regungsleitung nach Infusion von Tocainid. Dieses Buch, S 323
39. Savigny L v, Rüdiger JJ, Haap KP, Antoni H: Elektrophysiologische Studien zur Wirkung
    von Mexiletin auf das isolierte Säugetiermyokard. Dieses Buch, S 197
40. Schlepper M, Neuss H: Medikamentös-chirurgische Differentialtherapie von Rhythmus-
    störungen bei Patienten mit Präexzitationssyndromen. Dieses Buch, S 416

41. Scholz H: Calciumantagonisten in der Arrhythmiebehandlung. Dieses Buch, S 90
42. Seipel L, Breithardt G, Loogen F (Hrsg) (1976): Neue Aspekte der antiarrhythmischen Therapie – Erfahrungen mit Aprindin. Editio Cantor, Aulendorf
43. Seipel L, Breithardt G: Elektrophysiologische Effekte von Mexiletin und Disopyramid beim Menschen. Dieses Buch, S 221
44. Steinbach K, Ebm W, Glogar D, Klicpera M, Joskowicz G, Scheibelhofer W, Weber H, Kaindl F: Orale Mexiletintherapie. Dieses Buch, S 249
45. Steinbeck G, Manz M, Lüderitz B: Kontrolle der medikamentösen Arrhythmiebehandlung (Mexiletin, Amiodarone) durch programmierte Ventrikelstimulation bei Patienten mit chronisch rezidivierenden Kammertachykardien. Dieses Buch, S 237
46. Steinbeck G, Manz M, Lüderitz B: Elektrostimulation bei tachykarden Rhythmusstörungen – Pathophysiologie und klinische Anwendung. Dieses Buch, S 344
47. Thormann I: Depot-Orciprenalin bei bradykarden Herzrhythmusstörungen. Dieses Buch, S 121
48. Tritthart HA: Wirkungspektren von Antiarrhythmica. Dieses Buch, S 81
49. Vaughan Williams EM (1970): Classification of antiarrhythmic drugs. In: Sandoe E, Flensted-Jensen E, Olesen KH (eds) Cardiac arrhythmias AB Astra Elsinore, p 449
50. Vedin JA: Betablocker bei der Vorbeugung des plötzlichen Herztodes – derzeitiger Erkenntnisstand. Dieses Buch, S 158
51. Wellens HJJ, Bär FW, Vanagt EJ, Brugada P: Wirkung von Lorcainid, Procainamid, Verapamil und Propranolol bei Patienten mit rezidivierenden ventrikulären Tachykardien. Dieses Buch, S 290
52. Wit AL, Cranefield PF (1976): Triggered activity in cardiac muscle fibers of the simian mitral valve. Circ Res 38:85
53. Zacouto F, Patart O, Gerbaux A, Darcet Ph: Neuer Schrittmacher mit automatischer Frequenzanpassung (AFA) bei ventrikulären Arrhythmien. Dieses Buch, S 384

I. Pathophysiologie

Pathomechanismen kardialer Arrhythmien

F. I. M. BONKE

Kardiale Arrhythmien können in zwei Gruppen eingeteilt werden: Bradyarrhythmien und Tachyarrhythmien.

1 Bradyarrhythmien

Wird die dominante Schrittmacheraktivität im Sinusknoten unterdrückt,
zum Beispiel durch vagalen Einfluß, so ist die Herzfrequenz niedrig. Es ist
jedoch auch möglich, daß die Schrittmacheraktivität selbst unbeeinflußt ist,
die Leitung des im Sinusknoten gebildeten Impulses jedoch blockiert ist;
dies kann an der sinuatrialen Grenzregion (sinuatrialer Austrittsblock) oder
im AV-Knotenareal der Fall sein (AV-Block). In letzterem Falle kann
die Leitung vollständig unterbrochen sein, so daß die Ventrikel dann von
einem Schrittmacher im His-Purkinje-System (idioventrikulärer Rhythmus)
aktiviert werden und Vorhof- und Kammererregung vollständig voneinander dissoziiert sind. Ist der AV-Block partiell, so besteht keine 1 : 1-Bezie-
hung zwischen supraventrikulärer und ventrikulärer Erregung, jedoch be-
hält die Schrittmacheraktivität des Sinusknotens die Taktgeberfunktion des
ganzen Herzens.

2 Tachyarrhythmien

Tachyarrhythmien werden eingeteilt in Tachykardien, Flattern und Flimmern. Diese Einteilung basiert auf der Frequenz der Arrhythmien, obwohl
es keine scharfen Grenzen zwischen diesen drei Klassen gibt. Darüber hinaus gibt diese Klassifizierung keine Auskunft über den zugrundeliegenden
Arrhythmiemechanismus, und so können Tachykardien etwa gleicher Frequenz auf vollkommen unterschiedlichen Mechanismen beruhen.

Tachyarrhythmien können durch zwei völlig verschiedene Mechanismen bedingt sein: beschleunigte Impulsbildung und kreisende Erregung
des Impulses.

F. I. M. Bonke, M. D., Faculty of Medicine – Physiology, University of Limburg, P.O. Box 616,
NL-6200 MD Maastricht

2.1 Beschleunigte Impulsbildung

Ist der Prozeß der spontanen Entladung von Zellen des Sinusknotens beschleunigt, z. B. unter dem Einfluß einer Stimulation des Nervus sympathicus oder durch zirkulierendes Adrenalin, so findet sich eine Beschleunigung der normalen Impulsbildung, Sinustachykardie genannt. Wenn andererseits Zellen außerhalb des Zentrums des Sinusknotens die Schrittmacherfunktion übernehmen, so wird dies anormale oder ektope Impulsbildung genannt. Es gibt drei mögliche Mechanismen anormaler Impulsbildung.

2.1.1 Beschleunigte Automatie von Zellen außerhalb des Sinusknotenzentrums

Eine spontane diastolische Depolarisation findet sich normalerweise nicht im Vorhof- oder Ventrikelmyokard. Im Vorhof sind die Zellen, die spontane diastolische Depolarisation zeigen, im Sinusknoten lokalisiert, ferner im AV-Knotenareal und möglicherweise um die Einmündungen der Pulmonalvenen in den linken Vorhof herum (z. B. beim Kaninchen, möglicherweise jedoch nicht bei allen Tierspecies). Darüber hinaus gibt es Zellen in der Nähe des Koronarsinus – zumindest beim Hund – und im Klappenapparat der Atrioventrikularklappe, die spontane diastolische Depolarisation unter bestimmten Umständen entwickeln können. Schließlich gibt es Vorhofzellen beim Hund, die Eigenschaften ähnlich denen von Purkinje-Zellen aufweisen wie z. B. die spontane diastolische Depolarisation. Im Ventrikel entwickeln nur Zellen des His-Purkinje-Systems spontane Depolarisation.

In allen genannten Zellen ist das Ausmaß der diastolischen Depolarisation unter normalen Bedingungen gering. Die spontane Depolarisation ist am ausgeprägtesten in Zellen des Sinusknotenzentrums und bringt diese Zellen vor allen anderen zur Entladung. Daher übt die Automatie der Zellen des Sinusknotenzentrums die Taktgeberfunktion für das Herz bzw. andere untergeordnete Schrittmacherzellen außerhalb des Sinusknotens aus.

Ist die Automatie in untergeordneten Schrittmacherzellen beschleunigt, während die normale Schrittmacherfunktion des Sinusknotens weniger oder gar nicht beeinflußt ist, so ist es möglich, daß der untergeordnete Schrittmacher die dominante Schrittmacherfunktion übernimmt. Dies kann z. B. bei einer Hypokaliämie der Fall sein. Bei geringer extrazellulärer Kaliumkonzentration ist die diastolische Depolarisation untergeordneter Schrittmacherzellen verstärkt, während die Sinusknotenzellen relativ insensitiv auf Veränderungen der Kaliumkonzentration reagieren.

Ein anderes Beispiel ist die Wirkung von Katecholaminen. Diese Substanzen beschleunigen die spontane Depolarisation in untergeordneten Schrittmacherzellen stärker als in Zellen des Sinusknotenzentrums, wodurch es zu einem Lokalisationswechsel der dominanten Schrittmacherfunktion kommen kann, wenn hohe Katecholaminkonzentrationen vorliegen.

Abb. 1 zeigt die Auslösung von Automatie in einem kleinen Präparat, bestehend aus der Koronarsinusregion des Hundes, nach Zugabe von Katecholaminen. Die Frequenz eines solchen automatischen, ektopen Fokus war in etwa die gleiche wie die Schrittmacheraktivität des Sinusknotens eines isolierten rechten Vorhofpräparates des Hundes.

2.1.2 Frühe Nachdepolarisation („early afterdepolarization")

Eine Depolarisation kann während der Repolarisation, und somit bevor diese Repolarisation beendet ist, auftreten. In diesen Fällen geht die Depolarisation von einem niedrigen Membranpotential aus und kann daher nicht mit der zuvor beschriebenen diastolischen Depolarisation verglichen werden.

Cranefield [4] führte dafür den Begriff frühe Nachdepolarisation („early afterdepolarization") ein. Falls die Nachdepolarisation ausgeprägt genug ist, kann sie zu einem Aktionspotential und sogar zu einer Folge mehrerer spontaner aufeinanderfolgender Aktionspotentiale führen.

Ein Beispiel dafür ist in Abb. 2 dargestellt. Sie zeigt die Wirkung von Aconitin auf isolierte Purkinje-Zellen. Die Repolarisation ist verzögert, und es treten spontane Aktionspotentiale vor Beendigung des Repolarisationsprozesses auf. Diese Aconitinwirkung konnte auch am Vorhof und Ventrikelmyokard des Hundes nachgewiesen werden [8, 10]. Obwohl Aconitin nur eine Substanz von historischer Bedeutung ist, ermöglicht sie einen guten Einblick in die Wirkungen, die eine Verzögerung des Repolarisationsprozesses haben können.

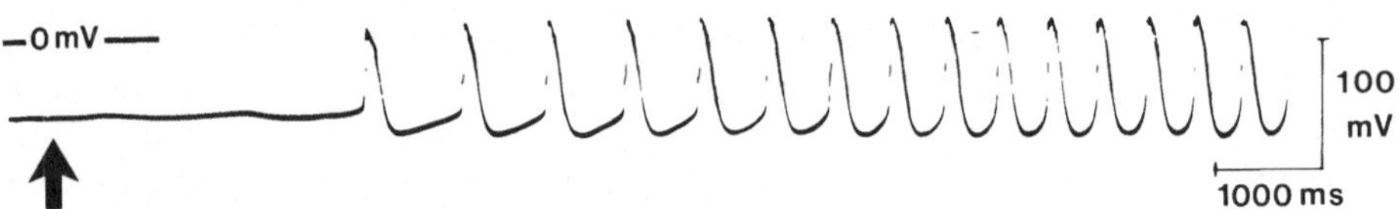

Abb. 1. Auslösung von Automatie in Vorhofzellen in der Nähe des Koronarsinus des Hundes. Eine Mikroelektrode leitet ein intrazelluläres Potential von einer Zelle ab, bevor Noradrenalin der Inkubationslösung in einer Konzentration von 10^{-6} g/ml zugegeben wurde (Moment der Pharmakongabe, s. *Pfeil*). Bevor das erste Aktionspotential auftritt, werden kleine Oszillationen des Membranpotentials sichtbar. Die Steigung der diastolischen Depolarisation nimmt zu mit jedem auftretenden Aktionspotential, und damit nimmt auch die Frequenz der Entladung zu. (Aus Wit u. Cranefield [12]. Nachdruck mit Erlaubnis der Autoren und der American Heart Association)

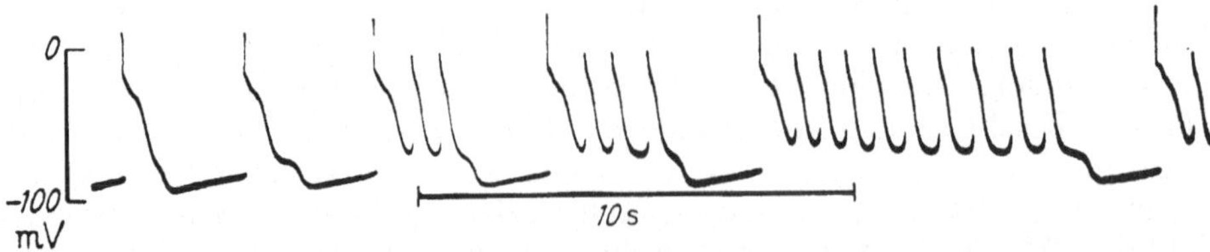

Abb. 2. Wirkung von Aconitin an isolierten Purkinje-Zellen des Hundes. Die Zelle entlädt sich spontan, das dritte Aktionspotential wird gefolgt von zwei spontanen Aktionspotentialen, das vierte und fünfte Aktionspotential von einer Serie spontaner Impulse. (Aus Schmidt [11]. Nachdruck mit Erlaubnis des Verlages)

Wahrscheinlich noch bedeutsamer ist das in Abb. 3 illustrierte Beispiel. Die experimentelle Versuchsanordnung ist so angelegt, daß das Membranpotential aller Zellen eines Papillarmuskels artifiziell durch einen depolarisierenden Strom verändert werden kann. Werden die Zellen bis zu einem Niveau zwischen −40 mV und −10 mV depolarisiert, so treten spontane Aktionspotentiale auf. Eine noch stärkere Depolarisation führt nicht mehr zu

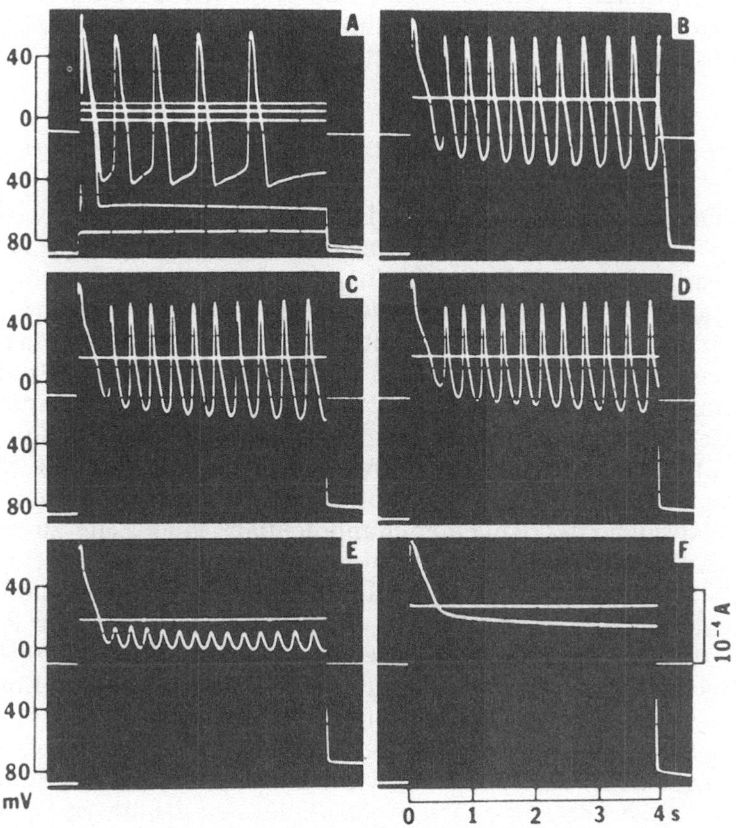

Abb. 3. Wirkung eines depolarisierenden Stromes auf den Papillarmuskel des Meerschweinchens. In jedem Bild ist das Membranpotential in der unteren Registrierung dargestellt (Ableitung von ein und dergleichen Zelle), während der Strom jeweils in der oberen Registrierung dargestellt ist. Der Strom wird 4 s lang appliziert. In A sind die Wirkungen dreier verschiedener Stromstärken superponiert. Die geringste Stromstärke war nicht ausreichend, um die Zellen bis zu einem Niveau zu depolarisieren, von wo aus ein Aktionspotential hätte hervorgerufen werden können. Eine höhere Amplitude des depolarisierenden Stromes rief jedoch ein Aktionspotential hervor, das allerdings nicht von spontanen Impulsen gefolgt war. Nach weiterer Zunahme des applizierten Stromes kam es zu einem Aktionspotential, das von 4 spontanen Entladungen gefolgt ist. B, C, D zeigen die Wirkung einer weiteren Zunahme der Stromstärke. In E wird die Zelle bis zu einem Niveau von etwa 0 mV depolarisiert, und nun werden lediglich kleine Oszillationen beobachtet. Schließlich wird in F die Zelle derartig depolarisiert gehalten, daß keine Spontanaktivität nach dem primär induzierten Aktionspotential sichtbar ist. (Nach Imanishi u. Surawicz [7], geringfügige Änderungen durch den Autor. Nachdruck mit Erlaubnis der American Heart Association)

spontanen Impulsen. Das gleiche Phänomen wurde auch im Vorhofmyokard beobachtet.

Unter hypoxischen Bedingungen kommt es zu einer Depolarisation der Zellen. Falls nun genügend Zellen zum gleichen Zeitpunkt depolarisiert sind – z. B. in einem Infarktareal –, ist es vorstellbar, daß Zellen bis zu einem Niveau, das die Entstehung spontaner Impulse ermöglicht, depolarisiert sind. Dieser Mechanismus konnte jedoch bisher nicht als Ursache von Arrhythmien in der frühen Phase eines Myokardinfarktes nachgewiesen werden, obwohl die Untersuchungen von Janse u. Mitarb. in guter Übereinstimmung mit dieser Hypothese stehen (s. S. 46).

2.1.3 Verzögerte Nachdepolarisation („delayed afterdepolarization")

Eine Depolarisation nach vollständiger Repolarisation wird eine Nachdepolarisation genannt; und um dies von der frühen Nachdepolarisation („early afterdepolarization"), die in 2.1.2 beschrieben wurde, zu unterscheiden, wird hierfür der Ausdruck verzögerte Nachdepolarisation („delayed afterdepolarization") verwandt. Dies ist ein Phänomen, das sich normalerweise nicht in Myokardzellen findet und nur unter speziellen Bedingungen auftritt. Die verzögerte Nachdepolarisation ist charakterisiert durch den Umstand, daß Zellen ein negativeres maximales diastolisches Potential („afterhyperpolarization") aufweisen als im Ruhezustand, bevor die Nachdepolarisation auftrat. Vermutlich ist es richtiger, primär von einer Depolarisation des Ruhemembranpotentials einer Zelle zu sprechen, wobei dann, wenn die Zelle erregt wird, die Repolarisation zu einem negativeren Potential als das Ruhemembranpotential (Hyperpolarisation) führt; im Anschluß daran depolarisiert das Membranpotential bis zum Ruheniveau und darüber hinaus (vorübergehende Depolarisation). Derartige verzögerte Nachdepolarisationen sind in Purkinje-Fäden unter dem Einfluß einer toxischen Herzglykosidkonzentration beschrieben worden [5, 6, 9].

Die Amplituden dieser Nachdepolarisationen nehmen zu mit steigender Frequenz. Dies vermag das Membranpotential an das Schwellenpotential zur Initiierung eines Aktionspotentiales heranzuführen, so daß es zur Auslösung eines oder einer Serie spontaner Impulse kommen kann, „getriggerte Aktivität" genannt.

Kürzlich konnten Wit und Cranefield [12] nachweisen, daß Zellen in der Nähe des Koronarsinus des Hundes zu fortdauernden rhythmischen Entladungen gebracht werden können, ohne daß diese Zellen in der Lage waren, spontane Automatie von sich aus zu entwickeln. Für das Auftreten dieser getriggerten Aktivität ist eine primäre Depolarisation durch Herzglykoside keine Voraussetzung. Diese Zellen haben ein relativ niedriges Ruhepotential; sobald sie jedoch erregt werden (durch elektrische Stimulation oder durch eine Vorhoferregung), entwickeln sie nach dem Aktionspotential eine Hyperpolarisation und daran anschließend eine Nachdepolarisation vorausgesetzt, daß Katecholamine vorhanden sind. Ist die Amplitude der Nachdepolarisationen ausreichend hoch, so kann langanhaltende

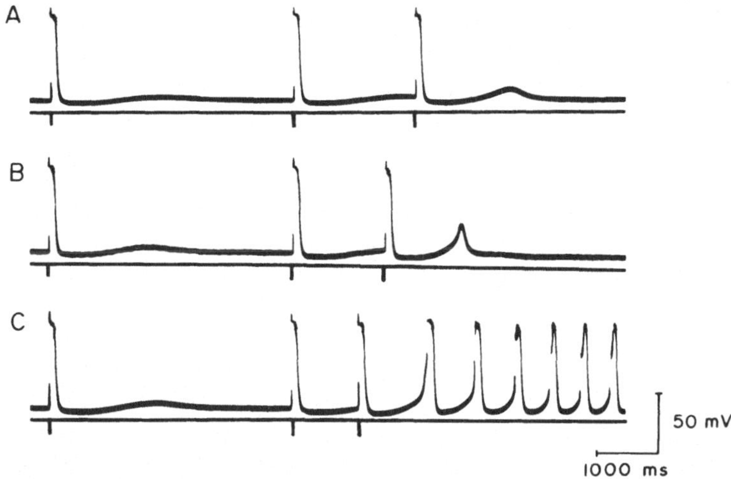

Abb. 4. Auslösung verzögerter Nachdepolarisationen und getriggerter Aktivität in einer Zelle des Koronarsinus des Hundes in Gegenwart von Noradrenalin (10^{-6} g/ml) in der Inkubationslösung. Die jeweils obere Registrierung ist eine Mikroelektrodenableitung, während die untere Registrierung die elektrischen Impulse zeigt. Das Präparat wurde regelmäßig stimuliert für 10 Schläge mit einem Intervall von 4000 ms, anschließend wurde ein vorzeitiger Impuls abgegeben. In *A* betrug das Kopplungsintervall bis zur Abgabe des vorzeitigen Impulses 2000 ms, in *B* 1400 ms und in *C* 1000 ms. Es werden jeweils die letzten 2 Basisstimulationen und der folgende vorzeitige Impuls gezeigt. In *B* ist das vorzeitige Aktionspotential gefolgt von einer Nachdepolarisation von etwa 30 mV Höhe, während in *C* fortdauernde rhythmische Aktivität durch eine Nachdepolarisation ausgelöst wird, die dem vorzeitigen Aktionspotential folgt. (Aus Wit u. Cranefield [12]. Nachdruck mit Erlaubnis der Autoren und der American Heart Association)

rhythmische Aktivität ausgelöst werden, induziert z. B. durch vorzeitige Stimulation (Abb. 4).

2.2 Kreisende Erregung

Zwei Vorbedingungen müssen für das Zustandekommen einer Kreiserregung (reentry) erfüllt sein: 1. Der Impuls muß in zumindest einer Richtung blockiert werden (unidirektionaler Block). 2. Der Impuls muß über ein Areal derart langsam fortgeleitet werden, daß das Gewebe, in dem der Impuls zuvor blockiert wurde, genügend Zeit zur Wiedergewinnung seiner Erregbarkeit hat, um nun retrograd vom zirkulierenden Impuls aktiviert zu werden: Wahrscheinlich das einfachste Beispiel einer kreisenden Erregung als Ursache einer Tachykardie ist das WPW-Syndrom. Bei Patienten mit einer akzessorischen AV-Verbindung ist es möglich, daß eine vorzeitige Vorhoferregung in dem Moment einfällt, in dem die akzessorische Leitungsbahn noch refraktär von der vorangegangenen Erregung ist und der vorzeitige Impuls hierüber nicht fortgeleitet wird. Die vorzeitige Erregung wird jedoch via AV-Knoten auf die Ventrikel übergeleitet und erreicht die akzessorische Verbindung von der ventrikulären Seite her, so daß über diese Leitungsbahn der Vorhof wieder erregt wird. Nun kann der Impuls seine Kreisroute via AV-Knoten fortsetzen und eine neue Kammererregung induzieren. Der Impuls folgt einer Kreisbahn, die durch die Anatomie vorgegeben ist.

Innerhalb der Vorhöfe sind mehrere Kreisbahnen theoretisch möglich, so z. B. um die obere und untere Hohlvene oder um die Pulmonalvenen herum; innerhalb der Ventrikel könnten periphere Purkinje-Fasern zusammen mit Bündeln von Ventrikelmyokard eine Kreisbahn formieren. Letzteres ist nur möglich, wenn die Leitungsgeschwindigkeit entlang der Purkinje-Fasern sehr langsam ist, was normalerweise nicht der Fall ist.

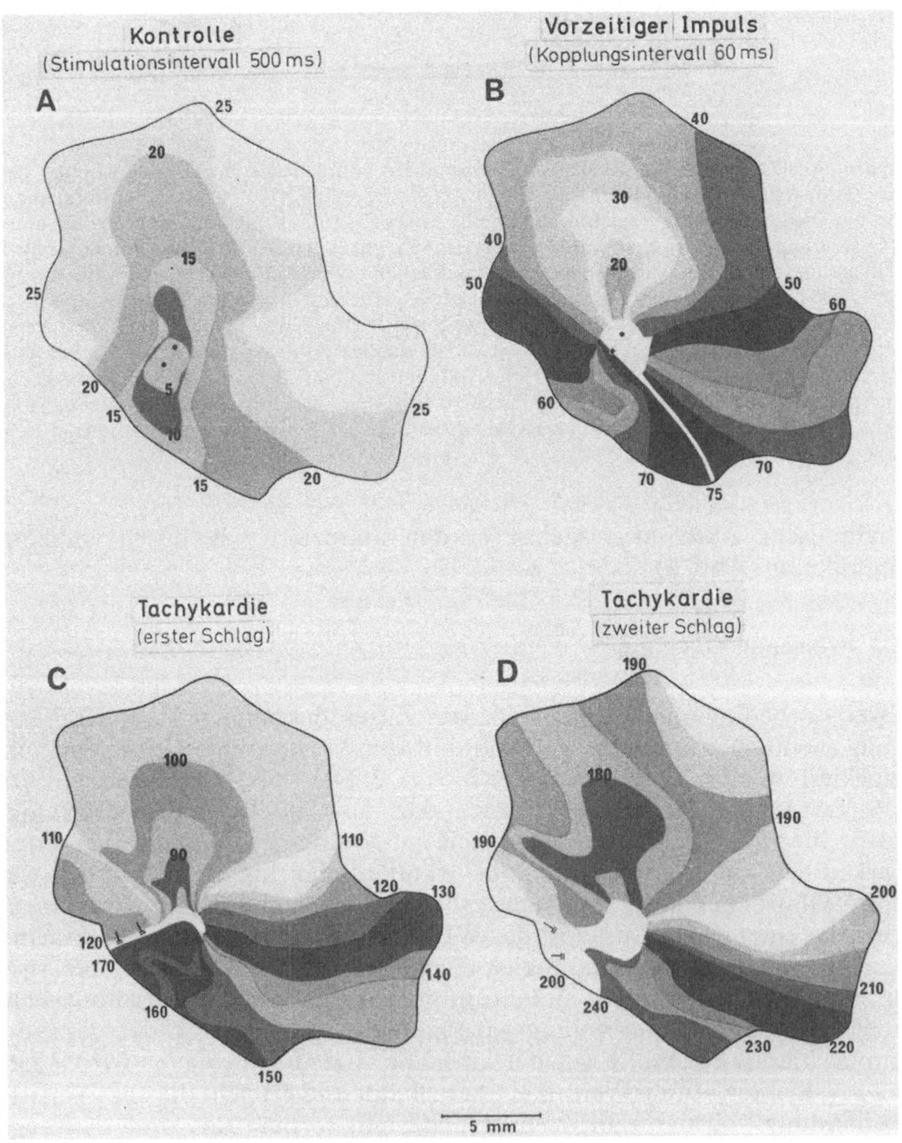

Kürzlich konnte nachgewiesen werden, daß ein anatomisches Hindernis, um das die Erregung kreist, keine notwendige Voraussetzung für eine Kreiserregung ist. Allessie u. Mitarb. [1–3] zeigten, daß in einem isolierten Präparat des rechten oder linken Vorhofes des Kaninchens, einem mehr oder weniger homogenen Vorhofmyokardgewebe, ein Kreisen der Erregung möglich ist, und daß eine derartige, funktionell durch die elektrophysiologischen Eigenschaften bestimmte Kreisbahn sehr kleine Dimensionen aufweisen kann. Abb. 5 zeigt einen funktionellen Erregungskreis im Vorhofmyokard.

Im Vorhofmyokard des Kaninchens wurden funktionelle Kreisbahnen mit einem Durchmesser von ungefähr 6–8 mm gefunden, d. h. einer Kreislänge von weniger als 3 cm.

Allessie u. Mitarb. [1–3] führten das Konzept der „führenden" Kreisbahn („leading circle") ein, d. h. die kleinstmögliche Kreisbahn, entlang der der Impuls fortgeleitet werden kann. Die Stärke der zirkulierenden Erregungswelle muß eben ausreichend sein, um das Gewebe, das gerade seine Wiedererregbarkeit nach vorangegangener Aktivierung gewinnt, zu erregen.

In das Zentrum dieses Kreises dringen kontinuierlich kleine multiple zentripetale Erregungswellen ein, die im Zentrum gegeneinander kollidieren, so daß ein Kurzschluß des zirkulierenden Impulses verhindert wird. Im Prinzip dient dieses Zentrum als ein funktionelles Hindernis für den umkreisenden Impuls. Da dieser „führende Erregungskreis" der kleinstmögliche ist, folgt der „Kopf" der kreisenden Erregungswelle kontinuierlich seinem „Schwanz" unmittelbar nach. Die Länge dieser Kreisbahn ist daher definiert und bestimmt durch die „Wellenlänge" des Impulses (Produkt aus Leitungsgeschwindigkeit und Refraktärperiode). Im Zentrum des „leading

<hr>

Abb. 5. *A:* Mapping der Erregungsausbreitung des linken Kaninchenvorhofes während einer stimulierten Erregung. Die zwei *Punkte* kennzeichnen die bipolare Stimulationselektrode. Alle Orte, die innerhalb eines Zeitraumes von 5 ms aktiviert werden, sind zusammengefaßt und durch eine bestimmte Schattierung repräsentiert (isochrone Areale des Präparates). Die Erregungsausbreitung erfolgt mehr oder weniger radial vom Ort der Stimulation aus; innerhalb von 30 ms ist das gesamte Präparat erregt. *B:* Mapping der Erregungsausbreitung eines vorzeitigen Impulses, der 60 ms nach dem vorangegangenen Basisschlag (s. *A*) ausgelöst wird. Der Stimulus wird an der gleichen Stelle wie die Basisstimulation abgegeben. Der Impuls wird in B nicht nach unten, sondern nur nach oben fortgeleitet. Es treten zwei zirkulierende Wellen auf, die etwa 75 ms, nachdem der Testimpuls abgegeben wurde, miteinander kollidieren. Diese beiden Erregungsfronten blockieren sich gegenseitig, jedoch ist eine Wiedererregung des blockierten Areals in der Nähe der Stimulationselektroden möglich. *C:* Bevor die zwei Erregungsfronten, wie in *B* gezeigt, kollidierten, fand eine der beiden Erregungen Zugang zum Areal, an dem der Testimpuls blockiert wurde und erregte dieses Areal aus retrograder Richtung erneut. Wiederum werden zwei Erregungsfronten gebildet, die um den Ort der Stimulation kreisen. Die obere Erregungsfront wird 120 ms nach Abgabe des Testimpulses blockiert, die untere Erregungswelle wurde jedoch fortgeleitet und vermochte den Ort der Stimulation wiederzuerregen, ca. 170 ms nach dem Testimpuls. *B* und *C* machen deutlich, daß die Umlaufzeit der kreisenden Erregung etwa 70 ms beträgt. In *C* (und auch in *D*) sind die isochronen Areale durch 10-ms-Intervalle getrennt. *D:* Während des zweiten Schlages der Tachykardie ist das Erregungsausbreitungsmuster prinzipiell das gleiche wie während des ersten Schlages. Wiederum ist die untere Erregungsfront die führende Kreisbahn. (Nach Allessie et al. [1]. Nachdruck mit Erlaubnis der American Heart Association)

circle" sind die Dimensionen zu klein für ein Perpetuieren der Kreiserregung: der zirkulierende Impuls würde in Gewebe eindringen, das sich von der vorangegangenen Erregung noch nicht ausreichend erholt hat, so daß die Leitung blockiert ist. In der Peripherie des „führenden Erregungskreises" wird das Gewebe durch zentrifugale Erregungswellen, die vom führenden Erregungskreis ausgehen, aktiviert. Es ist zu betonen, daß die Dimensionen und die Position eines solchen führenden Erregungskreises nicht konstant sind. Wird z. B. die Refraktärperiode des Gewebes durch eine Substanz verkürzt, so ist ein kleinerer Erregungskreis möglich, wohingegen mit einer Zunahme der Leitungsgeschwindigkeit der Impuls auf einer größeren Kreisbahn fortgeleitet werden muß.

Im Unterschied zur Kreiserregung um ein anatomisches Hindernis ist die Frequenz einer funktionell bestimmten Kreiserregung nicht direkt von der Leitungsgeschwindigkeit abhängig, da eine Veränderung der Leitungsgeschwindigkeit sofort durch eine Änderung der Größe der Kreisbahn ausgeglichen wird. Die Dimensionen einer „leading circle"-Kreiserregung mögen so klein sein, daß eine Unterscheidung von einem ektopen Schrittmacher oder Fokus sehr schwer ist. Trotzdem ist diese Differenzierung sehr wichtig, da die zugrundeliegenden Mechanismen der Arrhythmien vollständig verschieden sind.

Abschließend einige Bemerkungen zu einzelnen Extrasystolen: Prinzipiell können die drei erwähnten Ursachen anormaler Impulsbildung eine Rolle spielen für die Auslösung sowohl einer Extrasystole als auch des Beginns einer Tachykardie oder von Flattern. In den meisten Lehrbüchern ist jedoch immer noch ein Reentrymechanismus als primäre Ursache für Extrasystolen angegeben; die häufige Beobachtung eines konstanten Kopplungsintervalles der Extrasystolen läßt sich gut mit diesem Mechanismus vereinbaren. Ein vorzeitiger Impuls, hervorgerufen durch ektope Impulsbildung, vermag aufgrund der Tatsache, daß der Impuls auf einer Kreisbahn fortgeleitet wird, eine Tachykardie zu induzieren.

Literatur

1. Allessie MA, Bonke FIM, Schopman FJG (1973) Circus movement in rabbit atrial muscle as a mechanism of tachycardia. Circ Res 33:54
2. Allessie MA, Bonke FIM, Schopman FJG (1976) Circus movement in rabbit atrial muscle as a mechanism of tachycardia. II. The role of nonuniform recovery of excitability in the occurrence of unidirectional block as studied with multiple microelectrodes. Circ Res 39:168
3. Allessie MA, Bonke FIM, Schopman FJG (1977) Circus movement in rabbit atrial muscle as a mechanism of tachycardia. III. The "leading circle" concept: a new model of circus movement in cardiac tissue without the involvement of an anatomic obstacle. Circ Res 41:9
4. Cranefield PF (1975) The conduction of the cardiac impulse. Futura Publ. Co., New York
5. Davis LD (1973) Effect of changes in cycle length on diastolic depolarization produced by ouabain in canine Purkinje fibers. Circ Res 32:206

6. Ferrier GR, Saunders JH, Mendez C (1973) A cellular mechanism for the generation of ventricular arrhythmias by acetylstrophantidin. Circ Res 32:600
7. Imanishi S, Surawicz B (1976) Automatic activity in depolarized guinea pig ventricular myocardium. Characteristics and mechanisms. Circ Res 39:751
8. Matsuda K, Hoshi T, Kameyama S (1959) Effects of aconitine on the cardiac membrane potential of the dog. Jpn J Physiol 9:419
9. Rosen MR, Gelband H, Hoffman BF (1973) Correlation between effects of ouabain on the canine electrocardiogram and transmembrane potentials of isolated Purkinje fibers. Circulation 47:65
10. Scherf D (1947) Studies on auricular tachycardia caused by aconitine administration. Proc Soc Exp Biol Med 64:233
11. Schmidt RF (1960) Versuche mit Aconitin zum Problem der spontanen Erregungsbildung im Herzen. Pflügers Arch 271:526
12. Wit AL, Cranefield PF (1977) Triggered and automatic activity in the canine coronary sinus. Circ Res 41:435

Epikardiales Mapping bei ventrikulären Tachyarrhythmien 3–7 Tage nach akutem Myokardinfarkt

M. A. Allessie und A. L. Wit

Während ventrikulärer Arrhythmien, die 3–7 Tage nach Koronarverschluß auftreten, kann oftmals kontinuierliche elektrische Aktivität vom Myokard in der epikardialen Randzone abgeleitet werden. El-Sherif et al. [2] haben eine Elektrode, die sie eine „zusammengesetzte Elektrode" („composite electrode") genannt haben, entwickelt, um elektrische Aktivität vom Myokard in der epikardialen Randzone zu registrieren. Die Elektrode besteht aus zwei langen isolierten Drähten, wobei jeder zahlreiche Ableitkontakte entlang seines Verlaufes aufweist. Die Drähte sind parallel angeordnet und werden für nahezu die gesamte epikardiale Oberfläche des Infarktes verwendet. Die Signale, die von jedem Paar von Ableitkontakten registriert werden, werden mit Hilfe derselben Ableitung dem gleichen Verstärker zugeführt. Auf diese Weise wird mit Hilfe der gleichen Elektrode elektrische Aktivität simultan von vielen verschiedenen und weit voneinander entfernt liegenden Gewebsarealen abgeleitet. Dadurch registriert die Elektrode elektrische Aktivität über ein weites Areal, und es wird ein sog. „zusammengesetztes Elektrogramm" der gesamten Region abgeleitet. Leitet eine solche Elektrode von nichtischämischem Myokard ab, so wird auf Grund der Schnelligkeit, mit der die normal geleiteten Impulse das Areal unter der Elektrode aktivieren, ein einzelner Spike registriert. Von ischämischem Myokard werden jedoch häufig multiple, asynchrone Spikes abgeleitet, vermutlich infolge verzögerter Leitung von einer Region unter der Elektrode zur anderen. Die Zahl der multiplen asynchronen Spikes nahm häufig zu nach einem stimulierten vorzeitigen Impuls oder nach einem Anstieg der Herzfrequenz. Kam es dazu, so traten ventrikuläre Extrasystolen auf, und multiple asynchrone Spikes (kontinuierliche elektrische Aktivität) waren innerhalb des gesamten diastolischen Intervalls zwischen den stimulierten und arrhythmischen Schlägen nachweisbar. Wurde eine Tachykardie induziert, so traten multiple, asynchrone Spikes oftmals innerhalb des diastolischen Intervalls zwischen den Schlägen der Tachykardie auf. Das Auftreten dieser Art von kontinuierlicher elektrischer Aktivität wurde interpretiert als direkter Nachweis kreisender Erregung im Myokard unter der „zusammengesetzten Elektrode". Während der Kreiserregung eines Impulses ist immer elektrische Aktivität an einem Ort der Kreisbahn nachweisbar; falls die elektrische Aktivität simultan registriert würde, so wäre eine kontinuierliche elektrische Aktivität zu beobachten.

M. A. Allessie, M. D., Faculty of Medicine – Physiology, University of Limburg, P.O. Box 616, NL-6200 MD Maastricht
A. L. Wit, Ph. D., Dept. of Pharmacology, College of Physicians and Surgeons, Columbia University, 630 W. 168th Street, New York, N.Y. 10032/USA

Kontinuierliche elektrische Aktivität in einer zusammengesetzten Elektrodenableitung ist jedoch kein direkter Nachweis von Reentry, da es vorstellbar ist, daß sie auch in Abwesenheit einer Kreiserregung auftreten könnte. Die Kriterien zum Nachweis der Existenz einer kreisenden Erregung bleiben diejenigen, die bereits von Mines [4] im Jahre 1914 angegeben wurden und folgendes beinhalten: 1. Es muß ein Areal mit unidirektionaler Blockierung nachgewiesen werden, so daß der Impuls nur in einer Richtung fortgeleitet wird. 2. Die Fortleitung der Erregungswelle entlang einer Leitungsbahn und die Rückkehr zu seinem Ursprungsort sollte verfolgt werden. 3. Eine Unterbrechung der Leitungsbahn sollte das Auftreten der Impulse verhindern, von denen postuliert wird, daß sie aus einer kreisenden Erregung resultieren (vgl. S. 33).

Impulsfortleitung in der epikardialen Randzone eines Myokardinfarktes. Wir haben die Fortleitung von Impulsen in der epikardialen Randzone während ventrikulärer Arrhythmien untersucht, die am Hundeherzen 3–7 Tage nach Koronarverschluß auftreten. Der Myokardinfarkt wurde hervorgerufen durch Ligatur in zwei Stufen des Ramus descendens anterior der linken Koronararterie 5–10 mm nach seinem Ursprung. Die chirurgische Technik ist an anderer Stelle ausführlich beschrieben worden [3]. Nach Ligatur der Koronararterie wurde der Brustkorb wieder verschlossen, und die Tiere erholten sich von der Narkose. Einzelne ventrikuläre Extrasystolen und Tachykardien traten 1 Tag nach Koronarverschluß auf und verschwanden sodann für 3 Tage. 3–7 Tage nach Koronarverschluß riefen vorzeitige Stimulationen des linken Ventrikels, abgegeben über Elektroden, die zuvor im Bereich der Basis des linken Ventrikels in der Nähe des Ramus descendens anterior der linken Koronararterie aufgenäht worden waren, wiederholt kurze Phasen von ventrikulären Tachykardien (3–6 Impulse) und gelegentlich eine länger anhaltende Tachykardie hervor. Hunde, bei denen solche Tachykardien induziert werden konnten, wurden erneut anästhesiert und das Herz über eine mediane Sternotomie freigelegt. Nun wurde die Erregungsausbreitungssequenz der epikardialen Oberfläche der Ventrikel und im besonderen die Erregungsausbreitung der epikardialen Oberfläche des Infarktareals während der nichtanhaltenden ventrikulären Tachykardien bestimmt. Beim Standardverfahren wird eine einzige Elektrode benutzt, deren Position von einem Ort zum anderen verändert wird. Der Zeitpunkt, zu dem elektrische Aktivität registriert wird, wird mit fixen Referenzelektroden verglichen. Dieses Standardverfahren ist zur Analyse der Erregungsausbreitungssequenz während kurzfristiger, nichtanhaltender ventrikulärer Tachykardien nicht geeignet. Statt dessen leiteten wir die elektrische Aktivität simultan von multiplen Stellen des Herzens über 192 Elektroden ab. Jedes Signal wurde vorverstärkt, übertragen, digitalisiert und anschließend moduliert (pulse code modulation) unter Benützung des Miller-Code, so daß die Signale auf einem Analogband gespeichert werden konnten. Ausgewählte Abschnitte der Ableitungen wurden anschließend von einem Computer analysiert. Eine eingehende Beschreibung der Ableittechnik und des Verfahrens der Datenanalyse findet sich an anderer Stelle [1].

Von 192 über der gesamten epikardialen Oberfläche des rechten und linken Ventrikels verteilten Stellen wurden Elektrogramme abgeleitet mit

Hilfe eines Elektrodennetzes. Dieses bestand aus 192 Silberkugelelektroden, die im Maschenwerk eines Netzes befestigt waren, das aus einem dehnbaren synthetischen Material bestand und sich eng der Form des Herzens anpaßte. Nach der Ableitung von Elektrogrammen während kurzer Perioden von ventrikulären Tachykardien wurde das Netz vom Herzen entfernt und eine andere Elektrodenanordnung gewählt, die es ermöglichte, 192 bipolare oder unipolare Elektrogramme von der anterolateralen Oberfläche des linken Ventrikels abzuleiten. Die Elektroden waren 1,75 mm voneinander entfernt und verteilten sich auf ein Gesamtareal von 4×5 cm. Während von dieser Elektrodenanordnung abgeleitet wurde, wurden kurze Phasen von ventrikulären Tachykardien erneut induziert.

Die Abb. 1–5 zeigen das Muster der Impulsleitung im Epikard über einem anterioren Infarkt beim Hund 4 Tage nach Koronarverschluß während basaler Stimulation, dem stimulierten vorzeitigen Impuls sowie einer dadurch ausgelösten kurzfristigen Tachykardie. Während basaler Stimulation mit einer Zykluslänge von 300 ms bestehen bereits Zeichen nicht uniformer Leitung in dieser epikardialen Grenzzone (Abb. 1). Der Impuls läuft nicht über das Epikard als uniforme Erregungswelle. Der stimulierte Impuls wird in diese Zone etwa 20–30 ms nach Abgabe des Stimulus von der basisnahen Grenze des Infarktes und der Region nahe dem Ramus de-

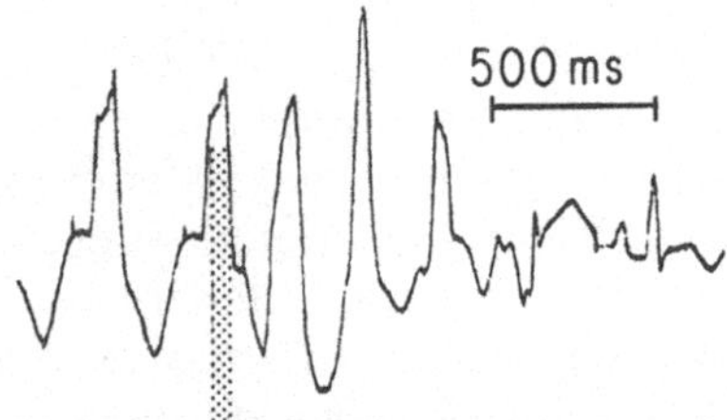

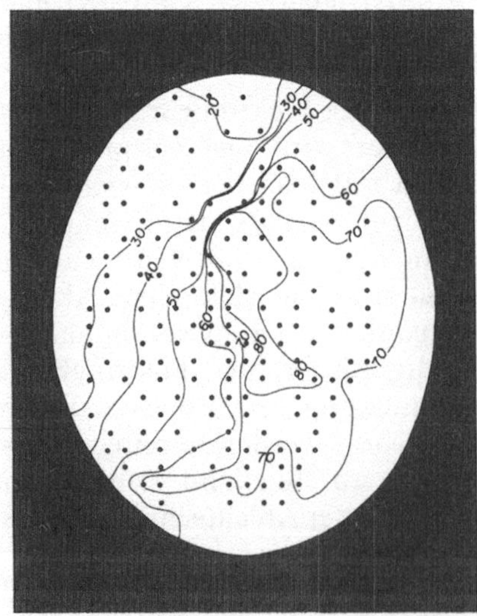

Abb. 1. Mapping des epikardialen Erregungsablaufes bei Vorderwandinfarkt eines Hundes 4 Tage nach Koronarverschluß. Das Elektrokardiogramm oben zeigt die letzten zwei Schläge einer Periode regulärer Basisstimulation mit einer Zykluslänge von 300 ms, gefolgt von einem vorzeitigen Stimulus mit einem Kopplungsintervall von 168 ms. Dieser sehr vorzeitige Schlag (der dritte Schlag im Elektrokardiogramm) ruft eine kurze Phase einer Tachykardie mit variierender QRS-Morphologie hervor. Das schattierte Areal im Elektrokardiogramm markiert die Zeitperiode, auf die sich das epikardiale Mapping in der unteren Hälfte der Abbildung bezieht. Dieses Mapping stellt die Erregungsausbreitung im Epikard, das über einem Infarkt liegt, während basaler Stimulation dar. Die Stimulationselektrode war im rechtsventrikulären Ausflußtrakt positioniert (weitere Einzelheiten s. Text)

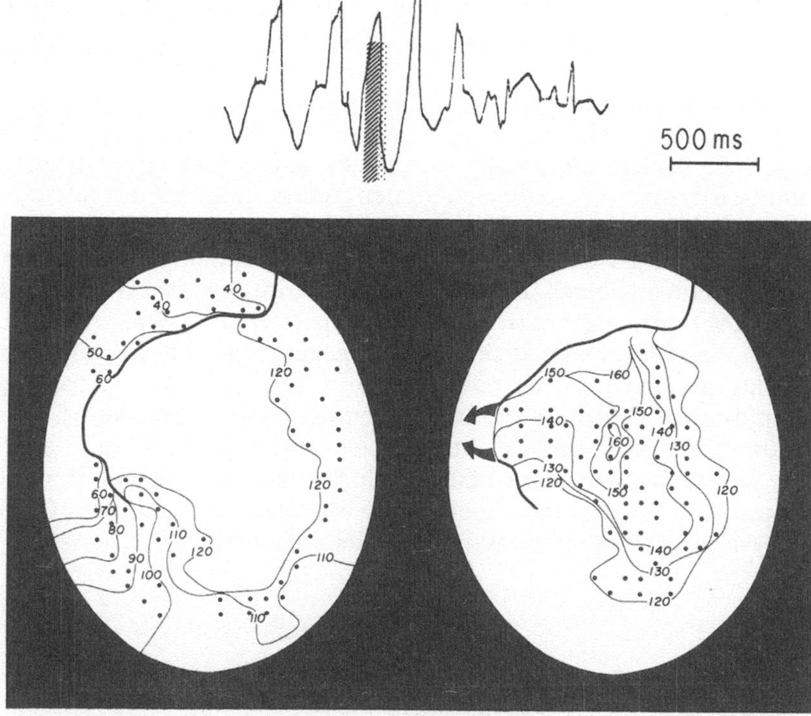

Abb. 2. Epikardiale Aktivierung während eines sehr vorzeitigen Schlages, der im rechtsventrikulären Ausflußtrakt hervorgerufen wurde. Der Klarheit wegen ist die Erregungsausbreitung dieses einen vorzeitigen Impulses getrennt in zwei konsekutiven Mappings dargestellt. *Links* wird der Aktivierungsablauf von der Isochrone 40–120 ms nach dem Stimulus, *rechts* der Erregungsablauf von der Isochrone 120–150 ms wiedergegeben

scendens anterior (LAD) der linken Koronararterie geleitet. In der unteren Hälfte der Infarktzone verläuft die Leitung im Epikard uniform von links nach rechts (von der 30- bis 70-ms-Isochrone).

Zur oberen Region der Infarktzone hin besteht ein Areal sehr langsamer Leitung oder gar Blockierung, wo die 30- bis 80-ms-Isochronen als dichtes Bündel verlaufen. Der Impuls, der von der oberen Grenze der Infarktzone eintritt, bewegt sich in der Infarktregion nahe dem lateralen linken Ventrikel fort. Die Erregungswellen von links nach rechts in der unteren Hälfte und entlang der Grenze im Bereich des lateralen linken Ventrikels kollidieren miteinander zum Zeitpunkt der 70- und 80-ms-Isochronen.

Abb. 2 zeigt die Fortleitung des einen vorzeitigen Impulses, der eine kurz andauernde Tachykardie aulöste. Der Impuls tritt in die Infarktzone ein, vom oberen Ende her nach 40–50 ms und von der unteren Begrenzung nahe der LAD her nach 60 ms. Der Impuls wird jedoch nicht direkt ins Zentrum der Infarktzone geleitet, vermutlich da die Region immer noch refraktär nach vorangegangener Basisstimulation ist. Die dicke schwarze Linie zum oberen Ende hin markiert eine ausgedehnte Leitungsblockierung nach 40–60 ms. Auch von der medialen Seite her wird der Impuls nicht ins Zentrum fortgeleitet. Ein Leitungsblock, ebenfalls durch eine dicke schwarze Linie gekennzeichnet, verursacht, daß der Impuls entlang dieser medialen Grenze zur Herzspitze während der Isochronen 60–110 ms fortgeleitet wird. Zu diesem Zeitpunkt wendet sich der Impuls einwärts zum Zentrum und wird zum basisnahen medialen Infarktareal zurückgeleitet (während der 110- bis 150-ms-Isochronen). Diesem Impuls schließt sich auch eine andere Erregungswelle an, die von der linkslateralen Infarktgrenze aus nach 120 ms eintritt. Nach 140–150 ms ist der Impuls zur Grenze in der Nähe der LAD zurückgekehrt und erregt das normale Myokard erneut in dem Areal, das durch die dicken Pfeile gekennzeichnet ist, woraus der erste Schlag der Tachykardie resultiert. Obwohl nur 80 ms verstreichen, bis der Impuls nach Eintritt in die Infarktregion hierher zurückkehrt, wird Reentry dadurch möglich, daß der Impuls nicht initial in die Region eindrang, von der sie nun austritt. Die Leitungsblockierung des stimulierten, vorzeitigen Impulses trat vermutlich in einer gewissen Distanz zu diesem Ort außerhalb des Areals, wovon die Elektroden ableiteten, auf.

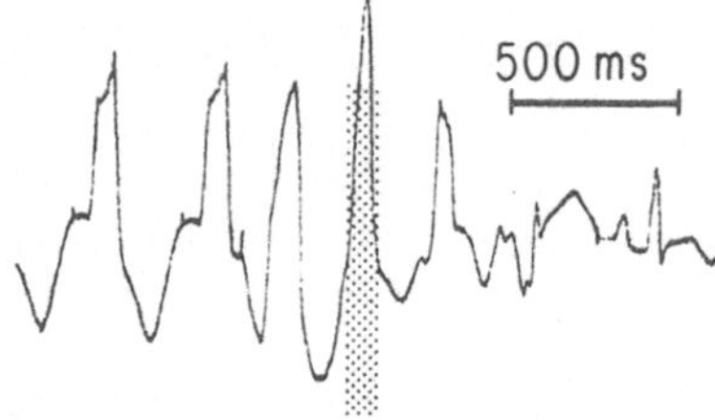

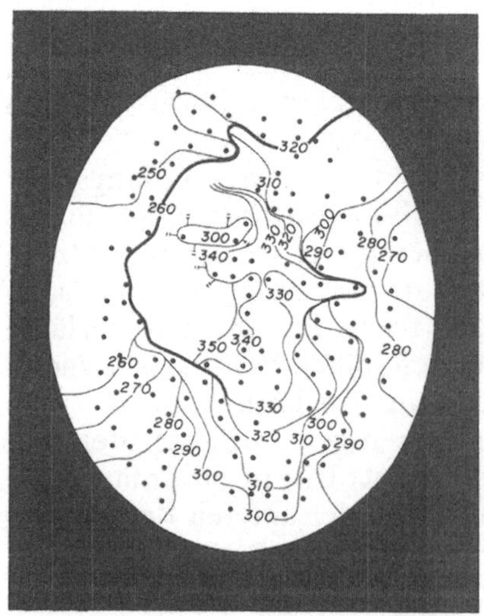

Abb. 3. Epikardiales Erregungsmuster des Areals über dem Infarkt während des ersten nicht stimulierten QRS-Komplexes nach dem induzierten vorzeitigen Schlag und der Erregungsausbreitung, wie sie zwischen dem ersten und zweiten „spontanen" Schlag registriert wurde (linkes Mapping, Abb. 4). In dem Areal, von dem mit der multiplen Elektrodenanordnung abgeleitet werden kann, kann eine vollständige Kreisbewegung des Impulses von der Isochrone 260–410 ms erkannt werden

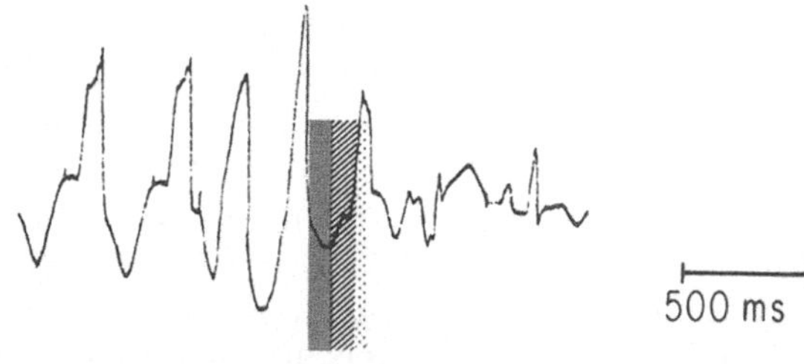

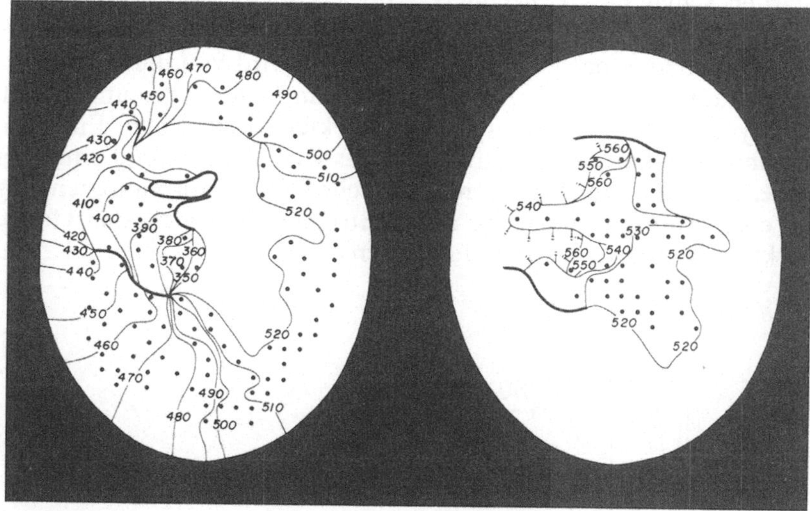

Abb. 4. Linkes Mapping s. Legende Abb. 3. Das rechte Mapping dieser Abbildung zeigt, daß die im vorangegangenen Schlag vorhandene Kreisbewegung des Impulses nicht aufrechterhalten wird. Statt dessen wird der Impuls auf seiner Kreisbahn im Zentrum des Infarktes nach 560 ms blockiert

Die Erregungsleitung zurück in das Infarktareal tritt nicht innerhalb von 100 ms auf, nachdem der erste vorzeitige Impuls hiervon ausging (Abb. 3). Der Impuls tritt erneut vom oberen und medialen Rand der Infarktzone nach 250–260 ms ein. Wiederum dringt er nicht direkt bis zum Zentrum der Infarktzone vor, wo ein Leitungsblock durch eine dicke schwarze Linie gekennzeichnet ist. Die Leitung erfolgt vom medialen Rand zum unteren Rand der Infarktzone während der Isochronen 260–300 ms, um dann mit Richtung auf das Zentrum des Infarktes zurückzukehren (Isochrone 300–350 ms). Auch diesem Impuls schließt sich eine Erregungswelle an, die von der linkslateralen Begrenzung in die Infarktzone nach 270–280 ms eintritt. Auf der Wegstrecke dieses zurückkehrenden Impulses besteht ein umschriebenes Areal mit einer Leitungsblockierung nach 340 ms (markiert durch die Doppelstriche), jedoch fährt die Impulsleitung fort in Richtung auf die mediale Begrenzung der Infarktzone, wie aus den Isochronen zwischen 350 und 410 ms in Abb. 4 ersichtlich. Dies initiiert den zweiten Schlag der Tachykardie und stellt die Vervollständigung einer

Kreisbewegung dar, die nach 260 ms begann. Eine weitere Kreisbewegung beginnt nun mit der 410-ms-Isochrone und fährt fort sowohl von der medialen zur inferioren Infarktzonenbegrenzung (410–520 ms) als auch von der medialen zur superioren und anschließend lateralen Begrenzung (410–520 ms). Beide zirkulierenden Erregungswellen kollidieren nach 520 ms miteinander und kehren sodann zurück in Richtung auf das Zentrum der Infarktzone, wo die gesamte Erregungswelle nach 540–560 ms blockiert wird. Der Impuls erreicht nicht erneut das normale Myokard, um den nächsten tachykarden Schlag hervorzurufen (s. Abb. 4). Wie in Abb. 5 gezeigt, entsteht der letzte Impuls der Tachykardie statt dessen in der inferioren apikalen Region der Infarktzone nach 680 ms. Der Impuls wird von diesem Areal frühester Aktivität in alle Richtungen fortgeleitet und scheint das umgebende normale Myokard von allen Seiten des Infarktes zu erreichen. Eine Analyse der gesamten epikardialen Aktivierung des Herzens während einer der Schläge einer anderen Tachykardie mit ähnlichen QRS-Morphologien zeigt, daß es zu einer frühen Aktivierung der Ventrikel an der medialen Grenze des Infarktes nahe dem Ramus descendens anterior der linken Koronararterie

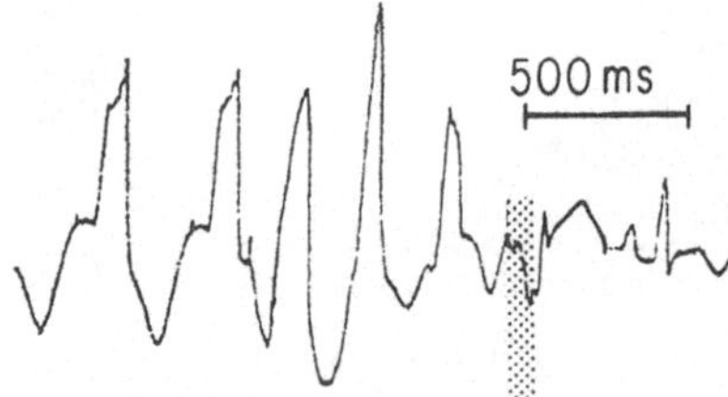

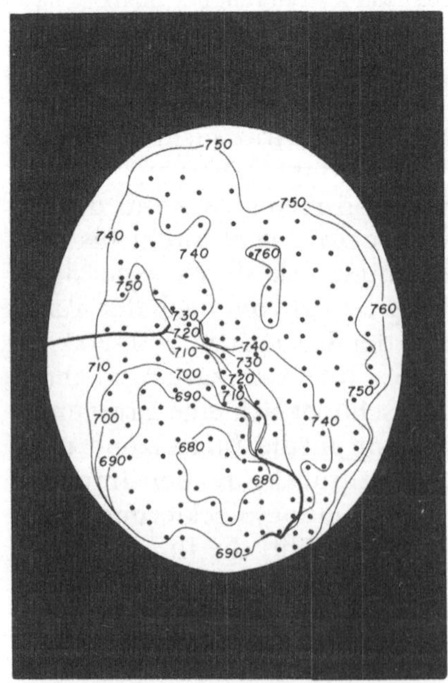

Abb. 5. Der Ursprung dieses dritten und letzten Schlages der kurzen Phase der Tachykardie bleibt unklar. Der Ort der frühesten epikardialen Erregung ist die untere Begrenzung des Infarktes nach 680 ms. Von hier aus breitet sich der Impuls in alle Richtungen aus und ein Kreisen der Erregung kann nicht mehr ausgemacht werden

kommt. Die Aktivität breitet sich von dieser Region sowohl zur Herzbasis als auch Herzspitze aus. Dieses Muster der epikardialen ventrikulären Erregung stimmt, wie gezeigt, mit dem Aktivierungsmuster der Infarktzone überein, wo der kreisende Impuls das Infarktareal in der Nähe der LAD erregte und sowohl über die inferior-medialen als auch superior-medialen Begrenzungen des Infarktes zurückkehrte.

Die Kreiserregung, wie in den direkten Mappingableitungen der Abb. 1–5 gezeigt, ist verbunden mit nahezu kontinuierlicher elektrischer Aktivität in der Infarktzone, insbesondere zwischen den Isochronen 260 und 540 ms. In anderen Fällen haben wir jedoch auch kontinuierliche elektrische Aktivität ohne irgendeinen Nachweis von Reentry vorgefunden.

Auf der Basis unserer Untersuchungen haben wir einige Schlußfolgerungen ziehen können die Bedeutung betreffend, welche die epikardiale Randzone für die Entstehung von Arrhythmien hat, die 3 oder mehr Tage nach Koronarverschluß auftreten.

Reentry tritt in dieser Region während der initialen Schläge einer Tachykardie auf, die durch Stimulation hervorgerufen ist, und dieses Reentry ist verbunden mit elektrischer Aktivität, die an einer oder einer anderen Stelle des Epikards über dem Infarkt während der QRS-Komplexe und des diastolischen Intervalles auftritt. In anderen Worten: kontinuierliche elektrische Aktivität ist in diesem Fall verbunden mit Reentry, wie auch von El-Sherif et al. [2] betont wird. Das Vorhandensein kontinuierlicher elektrischer Aktivität in einer Region bedeutet jedoch nicht immer, daß Reentry dort vorhanden ist (vgl. S. 38). Der Impuls mag an einem anderen Ort entstehen, und fragmentierte oder inhomogene langsame Leitung entfernt von diesem Ort (vielleicht hervorgerufen durch eine schnelle Ventrikelfrequenz) kann zu langsamer Aktivierung und kontinuierlicher Aktivität führen.

Zusätzlich haben wir auch länger anhaltende ventrikuläre Tachykardien als diejenigen, die in Abb. 1–5 dargestellt sind, untersucht. Es scheint, daß nach den initialen zwei bis vier Schlägen einer Tachykardie der Ort des Reentry nicht mehr in der epikardialen Grenzzone des Infarktes gelegen ist, sondern wahrscheinlich zu einer anderen noch nicht lokalisierten Region des Herzens wandert.

Literatur

1. Allessie MA, Bonke FIM (1979): Direct demonstration of sinus node reentry in the rabbit heart. Circ Res 44:557
2. El-Sherif N, Scherlag BJ, Lazzara R (1977): Reentrant ventricular arrhythmias in the late myocardial infarction period. I. Conduction characteristics in the infarction zone. Circulation 55:686
3. Karagueuzian HS, Fenoglio JJ, Weiss MB, Wit AL (1979): Protracted ventricular tachycardia induced by premature stimulation of the canine heart after coronary artery occlusion and reperfusion. Circ Res 44:833
4. Mines GR (1914): On circulating excitations in heart muscles and their possible relation to tachycardia and fibrillation. Trans R Soc Canada, Section IV: 43

Elektrophysiologische Veränderungen und Mechanismen ventrikulärer Arrhythmien in der frühen Phase einer regionalen Myokardischämie

M. J. Janse

Die Mehrzahl fataler ventrikulärer Arrhythmien, die auf eine Myokardischämie zurückzuführen sind, treten in einer sehr frühen Phase nach Myokardinfarkt auf. Das gebräuchlichste experimentelle Modell zur Imitierung des Myokardinfarktes beim Menschen ist das Herz in situ oder das isoliert perfundierte Herz von Hunden oder Schweinen, wobei ein Hauptast der linken Koronararterie abgeklemmt wird. Innerhalb von Minuten nach dem Koronararterienverschluß treten ventrikuläre Extrasystolen auf (etwa 80%), die spontan terminierende ventrikuläre Tachykardien (ca. 40%) oder Kammerflimmern (ca. 30%) auslösen können.

Nach etwa 10- bis 15minütiger Ischämie nimmt die Häufigkeit dieser ventrikulären Arrhythmien im Tiermodell drastisch ab. Wird zu diesem Zeitpunkt der Verschluß wieder geöffnet und eine erneute Durchblutung (Reperfusion) des zuvor ischämischen Myokards ermöglicht, so tritt Kammerflimmern innerhalb von Sekunden in bis zu 70% der Fälle auf [1].

In diesem Zusammenhang ist von Bedeutung, daß mehr als die Hälfte derjenigen Patienten, die außerhalb eines Krankenhauses eine Reanimation mit Defibrillation überlebt haben, anschließend keine Anzeichen eines Myokardinfarktes aufweisen [2].

Es ist zu diskutieren, ob das Kammerflimmern bei diesen Patienten nach erneuter Durchblutung eines Teiles des Herzens, der nur wenige Minuten lang ischämisch gewesen war, möglicherweise infolge eines kurzdauernden Spasmus einer Koronararterie eingetreten ist.

In dieser Arbeit werden die elektrophysiologischen Veränderungen, die in den ersten Minuten nach Verschluß einer Koronararterie auftreten, beschrieben. Darüber hinaus wird die Erregungsausbreitung während ventrikulärer Arrhythmien bei Koronarverschluß untersucht und Befunde für das Vorhandensein zweier verschiedener Arrhythmie-Mechanismen vorgestellt.

1 Veränderungen des Membranpotentials und der lokalen extrazellulären Potentiale

Unter Verwendung frei beweglicher Mikroelektroden und Baumwolldochtelektroden wurden intrazelluläre Potentiale und lokale extrazelluläre DC-

M. J. Janse, M.D., Dept. of Cardiology and Clinical Physiology, Wilhelmina Gasthuis, Eerste Helmersstraat 104, NL-1054 EG Amsterdam

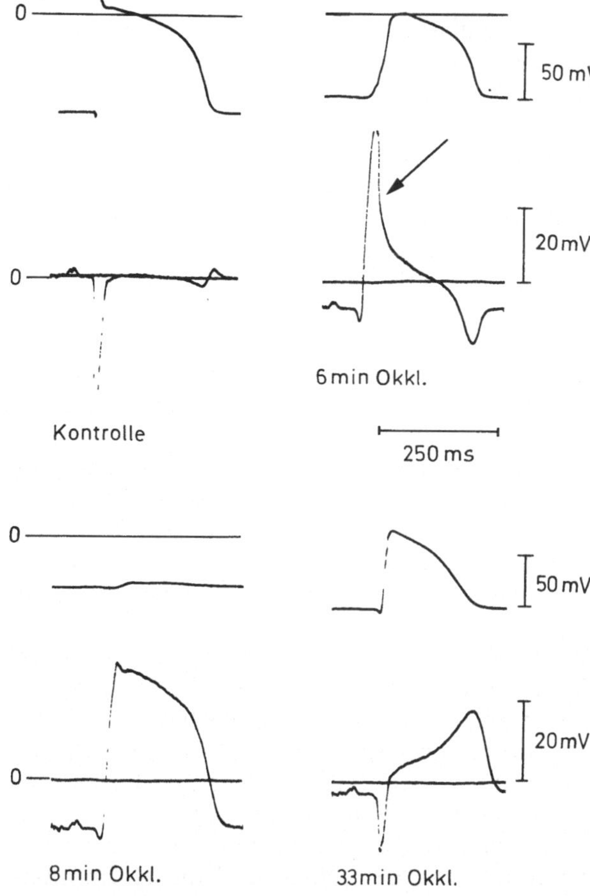

Abb. 1. Membranpotentiale (jeweils obere Ableitung) und lokale extrazelluläre DC-Elektro-gramme (untere Ableitung) eines isolierten perfundierten Schweineherzens vor (*Kontrolle*) und 6, 8 und 33 min nach Verschluß des Ramus descendens anterior der linken Koronararterie (Okkl. = Okklusion). Horizontale Linien stellen das Potential des Extrazellulärraumes bei Membranpotentialableitungen und das DC-Potential der Aortenwurzel bei extrazellulären Registrierungen dar. Zu beachten ist die Abnahme des Ruhemembranpotentials, die zu einer Senkung des TQ-Segmentes führt, sowie die Abnahme der Aktionspotentialamplitude und des Anstieges, die zu einer verzögerten Erregung führen (*Pfeil*). Ein monophasisch deformierter extrazellulärer Komplex nach 8 min weist auf eine nicht mehr vorhandene lokale Reaktion hin. Während späterer Phasen kehrt die elektrische Aktivität zuvor unerregbarer Zellen zurück. (Nachdruck mit Genehmigung von M. J. Janse und D. Durrer, Ned. Tijdschr. Ge-neesk., 122:1737–1741, 1978)

Elektrogramme gleichzeitig registriert am intakten schlagenden Schweine- und Hunde-Herzen entweder in situ oder am isolierten, perfundierten Lan-gendorff-Herzen [3, 4, 5].

Abb. 1 zeigt Aufzeichnungen von einem isolierten Schweineherzen. Die oberen Registrierungen stellen Membranpotentiale dar, wobei die horizon-tale Linie das Nullniveau kennzeichnet. Die unteren Registrierungen stel-len extrazelluläre DC-Elektrogramme dar, wobei die horizontale Linie das

DC-Potentialniveau der Aortenwurzel wiedergibt. Die erste Veränderung nach einem Koronararterienverschluß besteht in einer Abnahme des Ruhemembranpotentials, die zu einer Depression des TQ-Segmentes des extrazellulären Komplexes führt. Erst wenn eine beträchtliche Abnahme des Ruhemembranpotentials gemessen werden kann, d. h. mehr als 10 mV, nehmen Aktionspotentialamplitude und Anstiegsgeschwindigkeit ab. Im Falle der Abb. 1 hat der Aktionspotentialanstieg nach 6minütigem Koronararterienverschluß deutlich abgenommen. Als Folge hiervon nimmt die Leitungsgeschwindigkeit ab, und die ischämische Zelle wird nach einer beträchtlichen Verzögerung erregt. Im extrazellulären Elektrogramm wird dies deutlich aus der späten „intrinsischen" Deflektion (s. Pfeil). Die Depolarisation des Ruhemembranpotentials setzt sich fort, bis bei einem Niveau zwischen −65 und −60 mV keine aktiven Reaktionen mehr abgeleitet werden können (s. Registrierungen nach 8 min). Der extrazelluläre Komplex ist nun monophasisch und weist sowohl eine Depression des TQ-Segmentes als auch eine Hebung des ST-Segmentes auf. Diese Periode der Unerregbarkeit ist vorübergehend, und nach 33 min kehrt die elektrische Aktivität wieder zurück. Anormale Aktionspotentiale treten ausgehend von einem etwas höheren Niveau des Membranpotentials auf. Diese Verbesserung der elektrischen Aktivität ist bis heute ungeklärt, doch ist auch diese Phase vorübergehend. Dauert der Koronarverschluß an, verlieren die ischämischen Zellen ihre Aktionspotentiale nach etwa 60 min; zu diesem Zeitpunkt werden die Veränderungen irreversibel.

Die metabolischen Veränderungen während der ersten Minuten einer Ischämie sind komplex, die genaue Beziehung zwischen metabolischen und elektrischen Veränderungen ist nicht bekannt. Eine der wichtigsten Veränderungen, die die Elektrophysiologie ischämischer Zellen bestimmt, ist der Kaliumverlust der Zellen und die Kaliumakkumulation im Extrazellulärraum, die auf einen mangelhaften Abtransport zurückzuführen ist. Messungen der extrazellulären K^+-Konzentrationen bei regionaler Ischämie haben gezeigt, daß die K^+-Konzentration 5−10 min nach einem Koronarverschluß von etwa 3 auf 10 mmol/Liter ansteigt [6, 7, 8]. Es ist sehr wahrscheinlich, daß die Abnahme der Ruhemembranpotentiale, die dem gleichen Zeitablauf folgt, überwiegend auf Veränderungen des Kaliumkonzentrationsgradienten über die Zellmembran zurückzuführen ist. Die Abnahme der Anstiegsgeschwindigkeit des Aktionspotentials ist jedoch nicht eine einfache Folge der Veränderungen der extrazellulären K^+-Konzentration. Es ist nachgewiesen worden, daß das Ausmaß und die Geschwindigkeit des Anstiegs der extrazellulären Kalium$^+$-Konzentration nicht die Abnahme der Leitungsgeschwindigkeit und die Depression des Aktionspotentials während Ischämie hinreichend erklärt [8, 9]. Nur die Kombination aus einer schweren Hypoxie und einer hinreichend erhöhten extrazellulären Kaliumkonzentration kann die Veränderungen des Membranpotentials imitieren, die bei regionaler Ischämie beobachtet werden; dies kann weder Hypoxie allein noch eine hohe Kalium-Konzentration allein herbeiführen [9]. Offensichtlich übt Hypoxie eine besondere Wirkung auf die Zellmembran aus, wenn diese teilweise depolarisiert ist. Inwieweit die Kinetik der Ionenströme verändert ist, ist nicht bekannt. Mehrere Beobachtungen weisen darauf hin, daß die Veränderungen des Aktionspotentiales der ischämischen Zellen durch eine Reduktion des schnellen Natriumeinwärtsstromes erklärt werden können. So weisen ischämische Zellen ein Fehlen aktiver Reaktionen dann auf, wenn das Ruhemembranpotential bei einem Niveau zwischen −65 und −60 mV liegt, bei dem der rasche Natriumeinwärtsstrom inaktiviert ist. Die Tatsache jedoch, daß dabei in intakten Herzen keine Aktionspotentiale registriert werden, bedeutet nicht grundsätzlich, daß ischämische Zellen nicht imstande wären, einen Impuls zu erzeugen: die elektrotonischen Ströme, die von entfernt voneinander liegenden Zellen mit niedrigen Aktionspotentialen erzeugt werden, könnten nicht ausreichend sein, das Schwellenpotential der Zelle zu erreichen.

Ein zweites Argument besteht darin, daß ischämische Zellen empfindlich auf Lidocain sind: Die Substanz beschleunigt und verstärkt die Abnahme der Aktionspotentiale ischämischer Zellen [10, 11]; dies könnte durch die Tatsache erklärt werden, daß Lidocain in nichtischämischen Zellen die Aktivierungskurve für den raschen Natriumeinwärtsstrom zu negativeren Membranpotentialen hin verschiebt [12].

Die Abnahme der Leitungsgeschwindigkeit im ischämischen Myokard – Ergebnis der Abnahme des Aktionspotentialanstieges – ist von großer Bedeutung für die Entstehung ventrikulärer Arrhythmien. Noch wichtiger und höchstwahrscheinlich gleichfalls auf die Depression des raschen Natriumeinwärtsstromes zurückzuführen sind die Veränderungen des Prozesses der Wiedererregbarkeit.

2 Veränderungen der Erregbarkeit

In den ersten Minuten nach Koronarverschluß folgt die Wiedergewinnung der Erregbarkeit (Erholung von der Unerregbarkeit) dem gleichen Zeitverlauf wie die Repolarisation. Aufgrund einer leichten Verlängerung der Dauer des Aktionspotentials, verursacht durch eine Abnahme der Temperatur infolge fehlender Durchblutung, wird die Refraktärzeit anfänglich etwas länger [5].

Verkürzt sich nach 1–2 min die Dauer des Aktionspotentials, so wird auch die Refraktärzeit kürzer. Treten jedoch niedrige Aktionspotentiale auf, ausgehend von deutlich verringerten Ruhemembranpotentialen, so ist die Dauer bis zur Wiedererregbarkeit verzögert, und die Refraktärzeit verlängert sich über das Ende der Repolarisation hinaus. Diese „Postrepolarisationsrefraktärität" [5, 13] ist sehr wahrscheinlich auf eine Verzögerung des Prozesses der Erholung von der Unerregbarkeit des schnellen Natriumeinwärtsstromes zurückzuführen, wie dies für partiell depolarisiertes, nicht ischämisches Myokard nachgewiesen wurde [14].

Abb. 2 zeigt, daß Stimuli, die durch eine sehr kleine extrazelluläre Elektrode 0,5 mm von der ableitenden Mikroelektrode entfernt nach bereits er-

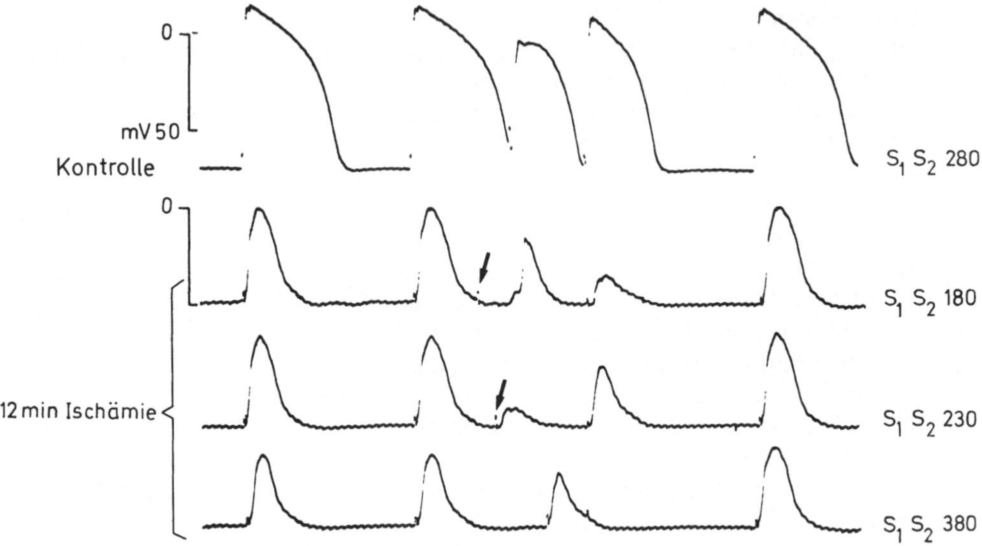

Abb. 2. Postrepolarisationsrefraktärität. Kathodale Stimuli wurden abgegeben innerhalb einer Entfernung von 1 mm von der abgeleiteten Zelle. In der Kontrollperiode folgt die Wiedergewinnung der Erregbarkeit unmittelbar der Repolarisation nach. Nach 12minütigem Koronararterienverschluß reagiert das Herz auf einen Teststimulus, der 100 ms früher einfällt als in der Kontrollperiode. Indessen ist die Latenz zwischen dem Teststimulus (*Pfeil*) und der Reaktion länger als 100 ms. Bei einem Kopplungsintervall $S_1 S_2$ von 230 ms besteht eine minimale Latenz, jedoch eine sehr geringe Reaktion. Höhere Aktionspotentiale ohne Latenz traten lediglich dann auf, wenn das Kopplungsintervall auf 380 ms deutlich nach erfolgter Repolarisation verlängert wurde. (Nach Downar et al. [3] mit Genehmigung der Autoren)

folgter Repolarisation vermittelt werden, lediglich sehr kleine Reaktionen auslösen und dies gelegentlich erst nach einer beträchtlichen Latenz. Die Refraktärperiode, definiert als das kürzeste Intervall zwischen zwei elektrischen Stimuli S_1 und S_2, bei dem S_2 eine Reaktion hervorruft, ist nicht repräsentativ für die Refraktärperiode aller Zellen in der Umgebung der Stimulationselektrode. Da die Wiedergewinnung der Erregbarkeit des raschen Natriumeinwärtsstromes abhängig ist vom Membranpotential, gibt es einen kritischen Bereich, in dem Unterschiede des Ruhemembranpotentials benachbarter Zellgruppen von nur wenigen Millivolt zu deutlichen Unterschieden der Refraktärzeiten führen kann. Zellen mit einem etwas höheren Ruhemembranpotential können kurze Refraktärzeiten haben; benachbart liegende Zellen, die etwas mehr depolarisiert sind, weisen eine deutliche Postrepolarisationsrefraktärzeit auf, ihre Reaktionen werden abhängig sein von der Länge des vorangehenden Intervalls. Die Refraktärzeit kann sogar länger sein als die basale Zykluslänge, dann kommt es zum Alternieren der Aktionspotentialamplitude und der Aktionspotentialdauer als charakteristische Zeichen der frühen Phase der Ischämie [15] (s. Abb. 3). Da die Fähigkeit der ischämischen Zellen, Aktionspotentiale zu erzeugen, in so starkem Maße von der Länge des vorangehenden Intervalls abhängig ist, wird klar, daß die Herzfrequenz einen starken Einfluß auf die elektrische Aktivität im ischämischen Myokard besitzt. Bei niedrigen Herzfrequenzen kann die elektrische Aktivität benachbarter Zellgruppen synchron sein. Eine Steigerung der Herzfrequenz kann zum Alternieren führen, zu 2:1 Reaktionen und sogar zu höheren Graden von Leitungsblockierungen derjenigen Zellen, die ein etwas geringeres Ruhemembranpotential besitzen, wohingegen weniger stark depolarisierte Zellen mit jedem einfallenden supraventrikulären Impuls ein Aktionspotential erzeugen. Es ist offensichtlich, daß in der frühen Phase regionaler Ischämie günstige Bedingungen für Reentry vorhanden sind: langsame Erregungsleitung, große Unterschiede in der Refraktärperiode benachbarter Zellgruppen, Areale mit Leitungsblockierung. In späteren Stadien, wenn die Mehrheit der ischämischen Zellen keine elektrische Aktivität zeigt, ist die funktionelle Inhomogenität, die zum Reentry prädisponiert, nicht mehr vorhanden, und tatsächlich treten ventrikuläre Arrhythmien nun weniger häufig auf [16].

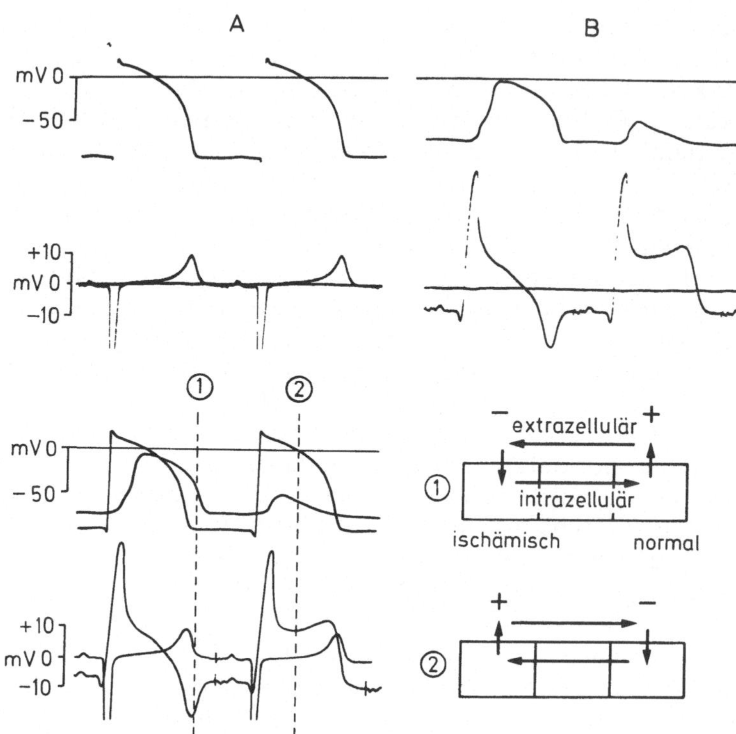

Abb. 3. Alternieren der Aktionspotentialamplitude und der Aktionspotentialdauer fünf Minuten nach Koronarverschluß (*B*); *A* stellt eine Registrierung von einer beliebigen Stelle während der Kontrollperiode dar. Die oberen Ableitungen sind Membranpotentiale, die unteren Ableitungen lokale extrazelluläre DC-Elektrogramme. In den Diagrammen sind die Potentiale vor und nach Verschluß superponiert, und die lokalen Stromkreise sind zu den Zeitpunkten ① und ② als gestrichelte Linien schematisch dargestellt. (Nach Cinca et al. [15] mit Genehmigung der Autoren)

Angesichts des indirekten Beweismaterials, das zeigt, daß Reentry auftreten kann, ist die gegenwärtig vertretene Ansicht nicht überraschend, daß Reentry der Mechanismus aller ventrikulären Arrhythmien in der akuten Phase der Myokardischämie sei [17]. Indessen zeigen unsere Mappingversuche, daß andere Mechanismen gleichfalls eine Rolle spielen können.

3 Erregungsausbreitung während spontaner ventrikulärer Arrhythmien

3.1 Fokale ektope Automatie

Durch gleichzeitige Registrierung von 60 extrazellulären DC-Elektrogrammen sowohl epikardial als auch intramural wurde die Erregungsausbreitung sowohl während normal fortgeleiteter Sinusschläge als auch während ektoper Impulse analysiert und in Beziehung zur Geometrie des ischämischen Gebietes gesetzt [18]. Es schien, daß sowohl während einzelner ventrikulärer Extrasystolen als auch während der ersten Schläge einer ventrikulären Tachykardie und Kammerflimmern die früheste Aktivität im nichtischämischen Areal an der Grenze zum ischämischen Gebiet auftrat. Diese Grenze wurde als die Stelle definiert, an der die TQ-Segmente der extrazellulären DC-Potentiale negativ wurden, d. h., die Stelle, an der das Ruhepotential der Zellen abzunehmen begann.

In den Fällen, in denen die extrazelluläre Aktivität von Purkinje-Zellen abgeleitet wurde, ging sie während dieser ektopen Schläge der der Myokardaktivität voran, während sie bei späteren Tachykardien oder Kammerflimmern der Myokardaktivität folgte. In keinem Falle konnten Beweise dafür gefunden werden, daß Reentryaktivität im ischämischen Myokard ihren Ursprung hat und die Lücke zwischen der spätesten Aktivierung während des normal fortgeleiteten Schlages und der frühesten Aktivierung des ektopen Impulses schließt. In vielen Fällen reichte die Verzögerung der Erregung im ischämischen Myokard bis weit in die Diastole hinein, und zwar bis kurz vor der frühesten ektopen Aktivität im normalen, nahe der Grenzzone liegenden Gewebe. Diese spät erregten Areale befanden sich jedoch im Zentrum des ischämischen Gebietes und konnten keinesfalls den Impuls zum Ort der frühesten ektopen Aktivität fortgeleitet haben. Zum jetzigen Zeitpunkt kann nicht gesagt werden, welcher andere Mechanismus als Reentry für diese ektopen ventrikulären Impulse verantwortlich ist. Höchstwahrscheinlich kommt den sogenannten Verletzungsströmen eine wichtige Rolle für ihre Entstehung zu.

Verletzungsströme. Aufgrund der Potentialunterschiede zwischen den intrazellulären Räumen ischämischer und nichtischämischer Zellen und aufgrund der Tatsache, daß Verbindungen geringen elektrischen Wiederstandes diese Räume miteinander verknüpfen, fließt ein Strom zwischen ischämischem und normalem Myokard. Der Strom, der durch die interzellulären Verbindungen fließt, überquert die Zellmembranen und fließt durch den extrazellulären Raum in entgegengesetzte Richtung. Der extrazelluläre Teil dieses lokalen Stromkreises wird „Verletzungsstrom" genannt, und dieser Strom ist verantwortlich für die Veränderungen der TQ- und ST-Segmente der extrazellulären Komplexe [4]. Die Stellen, an denen der Strom durch die Zellmembran fließt, sind von besonderem Interesse; Stromsenken sind die Stellen, an denen Strom in die Zellen fließt, Stromquellen sind Stellen, an denen Strom die Zellen verläßt. Im Bereich der Stromquellen üben die elektrotonischen Ströme eine depolarisierende Wirkung auf die Zellmembran aus [4, 18].

Wir haben festgestellt, daß sich maximale Stromquellen im nichtischämischen Areal der Grenzzone befinden in der Größenordnung von 2 $\mu A/mm^3$ Gewebe, und zwar zu dem Zeitpunkt des Herzzyklus, zu dem ischämische Zellen mit Verzögerung depolarisiert werden und normale Zellen nach Repolarisation ihre Erregbarkeit bereits wiedergewonnen haben [18]. Ektope Impulse traten genau zu jenen Zeitpunkten auf, zu denen maximale Stromquellen gemessen wurden.

Wegen der trichterförmigen Geometrie des Überganges vom Purkinje-System zum Myokard kommt es zu einer Konzentration des elektrotonischen Stromes in der Richtung vom Myokard zum Purkinje-System [19]. Man kann erwarten, daß die Stellen, an denen elektrotonische Ströme aufgrund intrazellulärer Potentialdifferenzen zwischen ischämischen und normalen Zellen ihre maximale Wirkung ausüben, die normalen Purkinje-Zellen sind, die in der Nähe des ischämischen Grenzbereichs lokalisiert sind. Elektrotonische Ströme können die elektrische Aktivität von Purkinje-Zellen auf verschiedene Art und Weise modifizieren. Zunächst kann ein depolarisierender Strom die normale spontane diastolische Depolarisation verstärken. Wie von Jaliffe und Moe [20] beschrieben, kann ein elektrotonischer Strom, der durch eine Zone mit Leitungsblock übertragen wird, eine Extrasystole dadurch auslösen, daß er die spontane diastolische Depolarisation verstärkt. Eine zweite Möglichkeit besteht darin, daß spontane repetitive Automatie durch einen Stromfluß in Purkinje-Fasern (und gleichfalls im Arbeitsmyokard) ausgelöst werden kann, wenn ihr Membranpotential niedrig ist, d. h., wenn die Zellen unvollständig repolarisiert sind (vergleiche dazu Naumann d'Alnoncourt et al., s. S. 70).

Schließlich ist es möglich, daß elektrotonische Ströme, die ein Gebiet mit Leitungsblock überqueren, ausreichen können, um Purkinje-Zellen wiederzuerregen, wenn deren Repolarisation nahezu abgeschlossen ist und sich diese Zellen in ihrer supernormalen Phase der Erregbarkeit befinden. Welcher dieser Mechanismen tatsächlich vorkommt, kann nur durch direkte Mikroelektrodenableitungen von Purkinje-Zellen in der Nähe des Grenzbereiches entschieden werden, was derzeit technisch noch nahezu unmöglich erscheint.

3.2 Reentry

Während es uns nicht gelang, Reentry als Mechanismus einzelner Extrasystolen oder des initiierenden Impulses entweder einer ventrikulären Tachykardie oder Kammerflimmern nachzuweisen, wurde Reentry während der folgenden Schläge dieser Arrhythmien durch Mappinguntersuchungen nachgewiesen.

Abb. 4 zeigt zwei aus 60 Elektrogrammen ausgewählte simultan registrierte epikardiale Elektrogramme. Das obere Signal wurde vom nichtischämischen Teil des Herzens aufgezeichnet, das untere Signal vom ischämischen Areal. B bedeutet Basisschlag, der von den Vorhöfen übergeleitet wurde, 1 und 2 sind die ersten ektopen Schläge einer langen ventrikulären Tachykardie, die spontan nach etwa 40 s endet. In den acht Skizzen, die jeweils das epikardiale Areal darstellen, in dem 60 Elektrogramme gleichzeitig aufgezeichnet wurden, ist die Erregungsausbreitung während der Schläge 28 bis 35 dargestellt. Der Zeitpunkt Null wurde willkürlich gewählt zu einem bestimmten Zeitpunkt während des Schlages 27. Dargestellt sind isochrone Linien, die Areale trennen, welche im gleichen 20-ms-Intervall erregt wurden. Pfeile kennzeichnen die generelle Ausbreitungsrichtung der Erregungsfronten. Querstriche markieren eine Leitungsblockierung.

Während des Schlages 28 beginnt die Aktivität mit 230 ms im oberen linken Teil der Skizze, und eine Erregungswelle beschreibt einen vollen Kreis um ein zentral liegendes Areal mit Leitungsblock. Die Aktivität, die nach 410 ms aufhört, wird während des Schlages 29 nach 420 ms fortgesetzt, und wiederum wird eine Kreisbewegung ausgeführt, obgleich der Kreisdurchmesser kleiner ist als im Falle des Schlages 28. Diese kreisförmige Bewegung endet nach 600 ms, wird jedoch im nächsten Schlag nicht fortgesetzt: während des Schlages 30 wird eine frühe Aktivität nach 720 ms in einem kleinen, umschriebenen Areal beobachtet. Der Ursprung dieser Erregung ist nicht klar, aber die Möglichkeit einer intramuralen Kreiserregung ist nicht auszuschließen. Die Aktivität, die nach 720 ms beginnt, umgeht mit zwei Erregungsfronten ein Areal mit Leitungsblockierung, das während Schlag 31 retrograd erreicht wird, wenn sich diese beiden Erregungsfronten zwischen 820 und 870 ms vereinigen. Es entstehen nun zwei Kreisbewegungen, die sich zwischen 1020 und 1080 ms vereinen. Diese Bewegung wird im Schlag 32 fortgesetzt. Bei diesem Schlag wird erneut der Versuch gemacht, zwei kreisförmige Erregungen zu vollenden. Eine Erregungswelle wird jedoch zum Zeitpunkt 1200 ms blockiert, die andere wird zwischen 1240 und 1250 ms während des Schlages 33 fortgesetzt. Die Erregungsausbreitung während Schlag 33 ist sehr komplex, zwei Erregungsfronten werden blockiert.

Eine Kreisbewegung scheint vollständig ausgeführt zu werden und wird bei 1450 ms während des Schlages 34 fortgesetzt (der exakte Verlauf ist nicht ganz eindeutig, so daß der Pfeil, der die Erregungsausbreitung kennzeichnet, gestrichelt ist). Eine neue Kreisbewegung setzt sich fort während der Schläge 34 und 35.

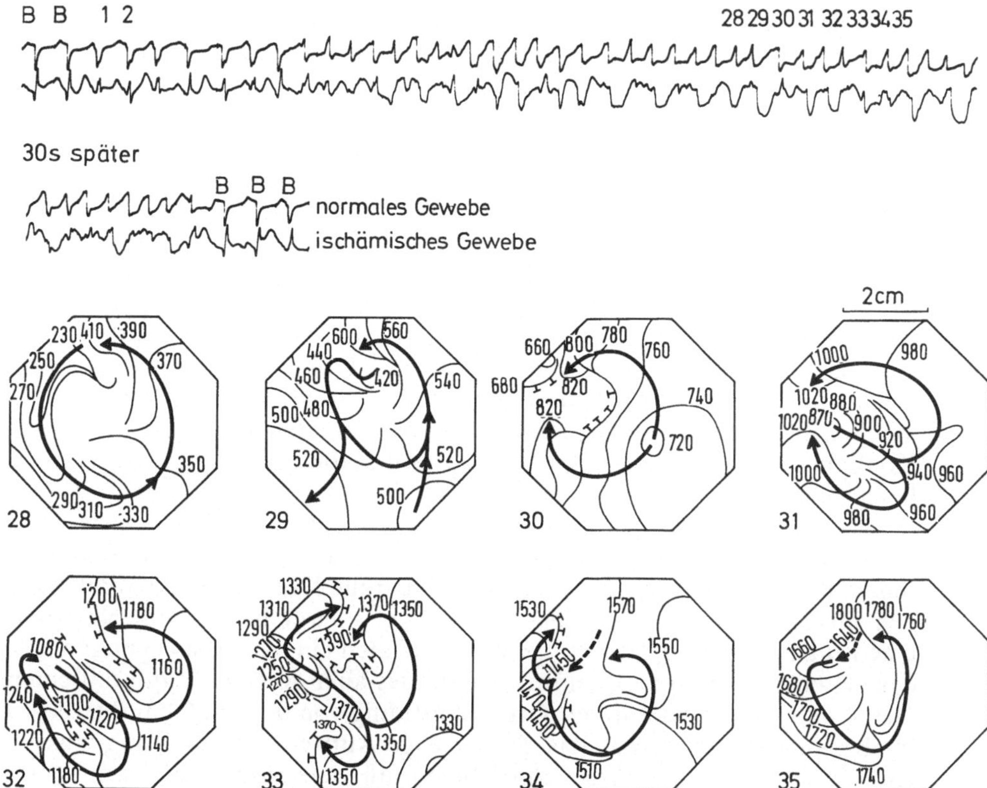

Abb. 4. Zwei aus 60 epikardialen Ableitungen ausgewählte Elektrogramme, die simultan in einem Areal registriert wurden, das schematisch durch das Achteck im unteren Teil der Abbildung dargestellt ist. B = Basisschlag, von den Vorhöfen übergeleitet; *1* und *2* sind die ersten ektopen Impulse einer spontan auftretenden ventrikulären Tachykardie 5 min nach Koronarverschluß. In den Achtecken umfahren die isochronen Linien Areale, die innerhalb derselben 20-ms-Intervalle während der Tachykardieschläge 28–35 erregt wurden. Die Nullreferenz wurde willkürlich zu einem bestimmten Zeitpunkt während des Schlages 27 gewählt. Die *Pfeile* kennzeichnen die Richtung der Erregungsausbreitung; *Querstriche* markieren eine Leitungsblockierung. Zu beachten ist die Variabilität der Größe des Reentrykreises in aufeinanderfolgenden Schlägen. Weitere Einzelheiten s. Text

So konnte während dieser acht aufeinanderfolgenden Schläge ein Makroreentry mit einem Durchmesser von 1–2 cm nachgewiesen werden, der für die Fortsetzung der Arrhythmie verantwortlich zu sein schien.

Es sollte an dieser Stelle erwähnt werden, daß während dieses Versuches lediglich Signale aus der ischämischen Zone beobachtet wurden. Sie erschienen so unregelmäßig, daß die Diagnose „Kammerflimmern" gestellt wurde, bis diese Arrhythmie plötzlich spontan sistierte. Wenn man die Erregungsausbreitung analysiert, so ist die Tatsache weniger überraschend, daß die Elektrogramme, die vom zentralen ischämischen Areal abgeleitet wurden, derart unregelmäßig aussehen, so daß die Beschreibung „lokales Flimmern" gerechtfertigt ist. Bei jedem Schlag nimmt die Kreisbewegung eine andere Position ein und besitzt einen anderen Durchmesser: ein Areal, das für einen Schlag den hauptsächlichen Teil der Erregungsausbreitung darstellt, kann Teil des Gewebes mit Leitungsblockierung während des nächsten Schlages sein. Sein extrazelluläres Elektrogramm kann dann lediglich elektrotonische Komponenten reflektieren, die auf Erregungen an anderer Stelle bei einem Schlag zurückzuführen sind, während das Elektrogramm beim vorangegangenen Schlag ein großes „intrinsisches" Potential aufwies. Da Durchmesser, Position und Leitungszeit der Kreiserregung von Schlag zu Schlag variieren, ist es auch nicht überraschend, daß die zentrifugalen Erregungswellen, die den normalen Teil des Herzens depolarisieren, nicht exakt regelmäßig sind. Die Intervalle zwischen aufeinanderfolgenden „intrinsischen" Potentialen vom normalen Myokard sind nicht konstant, wie auch die Konfiguration der Komplexe nicht immer die gleiche ist. Tatsächlich besitzen die Elektrogramme vom normalen Myokard die gleiche Konfiguration wie die Elektrokardiogramme, die als „torsade de pointes" beschrieben werden.

Manchmal endete eine ventrikuläre Tachykardie – wie oben beschrieben – spontan; meistens degenerierte sie zu Kammerflimmern. War während einer Tachykardie grundsätzlich eine große Kreiserregung verantwortlich für die Perpetuierung der Arrhythmie, so trat bei Kammerflimmern eine Fragmentierung in multiple, kleine Wellen ein. Kreisbewegungen wurden selten vollständig ausgeführt; wenn dies aber geschah, dann mit einem kleineren Durchmesser in der Größenordnung von 0,5 cm. Charakteristisch für Kammerflimmern war das gleichzeitige Auftreten vieler Erregungswellen, die verschlungene Wege einschlugen um viele Inseln herum mit funktioneller Leitungsblockierung. Die tatsächlich nachgewiesenen Muster der Erregungsausbreitung, die während Kammerflimmern beobachtet wurden, glichen auf eindrucksvolle Weise Moes Beschreibung multipler kleiner Wellen in seinem Computermodell vom Vorhofflimmern [21].

Die Erregungsmuster während der Arrhythmien, die nach Reperfusion eintraten, waren grundsätzlich die gleichen wie jene Arrhythmien, die nach Koronarverschluß beobachtet wurden.

Die ersten ektopen Impulse hatten ihren Ursprung außerhalb des ischämischen Grenzbereiches zum Zeitpunkt maximalen elektrotonischen Stromflusses. Reentry in dem zuvor ischämischen Bezirk konnte ohne weiteres nachgewiesen werden; die Reentrykreise waren jedoch kleiner und die Umlaufzeiten kürzer als nach Verschluß. Eine Fragmentierung in multiple, unabhängige Erregungswellen trat fast immer ein, und die Reperfusionsarrhythmien endeten regelmäßig in Kammerflimmern. In der vorübergehenden Phase nach Reperfusion, während der die elektrische Aktivität in zuvor unerregbaren Zellen wiederhergestellt wurde, bestand eine ausgeprägte Inhomogenität der elektrischen Eigenschaften benachbarter Zellgruppen, so daß die für Reentry erforderlichen Bedingungen sogar noch deutlicher vorhanden waren als während des Verschlusses.

Abschließend kann festgestellt werden, daß die Abnahme des Aktionspotentials und die Verzögerung des Prozesses der Wiedergewinnung der lokalen Erregbarkeit, die nach Koronarverschluß eintreten, das Verhalten der

Leitungsgeschwindigkeit im ischämischen Bezirk erklären kann. Reentry konnte während ventrikulärer Tachykardie und Kammerflimmern sowohl nach Koronarverschluß als auch nach Reperfusion nachgewiesen werden. Der auslösende Mechanismus dieser Arrhythmien scheint nicht Reentry zu sein, sondern am wahrscheinlichsten ein „fokales Ereignis", das seinen Ursprung im normalen Gewebe in der Nähe der Grenzzone hat und das durch elektrotonischen Stromfluß induziert wird.

Literatur

1. Stephenson SE, Cole RK, Parrish TF, Bauer FM, Johnson IT, Kochitzky M, Anderson JS, Hibbit LL, Mc Carthy JE, Young ER, Wilson JR, Meiers HN, Neador CK, Ball COT, McNeely GR (1960) Ventricular fibrillation during and after coronary artery occlusion. Incidence and protection afforded by several drugs. Am J Cardiol 5:77
2. Cobb LA, Hellstrom AP, Weaver D, Copass MK, Hedgecock M, Haynes RE (1978) Prognostic factors in patients resuscitated from sudden cardiac death. In: Hjalmarson A, Wilhelmsen L (eds) Acute and long term medical management of myocardial ischemia. Astra Pharmaceutical AB, Sweden, p 106
3. Downar E, Janse MJ, Durrer D (1977) The effect of acute coronary artery occlusion on subepicardial transmembrane potentials in the intact porcine heart. Circulation 56:217
4. Kléber AG, Janse MJ, van Capelle FJL, Durrer D (1978) Mechanisms and time course of S-T and T-Q segment changes during acute regional ischemia in the pig heart determined by extracellular and intracellular recordings. Circ Res 42:603
5. Janse MJ, Cinca J, Moréna H, Fiolet JWT, Kléber AG, de Vries GP, Becker AE, Durrer D (1979) The "border zone" in myocardial ischemia. An electrophysiological, metabolic, and histochemical correlation in the pig heart. Circ Res 44:576
6. Franz C, Böse L, Hirche H, Schramm M (1978) Extracellular K^+ activity and ventricular fibrillation during myocardial ischemia in pigs. Pflügers Arch 373 (Suppl) 37
7. Wiegand V, Güggi M, Meesmann W, Kessler M, Gretschus F (1979) Extracellular potassium activity changes in the canine myocardium after acute coronary occlusion and the influence of beta-blockade. Cardiovasc Res 13:297
8. Hill JL, Gettes LS (1980) Role of elevated K^+ activity in conduction slowing during acute myocardial ischemia. Am J Cardiol 45:460
9. Moréna H, Janse MJ, Fiolet JWT, Krieger WJG, Crijns H, Durrer D (1980) Comparison of the effects of regional ischemia, hypoxia, hyperkalemia and acidosis on intra- and extracellular potentials and metabolism in the isolated porcine heart. Circ Res 46:634
10. Lazzara R, Hope RR, El-Sherif N, Scherlag BJ (1978) Effects of lidocaine on hypoxic and ischemic cardiac muscle. Am J Cardiol 41:872
11. Cardinal R, Janse MJ, van Eeden I, Werner G, Naumann d'Alnoncourt C, Durrer D (1981) The effects of lidocaine on intracellular and extracellular potentials, activation and ventricular arrhythmias during acute regional ischemia. Circ Res (in press)
12. Chen CM, Gettes LS, Katzung BG (1975) Effect of lidocaine and quinidine on the steady-state characteristics and recovery kinetics of (dV/dt)max in guinea pig ventricular myocardium. Circ Res 37:20
13. El-Sherif N, Scherlag BJ, Lazzara R, Samet P (1974) Pathophysiology of tachycardia- and bradycardia-dependent block in the canine proximal His-Purkinje system after acute myocardial ischemia. Am J Cardiol 33:529
14. Gettes LS, Reuter H (1974) Slow recovery from inactivation of inward currents in mammalian myocardial fibers. J Physiol (Lond) 240:703
15. Cinca J, Janse MJ, Moréna H, Candell J, Valle V, Durrer D (1980) Mechanism and time course of early electrical changes during acute coronary artery occlusion. An attempt to correlate the early ECG changes in man to the cellular electrophysiology in the pig. Chest 77:499

16. Harris AS (1950) Delayed development of ventricular ectopic rhythms following experimental coronary occlusion. Circulation 1:1318
17. Lazzara R, El-Sherif N, Hope RR, Scherlag BJ (1978) Ventricular arrhythmias and electrophysiological consequences of myocardial ischemia and infarction. Circ Res 42:740
18. Janse MJ, van Capelle FJL, Morsink H, Kléber AG, Wilms-Schopman F, Cardinal R, Naumann d'Alnoncourt C, Durrer D (1980) Flow of "injury" current and patterns of excitation during early ventricular arrhythmias in acute regional myocardial ischemia in isolated porcine and canine hearts: evidence for 2 different arrhythmogenic mechanisms. Circ Res 47:151
19. Mendez C, Mueller WJ, Urguiaga X (1970) Propagation of impulses across the Purkinje-muscle junctions in the dog heart. Circ Res 26:135
20. Jaliffe J, Moe GK (1976) Effect of electrotonic potentials on pacemaker activity of canine Purkinje fibers in relation to parasystole. Circ Res 39:801
21. Moe GK (1962) On the multiple wavelet hypothesis of atrial fibrillation. Arch Int Pharmacodyn 140:183

Arrhythmien während Hypoxie und Hypokaliämie am isolierten Herzen

W. J. E. P. LAMMERS, F. I. M. BONKE und M. A. ALLESSIE

1 Einleitung

In dieser Studie wird der Mechanismus von Arrhythmien untersucht, die unter den Bedingungen der Hypoxie und der Hypokaliämie auftreten. In der klinischen Praxis sind beide pathophysiologischen Bedingungen für ihre arrhythmogene Potenz wohlbekannt. Um unsere Kenntnis dieser Arrhythmien zu erweitern, wurde in unserem Laboratorium eine neue Technik entwickelt, mit der Einblick in den für diese Arrhythmien verantwortlichen Mechanismus gewonnen werden konnte. Diese neue Technik ermöglicht simultane Ableitungen mit einer großen Anzahl von Elektroden. Auf diese Weise kann ein ausgedehntes simultanes Mapping von Herzstrukturen unter den sich kontinuierlich verändernden Bedingungen während Hypoxie oder Hypokaliämie vorgenommen werden. Obwohl noch nicht in dieser Untersuchung versucht, kann diese Technik auch in geometrisch kompliziertem Gewebe wie den Ventrikeln angewandt werden, wie von Allessie u. Wit gezeigt wurde (s. S. 38). In dieser Untersuchung wurde das linke Vorhofgewebe des Kaninchens wegen seiner einfachen Struktur als flaches zweidimensionales Präparat gewählt.

2 Methoden

Junge Neuseeland-Kaninchen (1,5–2,5 kg) beiderlei Geschlechts wurden durch Genickschlag getötet. Der Brustkorb wurde eröffnet und das Herz rasch entnommen. Die weitere Präparation erfolgte in Tyrode-Lösung. Der linke Vorhof wurde entlang der Grenze des linken Herzohres eröffnet und der Rest des Herzens entfernt. Auf diese Weise erhielt man ein flaches homogenes Präparat, das aus dem Gewebe des linken Vorhofes und des linken Herzohres bestand. Es wurde darauf geachtet, daß die Einmündungsstellen der Pulmonalvenen entfernt wurden. Die Präparate waren etwa 10–15 mm lang und zeigten keine elektrische Aktivität.

W. J. E. P. Lammers, M.D., F. I. M. Bonke, M.D., M. A. Allessie, M.D., Faculty of Medicine – Physiology, University of Limburg, P.O. Box 616, NL-6200 MD Maastricht

Die Präparate konnten über Stunden am Leben erhalten werden, indem sie in einem 50-ml-Gewebebad inkubiert wurden, das von Tyrode-Lösung durchströmt wurde (100 ml/min). Die Tyrode-Lösung hatte folgende Zusammensetzung (in mmol): NaCl 130, KCl 5,6, CaCl$_2$ 2,2, MgCl$_2$ 0,6, NaHCO$_3$ 24,2, NaH$_2$PO$_4$ 1,2, Glukose 11 und Fructose 13. Die Flüssigkeit wurde vorgewärmt und mit Carbogen gesättigt (95% O$_2$, 5% CO$_2$). Der pH wurde konstant bei 7,35 $\pm$ 0,05 und die Temperatur bei 37,0 $\pm$ 0,1 °C gehalten. In einigen Experimenten wurde die Kaliumkonzentration dadurch erniedrigt, daß geringere Mengen von KCl nicht der Inkubationslösung zugegeben wurden. Die aktuelle Kaliumkonzentration wurde flammenphotometrisch gemessen (Inst. Lab. 243). In den „Hypoxie"-Experimenten wurde die Tyrode-Lösung gesättigt mit 95% N$_2$ + 5% CO$_2$. Ein dicht am Gewebebad lokalisiertes Ventil ermöglichte einen schnellen Austausch der verschiedenen Lösungen. Insbesondere unter hypoxischen Bedingungen wurden häufig Proben der Tyrode-Lösung in unmittelbarer Nähe des Präparates entnommen und sofort in einem pH-Analysiergerät bestimmt (Radiometer Copenhagen ABL-II). In normal oxygenierter Tyrode-Lösung betrug der pO$_2$ zwischen 500 und 600 mmHg, während der Übergang zu der hypoxischen Lösung den Sauerstoffgehalt der Tyrode-Lösung im Gewebebad auf 40 mmHg innerhalb von 5 min senkte.

In den Mappingexperimenten wurde eine Bürste aus 192 Elektroden sorgfältig auf das Präparat aufgesetzt. Jede Elektrode bestand aus einem 0,3 mm dicken teflonisolierten Silberdraht und wurde in einer konstanten Anordnung mit einem Abstand von 1,0 mm zur nächsten Elektrode positioniert. In einigen Präparaten wurde eine Bürste mit einem Elektrodenabstand von 1,4 mm benutzt. Die einzeln abgeleiteten Signale wurden über abgeschirmte Kabel mit 192 Verstärkungseinheiten verbunden, wo die verschiedenen Signale mittels eines automatischen Verstärkungssystems auf 1 V Ausgangsspannung verstärkt wurden. Die Signale außerhalb des Frequenzbereiches von 0,2–400 Hz wurden ausgefiltert. Die 192 Signale wurden in Gruppen von 64 in 3 separate PCM-Module eingegeben (Kayser K 1280-00). Eine Gruppe von 64 Analogsignalen wurde übertragen (in einer Frequenz von 200 Hz), digitalisiert und schließlich in einen einzigen analogen PCM-Kanal umgewandelt. Auf diese Weise konnten 3 PCM-Signale, die die Information von 3 × 64 verschiedenen Signalen enthielten, auf 3 Kanälen eines analogen Bandgerätes bei einer Geschwindigkeit von 120 inches/s (Wideband Ampex 2230) registriert werden. Nach Abschluß des Experimentes konnten die PCM-Signale durch ein PCM-Dekodiermodul entschlüsselt werden (Kayser K 1280-10 und K 1240-30).

In den Mappingexperimenten konnte das Präparat durch eine der 192 ableitenden Elektroden stimuliert werden. Dies erfolgte mit einer Frequenz von 2 Hz (120 Schläge/min) durch Rechteckstimuli von 1 ms Dauer und der zweifachen diastolischen Reizschwellenstromstärke. Nach 20 Basisschlägen wurden vorzeitige Stimuli mit dem Vierfachen der diastolischen Schwellenstromstärke und 1 ms Dauer induziert. Der Zeitpunkt der Abgabe der vorzeitigen Impulse konnte in 1-ms-Stufen variiert werden. Die Messungen der Leitungsgeschwindigkeit wurden durchgeführt in Streifen von

Vorhofgewebe, die dem rechten oder linken Herzohr entnommen waren. Die Präparate wurden an einem Ende über eine bipolare Elektrode mit dem Zweifachen der diastolischen Schwellenstromstärke und einer Frequenz von 2 Hz stimuliert. Zwei unipolar ableitende Elektroden wurden auf dem Präparat plaziert, eine in der Nähe der Stimulationselektrode und eine andere am anderen Ende des Präparates. Die Leitungszeiten des Impulses zwischen diesen Elektroden wurden kontinuierlich gemessen.

3 Funktionelle Kreiserregungen während Hypoxie

Wie von Allessie et al. [1] gezeigt, hängt die erfolgreiche Auslösung einer Tachykardie durch einen vorzeitigen Schlag im Kaninchenvorhof ab von der Position der Stimulationselektrode und dem exakten zeitlichen Einfall des vorzeitigen Impulses. Nach Austausch der Inkubationslösung mit einer hypoxischen Tyrode-Lösung ist die Auslösung von Tachykardien sehr viel einfacher. Tachykardien können nun von nahezu jeder Stelle des Präparates ausgelöst werden, und die zur Tachykardieauslösung notwendigen Kopplungsintervalle können stärker variiert werden. Um den zugrundeliegenden Mechanismus aufzuklären, wurden multiple, simultane Ableitungen

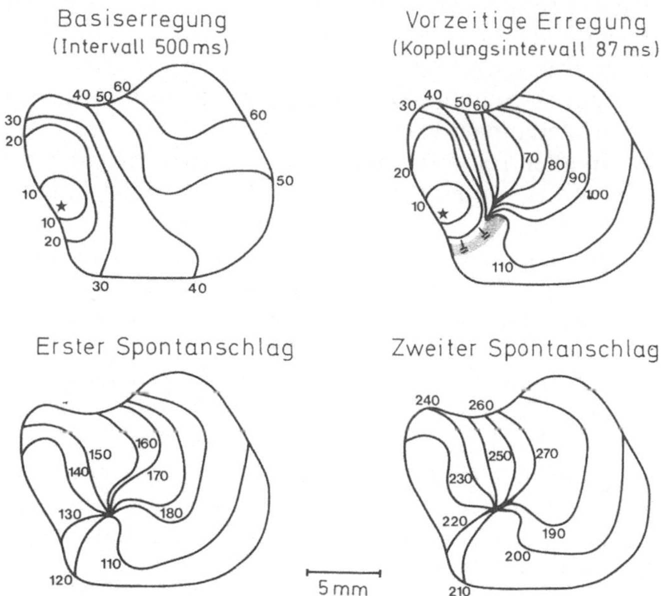

Abb. 1. Auslösung einer Kreiserregung in einem isolierten Stück Gewebe des linken Vorhofes des Kaninchens unter hypoxischen Bedingungen. Die *Sternchen* in den beiden oberen Skizzen markieren die Position der Stimulationselektrode. Die Isochronen in zeitlichen Abständen von 10 ms zeigen die Erregungsausbreitung des letzten Basisschlages, der vorzeitigen Erregung und der ersten beiden Schläge der Tachykardie

vom Gewebe des linken Vorhofes während der Induktion solcher Tachykardien unter hypoxischen Bedingungen vorgenommen.

In Abb. 1 sind die Ergebnisse eines derartigen Mappings während der Induktion einer Tachykardie unter hypoxischen Bedingungen gezeigt. In der linken oberen Skizze ist die Erregungsausbreitung nach einer Basisstimulation aufgezeichnet. Die Stimulationselektrode war nahe dem linken Rand des Präparates positioniert (Sternchen in Abb. 1). Isochrone in Zeitabständen von 10 ms kennzeichnen die Erregungsausbreitung der Basisstimulation, die von links nach rechts verläuft und den rechten Rand des Präparates etwas später als 60 ms nach der Induktion des basalen Stimulus erreicht. In der oberen rechten Skizze führt ein vorzeitiger Impuls, 87 ms nach dem vorangegangenen basalen Schlag induziert, zu einer fortgeleiteten Erregung. Nach etwa 20 ms wird die Erregungswelle partiell in der Nähe der Stimulationselektrode blockiert. Offensichtlich ist dieses spezielle Areal nach der vorangegangenen basalen Erregung noch nicht ausreichend wiedererregbar. Es gelingt der vorzeitigen Erregungswelle jedoch, den Rest des Präparates, obwohl mit deutlich verminderter Leitungsgeschwindigkeit, zu erregen. Nun läuft die Erregungsausbreitung um die lokale Blockierung im Uhrzeigersinn herum und erregt schließlich das Gewebe distal der lokalen Blockierung mehr als 110 ms nach der Auslösung des vorzeitigen Impulses. Ursprünglich drang die Erregung in das lokal blockierte Areal aus antegrader Richtung 20 ms nach dem vorzeitigen Impuls ein. Die retrograde Erregung dieses Areals tritt ca. 90 ms nach der antegraden Erregung auf. Diese zeitliche Verzögerung ist ausreichend zur Wiedererlangung der Erregbarkeit des zuvor aktivierten Gewebes. Nun dreht sich die Erregungsausbreitung im Uhrzeigersinn für mehrere Schläge, wie für die ersten zwei spontanen Schläge in den beiden unteren Skizzen der Abb. 1 gezeigt, mit einer Umlaufzeit von ca. 90 ms.

In allen Experimenten konnte ein Reentry der Erregung als der den Tachykardien unter hypoxischen Bedingungen zugrundeliegende Mechanismus nachgewiesen werden. Dieser Mechanismus stimmt überein mit der funktionellen Kreiserregung, die ursprünglich von Allessie et al. beschrieben wurde [1–3]. Der Mechanismus der Tachykardien, ausgelöst in normaler und hypoxischer Tyrode-Lösung, ist der gleiche.

Ein wichtiger Unterschied hinsichtlich des arrhythmogenen Verhaltens zwischen der normalen und der hypoxischen Umgebungsbedingung ist die relative Einfachheit, mit der diese Tachykardien während Hypoxie ausgelöst werden können im Gegensatz zu den Verhältnissen unter Normalbedingungen. Um die Ursachen für das verstärkte arrhythmische Verhalten während Hypoxie zu erhellen, richteten sich weitere Untersuchungen auf die Mechanismen, die für die Auslösung von Reentrytachykardien verantwortlich sind.

Insbesondere zwei Faktoren begünstigen die Kreiserregung eines Impulses: eine Verlangsamung der Leitungsgeschwindigkeit und eine Verkürzung der Refraktärzeit des Gewebes. Das Zusammenspiel beider Faktoren kann aus der Erregungsausbreitung des vorzeitigen Impulses in Abb. 1 abgelesen werden. In diesem Fall hätte eine schnelle Leitung des Impulses um das blockierte Areal herum zu einer früheren Erregung des Gewebes distal der lokalen Blockierung geführt. Das Gewebe proximal des Blockes muß sich jedoch noch von der vorangegangenen antegraden Erregung erholen. Wird dieses Areal zu früh erreicht, so kommt es zur Auslöschung des Impulses. Eine zeitliche Verzögerung der ankommenden Erregungsfront auf Grund langsamerer Leitung begünstigt andererseits eine erfolgreiche Wiedererregung. In gleicher Weise kann der Einfluß einer kurzen Refraktärperiode nachgewiesen werden. Eine Verkürzung der Refraktärperiode erlaubt eine frühere Wiedererregung des Gewebes proximal der Blockierung, während längere Refraktärperioden zu einer Auslöschung der kreisenden vorzeitigen Erregungswelle führen. Generell kann gesagt werden, daß eine Verlangsamung der Leitungsgeschwindigkeit und eine Verkürzung der Refraktärperiode das Auftreten von Reentry begünstigen.

Der Einfluß einer hypoxischen Tyrode-Lösung auf die Refraktärperiode wurde gemessen in einer Serie von Experimenten mit Präparaten des isolierten linken Vorhofes. Zu Beginn eines Experimentes wurde ein Stimulationsort gewählt und die Refraktärperiode an diesem Ort wiederholt gemessen. Dabei wurde das Kopplungsintervall zwischen dem 20. basalen Schlag und dem vorzeitigen Impuls kontinuierlich verlängert, bis letzterer zu einer in der Nähe positionierten Ableitelektrode fortgeleitet wurde. Das Kopplungsintervall dieses Schlages wurde als Refraktärperiode dieses Ortes zu diesem Zeitpunkt angesehen. Die Ergebnisse dieser Experimente sind zusammengefaßt dargestellt in Abb. 2. Jede schwarze Linie markiert die Veränderung der Refraktärperiode, gemessen an einem Ort während eines Ex-

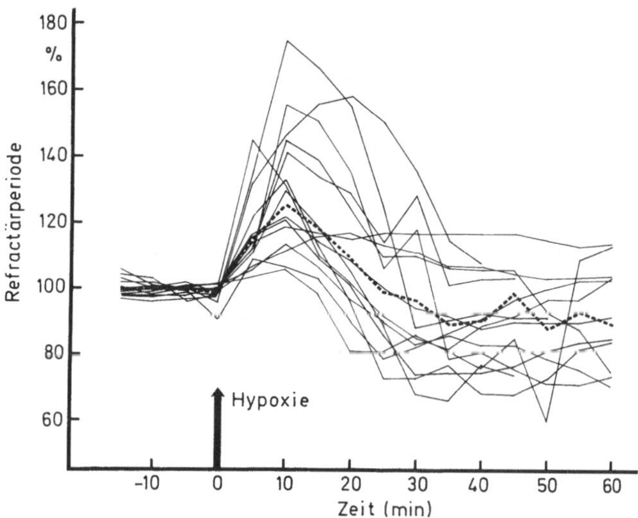

Abb. 2. Wirkung von Hypoxie auf die Refraktärperiode. Der zeitliche Verlauf der Refraktärperiode in den verschiedenen Experimenten ist mit durchzogenen Linien dargestellt, während die unterbrochene Linie die Mittelwerte aller Experimente repräsentiert. Hypoxie ruft eine vorübergehende Zunahme der Refraktärperiode hervor, die von einer allmählichen Rückkehr zu den Ausgangswerten gefolgt ist

perimentes. Der Mittelwert aller Experimente ist als unterbrochene Linie dargestellt. In allen Fällen wurde eine vorübergehende Zunahme der Refraktärperiode nach Übergang auf die hypoxische Lösung beobachtet. Auch der Mittelwert steigt sofort nach Eintritt der hypoxischen Bedingung an. Obwohl die Refraktärperioden später zurück zu ihren Ursprungswerten tendieren, tritt eine ausgeprägte Verkürzung der Refraktärperiode während Hypoxie eindeutig nicht auf. Daraus muß die Schlußfolgerung gezogen werden, daß die Refraktärperiode für die Begünstigung von Arrhythmien unter hypoxischen Bedingungen nicht von Bedeutung ist.

Messungen der Leitungsgeschwindigkeiten wurden ebenfalls unter normalen und hypoxischen Umgebungsbedingungen durchgeführt. Diese Experimente wurden an Vorhofstreifen vorgenommen, um einen konstanten Leitungsweg zu gewährleisten. Die Präparate wurden stimuliert mit einer Basisfrequenz von 2 Hz, und die Leitungszeit wurde zwischen zwei weit voneinander entfernten Ableitelektroden kontinuierlich gemessen. Nach einer ausreichenden Kontrollperiode wurde die normale gegen eine hypoxische Tyrode-Lösung ausgetauscht (Abb. 3).

In jedem Experiment wird eine deutliche Abnahme der Leitungsgeschwindigkeit beobachtet, eine Beobachtung, die weiter unterstützt wird durch die gleichzeitige Zunahme des Mittelwertes (unterbrochene Linie) aller Resultate.

Ein Nachweis der Bedeutung langsamer Leitungsgeschwindigkeiten für die Auslösung von Reentryarrhythmien kann mit Hilfe von Daten aus Mappingexperimenten geführt werden (Abb. 4). In den beiden oberen Skizzen wird die Erregungsausbreitung nach einem Basisschlag in normaler

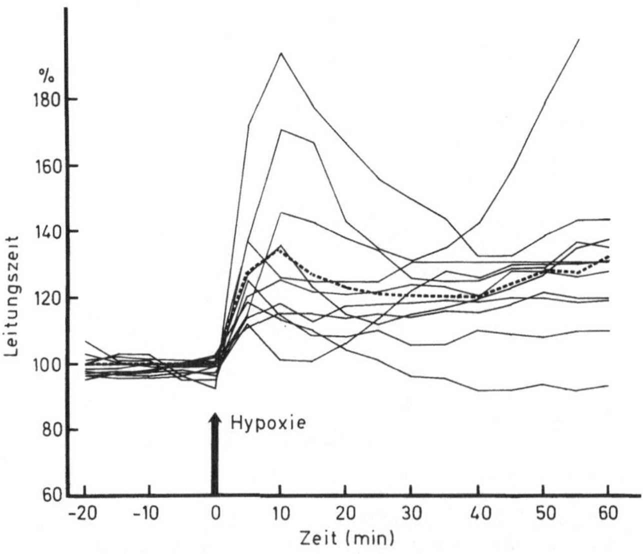

Abb. 3. Wirkung von Hypoxie auf die Leitungsgeschwindigkeit in isolierten Vorhofmyokardstreifen. Die gestrichelte Linie stellt den Mittelwert dar. Hypoxie führt zu einer sofortigen Abnahme der Leitungsgeschwindigkeit

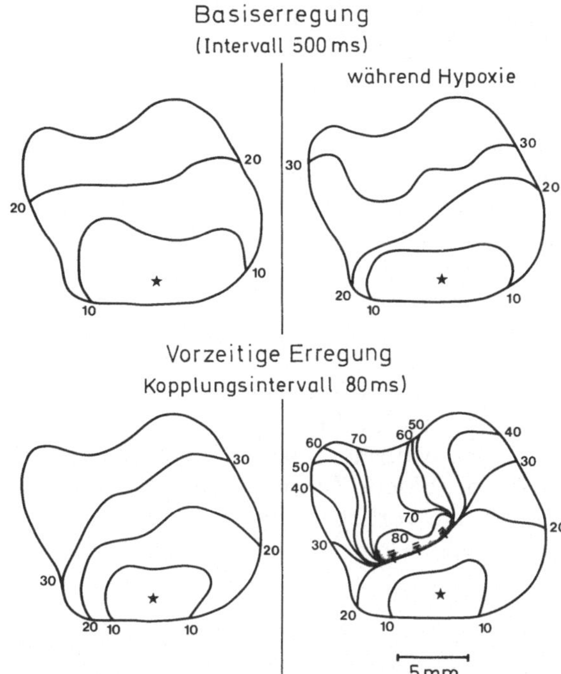

Abb. 4. Mapping der Erregungsausbreitung im gleichen Präparat unter normaler und hypoxischer Umgebungsbedingung. In den beiden oberen Skizzen ist die Erregungsausbreitung während eines Basisschlages gezeigt; zu beachten ist die Abnahme der Erregungsleitung während Hypoxie. Die Erregungsausbreitung nach einer vorzeitigen Erregung, ausgelöst mit dem gleichen Kopplungsintervall, zeigt das Auftreten einer lokalen Blockierung, langsamer Erregungsleitung um das Areal des Blockes herum und späte Erregung des Gewebes distal der Leitungsblockierung in hypoxischer Tyrode-Lösung im Gegensatz zu homogener Erregung in normaler Tyrode-Lösung

und hypoxischer Tyrode-Lösung verglichen. Während Hypoxie ist die Erregungsausbreitung zwar langsamer, jedoch immer noch radial. Ein vorzeitiger Schlag, in normaler Tyrode-Lösung induziert, zeigt ebenfalls eine radiale Erregungsfortleitung, während ein vorzeitiger Schlag, mit dem gleichen Kopplungsintervall unter hypoxischen Bedingungen ausgelöst, zu einem vollständig anderen Bild führt. Zunächst kommt es zu einem lokalen Block etwa in der Mitte des Präparates. Zweitens tritt eine bemerkenswerte Verlangsamung der Leitung um das blockierte Areal herum sowohl im als auch gegen den Uhrzeigersinn auf. Auf Grund dieser Abnahme der Leitungsgeschwindigkeit wird das Gewebe distal des Blockes schließlich nach etwa 80 ms erreicht. Diese späte Aktivierung gestattet dem Gewebe, das zuvor auf der proximalen Seite des Blockes erregt worden war, eine längere Erholungszeit, so daß die Wahrscheinlichkeit einer erfolgreichen Kreiserregung erhöht wird, die in diesem Falle tatsächlich eintrat.

Somit kann festgestellt werden, daß die Zunahme arrhythmogenen Verhaltens unter hypoxischen im Gegensatz zu normalen Umgebungsbedingungen bedingt ist durch eine Abnahme der Leitungsgeschwindigkeit, und daß die Refraktärperiode keine unter diesen Bedingungen begünstigende Rolle spielt.

Es muß jedoch festgehalten werden, daß das Auftreten einer lokalen Blockierung im Präparat eine Vorbedingung für die Auslösung von kreisenden Erregungen ist. So kommt es nicht zu Reentry, ganz unabhängig davon, wie niedrig die Leitungsgeschwindigkeit ist, wenn es nicht zum Auftreten einer lokalen Blockierung an irgendeiner Stelle im Myokard kommt. Dieses Verhalten ist in Abb. 4 gezeigt, in der die Erregungsausbreitungswege nach vorzeitigen Schlägen bei gleichem Kopplungsintervall, jedoch unterschiedlichen Umgebungsbedingungen, dargestellt sind. In normaler Tyrode-Lösung besteht noch eine radiale Erregungsausbreitung, während bei Hypoxie das Auftreten einer lokalen Blockierung die Vorbedingung für Reentry schafft. Eine andere Frage ergibt sich aus dieser Beobachtung: wird das Auftreten lokaler Blockierungen durch Hypoxie begünstigt? Obwohl zu diesem Zeitpunkt einige indirekte Hinweise zur Stützung dieser Hypothese vorliegen, sind weitere direkte Beweise für eine Bestätigung erforderlich.

4 Funktionelle Kreiserregungen bei niedriger Kaliumkonzentration

Senkt man den Kaliumgehalt der Tyrode-Lösung, so wird eine der Hypoxie vergleichbare Situation hervorgerufen: Tachykardien werden durch einen vorzeitigen Impuls leichter provoziert. Insbesondere bei niedriger Kaliumkonzentration taucht jedoch die Frage nach dem dafür verantwortlichen Mechanismus auf. So gibt es Berichte in der Literatur, die einen Fokus als Mechanismus von Arrhythmien bei niedriger Kaliumkonzentration unterstützen [4, 6, 7]. Mit Hilfe der gleichen Mappingtechnik wie zuvor beschrieben, konnten die Mechanismen dieser induzierten Tachykardien aufgedeckt werden. In Abb. 5 sind die Ergebnisse des Mappings der Auslösung einer solchen Tachykardie dargestellt. Der vorzeitige Impuls wurde nach einem Kopplungsintervall von 59 ms abgegeben, als der Kaliumgehalt der Tyrode-Lösung von 5,6 auf 2,0 mmol erniedrigt worden war. Die verschiedenen Ereignisse, die zum Auftreten einer Reentrytachykardie beitragen, können in dem Mapping der Erregungsausbreitung des vorzeitigen Schlages erkannt werden: Die Bildung einer lokalen Blockierung und die langsame Erregungsleitung des Impulses um beide Seiten des blockierten Areals herum. Diese Verzögerung der Aktivierung war ausreichend, um das Areal der lokalen Blockierung wieder erregbar zu machen, das sodann retrograd nach etwa 70 ms aktiviert wurde (Skizze links unten). Diese Mappingexperimente beweisen definitiv, daß der zugrundeliegende Mechanismus von Tachykardien, die durch einen vorzeitigen Impuls ausgelöst sind,

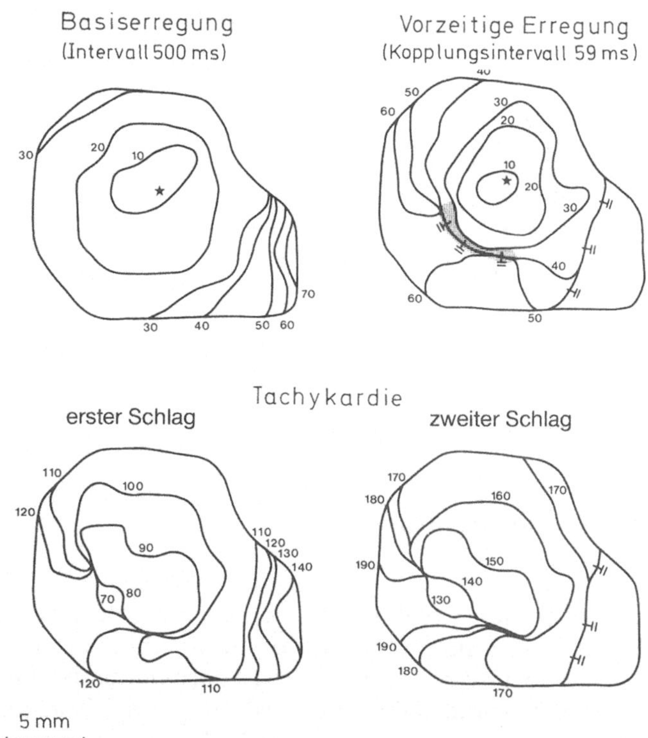

Abb. 5. Auslösung einer Kreiserregung bei niedriger Kaliumkonzentration (2,0 mmol)

bei niedriger Kaliumkonzentration in der Inkubationslösung auf einem funktionellen Erregungskreis basieren kann.

Die Refraktärperiode wird eindeutig verkürzt durch eine niedrige Kaliumkonzentration. Diese Tatsache wurde bereits von Teiger im Jahre 1967 erwähnt [9]. Wir können seine Ergebnisse mit Hilfe unserer experimentellen Daten, die in Abb. 6 gezeigt sind, bestätigen. Die Refraktärperiode wurde an verschiedenen Orten unter Kontrollbedingungen (5,6 mmol) und einer niedrigen Kaliumkonzentration gemessen (1,9 mmol). An allen Orten ist die Refraktärperiode eindeutig verkürzt.

Aus der Literatur ist bekannt, daß die Leitungsgeschwindigkeit abnimmt, wenn die Kaliumkonzentration gesenkt wird. Dies wurde untersucht von Dominguez und Fozzard [5] an Purkinje-Fäden des Schafes, und von Sperelakis et al. [8] am Papillarmuskel der Katze. Unsere eigenen Erfahrungen an der Vorhofmuskulatur des Kaninchens stehen in Übereinstimmung mit deren Resultaten. Daher begünstigen sowohl eine Verkürzung der Refraktärperiode als auch eine Abnahme der Leitungsgeschwindigkeit bei niedriger Kaliumkonzentration die Auslösung von Reentryerregungen. Ob das Präparat inhomogener wird oder nicht (d. h. häufigeres Auftreten lokaler Blockierungen), wenn die Kaliumkonzentration gesenkt ist, wird derzeit noch untersucht.

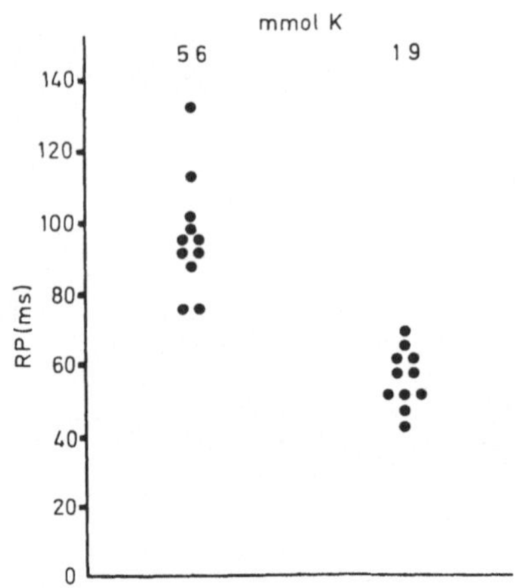

Abb. 6. Wirkung einer Senkung der Kaliumkonzentration in der Inkubationslösung auf die Refraktärperiode, gemessen an verschiedenen Orten in einem Vorhofpräparat. In jedem Falle trat eine deutliche Abnahme der Refraktärperiode auf

5 Schlußfolgerungen

Zwischen den Ergebnissen der Experimente während Hypoxie bzw. einer niedrigen Kaliumkonzentration in der Inkubationslösung kann eine Parallele gezogen werden: in diesen Experimenten ist die Auslösung einer Reentryerregung und daher die Auslösung einer Tachykardie sehr viel leichter als unter normalen Umgebungsbedingungen. In beiden Fällen stellte sich der Mechanismus, der diesen Tachykardien zugrunde liegt, als Reentry mit einem funktionell bestimmten Erregungskreis heraus, wie von Allessie et al. [1–3] unter normalen Bedingungen beschrieben wurde. Das Kreisen der vorzeitigen Erregung wird begünstigt durch die Abnahme der Leitungsgeschwindigkeit unter beiden Bedingungen. Mit einer niedrigen Kaliumkonzentration in der Inkubationslösung wird die Refraktärzeit des Gewebes verkürzt, dies wirkt sich ebenfalls begünstigend für die Auslösung einer Kreiserregung aus; unter hypoxischen Bedingungen ist dies nicht der Fall.

Was das Auftreten fokaler Arrhythmien bei Hypokaliämie, wie von mehreren Autoren berichtet [4, 6, 7], betrifft, so ist eindeutig, daß in unseren Experimenten ein anderer Mechanismus vorhanden ist. Dies impliziert nicht, daß überhaupt nur einer dieser Mechanismen vorhanden sein kann; ganz im Gegenteil ist es unser Eindruck, daß beide Mechanismen unter hypokaliämischen Bedingungen wahrscheinlich im gleichen Präparat vorhanden sein können.

Saito et al. [7] beschrieben „fokale Arrhythmien" (oder „getriggerte Aktivität") mit Frequenzen zwischen 1 und 4 Hz. Die von uns in dieser Arbeit beschriebenen Arrhythmien sind sehr viel schneller, gewöhnlich sogar schneller als 10 Hz. Ein weiterer Unterschied zwischen den beiden Mechanismen liegt im Verhalten zu Beginn der Tachykardie: bei „fokalen" Tachykardien nimmt die Frequenz während der ersten Schläge offensichtlich zu, wohingegen im Falle eines funktionellen Erregungskreises die Frequenz allmählich abnimmt [1].

Unter hypoxischen Bedingungen wurde fokale Aktivität in unseren Experimenten am isolierten linken Vorhofpräparat des Kaninchens niemals beobachtet.

Literatur

1. Allessie MA, Bonke FIM, Schopman FJG (1973) Circus movement in rabbit atrial muscle as a mechanism of tachycardia. Circ Res 33:54
2. Allessie MA, Bonke FIM, Schopman FJG (1976) Circus movement in rabbit atrial muscle as a mechanism of tachycardia. II. The role of nonuniform recovery of excitability in the occurrence of unidirectional block, as studied with multiple microelectrodes. Circ Res 39:168
3. Allessie MA, Bonke FIM, Schopman FJG (1977) Circus movement in rabbit atrial muscle as a mechanism of tachycardia. III. The "leading circle" concept: a new model of circus movement in cardiac tissue without the involvement of an anatomical obstacle. Circ Res 41:9
4. Antoni H (1963) Mechanismus der nomotopen und heterotopen Erregungsbildung im Myocard. Beiträge zur Ersten Hilfe und Behandlung von Unfällen durch elektrischen Strom, Bd 3. Verlags- und Wirtschaftsgesellschaft der Elektrizitätswerke mbH, Frankfurt am Main, S 3
5. Dominguez G, Fozzard HA (1970) Influence of extracellular K^+-concentration on cable properties and excitability of sheep cardiac Purkinje fibers. Circ Res 26:565
6. Müller P (1965) Ca- and K-free solution and pacemaker activity in mammalian myocardium. Helv Physiol Pharmacol Acta 23:C38
7. Saito T, Otoguro M, Matsubara T (1978) Electrophysiological studies on the mechanism of electrically induced sustained rhythmic activity in the rabbit right atrium. Circ Res 42:199
8. Sperelakis N, Mayer G, Macdonald R (1970) Velocity of propagation in vertebrate cardiac muscles as functions of tonicity and K^+_0. Am J Physiol 219:952
9. Teiger D, Scheider F, Farah A (1967) The effects of sodium ions and rate of stimulation on the refractory period of isolated rabbit atrial muscle. J Pharmacol Exp Ther 155:58

Über die arrhythmogene Wirkung von Potentialdifferenzen im Ventrikelmyokard *

C. Naumann d'Alnoncourt, R. Cardinal und M. J. Janse

Beim experimentellen Verschluß einer Koronararterie kommt es innerhalb weniger Minuten zum Auftreten maligner ventrikulärer Arrhythmien. Untersuchungen von Janse et al. 1980 [10], Kléber et al. 1978 [13] und Downar et al. 1977 [6], weisen darauf hin, daß Herzrhythmusstörungen in der Frühphase der Ischämie auf zwei unterschiedlichen pathogenetischen Mechanismen beruhen:

1. Fokale Reizbildung durch „Verletzungsstrom",
2. Reentry im ischämischen Myokard.

Reentryerregungen bei regionaler Ischämie wurden im isolierten Herzen und im Herzen in situ durch Mappingsstudien eindeutig nachgewiesen [4, 10, 13]. Die Größe und die Richtung des ischämischen „Verletzungsstromes" im Herzen konnte von Kléber et al. 1978 [13] bestimmt werden. Zahlreiche experimentelle Befunde belegen die arrhythmogene Wirkung des elektrischen Stromes im Myokard [1, 2, 5, 7, 9, 11, 18]. Der direkte Nachweis des Wirkmechanismus des „Verletzungsstromes" bei der Genese ischämiebedingter Arrhythmien steht jedoch noch aus.

Ursache des ischämischen „Verletzungsstromes" ist die intrazelluläre Potentialdifferenz zwischen ischämischem und normalem Myokard. Sie beruht auf der unterschiedlichen Höhe der Membranpotentiale zu beiden Seiten der ischämischen Grenzzone und beträgt im Intrazellulärraum während der Diastole bis zu 25 mV. Im unipolaren extrazellulären Elektrogramm der ischämischen Zone tritt sie als TQ-Senkung in Erscheinung. Mit zunehmender Depression der Erregungsleitung in das ischämische Gebiet kann die Erregungswelle derart verzögert sein, daß sie lokal erst auftritt, wenn die Repolarisation im normalen Myokard bereits abgeschlossen ist. Zu diesem Zeitpunkt treten im Intrazellulärraum über der ischämischen Grenzzone Potentialdifferenzen bis zu 80 mV auf; im extrazellulären Elektrogramm werden tiefe negative T-Wellen registriert. Eine intrazelluläre Potentialdifferenz von 80 mV in benachbarten Myokardfasern ist unter normalen Bedingungen bei weitem ausreichend um einen transmembranären Strom zu erzeugen, der die Faser vom Ruhemembranpotential bis an das Schwellenpotential depolarisiert. Dieser Strom ist in Ampère pro Flächeneinheit der Zellmembran in der komplexen, multidimensionalen Struktur des Myo-

Dr. C. Naumann d'Alnoncourt, Medizinische Klinik I der Universität, Klinikum Großhadern, Marchioninistr. 15, D-8000 München 70
R. Cardinal, M.D., M. J. Janse, M.D., Dept. of Cardiology and Clinical Physiology, Wilhelmina Gasthuis, Eerste Helmersstraat 104, NL-1054 EG Amsterdam
* Mit Unterstützung der Deutschen Forschungsgemeinschaft

kards bisher nicht direkt zu quantifizieren, er kann jedoch als Strom, der aus dem Intrazellulärraum in den Extrazellulärraum (oder umgekehrt) fließt, pro Volumeneinheit Extrazellulärraum erfaßt werden [13].

Bei ungleicher extrazellulärer Potentialverteilung fließt an jedem Ort im Extrazellulärraum ein Strom, der durch das lokale Potential und die Potentiale aller umliegenden Punkte bestimmt wird. Bei bekanntem extrazellulärem Widerstand und bekannter Potentialverteilung ergibt sich dieser Strom als die Summe aller Ströme, die aus der Umgebung zu dem in Frage stehenden Ort fließen. Ist diese Summe ungleich Null, so muß ein Nettostrom am in Frage stehenden Meßort entweder entstanden (Stromquelle) oder verschwunden (Stromsenke) sein. Für diesen Nettostrom gibt es zwei biologische Erklärungen:

1. Ein transmembranärer Strom fließt lokal zwischen Intra- und Extrazellulärraum.
2. Ein extrazellulärer Strom fließt zwischen epikardialen und intramuralen Zellschichten.

In Untersuchungen von Kléber et al. [13] konnte gezeigt werden, daß der intramurale Potentialgradient im Myokard bei Ischämie (im Schweineherzen) vernachlässigbar klein ist. Somit repräsentiert der Nettostrom einen transmembranär fließenden Strom pro Volumeneinheit Extrazellulärraum; dieser Strom wird als ischämischer „Verletzungsstrom" bezeichnet.

Bei simultaner Potentialableitung von 60 Orten über dem ischämischen Grenzgebiet nach LAD-Verschluß und unter der Annahme eines extrazellulären Widerstandes von 400 Ω cm [17], konnten wir diesen „Verletzungsstrom" zum Zeitpunkt negativer T-Wellen bestimmen [10]. Maximale Stromquellen lagen in der Größenordnung von 2 μA/mm^3, maximale Stromsenken betrugen bis zu -5 μA/mm^3. Diese Werte sind halb so groß wie die Amplituden von Stromquellen und -senken, die längs des Ausbreitungsweges einer uniformen Erregungsfront im normalen Myokard gemessen wurden [10]. Die elektrotonischen Ströme, die durch eine breite Erregungsfront hervorgerufen werden und die Erregungsfortleitung im normalen Myokard verursachen – und sich vermutlich mit einem hohen Sicherheitsfaktor ausbreiten – sind somit nur doppelt so groß wie die elektrotonischen Ströme, die aufgrund verzögerter Repolarisation über der ischämischen Grenzzone entstehen. Es ist daher denkbar, daß der ischämische „Verletzungsstrom" ausreicht, um angrenzende, normale Myokardfasern bis über das Schwellenpotential hinaus zu depolarisieren, oder einen abnormen Reizbildungsmechanismus zu triggern. Weitere Argumente für diese Hypothese sind:

1. Extrasystolen und initiale Aktionen einer Tachyarrhythmie traten stets zum Zeitpunkt tiefer negativer T-Wellen auf, d. h. zum Zeitpunkt der maximalen Potentialdifferenz zwischen ischämischem und normalem Myokard.
2. Ursprungsort der Ektopie lag stets auf der „normalen" Seite der ischämischen Grenzzone, d. h. auf der Seite, auf die das ischämische Areal während einer negativen T-Welle depolarisierende Wirkung ausübt.

3. Bei epikardialem und transmuralem Mapping der Erregungsausbreitung
   ergaben sich keine Hinweise auf Wiedereintritt der Erregungswelle
   (Reentry) zwischen der letzten Basisaktion und der ersten Extrasystole
   einer Tachyarrhythmie [10].

Als ursächlich für die arrhythmogene Wirkung des elektrischen Stromes
werden unterschiedliche Mechanismen diskutiert. Elektrischer Strom kann
als unmittelbarer Stimulus eine Erregung initiieren, er kann beschleuni-
gend auf die automatische Reizbildung in Purkinje-Fasern wirken, oder abnorme Automatie in Purkinje-Fasern und myokardialen Fasern induzieren
[2, 5, 9, 11, 12, 14, 18].
Wir sind der Frage nachgegangen, in welcher Weise strominduzierte
Reizbildungsmechanismen zu charakterisieren sind und wie diese Mechanismen durch Antiarrhythmika differenziert und beeinflußt werden können.

1 Methodik

Die Untersuchungen wurden an Purkinje-Fasern des Schweineherzens und
Papillarmuskeln des Meerschweinchenherzens durchgeführt. Als Inkubationsmedium diente oxygenierte (Carbogen: 95% O_2, 5% CO_2) Tyrode-Lösung folgender Zusammensetzung (in mmol): Na 145, K 4,7, Ca 1,8, Mg 1,6,
Bicarbonat 20, Phosphat 1,2, Glucose 10. Temperatur: 36 °C, pH: 7,4. Das
Präparat befand sich in zwei durch eine Gummimembran getrennten Kompartimenten der Inkubationskammer. Eines der Kompartimente war über
eine großflächige chlorierte Silberelektrode mit einer Konstantstromquelle
(0–100 µA) verbunden. Das andere Kompartiment war über eine identische Elektrode über einen Stromspannungskonverter virtuell geerdet. Die
Basisstimulation erfolgte bipolar mit einer Frequenz von 1 Hz. Intrazelluläre Potentiale wurden mit zwei Mikroglaselektroden abgeleitet und auf Pola-
roidfilm registriert. Bei Einschalten des Stromkreises [Konstantstromquelle
(Kathode) – Präparat – Stromspannungskonverter – Konstantstromquelle
(Anode)], wurde das Präparat auf der kathodalen Seite von einem depolarisierenden regelbaren Gleichstrom durchflossen (Dauer 10 ms bis 10 s).

2 Ergebnisse

Abb. 1 zeigt die Wirkungen des elektrischen Stromes auf das Aktionspotential von Myokardfasern. Wird dem Kompartiment der Kathode ein nega-
tives Potential aufgeprägt, so resultieren Depolarisation und Aktionspoten-
tialverlängerung, die maximale Depolarisationsgeschwindigkeit nimmt ab,

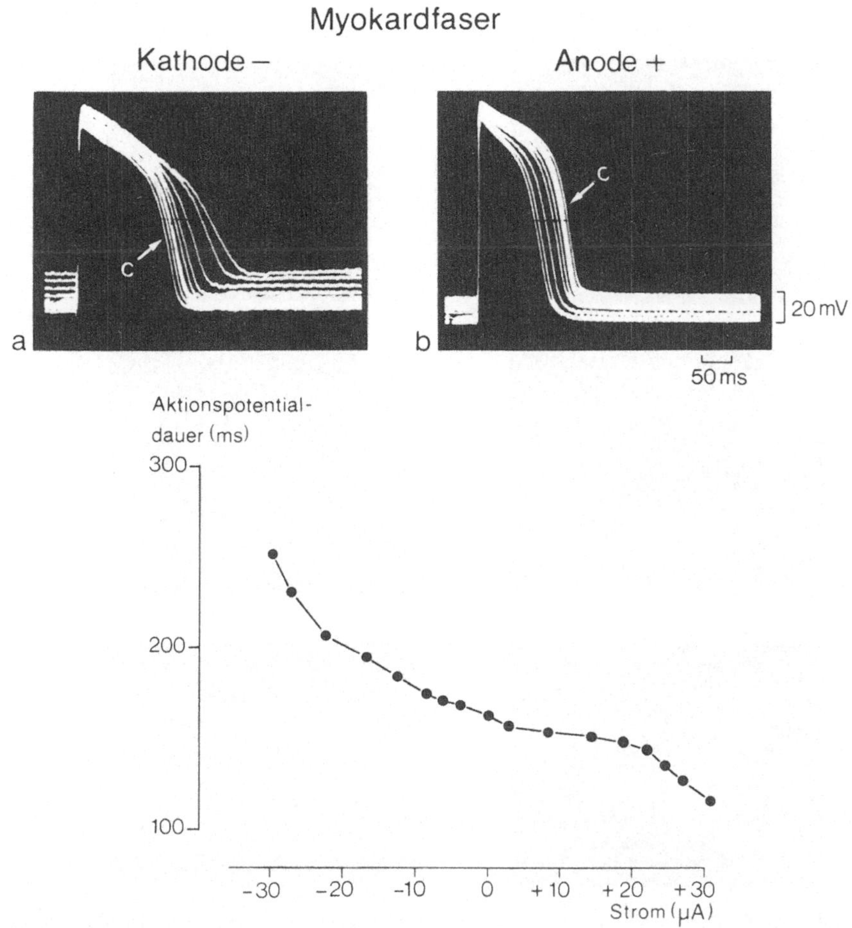

Abb. 1. Aktionspotentiale von Myokardfasern unter dem Einfluß langer Gleichstromimpulse. Bei Steigerung des negativen Stromes resultieren zunehmende Depolarisation und Verlängerung der Aktionspotentialdauer (*C*: Kontrolle). Unter der Einwirkung des positiven Stromes kommt es zu entgegengerichteten Veränderungen (Auslösung der Aktionspotentiale durch bipolare Stimulation während des Gleichstromflusses)

die Refraktärzeit nimmt zu. Bei Aufprägung eines positiven Potentials, kommt es zu entgegengerichteten Veränderungen. Der Vergleich von Wirkungen positiver und negativer Ströme gleicher Größe ergibt, daß kathodaler Strom einen größeren Einfluß auf das Membranpotential ausübt als anodaler Strom. Der Einfluß des Stromflusses auf das Membranpotential während des Aktionspotentialverlaufes ist nicht konstant: er besitzt ein Maximum während der Repolarisation und nimmt zum Ruhemembranpotential hin ab.

Mit zunehmender Stromstärke wird bei Depolarisation auf ein Schwellenpotential in myokardialen Fasern an der Kathode repetitive Reizbildung initiiert (Abb. 2). Bei weiterer Erhöhung der Depolarisation nimmt die Fre-

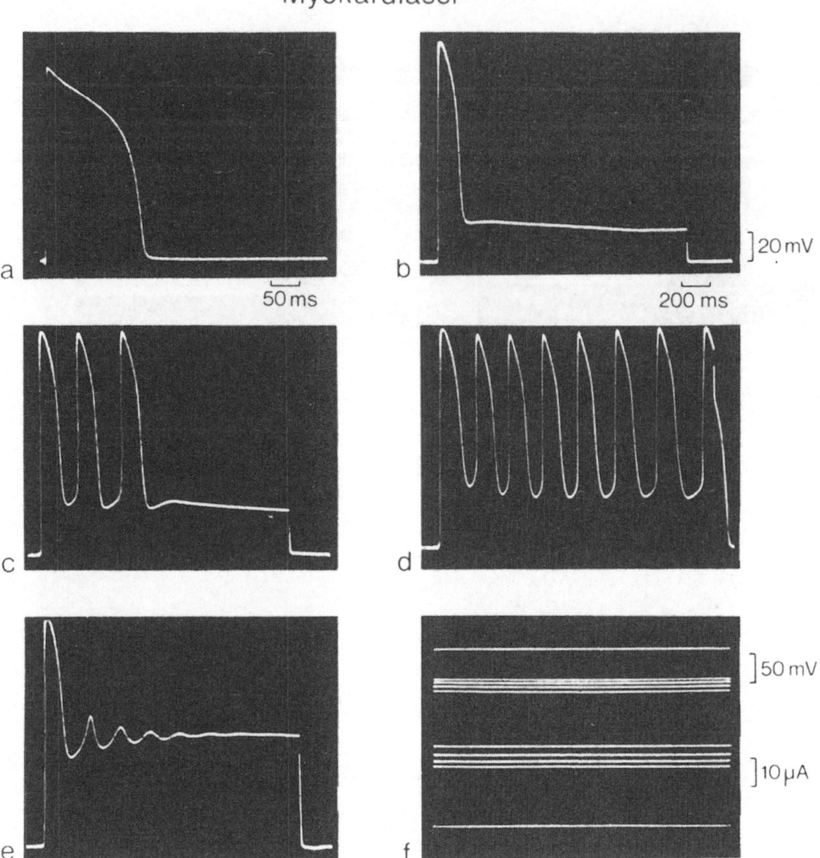

Abb. 2 a–f. Repetitive Reizbildung im ventrikulären Myokard. *a* Kontrolle. *b–e* Bei Überschreiten einer Schwellendepolarisation durch konstanten Gleichstrom tritt repetitive Reizbildung auf, die im Bereich niedriger Membranpotentiale sistiert. *f* Applizierter Gleichstrom mit entsprechender Spannung

quenz der Reizbildung zu, Amplitude, Aktionspotentialdauer und maximale Anstiegsgeschwindigkeit nehmen ab, bis nur noch Oszillationen registriert werden, die bei weiterer Erhöhung des depolarisierenden Stromes gänzlich verschwinden.

Entsprechende Befunde ergaben sich an der ruhenden Purkinje-Faser. Automatische Reizbildung setzt jedoch schon bei Stromstärken von -10 µA ein. Die Schwelle für strominduzierte Automatie in Purkinje-Fasern ist um die Hälfte niedriger als in Myokardfasern. Die Frequenz der Automatie nimmt mit steigender Stromstärke rasch zu und ändert sich im hohen Stromstärkebereich nur noch geringfügig, bevor die Reizbildung, ähnlich wie bei der Myokardfaser sistiert. Der biphasische Verlauf der Stromwirkung auf die Periodendauer der Automatie in Purkinje-Fasern wird in Abb. 3 dargestellt und mit der Automatie in Myokardfasern verglichen

Abb. 3. Periodendauer strominduzierter Reizbildung in Purkinje-Fasern und Myokardfasern. Die Periodendauer der Automatie in Purkinje-Fasern zeigt einen biphasischen Verlauf. Im niedrigen Stromstärkebereich ergibt sich eine steile Änderung der Periodendauer, im hohen Stromstärkebereich ändert sich die Periodendauer nur geringfügig. Automatie in Myokardfasern ist nur im hohen Stromstärkebereich auslösbar

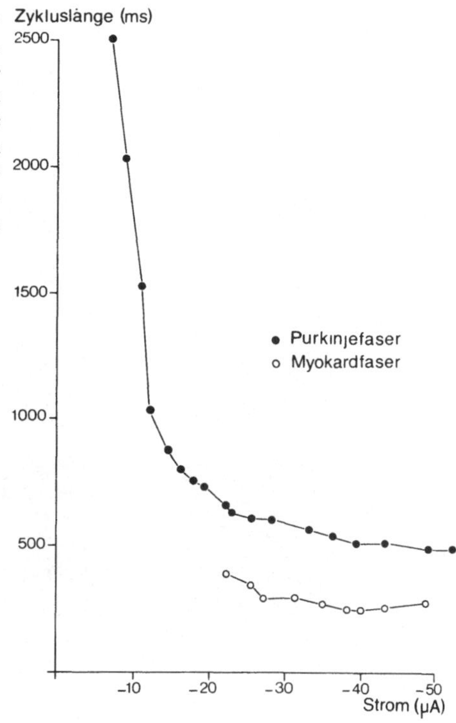

(beide Präparate hatten einen Durchmesser von 0,45 mm und eine Länge von 1 mm auf der kathodalen Seite).

2.1 Wirkungen von Lidocain und Verapamil auf strominduzierte Reizbildung in Purkinje-Fasern und Myokardfasern

2.1.1 Purkinje-Faser

Abb. 4 zeigt die Wirkungen von Lidocain und Verapamil auf strominduzierte Automatie in Purkinje-Fasern. Alle Registrierungen wurden von der gleichen Faser abgeleitet. Unter Kontrollbedingungen nahm mit steigender Stromstärke die Automatiefrequenz zu und zeigte den gleichen biphasischen Verlauf wie in Abb. 3. Als Beispiel für Automatie im niedrigen und im hohen Strombereich sind Potentialableitungen während Stromfluß von −19 und −42 µA dargestellt. Unter Einwirkung von Lidocain 5 µg/ml wurde Automatie im Bereich zwischen −13 und −24 µA supprimiert; Automatie im Strombereich zwischen −31 und −57 µA blieb jedoch unbeeinflußt. Nach Auswaschen von Lidocain ergab sich die gleiche Abhängigkeit zwischen Stromstärke und Automatie wie unter Kontrollbedingungen. Unter Einwirkung von Verapamil 0,5 µg/ml blieb die Automatie im niedrigen Strombereich unbeeinflußt, während die Automatie im hohen Strombereich zwischen −32 und −57 µA supprimiert wurde.

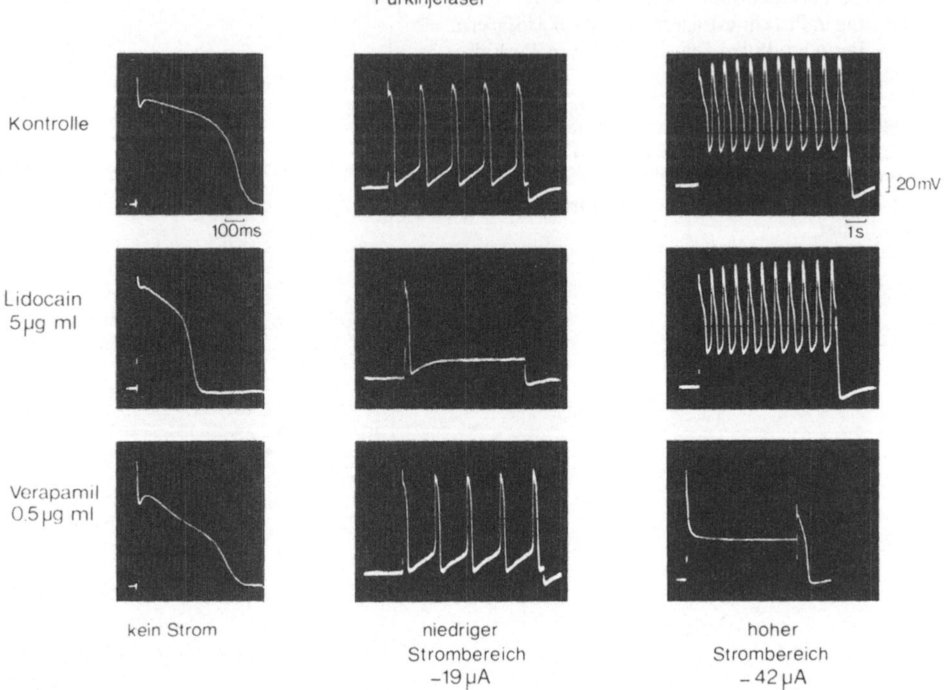

Abb. 4. Wirkungen von Lidocain und Verapamil auf strominduzierte Automatie in ruhenden Purkinje-Fasern. *Links:* Aktionspotential unter Kontrollbedingungen und unter Einwirkung von Lidocain und Verapamil. *Mitte:* Automatie im niedrigen Stromstärkebereich wird durch Lidocain supprimiert, Verapamil bleibt ohne Einfluß. *Rechts:* Automatie im hohen Stromstärkebereich wird durch Verapamil supprimiert, Lidocain bleibt ohne Einfluß

Die Ergebnisse zeigen, daß Suppression von Automatie durch Lidocain und Verapamil vom Membranpotentialbereich abhängig ist, in dem die Automatie auftritt. Lidocain supprimiert Automatie im Bereich zwischen −90 und −70 mV und hat keinen Effekt auf Automatie im Bereich zwischen −50 und −30 mV, dagegen supprimiert Verapamil die Automatie im Potentialbereich −50 bis −30 mV und hat auf die Automatie im Potentialbereich −90 bis −70 mV keinen Einfluß.

2.1.2 Myokardfaser

Im Vergleich zur Purkinje-Faser ist die Automatie in Myokardfasern nur im höheren Stromstärkebereich (zwischen 20 und 50 µA) auslösbar. Die Automatie tritt bei Depolarisation in einem Potentialbereich von −60 bis −30 mV auf und ist vergleichbar mit der Automatie in Purkinje-Fasern im hohen Stromstärkebereich. Strominduzierte Automatie in Myokardfasern konnte durch Lidocain nicht supprimiert werden. Selbst bei Wirkstoffkon-

Abb. 5. Suppression strominduzierter Reizbildung durch Verapamil im Ventrikelmyokard. Aktionspotentiale der Myokardfaser
unter der Einwirkung eines überschwelligen
Gleichstromes. Die strominduzierte Reizbildung war über dem gesamten Potentialbereich supprimiert. In einem mittleren Strombereich ergaben sich lediglich deutliche
Nachpotentiale

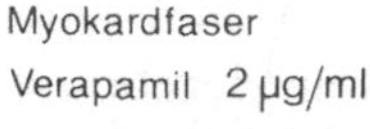

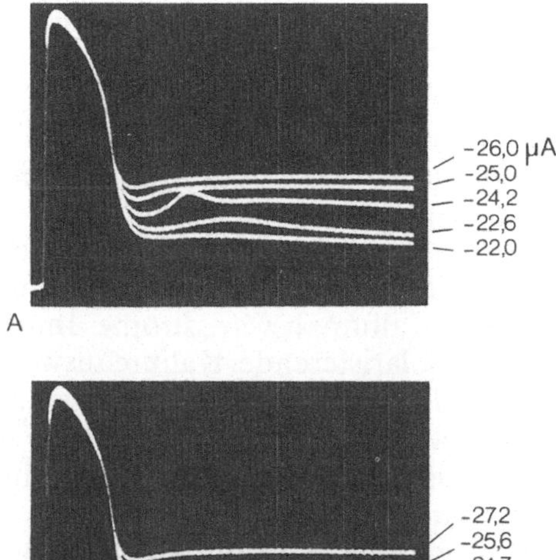

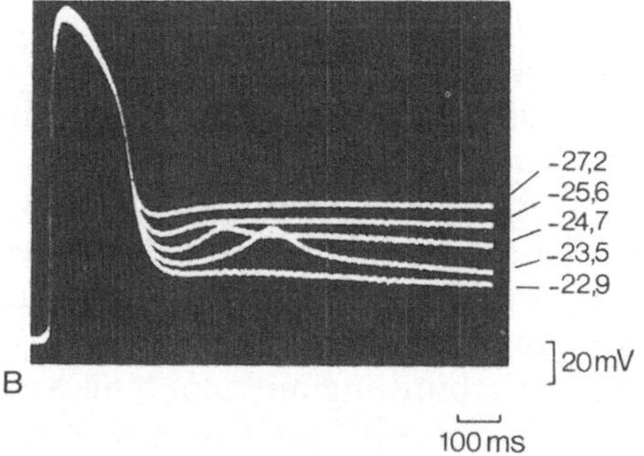

zentrationen von 50 µg/ml ergaben sich lediglich eine Abnahme der Anstiegssteilheit der Aktionspotentiale und eine Frequenzabnahme der Automatie. Unter Einwirkung von Verapamil 2 µg/ml dagegen war die Automatie der Myokardfaser über den gesamten Depolarisationsbereich supprimiert, vgl. Abb. 5.

3 Diskussion

Bei Applikation eines elektrischen Stromes in myokardiales Gewebe fließt
ein Teil des Stromes durch den Extrazellulärraum, ein anderer über die
Zellmembran in den Intrazellulärraum. Der transmembranäre Strom führt
je nach Größe und Richtung zur Veränderung des Ruhemembranpotentials, der Aktionspotentialdauer und der maximalen Anstiegsgeschwindigkeit des Aktionspotentials.

Bei Erreichen einer Schwellendepolarisation induziert der aufgeprägte
transmembranäre Strom in Purkinje-Fasern und in Myokardfasern repetitive Reizbildung. In Abhängigkeit von der Höhe des applizierten Stromes
können in Purkinje-Fasern zwei Phasen automatischer Reizbildung unter-

schieden werden (vgl. Abb. 3): Steile Änderung der Automatiefrequenz im normalen diastolischen Membranpotentialbereich (im Folgenden „normale Automatie") und geringe Änderung der Automatiefrequenz im Potentialbereich zwischen −60 und −30 mV (im Folgenden „abnorme Automatie"). Möglicherweise liegen diesen zwei Phasen der Automatie unterschiedliche Mechanismen zu Grunde.

In Purkinje-Fasern ist die Depolarisation der Zellmembran Folge zweier transmembranärer Ströme: Des schnellen Natriumeinstroms und des langsamen Kalziumeinstroms. Die Repolarisation der Zellmembran beruht auf der verzögerten Inaktivierung des Natrium- und Kalziumeinstroms sowie auf der potential- und zeitabhängigen Aktivierung und Inaktivierung zweier Kaliumauswärtsströme. Initial im Bereich niedriger Potentiale fließt der repolarisierende Kaliumauswärtsstrom ix1, die terminale Repolarisation erfolgt durch den Kaliumauswärtsstrom iK2. Die spontane diastolische Depolarisationsphase in Purkinje-Fasern beruht auf der Abnahme des Kaliumauswärtsstromes iK2 gegen einen konstanten Einstrom positiver Ladungsträger [16].

Aus Voltage-clamp-Untersuchungen ist bekannt, daß der Kalium-pacemaker-Strom iK2 mit zunehmender Depolarisation der Zellmembran unwirksam wird [15] und daß automatische Reizbildung in depolarisierten Fasern auf der Aktivierung und Inaktivierung des Kaliumauswärtsstromes ix1 [8], in Verbindung mit dem langsamen Kalziumeinwärtsstrom [19], beruht.

Zur Überprüfung der Hypothese, daß dem biphasischen Frequenzverhalten strominduzierter Automatie in Purkinje-Fasern zwei unterschiedliche Mechanismen zu Grunde liegen, wurden pharmakologische Untersuchungen mit Lidocain, das eine verzögernde Wirkung auf die Inaktivierung des Stromes iK2 entfaltet [3], und mit Verapamil, das den langsamen Kalziumeinstrom hemmt [5], vorgenommen.

Dabei ergab sich, daß strominduzierte Automatie im Bereich des normalen Pacemakerstromes iK2 durch Lidocain supprimierbar war, während im Potentialbereich von ix1-Automatie der Wirkstoff keinen signifikanten Einfluß auf abnorme Automatie hatte. Umgekehrt wirkte Verapamil supprimierend auf abnorme Automatie im depolarisierten ix1-Bereich und blieb ohne Einfluß auf iK2-Automatie. In Myokardfasern zeigten die Untersuchungen mit Lidocain und Verapamil gleiche Ergebnisse wie in Purkinje-Fasern im depolarisierten Bereich. Diese Ergebnisse sprechen dafür, daß abnorme Automatie in Purkinje-Fasern und Myokardfasern, zumindest hinsichtlich des Kalziumeinwärtsstromes, auf einem ähnlichen Mechanismus beruhen.

Unsere Untersuchungen lassen vermuten, daß Arrhythmien in der Grenzzone regionaler Ischämie, falls sie auf abnormer Automatie beruhen, durch Lidocain nicht beeinflußbar sind. In Untersuchungen am isolierten Herzen konnten wir nachweisen, daß die initiale Aktion einer Tachykardie, die vermutlich durch den ischämischen „Verletzungsstrom" hervorgerufen wird, durch Lidocain nicht supprimiert werden kann [4]. Dieses Ergebnis ist jedoch auch mit einem Mechanismus vereinbar, bei dem der Verletzungsstrom als direkter Stimulus auf das normale Myokard wirkt.

Anhang

Von Bedeutung ist die Frage, ob Ströme, die im In-vitro-Modell in das Myokard appliziert werden, in einer ähnlichen Größenordnung liegen, wie die bei regionaler Ischämie vom Myokard selbst erzeugten Verletzungsströme. Unter Annahme eines Durchmessers myokardialer Fasern von 20 µm und paralleler Anordnung der Fasern in maximaler Dichte ergibt sich für 1 mm³ Extrazellulärraum eine Gesamtfläche der Fasermembranen von:

$$O_{ges} = 2\,\pi\,r \times l \times n$$
$$= 2\,\pi \times 10 \times 1{,}67 \times 6972$$
$$= 731 \text{ mm}^2$$

O_{ges}: Gesamtfläche der Fasermembranen in einem Würfel Myokardgewebe mit einem Extrazellulärraum von 1 mm³

r: Faserradius

n: Anzahl der Einzelfasern

l: Kantenlänge des Myokardwürfels

Bei Messung maximaler Stromquellen von 2 µA/mm³ Extrazellulärraum ergibt sich dann ein transmembranärer Strom von:

$$I_{tr} = \frac{2}{731}$$
$$= 2{,}7 \text{ nA/mm}^2$$

I_{tr}: Transmembranärer Strom pro Flächeneinheit der Fasermembran

In einem In-vitro-Experiment befand sich an Stelle der Gummimembran zwischen den zwei Kompartimenten der Inkubationskammer eine Saccharosetrennwand. Die Abmessungen des Myokardanteils im Kompartiment der Kathode betrugen 1,2 mm, der Muskeldurchmesser lag bei 0,7 mm. Bei Annahme der gleichen Myokardstruktur wie oben, ergibt sich folgender Wert für die Gesamtfläche der Fasermembranen proximal der Trennwand:

$$O_{ges} = 2\,\pi \times 10 \times 1{,}2 \times 962$$
$$= 72{,}5 \text{ mm}^2$$

Der Schwellenwert für strominduzierte abnorme Automatie betrug in diesem Experiment auf Grund der Verminderung des wirksamen Extrazellulärraumes 5,9 µA. Bei Annahme eines extrazellulären Leckstromes von ⅓ des Gesamtstromes und unter der Annahme eines homogenen elektrischen Feldes im proximalen Muskelabschnitt, ergibt sich die transmembranäre Stromdichte zu

$$I_{tr} = \frac{5{,}9}{72{,}5 \times 3}$$
$$= 27 \text{ nA/mm}^2$$

Diese unter den angegebenen Bedingungen erfolgte Abschätzung ergibt, daß der Verletzungsstrom im Myokard bei regionaler Ischämie zu ähnlichen transmembranären Stromdichten führt, wie die im In-vitro-Modell angewandten Ströme.

Literatur

1. Antoni H (1970) Unterschiedliche Wirkungsmechanismen der elektrischen Beeinflußung des Herzens in verschiedenen Stromstärkebereichen. In: Beiträge zur Ersten Hilfe und Behandlung von Unfällen durch elektrischen Strom. Ärztliche Forschungsstelle für elektrische Unfälle, Freiburg. VWEW, Frankfurt
2. Arita N, Nagamoto Y, Saikawa T (1976) Automaticity and time dependent conduction disturbances produced in canine ventricular myocardium. New aspects for initiation of ventricular arrhythmias. Jpn Circ J 40:1409

3. Arnsdorf MF, Bigger JT (1972) Effect of lidocaine hydrochloride on membrane conductance in mammalian cardiac Purkinje fibers. J Clin Invest 51:2252
4. Cardinal R, Janse MJ, Eeden I v, Werner G, Naumann d'Alnoncourt C, Durrer D (to be published) The effects of lidocaine on intracellular and extracellular potentials, activation and ventricular arrhythmias during acute myocardial ischemia in the isolated porcine heart. Circ Res
5. Cranefield PF (1975) The conduction of the cardiac impulse. Futura, New York
6. Downar E, Janse MJ, Durrer D (1977) The effect of coronary artery occlusion on subepicardial transmembrane potentials in the intact porcine heart. Circulation 56:271
7. Harris AS, Moe GK (1942) Idioventricular rhythms and fibrillation induced at the anode or cathode by direct current of long duration. Am J Physiol 136:318
8. Hauswirth O, Noble D, Tsien RW (1969) The mechanism of oscillatory acitivity at low membrane potentials in cardiac Purkinje fibers. J Physiol 200:255
9. Imanishi S, Surawicz B (1976) Automatic activity in depolarized guinea pig ventricular myocardium. Characteristics and mechanisms. Circ Res 39:751
10. Janse MJ, Capelle FJL van, Morsink H, Kléber AG, Wilms-Schopman F, Cardinal R, Naumann d'Alnoncourt C, Durrer D (1980) Flow of injury current and patterns of excitation during early ventricular arrhythmias in acute regional myocardial ischemia in isolated porcine and canine hearts. Evidence for two different arrhythmogenic mechanisms. Circ Res 47:151
11. Katzung BG, Hondeghem LM, Grant AO (1975) Cardiac ventricular automaticity induced by current of injury. Pfluegers Arch 360:193
12. Katzung BG, Morgenstern JA (1977) Effects of extracellular potassium on ventricular automaticity and evidence for a pacemaker current in mammalian ventricular myocardium. Circ Res 40:105
13. Kléber AG, Janse MJ, Capelle FJL van, Durrer D (1978) Mechanism and time course of S-T and T-Q segment changes during acute regional myocardial ischemia in the pig's heart determined by extracellular and intracellular recordings. Circ Res 42:603
14. Naumann d'Alnoncourt C, Cardinal R, Janse MJ, Lüderitz B, Durrer D (1980) Effects of tocainide on ectopic impulse formation in isolated cardiac tissue. Klin Wochenschr 58:227
15. Noble D, Tsien RW (1968) The kinetics and rectifier properties of the slow potassium current in cardiac Purkinje fibers. J Physiol 195:185
16. Noble D (1975) The initiation of the heart beat. Clarendon, Oxford
17. Oosterom A van, Boer RW de, Dam RT van (1979) Intramural resistivity of cardiac tissue. Med Biol Engl Comput 17:337
18. Trautwein W, Kassebaum DG (1961) On the mechanism of spontaneous impulse generation in the pacemaker of the heart. J Gen Physiol 45:317
19. Vitek M, Trautwein W (1971) Slow inward current and action potentials in cardiac Purkinje fibers. Pfluegers Arch 323:204

Wirkungsspektren von Antiarrhythmika

H. A. Tritthart

Das Ziel der medikamentösen Behandlung von ventrikulären Rhythmusstörungen ist einfach und klar zu definieren: es soll die Dysrhythmie beseitigt und weiteren Störungen vorgebeugt werden. Es gibt viele und verschiedenartige Wege, die zu diesem therapeutischen Ziel führen können, und die differentialtherapeutische Suche nach dem richtigen und kurzen Weg ist von der Frage nicht zu trennen: Wodurch entsteht und in welcher Weise läuft die Rhythmusstörung ab?

Aus der Sicht der Biophysik ist die Antwort auf diese Frage einfach: ein Membranstrom fließt entweder zur falschen Zeit oder in falscher Größe.

Bei der medikamentösen Behandlung von Herzrhythmusstörungen muß man also die äußeren und inneren Rahmenbedingungen für Membranströme, die Arbeitsbedingungen für die elektrische Herzaktion des ganzen Ventrikels und der einzelnen Myokardzelle im Auge haben. Die Energie- bzw. Sauerstoffbilanz, vegetative, humorale und selbst mechanische Faktoren (wie z. B. Überdehnung oder Aneurysma) können entscheidend die Auslösung von Rhythmusstörungen beeinflussen. Deshalb gehören zu den medikamentösen Behandlungsverfahren von Herzrhythmusstörungen auch Maßnahmen zur Normalisierung des extrazellulären Milieus, vor allem der Kaliumkonzentration, der energetischen und mechanischen Arbeitsbedingungen und anderes.

Antiarrhythmika im engeren Sinne beeinflussen die elektrophysiologischen Eigenschaften des Herzmuskels entweder direkt oder über vegetative und humorale Faktoren. Nur das Wirkungsspektrum dieser Antiarrhythmika mit direkter Membranwirkung kann im folgenden erläutert werden, wobei festzuhalten ist, daß diese Stoffe durchwegs reich an Nebenwirkungen sein können [9]. Der Angriffspunkt dieser Antiarrhythmika liegt an der Myokardmembran, die Strukturen zur Steuerung des transmembranären Ionenstroms besitzt. Bei normaler wie bei pathologischer elektrischer Aktivität im Herzen ist die Ladungsverschiebung durch den Ionenstrom die Ursache der Potentialänderung, die wir als Aktionspotential der Zelle, oder als Zerrbild der räumlichen und zeitlichen Verteilung der Erregung im ganzen Herzen, als EKG messen können.

Diese funktionellen Eigenschaften der Myokardmembran, die Membranströme zu steuern, sind nicht in allen Teilen des Herzens oder des Ventrikels gleich entwickelt und es ist für das Verständnis von Rhythmusstörungen wichtig, sich an die embryonalen Stadien dieser Differenzierung der

Prof. Dr. H. Tritthart, Institut f. Med. Physik und Biophysik der Universität, Harrachgasse 21, A-8010 Graz

elektrischen Membranfunktion zu erinnern. Denn wie jede Zelle dürfte auch die Myokardzelle bei Störung oder Einschränkung ihrer Vitalität auf funktionell primitivere Stadien zurückfallen.

Die embryonale Ventrikelmyokardzelle bildet auf einem niedrigen Potential spontane Erregungen. Diese Erregungen haben eine sehr geringe Depolarisationsgeschwindigkeit und werden nur extrem langsam fortgeleitet. Diese embryonale Automatieneigung ist durch kalziumantagonistische Antiarrhythmika zu stoppen. Mit ansteigendem Membranpotential nimmt im Laufe der Entwicklung die Automatieneigung ab und wird schließlich nur noch durch einen elektrischen Reiz kurzfristig als sogenannte „triggered activity" auslösbar (vgl. Abb. 1). Mit ansteigendem Membranpotential nimmt auch die Geschwindigkeit der Depolarisation und der Ausbreitung der Erregung zu, bis schließlich das stabile Membranpotential des adulten Arbeitsmyokards erreicht wird. Wenn wir in vitro das adulte Arbeitsmyokard des Ventrikels durch Herzglykoside vergiften oder Bariumionen zusetzen, oder mit geringen Stromstärken depolarisieren, erhalten wir jedesmal die gleiche Sequenz, die Automatieneigung steigt an, die Ausbreitungsgeschwindigkeit der Erregung fällt. Auch wenn man ein Leck als einfachste denkbare Schädigung der Zellmembran setzt, so zeigt das Experiment, aber auch die Berechnung im Analogcomputer, daß daraus eine Abnahme des Membranpotentials mit einer bis zu einem Grenzwert zunehmenden Automatieneigung resultiert (vgl. Abb. 1). Übertragen wir diese Befunde auf das adulte Arbeitsmyokard in situ und nehmen an, daß viele verschiedenartige Einflüsse zu einem im Prinzip ähnlichen Rückfall in primitive Funktionen führen können, dann wird verständlich, daß 1) Übererregbarkeit und 2)

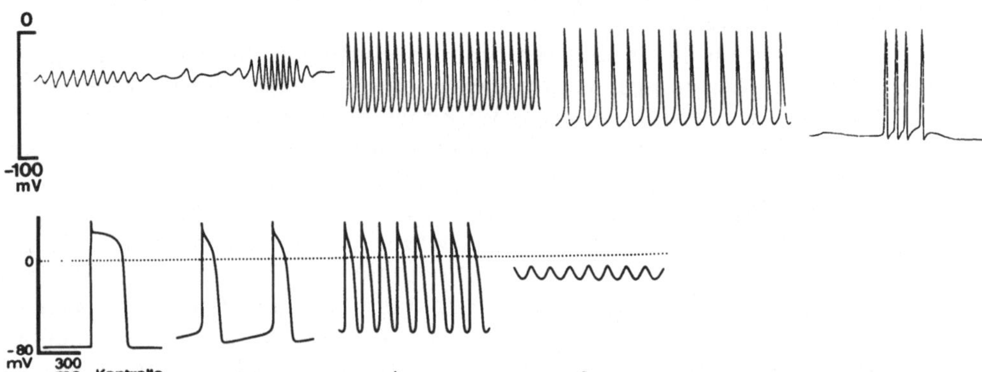

Abb. 1. Die funktionelle Differenzierung der elektrischen Aktivität von embryonalen Myokardzellen (Huhn). In Abhängigkeit vom Embryonalalter steigt das Membranpotential an kultivierten embryonalen Myokardzellen an; aus unterschwelligen Membranoszillationen werden Schrittmacheraktionspotentiale (Ventrikelmyokard 8.–10. Tag der Embryonalentwicklung). Unter Nachlassen der Spontanfrequenz wird Automatie dann nur noch kurzfristig (z. B. nach einem elektrischen Reiz) beobachtet (triggered activity) und das Membranpotential wird schließlich stabil (nicht mehr gezeigt). Im unteren Bildteil ist der Einfluß eines von *a* nach *c* zunehmenden Membranlecks auf die elektrische Aktivität des Ventrikelmyokards schematisch dargestellt (Nach Krause u. Tritthart 1975 [8])

durch die Leitungsverlangsamung eine zunehmende Gefahr von Reentry bzw. Kreisen der Erregung resultiert. Dieses einfache Schema erklärt auch, daß Übererregbarkeit und Gefahr von Reentry nicht konträre Alternativen, sondern nahe verwandte Phänomene sind. Die Experimente mit Membranleck und der Befund erhöhter Ionenfluxe bei Rhythmusstörungen [1] scheinen darauf hinzuweisen, daß Steigerung des Membranstroms eine der Ursachen des Rückfalls in primitive elektrische Aktivität ist. Offensichtlich kommt es bei Rhythmusstörungen im Kern darauf an, die Rahmenbedingungen für die elektrische Herzaktion zu optimieren und gesteigerte Kationenfluxe zu normalisieren durch Pharmaka, die die Membran dichten bzw. stabilisieren, und so den Rückfall in primitive Formen der elektrischen Aktivität zu beenden.

Welche spezielle Form der Membranstabilisierung durch ein Antiarrhythmikum in einer pathologisch veränderten Situation am Herzen nun tatsächlich bewirkt wird und, vor allem, welcher Teil davon therapeutisch wirksam wird, ist im Detail noch nicht zu beantworten. Die Membranströme, die bestimmende Größe normaler wie dysrhythmischer Aktivität, sind derzeit in vivo überhaupt nicht, in vitro – vor allem unter pathologischen Einflüssen – nicht hinreichend exakt zu vermessen. Aus der Änderung der Geschwindigkeit von Depolarisation und Repolarisation, also der Umladegeschwindigkeit der Membrankapazität kann man auf Veränderungen des Membranstroms schließen. In dieser Weise lassen sich in In-vitro-Experimenten anhand der Veränderungen des Aktionspotentials wenigstens die Wirkungen der Antiarrhythmika auf die normalen Ionenströme in qualitativer Weise charakterisieren und so Einteilungsschemata wie z. B. jenes von Vaughan Williams [11], von Hoffman u. Bigger [5] und von Dreifus et al. [2] erstellen.

Bekanntlich hängt die Durchlässigkeit der Membranen für Ionen davon ab, welche Energiebarriere die Membran für die Bewegung der hydratisierten Ionen darstellt. Diese Energiebarriere ist vermutlich nur an definierten Stellen der Membran, den sogenannten Ionenkanälen, so niedrig, daß ein Ionendurchtritt entsprechend dem Konzentrationsgefälle möglich ist. Ionenkanäle sind weitgehend selektiv, d. h. nur für eine Ionenart durchlässig. Die Ausstattung der Myokardmembran mit solchen Ionenkanälen ist weder ein einheitlicher noch ein notwendigerweise konstanter Faktor. Vereinfacht postuliert man für das Myokard zumindest 3 Ionenkanäle: einen für den raschen Natriumeinstrom, einen für den langsamen Kalziumeinstrom und einen für den Kaliumausstrom. Durch die Zahl der offenen Kanäle wird die Stromstärke moduliert, und – wieder in Vereinfachung – kann ein Kanal in 3 Zuständen vorliegen: offen, geschlossen und nicht-aktivierbar, sowie geschlossen und aktivierbar. Der rasche Natriumeinstrom im Ventrikelmyokard verursacht bekanntlich die Depolarisation, den Aufstrich des Aktionspotentials, der Kalziumeinstrom moduliert das Plateau und für die Beendigung der Erregung sorgt ein Kaliumausstrom. In Fasern mit niedrigen Membranpotentialen – seien es Schrittmacherzellen oder geschädigte Zellareale mit pathologischerweise erniedrigtem Potential – ist der rasche Natriumstrom nicht oder kaum aktivierbar und der Kalziumeinstrom kann die Schlüsselrolle für die Erregbarkeit und die dann allerdings sehr langsame Fortleitung der Erregung übernehmen. Auf die Bedeutung von Antiarrhythmika mit ausschließlichen oder überwiegenden Hemmeffekten auf Kalziumkanäle wird hier nicht eingegangen. Die Kenntnis der Hemmwirkung der Antiarrhythmika auf die einzelnen Stromkomponenten der Erregung wäre jene biophysikalische Basis, auf der ein Wirkungsspektrum von Antiarrhythmika zu definieren wäre, vorausgesetzt, daß auch die Vielzahl pathophysiologischer Einflüsse auf dieser Ebene bekannt wäre.

Das klassische Antiarrhythmikum Chinidin hat bekanntlich folgende Hemmwirkungen: dosisabhängig wird die maximale Depolarisationsgeschwindigkeit reduziert und diese Wirkung zeigt eine Reduktion des Natriumeinstroms, der Erregbarkeit der Myokardfaser und der Leitungsgeschwindigkeit der Erregung an. Auch die Repolarisation wird verzögert, also der Kaliumausstrom reduziert, und das Aktionspotential und die Refraktärdauer des Herzens verlängert. Eine gleichzeitig nachweisbare, negativ inotrope Wirkung legt die Vermutung nahe, daß mehr oder weniger gleichförmig die Ionenbewegung durch alle Kanäle blockiert wird. Für eine solche membranstabilisierende Wirkung erscheint es nicht erforderlich, einen speziellen Membranrezeptor für den Angriff des Chinidins zu suchen. Schon lange ist aber bekannt, daß die natriumantagonistische Erregungshemmung von Chinidin nicht nur von der Dosis, sondern auch von der Frequenz der Erregung bzw. der Vorgeschichte abhängt. Nach einer kurzen erregungsfreien Ruhepause geht die Hemmwirkung von Chinidin auf den Natriumeinstrom erheblich zurück und sie entwickelt sich bei Wiederbeginn der Reizung [3]. Nach einigen Erregungsabläufen ist wieder die volle Hemmwirkung vorhanden.

Eine Reihe von Stoffen, allen voran Lidocain, besitzt diese Wirkung in noch wesentlich ausgeprägterer Form als Chinidin, eine noch im Versuchsstadium befindliche, oral anwendbare Substanz besitzt diese Wirkung praktisch in Reinform (AR-LH31, vgl. S. 85).

Nach Gabe von 10 µg/ml reduziert dieses Antiarrhythmikum die Reizfolgefrequenz des isolierten Meerschweinchenpapillarmuskels von normalerweise 8–10/s auf 1/s. Eine reizfreie Pause von 1 min führt zu einer vollständigen Aufhebung der Hemmwirkung dieser Substanz auf den Natriumeinstrom, die maximale Aufstrichsgeschwindigkeit des Aktionspotentials erreicht den Kontrollwert. Mit Wiederbeginn der Reizung (1/s) fällt die Aufstrichsgeschwindigkeit von Schlag zu Schlag bis auf kritisch niedrige Werte ab (vgl. Abb. 2).

Offensichtlich ist bei einer Reizfrequenz von 1/s die Erholungsphase für ein vollständiges Wiedererwachen der Erregbarkeit viel zu kurz. Diese extreme Verzögerung des Wiedererwachens der Aktivierbarkeit der Natriumkanäle hat notwendigerweise Wirkung auf die Dauer der Refraktärphase. Wie dieser Versuch zeigt, ist die Wiederaktivierbarkeit des Natriumstroms nach eingetretener Erregung nicht wie normalerweise nach zu ⅔ beendeter Repolarisation hinreichend groß für die Bildung einer fortgeleiteten Erregung, sondern durch die Hemmwirkung auf die Natriumkanäle auch nach dem Ende des Aktionspotentials noch unvollständig. Es dauerte daher

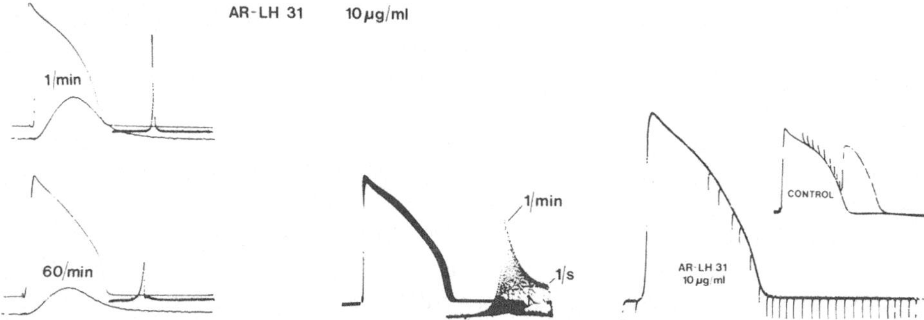

Abb. 2. Die extrem frequenzabhängige Reduktion der maximalen Aufstrichsgeschwindigkeit des Aktionspotentials durch ein Antiarrhythmikum (AR-LH31*, Meerschweinchenpapillarmuskel). Nach Gabe von 10 µg/ml fällt die Aufstrichsgeschwindigkeit auf kritisch niedrige Werte bei 60/min ab. Nach einer reizfreien Ruhepause von 1/min hat die Aufstrichsgeschwindigkeit des ersten Schlags die Kontrollgröße des unbehandelten Muskels; sie sinkt in den nachfolgenden Erregungen (1/s) wieder ab. Dieser extreme Zeitbedarf für das Wiedererwachen der Erregbarkeit bzw. des Na$^+$-Einstroms führt auch zu einer exzessiven Verlängerung der Refraktärphase (Reizgröße 2fache Chronaxie), die im rechten Bildteil gezeigt ist

mehr als 300 ms, bis nach dem Ende einer Erregung eine neue fortgeleitete Erregung durch einen doppelt überschwelligen Reiz (2fache Chronaxie) ausgelöst werden konnte. Die Erregungswelle zieht also hier eine außeror-

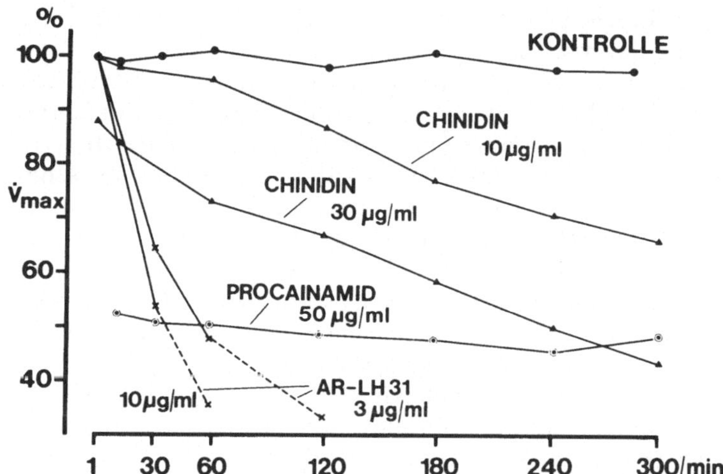

Abb. 3. Die Hemmwirkung von Antiarrhythmika auf die maximale Aufstrichsgeschwindigkeit ($\dot{V}_{max}$) des Aktionspotentials in Abhängigkeit von der Reizfrequenz; die durchbrochene Linie entspricht partiellem Block der Reizbeantwortung bzw. Erregungsleitung (Meerschweinchenpapillarmuskel, 37 °C)

---

* AR-LH 31 CL 2 = 8-(3-Diäthylaminopropyl)-6,6-dimethyl-2-phenyl-1H-imidazo[4,5-h]isochinolin-7,9(6H,8H)dion-dihydrochlorid (Hersteller: Dr. Karl Thomae GmbH Biberach an der Riss)

dentlich lange unerregbare Schleppe hinter sich her. Diese Befunde erschweren es wesentlich einen Dosis-Wirkungs-Vergleich verschiedener Substanzen, z. B. anhand der Reduktion der maximalen Aufstrichsgeschwindigkeit, durchzuführen. Die Abb. 3 zeigt, daß die natriumantagonistische Hemmung der Aufstrichsgeschwindigkeit je nach Substanz und Reizfrequenz anders ausfallen kann und im Falle des Antiarrhythmikums AR-LH31 außerordentlich rasch von 0 auf 100% Hemmwirkung bei Frequenzerhöhung ansteigt. Ein derartiges Antiarrhythmikum verursacht im Bereich niedriger Frequenzen noch keine wesentliche Hemmung des Natriumeinstroms bzw. der Erregbarkeit und kann doch durch seine Frequenzfiltercharakteristik hochfrequente oder frühzeitige Extrareize gezielt unterdrücken. Diese Ausfilterung pathologischer Frequenzen beruht auf einer verzögerten Erholung des Natriumeinstroms. Dieser Effekt kann sich einer kaliumantagonistischen Verlängerung des Aktionspotentials überlagern und macht so die Verlängerung der effektiven Refraktärphase durch ein Antiarrhythmikum mehrdeutig. Einige Antiarrhythmika, wie Procainamid, Ajmalin, Spartein und andere haben diese spezielle Form der Hemmung des Natriumeinstroms nicht und zeigen im wesentlichen eine dosisabhängige Reduktion der Aufstrichsgeschwindigkeit. Eine Ruhepause von 1 min z. B. nach Gabe von 20 µg/ml Procainamid hat keine Normalisierung der Aufstrichsgeschwindigkeit zur Folge. Aber bereits bei geringfügig erhöhten extrazellulären Kaliumkonzentrationen bzw. vermindertem Ruhepotential wird die Wirkung von Procainamid frequenzabhängig. Die Wirkung eines Antiarrhythmikums auf den Natriumeinstrom ist also nicht nur von der Art des Stoffes und der wirksamen Dosis, sondern auch von dem Membranpotential bzw. der Kaliumkonzentration abhängig. Diphenylhydantoin hat z. B. an normalen Purkinje-Fasern keinen Einfluß auf die Aufstrichsgeschwindigkeit, senkt sie aber, wenn die Kaliumkonzentration erhöht ist [7].

Der Kaliumausstrom während der Repolarisation wird durch die meisten Antiarrhythmika vermindert. Amiodarone scheint eine selektive Hemmwirkung auf den Kaliumausstrom zu entfalten, die meisten anderen Stoffe verhalten sich ähnlich wie Chinidin, verbinden also Hemmung der Aufstrichsgeschwindigkeit mit Verlängerung der Repolarisation. Auch kalziumantagonistische Antiarrhythmika ohne Hemmwirkung auf den Natriumstrom verzögern die Repolarisation vor allem in ihrer zweiten Hälfte. Diese potentialabhängige Verlängerung der Refraktärphase reduziert ebenfalls die Wahrscheinlichkeit, daß ein frühzeitig einfallender Reiz eine Extrasystole auslösen kann und reduziert die Flimmerneigung des Myokards. Bei allmählicher Steigerung der Reizfrequenz verkürzen sich aber die Dauer von Aktionspotential und Refraktärphase, so daß z. B. am Papillarmuskel des Meerschweinchens 500–600 Reize/min noch zu regulären Erregungen führen können. Es kommt also auch bei der kaliumantagonistischen Verlängerung der Refraktärphase darauf an, zu prüfen, wie sich dieser dosisabhängige Effekt bei allmählicher Erhöhung der Erregungsfrequenz verhält. Chinidin, und noch ausgeprägter Ajmalin, verlängern nicht nur das Aktionspotential, sondern verhindern auch eine wesentliche frequenzbedingte Verkürzung. In dieser Weise ist z. B. nach Gabe von 5 µg/ml Ajmalin die maximale Reizfolgefrequenz auch bei allmählicher Erhöhung der Reizfrequenz von 10 auf 5/s verkürzt, die Refraktärphase also 200 ms lang.

Unter der Wirkung von Procainamid kommt es sogar zu einer Umkehr des normalen Verhaltens, d. h. die Aktionspotentialdauer ist bei höheren Frequenzen nicht kürzer, sondern sogar länger als bei normalen Frequenzen. Diese Wirkung zeigt, daß sich auch die Hemmwirkung auf den Kaliumausstrom um so stärker äußern kann, je höher die Erregungsfrequenz ist, und daß eine einfache Dosis-Wirkung-Beziehung für die Hemmung des Kaliumstroms ebensowenig wie für jene des Natriumstroms zu erwarten ist. Nur am Rande sei erwähnt, daß auch der Kalziumantagonist D 600 in einer Dosierung, die den Kalziumstrom bei 2/s zu über 90% hemmt, bei einer Reizfrequenz von 1/min ohne jede Hemmwirkung ist [10].

Diese Wirkungen sind unter dem Begriff der Chinidinartigkeit, wenn man darunter eine Membranstabilisierung bzw. uniforme Minderung aller Ionenströme verstehen kann, nicht mehr zusammenzufassen. Derzeit spricht vieles dafür, daß Antiarrhythmika direkten Einfluß nehmen auf den Ionenkanal. Dabei muß es vom Grad der Lipophilie abhängen, inwieweit neben einem Zugang von außen auch eine Wirkung von innen bzw. eine Wirkung am geschlossenen Kanal zum Tragen kommt. Man nimmt der Einfachheit halber an, daß der Ionenkanal Rezeptorstellen für ein Ion, bzw. Ionen besitzt, die auch von einem Antiarrhythmikum besetzt werden können und diese Annahme steht in Analogie zur Interpretation von Befunden an Nervenfasern [4, 6]. Ein Ionenkanal mit einem Rezeptor, besetzt durch ein Antiarrhythmikum, ist für Ionen undurchlässig, also im offenen, aktivierbaren oder inaktiven Zustand verstopft (s. Abb. 4) und für die Stromsteuerung ausgefallen. Bezogen auf die Befunde am Natriumkanal der Myokardfaser hängt die Hemmwirkung eines Antiarrhythmikums davon ab, wieviel Kanäle es verstopfen und für den Natriumeinstrom ausfallen lassen kann. An der ruhenden Myokardmembran sind die meisten Kanäle ge-

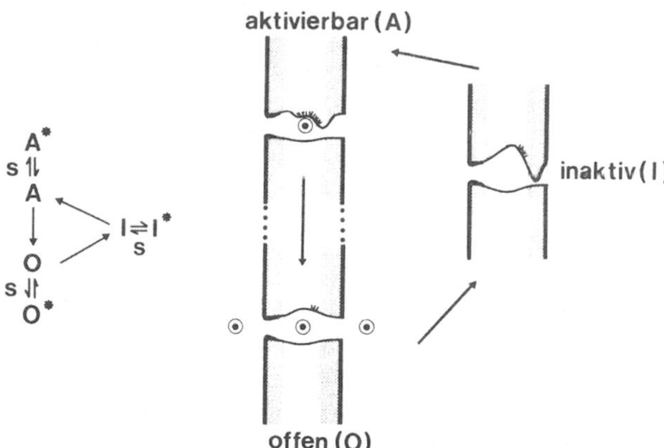

Abb. 4. Skizze der drei funktionellen Zustände eines ionendurchlässigen Membrankanals, wobei jeder Zustand, wenn es zur Interaktion zwischen Antiarrhythmikum (*s*) und Kanal gekommen ist (*) für die Stromleitung blockiert ist (weitere Einzelheiten im Text)

schlossen und aktivierbar, nur einige wenige sind aus thermodynamischen Gründen in statistischer, örtlicher und zeitlicher Verteilung im offenen Zustand. Würde ein Antiarrhythmikum an seinen Rezeptor nur im offenen Zustand des Kanals herankommen, so hätte es an der ruhenden Membran wenig Aussicht, viele Kanäle zu blockieren, da es ja kaum offene Kanäle vorfindet und wenn es einmal am Rezeptor wäre, dort nicht auf Dauer hängen bleiben kann, sondern diese Verbindung mit einer gewissen Geschwindigkeit bzw. Wahrscheinlichkeit lösen wird. Ein solches Antiarrhythmikum muß auf die kurzfristige Öffnung sehr vieler Kanäle während der Depolarisationsphase des Aktionspotentials warten oder auf die Öffnung einer größeren Zahl durch eine ständige Membrandepolarisation, wie sie z. B. bei Erhöhung der Kaliumionen oder in bereits vordepolarisierten Myokardarealen vorliegt. In dieser Weise wird verständlich, daß z. B. die Hemmwirkung auf den Natriumeinstrom, wenn sie von der Frequenz der Erregung abhängt, durch eine Ruhepause weitgehend oder ganz aufheben läßt; es überwiegt die Dissoziation zwischen Rezeptor und Antiarrhythmikum. Bei Wiederbeginn der Erregung wächst die Hemmwirkung Schlag für Schlag an, bzw. die Aufstrichsgeschwindigkeit fällt ab, bis sich ein neues Gleichgewicht zwischen Assoziation und Dissoziation von Antiarrhythmikum und Rezeptoren eingestellt hat, das wesentlich von der gewählten Frequenz bestimmt wird. Nimmt man für die drei möglichen Funktionszustände eines Kanals unabhängige Konstanten für Assoziation und Dissoziation mit dem Antiarrhythmikum an und eine von Stoff zu Stoff verschiedene Affinität zu den Natrium-, Kalzium- und Kaliumkanälen, so ergibt sich eine außergewöhnliche Vielzahl von Möglichkeiten, die noch durch sicher wirksame Faktoren, wie Membranpotential, Kaliumionen, pH und andere vergrößert wird.

Es ist offensichtlich, daß wir über das Wirkungsspektrum der gebräuchlichen Antiarrhythmika auf dieser Ebene noch sehr wenig aussagen können, aber durch die modernen biophysikalischen Methoden die Membranwirkung der Antiarrhythmika sicher weiter präzisieren werden. Dieses Wissen wird aber für den Patienten nur dann gezielt eingesetzt werden können, wenn wir mehr über die Elektropathologie des Herzens erfahren und durch verfeinerte diagnostische Verfahren die spezielle elektropathologische Ursache und Form einer Dysrhythmie besser eingrenzen können.

Literatur

1. Briggs AH, Holland WF (1966) Transmembrane fluxes in ventricular fibrillation. Am J Physiol 200:122
2. Dreifus LS, Azevedo I de, Katz MR (1975) New antiarrhythmic drugs. In: Donoso E (ed) Current cardiovascular topics, drugs in cardiology, part I. Thieme, Stuttgart, p 106
3. Heistracher P (1971) Mechanism of action of antifibrillatory drugs. Naunyn-Schmiedebergs Arch Pharmacol 269:199

4. Hille B (1977) Local anaesthetics: hydrophylic and hydrophobic pathways for drug receptor reactions. J Gen Physiol 69:497
5. Hoffman BF, Bigger JT jr (1971) Antiarrhythmic drugs. In: Di Palma IR (ed) Drill's pharmacology in medicine. McGraw-Hill, New York, p 824
6. Hondeghem LM, Katzung B (1977) Time- and voltage-dependent interactions of antiarrhythmic drug with cardiac sodium channels. Biochim Biophys Acta 472:373
7. Jensen R, Katzung B (1970) Electrophysiological actions of diphenylhydantoin on rabbit atria. Circ Res 26:17
8. Krause H, Tritthart H (1975) The role of myocardial membrane leakage channels in the production of fibrillation: studies with an analog computer model. In: Fleckenstein A, Dhalla NS (eds) Recent advances in studies on cardiac structure and metabolism. Vol 5, Basic functions of cations in myocardial activity. University Park Press, Baltimore, p 295
9. Singh BN (1977) Side effects of antiarrhythmic drugs. Pharmacol Ther 2:151
10. Tritthart H, Volkmann R, Weiss R, Eibach H (1976) The interrelationship of calcium-mediated action potentials and tension development in cat ventricular myocardium. J Mol Cell Cardiol 8:249
11. Vaughan Williams EM (1975) Classification of antidysrhythmic drugs. Pharmacol Ther 1:115

Kalziumantagonisten in der Arrhythmiebehandlung

H. Scholz

Die sog. Kalziumantagonisten (z. B. Verapamil, D600, Nifedipin, Prenyl-
amin, Fendilin, Perhexilin, Diltiazem; s. [18]) hemmen am Herzen den langsamen Einwärtsstrom, der unter physiologischen Bedingungen im wesentlichen von Ca-Ionen (Ca^{2+}) getragen wird. Ursache für diese Wirkung der
Kalziumantagonisten ist die Blockade des „langsamen Kanals", nicht aber
der Bewegung des Kalziumions an sich.

Das Wirkungsbild der erwähnten Substanzen mit experimentell gezeig-
ter kalziumantagonistischer Wirkung ist aus bisher weitgehend unbekann-
ten Gründen nicht einheitlich [25, 41]. So wurde eine eindeutige antiarrhythmische Wirkung bisher nur für Verapamil nachgewiesen. Die folgenden Überlegungen gelten deshalb ausschließlich für diese Substanz. Auf de-
taillierte Darstellungen zur elektrophysiologischen und antiarrhythmischen Wirkung von Verapamil sei hingewiesen [1, 28, 37, 42, 43, 44, 49, 54].

1 Schnelle und langsame Aktionspotentiale

Beim Vorhof- und Ventrikelmyokard sowie beim ventrikulären Reizleitungs-
gewebe beruht die Depolarisationsphase des Aktionspotentials bekanntlich
auf einem schnellen transmembranären Na^+-Strom durch einen „schnellen
Kanal" (schnelles oder Fast-response-Aktionspotential). Der zweite, sog.
„langsame Einwärtsstrom" (Er beginnt etwas später als der schnelle Na^+-
Strom und ist im Vergleich zu diesem langsamer und weniger ausgeprägt.
Unter physiologischen Bedingungen sind Ca-Ionen die wichtigsten Ladungsträger. Er ist von entscheidender Bedeutung für die Auflösung, Aufrechterhaltung und Höhe der Kontraktion.) bestimmt hier vor allem die
Ausbildung des Plateaus. Anders ist die Situation bei den sog. langsamen
oder Slow-response-Aktionspotentialen, deren Depolarisationsphase auf
dem langsamen Einwärtsstrom beruht. Slow-response-Aktionspotentiale
sind gekennzeichnet durch ein niedriges Ruhepotential (-60 bis -40
mV), eine geringe Amplitude ($35-50$ mV) und Aufstrichgeschwindigkeit
($1-10$ V/s) sowie eine entsprechend langsame Leitungsgeschwindigkeit
($0,01-0,1$ m/s;) [6, 11, 27, 43, 55]. Außerdem unterscheiden sich schnelle

Prof. Dr. H. Scholz, Medizinische Hochschule Hannover, Institut für Pharmakologie und Toxikologie, Abteilung III (Biochemische Pharmakologie), Karl-Wiechert-Allee 9, D-3000 Hannover 61

und langsame Aktionspotentiale in ihrer pharmakologischen Beeinflußbarkeit: Depolarisationsgeschwindigkeit und Amplitude der langsamen, nicht aber der schnellen Aktionspotentiale werden z. B. durch Substanzen, die den zellulären cAMP-Gehalt erhöhen, gesteigert und durch Kalziumantagonisten gehemmt (Tabelle 1) [40].

Slow-response-Aktionspotentiale treten nach Ausschaltung des schnellen Na^+-Systems und gleichzeitiger Stimulation, z. B. durch Betasympathomimetika, auf (Tabelle 1). Die Ausschaltung des schnellen Na^+-Stroms kann im Experiment durch Verwendung von Na^+-freien, Ca^{2+}-haltigen Lösungen, durch Tetrodotoxin oder durch Senkung des Ruhepotentials (durch K-Ionen oder elektrische Depolarisation) auf Werte von -60 bis -40 mV geschehen, bei denen das schnelle Na^+-System vollständig inaktiviert ist [50]. Im Zusammenhang mit der antiarrhythmischen Wirkung von Verapamil ist von Bedeutung, daß die Aktionspotentiale des Sinus- und AV-Knotens physiologischerweise „langsame Aktionspotentiale" sind. Pathologischerweise können langsame Aktionspotentiale in schlecht versorgten bzw. infarzierten Arealen mit gesteigerter extrazellulärer K^+-Konzentration vorkommen, in denen das Ruhepotential zu niedrig für die Aktivierung des schnellen Na^+-Einstroms geworden ist. Es ist weitgehend akzeptiert, daß derartige langsame Aktionspotentiale, insbesondere bei gleichzeitiger Anwesenheit von Katecholaminen, eine wesentliche Grundlage für tachykarde Herzrhythmusstörungen, z. B. beim Myokardinfarkt, sein können [2, 3, 6, 9, 11, 12, 13, 24, 27, 31, 36, 47, 52, 55]. Das gilt sowohl für Tachyarrhythmien infolge von Störungen der Erregungsbildung (z. B. infolge abnormer Automatie oder sog. getriggerter Aktivität) als auch in besonderem Maße für Tachyarrhythmien infolge von Störungen der Erregungsleitung (Reentry-Arrhythmien). Slow-response-Aktionspotentiale erfüllen hier vor allem die für die

Tabelle 1. Vorkommen und Beispiele für die pharmakologische Beeinflußbarkeit schneller und langsamer Aktionspotentiale (VH = Vorhof, VE = Ventrikel, RLS = Reizleitungssystem, ϕ = fehlende oder nur wenig ausgeprägte Wirkung)

	Schnelles Aktionspotential	Langsames Aktionspotential
Ladungsträger	Na^+	Ca^{2+}/Na^+
Vorkommen	VH-Myokard	Sinusknoten
	VE-Myokard	AV-Knoten
	VE-RLS	Depolarisation mit K^+ oder Strom
		Na^+-freie Lösung
		Na^+-haltige Lösung + Tetrodotoxin
Tetrodotoxin	Hemmung	ϕ
Lidocain	Hemmung	ϕ
Verapamil, Mn^{2+}	ϕ	Hemmung
Betasympathomimetika Phosphodiesterasehemmer Histamin cAMP	ϕ	Steigerung

Reentry-Genese von Tachyarrhythmien wesentliche Voraussetzung der langsamen Erregungsleitung.

Es sei jedoch erwähnt, daß die Voraussetzung der langsamen Erregungsleitung auch durch sog. „depressed fast responses" erfüllt wird. „Depressed fast responses" entstehen ebenfalls infolge Abnahme des Ruhepotentials, das hier jedoch noch im Bereich zwischen -90 und -60 mV liegt, so daß das schnelle Na^+-System nicht vollständig, sondern nur teilweise inaktiviert ist [16, 46].

2 Wirkung von Verapamil auf schnelle und langsame Aktionspotentiale

Die Wirkung von Verapamil besteht in einer Hemmung des langsamen Ca^{2+}-abhängigen Einwärtsstroms ohne wesentliche Beeinflussung des schnellen Na^+-Systems [10, 14, 20, 28, 37, 43, 48]. Dadurch führt Verapamil beim schnellen Aktionspotential im wesentlichen nur zur Abflachung des Plateaus, während die vom langsamen Einwärtsstrom abhängigen Slow-response-Aktionspotentiale durch Verapamil gehemmt bzw. unterdrückt werden. Dies ist wahrscheinlich eine der Ursachen für die antiarrhythmischen Wirkungen von Verapamil, die im folgenden diskutiert werden sollen. Wir beschränken uns dabei auf die Wirkungen von Verapamil bei supraventrikulären Tachyarrhythmien sowie auf ventrikuläre Tachyarrhythmien beim Myokardinfarkt.

2.1 Wirkung von Verapamil bei supraventrikulären Tachyarrhythmien

Es wurde oben erwähnt, daß das Aktionspotential des AV-Knotens physiologischerweise ein Slow-response-Aktionspotential ist, das durch Verapamil unterdrückt wird. Das erklärt wahrscheinlich, daß Verapamil die Erregungsleitung im AV-Knoten verzögert und bei paroxysmalen supraventrikulären Tachyarrhythmien sowie bei Vorhofflimmern und Vorhofflattern zur Senkung der Ventrikelfrequenz mit Erfolg eingesetzt werden kann [6, 7, 8, 22, 27, 38, 43]. Weniger eindeutig ist die Wirkung von Verapamil bei ventrikulären Tachyarrhythmien. Die mögliche Bedeutung von Verapamil bei der Kontrolle ventrikulärer Extrasystolen und Tachykardien, insbesondere beim Myokardinfarkt, soll deshalb im folgenden eingehender diskutiert werden.

2.2 Wirkung von Verapamil bei ventrikulären Tachyarrhythmien beim Myokardinfarkt

Es wurde bereits erwähnt, daß vom langsamen Einwärtsstrom abhängige Slow-response-Aktionspotentiale experimentell z. B. durch Erhöhung der extrazellulären K^+-Konzentration (dadurch Depolarisation und Inaktivierung des schnellen Na^+-Systems) bei gleichzeitiger Anwesenheit von Betasympathomimetika wie Adrenalin, Noradrenalin oder Isoprenalin (dadurch Steigerung des langsamen Einwärtsstroms) ausgelöst werden können. Ganz ähnliche Bedingungen (Steigerung der extrazellulären K^+-Konzentration, Freisetzung von Katecholaminen) finden sich in infarzierten Myokardarealen. Das hat zu der Vermutung geführt, daß Tachyarrhythmien beim Myokardinfarkt insbesondere auf einem Verlust des Ruhepotentials mit nachfolgendem Ersatz („Funktionswandel") [4] eines normalen Fast-response-Aktionspotentials durch ein langsam geleitetes Slow-response-Aktionspotential beruhen. Da Verapamil in vitro Slow-response-Aktionspotentiale hemmt, sollte es auch in vivo beim Myokardinfarkt antiarrhythmisch wirksam sein, wenn Slow-response-Aktionspotentiale hier eine wesentliche Bedeutung haben. Im folgenden werden einige experimentell und klinisch erhobene Befunde zur antiarrhythmischen Wirkung von Verapamil beim Myokardinfarkt sowie die ihr möglicherweise zugrunde liegenden Mechanismen zusammengefaßt und diskutiert.

Schon vor mehr als 10 Jahren wurde gezeigt, daß Verapamil ventrikuläre Tachyarrhythmien unterdrücken kann, die experimentell durch Chloroform, Herzglykoside, Akonitin oder Katecholamine [30, 35, 39] oder durch Koronarligatur [26, 39] ausgelöst wurden. Insbesondere Kaumann u. Aramendía [26] untersuchten die Wirkung von Verapamil auf das bei akuter Ischämie auftretende Kammerflimmern. Sie fanden im einzelnen, daß die Ligatur des Ramus descendens anterior der linken Koronararterie bei 10 von 11 Hunden zu Kammerflimmern und innerhalb von 0,8–19 min zum Tode führte. Durch prophylaktische intravenöse Gabe des Betablockers MJ 1999 (Sotalol; 10 mg/kg KG) oder von 0,79 mg/kg KG Iproveratril (Verapamil) jeweils 10 min *vor* der Ligatur konnte das Kammerflimmern bei 10 von 10 bzw. 9 von 10 Tieren, also nahezu vollständig, verhindert werden. Im weiteren Verlauf des Experiments ergaben sich zwischen beiden Gruppen jedoch wesentliche Unterschiede. Die mit MJ 1999 behandelten Hunde starben bis auf einen innerhalb der folgenden 24 h, während die mit Verapamil behandelten Tiere für mehr als 10 Monate bei guter Gesundheit überlebten. Zur damaligen Zeit waren Existenz und Bedeutung von Slow-response-Aktionspotentialen noch weitgehend unbekannt. Die Autoren vermuteten, daß die durch Verapamil bewirkte Koronardilatation möglicherweise zur „hemodynamic recovery after coronary ligation" beiträgt. Nicht diskutiert wurde die Möglichkeit, daß die Ischämie nach *Vor*behandlung mit Verapamil weniger ausgeprägt war, wie es in späteren Untersuchungen wahrscheinlich gemacht wurde [34, 45, 51, 53]. In bezug auf Slow-response-Aktionspotentiale ist es also vorstellbar, daß diese nicht durch Verapamil unterdrückt worden sind, sondern gar nicht erst entstanden. Immerhin unterschieden sich MJ 1999 und Verapamil bei *ein*maliger Gabe nicht in ihren kurzfristigen, sondern nur in ihren *lang*fristigen antiarrhythmischen Wirkungen.

Zu ähnlichen Ergebnissen wie Kaumann u. Aramendía [26] kamen Elharrar et al. [15] und Fondacaro et al. [19]. In beiden Untersuchungen wurden 0,2 mg/kg KG Verapamil i.v. beim Hund ebenfalls einige Minuten (6 min bzw. 5–10 min) *vor* einer temporären Koronarligatur gegeben. Verapamil verhinderte in beiden Fällen das Auftreten ventrikulärer Tachyarrhythmien. Zusätzlich hatte Verapamil folgende Wirkungen: 1. Es reduzierte in beiden Untersuchungen die ischämiebedingte Verzögerung der Erregungsleitung im Ischämiegebiet (es führte also zu einer Beschleunigung der Erregungsleitung im Ischämiegebiet; Abb. 1 a). 2. Es verhinderte die ischämiebedingte Fraktionierung und Verbreiterung des epikardialen Elektrogramms [15] (Abb. 1 b), die als Zeichen einer verlangsamten Erregungslei-

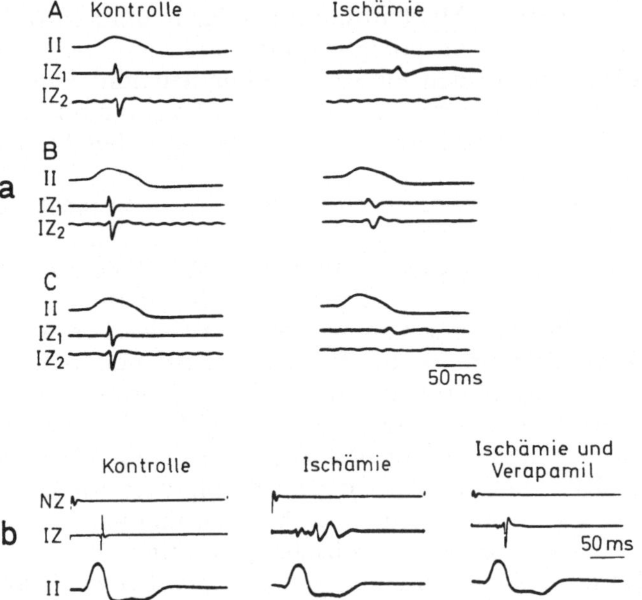

Abb. 1 a, b. Wirkung einer Vorbehandlung mit Verapamil (0,2 mg/kg KG i.v.; Injektion 6 min vor Koronarligatur) bei akuter Myokardischämie bei Hunden in situ. Der Ramus descendens anterior der linken Koronararterie wurde dreimal hintereinander im Abstand von 30 min für jeweils 6 min ohne oder nach Injektion von Verapamil verschlossen. Die Herzvorhöfe wurden elektrisch gereizt (Zyklusdauer 500 ms). (*IZ₁* und *IZ₂* = zwei epikardiale Elektrogramme des Ischämiegebietes. *NZ* = Elektrogramm des nichtinfarzierten Gebietes. *II* = EKG Ableitung II). *a* Wirkung von Verapamil auf die ischämiebedingte Verzögerung der Erregungsleitung. *Links* Kontrollregistrierungen ohne Koronarligatur, *rechts* jeweils 5 min nach Koronarligatur (*A* = ohne Verapamil, *B* = 11 min und *C* = 47 min nach Gabe von Verapamil). Der Vergleich der in Abwesenheit von Verapamil erhaltenen Registrierungen *A links* und *rechts* zeigt, daß die Ischämie zu einer Verzögerung der Erregungsleitung führt (vergrößerter Abstand zwischen dem Beginn des QRS-Komplexes in *II* und dem Signal in *IZ₁*; bei *IZ₂* wird überhaupt kein Signal gemessen). Bildausschnitt *B rechts* zeigt, daß Verapamil die ischämiebedingte Leitungsverzögerung fast vollständig verhindert. Bei Koronarligatur 47 min nach Gabe von Verapamil (Abschnitt *C, rechts*) hat die Substanz keine Wirkung mehr. *b* Wirkung von Verapamil auf die Fraktionierung eines epikardialen, im Ischämiegebiet (*IZ*) registrierten Elektrogramms. *Links:* Vor Koronarverschluß. *Mitte* und *rechts:* 5 min nach Koronarverschluß ohne (*Mitte*) und 11 min nach Gabe von Verapamil (*rechts*). Durch Ischämie kommt es zur Fraktionierung des Elektrogramms als Zeichen der Leitungsverzögerung (*Mitte*), die durch Verapamil verhindert wird (*rechts*). (Nach Elharrar et al. [15])

tung gilt [12]. 3. Es erhöhte die während der Koronarokklusion gemessene Flimmerschwelle [19]. Fondacaro et al. [19] führten die antiarrhythmische Wirkung von Verapamil auf eine Unterdrückung von Slow-response-Aktionspotentialen zurück und erklärten die Verbesserung der Erregungsleitung damit, daß „verapamil may also affect other ion fluxes either directly or indirectly as a result of its action on calcium". Elharrar et al. [15] dagegen diskutierten, daß Verapamil, prophylaktisch gegeben, aufgrund hämodynamischer oder metabolischer Wirkungen eher das Ausmaß der Ischämie reduziert und damit die Entwicklung von Slow-response-Aktionspotentialen verhindert, als daß es bestehende Slow-response-Aktionspotentiale unterdrückt (vgl. oben). In Einklang mit dieser Interpretation stehe, daß Verapamil ventrikuläre Arrhythmien nicht unterdrückte und die ischämiebedingte Leitungsverzögerung noch verstärkte, wenn es beim Hund unmittelbar *nach* Koronarligatur appliziert wurde [29].

El-Sherif und Lazzara [16] untersuchten die *therapeutische* Wirkung von Verapamil auf Tachyarrhythmien *nach* experimentellem Myokardinfarkt beim Hund. Sie fanden, daß 0,5 mg/kg KG Verapamil 3–7 Tage nach Koronarligatur das Auftreten von spontanen und elektrisch induzierten ventrikulären Reentry-Tachyarrhythmien hemmt. Auch hier war die antiarrhythmische Wirkung der Substanz mit einer Beschleunigung der Erregungsleitung im infarzierten Areal verbunden. Diese Untersuchung zeigt, daß die antiarrhythmische Wirkung von Verapamil auch bei therapeutischer (d. h. *nach* der Koronarligatur) und nicht nur bei prophylaktischer Gabe (d. h. *vor* der Koronarligatur) zu beobachten ist.

Die oben erwähnten experimentellen Befunde von Kaumann und Aramendía [26] und Fondacaro et al. [19] veranlaßten kürzlich Fazzini et al. [17], die klinische Wirksamkeit von Verapamil bei ventrikulären Extrasystolen beim akuten menschlichen Myokardinfarkt zu untersuchen. Verapamil wurde in einer einmaligen Dosis von 0,2 mg/kg KG i.v. gegeben und führte innerhalb von 1,3–3 min bei 24 von 28 Patienten zum Verschwinden der Arrhythmie. Die Autoren betonen, daß die Herzfrequenz dabei nicht unter 56/min und der Blutdruck, bei einem Ausgangswert von mindestens 100 mm Hg, um nicht mehr als 20 mm Hg abfielen. Auf die mögliche Wirksamkeit von Verapamil bei instabilen, lidocainresistenten ventrikulären Rhythmusstörungen beim akuten menschlichen Myokardinfarkt ist auch schon früher, allerdings ohne weitere Dokumentation, hingewiesen worden [5, 21]. In den im vorangehenden Abschnitt erwähnten Untersuchungen von Schamroth et al. [38] und Heng et al. [22] war Verapamil bei ventrikulären Tachyarrhythmien nur bei 11 von 24 bzw. 1 von 5 Fällen wirksam. Ursache für diese *relativ* geringe klinische Wirksamkeit von Verapamil bei ventrikulären Tachyarrhythmien ist wahrscheinlich, daß die Wirkung der Substanz am AV-Knoten (Blockierung) stärker ist und bereits auftritt, ehe ventrikuläre Arrhythmien beeinflußt werden können [33].

Wie läßt sich die mögliche antiarrhythmische Wirkung von Verapamil beim Myokardinfarkt erklären? Es besteht, wie erwähnt, weitgehend Einigkeit darüber, daß beim Myokardinfarkt Rhythmusstörungen infolge Reentry von besonderer Bedeutung sind und daß Voraussetzung für derartige

Arrhythmien eine Verzögerung der Erregungsleitung ist, der die Umwandlung normaler Aktionspotentiale in Slow-response-Aktionspotentiale oder
in sog. „depressed fast responses" infolge Abnahme des Ruhepotentials zugrunde liegt. Weiterhin besteht Einigkeit, daß Reentry-Arrhythmien durch
zwei prinzipiell verschiedene Mechanismen zu unterbrechen sind: 1. durch
Umwandlung des unidirektionalen Blocks in einen bidirektionalen Block
infolge weiterer Leitungsverzögerung und 2. genau umgekehrt durch Lei-

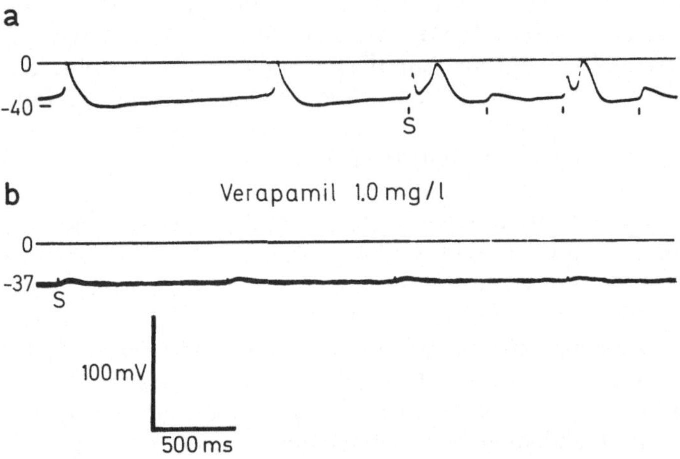

Abb. 2 a, b. Wirkung von Verapamil auf transmembranäre Aktionspotentiale (Slow-response-Aktionspotentiale) bei infarziertem menschlichem Myokardgewebe (Ventrikel) 9 Monate nach
dem Infarkt. Die Aktionspotentiale traten spontan oder nach elektrischer Reizung (S) auf. (a =
Kontrolle, b = 15 min nach Zugabe von Verapamil). (Nach Spear et al. [46])

tungsverbesserung und damit Beseitigung der Diskrepanz zwischen Länge
der Erregungsstrecke und Dauer der Erregungswelle.

Neuere elektrophysiologische Untersuchungen [46] haben gezeigt, daß
in infarziertem menschlichem Myokardgewebe, das 1–60 Monate nach dem
Infarkt in vitro mit der Mikroelektrodentechnik untersucht wurde, Slow-
response-Aktionspotentiale tatsächlich vorkommen können, die durch Verapamil zu unterdrücken sind (Abb. 2). Dies zeigt, daß die antiarrhythmische Wirkung von Verapamil zumindest theoretisch auf der Unterdrückung
von Ca^{2+}-abhängigen Slow-response-Aktionspotentialen beruhen kann.
Andererseits wurden in dieser Arbeit auch Slow-response-ähnliche Aktionspotentiale beschrieben, die durch Verapamil *nicht* zu beeinflussen waren.
In der oben erwähnten Untersuchung von El-Sherif u. Lazzara [16] wurde
gezeigt, daß in 3–7 Tage altem Infarktgewebe des Hundeherzens vor allem
„depressed fast responses" vorkommen, die durch Tetrodotoxin, nicht aber
durch D600, ein Methoxyderivat des Verapamils, zu unterdrücken waren
(Abb. 3). D600 führte sogar zu einer geringen Steigerung der Depolarisationsgeschwindigkeit dieser Aktionspotentiale und bewirkte eine Zunahme
der Erregungsleitungsgeschwindigkeit im infarzierten Areal. El-Sherif und
Lazzara haben geschlossen, daß die antiarrhythmische Wirksamkeit von

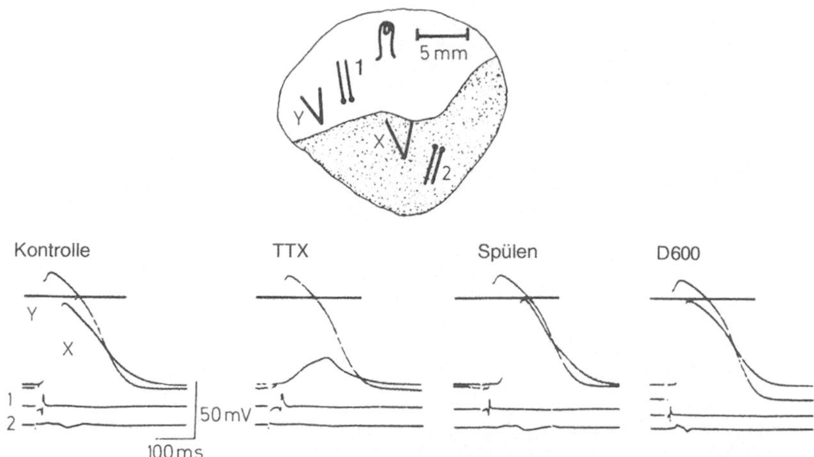

Abb. 3. Wirkung von Tetrodotoxin und D600 (einem Methoxyderivat des Verapamil) bei elektrisch gereiztem ischämischem Myokardgewebe (Ventrikel) des Hundes nach 3–7 Tagen andauernder Ligatur des Ramus descendens anterior der linken Koronararterie. In der Skizze bezeichnen *1* und *2* extrazelluläre, *y* und *x* intrazelluläre Registrierungen sowohl im infarzierten Gebiet (*gepunktet*) als auch im normalen Gebiet. Man sieht, daß Anstiegssteilheit und Amplitude des transmembranären Aktionspotentials im Ischämiegebiet (*x*) im Vergleich zum Aktionspotential des normalen Gebiets (*y*) geringer sind. Tetrodotoxin (*TTX*) hemmt das Aktionspotential *x* und unterdrückt das Oberflächenelektrogramm *2*. Im Gegensatz dazu führt D600 zu keiner Hemmung des transmembranären Aktionspotentials *x*, sondern bewirkt sogar eine geringe Beschleunigung der Depolarisationsgeschwindigkeit. Außerdem verkleinert D600 den Abstand zwischen den Elektrogrammen *1* und *2*, d. h. es führt zu einer Beschleunigung der Erregungsleitung im Ischämiegebiet. Offenbar ist das Aktionspotential *x* also kein durch den Kalziumantagonisten D600 hemmbares Slow-response-Aktionspotential, sondern eine durch TTX hemmbare „depressed fast response". (Nach El-Sherif und Lazzara [15])

Verapamil und D600 auf einer Verbesserung der Erregungsleitung im Infarktgebiet beruht, die ihrerseits zumindest teilweise mit einem „improvement of a depressed sodium channel" erklärt werden könne. Sie vermuteten weiterhin, daß Slow-response-Aktionspotentiale bei der Entstehung ischämiebedingter Tachyarrhythmien keine wesentliche Rolle spielen, sondern daß diese vielmehr auf einer Depression von Fast-response-Aktionspotentialen beruhen.

In Einklang mit der von El-Sherif und Lazzara gegebenen Erklärung der Verapamil-Wirkung stehen neuere elektrophysiologische Befunde von Chen und Gettes [10] an K$^+$-depolarisierten Meerschweinchenpapillarmuskeln (Ruhepotential -90 bis -55 mV bei 5,4–20,0 mmol/l K$^+$), bei denen das schnelle Na$^+$-System noch nicht vollständig inaktiviert war. Hier führte Verapamil, im Gegensatz zur nahezu fehlenden Wirkung auf das normale Aktionspotential, zu einer beträchtlichen Verkürzung der Aktionspotentialdauer und damit zu einer Abnahme der Refraktärzeit (Abb. 4). Diese Effekte, die auf der Steigerung der extrazellulären K$^+$-Konzentration und nicht auf der damit einhergehenden Depolarisation beruhten, würden erklären, daß vorzeitige Erregungen bei Steigerung der extrazellulären K$^+$-Konzentration, wie sie im Infarktgewebe vorkommt, schneller fortgeleitet

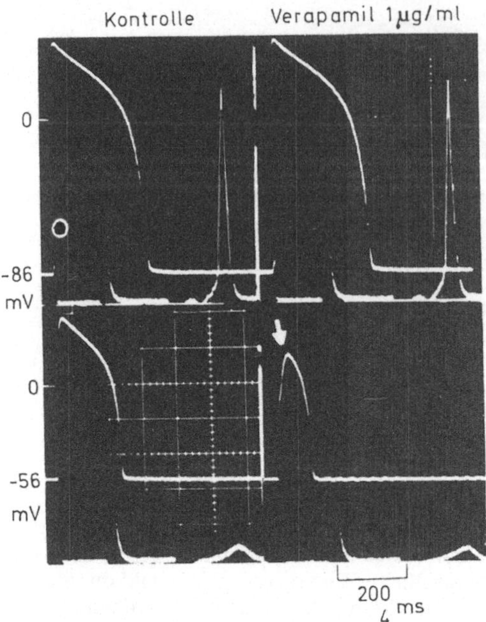

Abb. 4. Transmembranäre Aktionspotentiale und maximale Aufstrichgeschwindigkeit (dV/dt_{max}; rechts neben den jeweiligen Aktionspotentialen; die Verstärkung ist 50 V/s pro Rastereinheit) bei einem Meerschweinchenpapillarmuskel unter Normalbedingungen (*oben* 5,4 mmol/l K$^+$, Ruhepotential -86 mV) und bei erhöhter extrazellulärer K$^+$-Konzentration (*unten* 20 mmol/l K$^+$, Ruhepotential -56 mV) unter Kontrollbedingungen (*links*) und 30 min nach Zugabe von Verapamil (*rechts;* 1 µg/ml = 2,02 mmol/l). Verapamil hatte unter Normalbedingungen keine nennenswerte Wirkung auf das Aktionspotential. Nach Depolarisation mit 20 mmol/l K$^+$ führte Verapamil zu einer Abnahme von Aktionspotentialdauer und Overshoot (*Pfeil*), veränderte aber nicht die (Na$^+$-abhängige) maximale Anstiegssteilheit dieses Aktionspotentials, das einer „depressed fast response" entspricht. (Nach Chen und Gettes [10])

werden. Daß die sog. Kalziumantagonisten nicht nur „spezifisch" den langsamen Einwärtsstrom, sondern zusätzlich auch zeitabhängige und zeitunabhängige Auswärtsströme beeinflussen können, ist bereits früher gezeigt worden [14, 23, 32].

Zusammengefaßt läßt sich also sagen, daß Verapamil offenbar auch bei ischämiebedingten ventrikulären Tachyarrhythmien wirksam sein kann. Das scheint nicht nur für die prophylaktische Anwendung zu gelten. Experimentelle und klinische Befunde sprechen dafür, daß Verapamil auch schon bestehende ventrikuläre Tachyarrhythmien bei therapeutischer Gabe unterdrücken kann. Der Mechanismus dieser Wirkung ist weitgehend unklar. Sie beruht wahrscheinlich nicht nur auf einer Hemmung des langsamen Einwärtsstroms und damit auf einer Unterdrückung von Slow-response-Aktionspotentialen, sondern auch auf einem „improvement of depressed fast responses". Besonders bemerkenswert erscheint, daß die Erregungsleitung in infarzierten Myokardarealen durch Verapamil offenbar nicht verzögert, sondern beschleunigt wird. Ob dies ausschließlich auf der Wirkung von Verapamil auf die „depressed fast response" beruht, bleibt allerdings offen. Auch eine Unterdrückung von Slow-response-Aktionspotentialen und der darauf folgenden Demaskierung von gleichzeitig existierenden, unbeeinflußten Fast-response-Aktionspotentialen könnte nach Fazzini et al. [17] zu einer Beschleunigung der Erregungsleitung führen. Sicher scheint jedoch zu sein, daß eine antiarrhythmische Wirkung von Verapamil bei ischämiebedingten Tachyarrhythmien nicht ohne weiteres den bisher häufig gezogenen Schluß erlaubt, daß Ca^{2+}-abhängige Slow-response-Aktionspotentiale bei der Genese dieser Arrhythmien eine wesentliche oder gar ausschließliche Rolle spielen.

3 Zusammenfassung

Eine eindeutige antiarrhythmische Wirkung der sog. Kalziumantagonisten wurde bisher nur für Verapamil nachgewiesen. Verapamil hemmt am Herzen den langsamen Einwärtsstrom, der im wesentlichen durch Ca^{2+} getragen wird. Am Arbeitsmyokard ist der langsame Einwärtsstrom von Bedeutung für die Plateauphase des Aktionspotentials, bei sog. Slow-response-Aktionspotentialen dagegen beruht die Depolarisationsphase auf dem Ca^{2+}-abhängigen langsamen Einwärtsstrom. Die Hemmung von physiologischerweise im AV-Knoten vorkommenden Slow-response-Aktionspotentialen durch Verapamil erklärt wahrscheinlich die gute Wirksamkeit der Substanz bei supraventrikulären Tachyarrhythmien. Weniger eindeutig ist die experimentell und in Einzelfällen auch klinisch beobachtete antiarrhythmische Wirkung von Verapamil bei ventrikulären Tachyarrhythmien, besonders beim Myokardinfarkt, zu erklären. Diese Wirkung beruht möglicherweise auf der Unterdrückung von Reentry-Arrhythmien infolge Hemmung von Slow-response-Aktionspotentialen in infarzierten Arealen. Andererseits scheint Verapamil die Erregungsleitung im Ischämiegebiet zu beschleunigen. Dies steht mit dem Befund in Einklang, daß Verapamil nicht nur Slow-response-Aktionspotentiale unterdrückt, sondern auch zu einer beträchtlichen Verkürzung der Dauer von „depressed fast responses" bei K^+-depolarisierten ventrikulären Myokardfasern führt, was eher mit einem Einfluß auf zeitabhängige und -unabhängige K^+-Auswärtsströme zu erklären ist.

Literatur

1. Anderson JL, Harrison DC, Meffin PJ, Winkle RA (1978) Antiarrhythmic drugs: Clinical pharmacology and therapeutic uses. Drugs 15:271
2. Antoni H (1971) Electrophysiological mechanisms underlying pharmacological models of cardiac fibrillation. Naunyn Schmiedebergs Arch Pharmacol 269:177
3. Antoni H (1978) Zur Pathogenese der Herzrhythmusstörungen bei Myokardinfarkt. ZFA (Stuttgart) 54:859
4. Antoni H, Tägtmeyer H (1965) Die Wirkung starker Ströme auf Erregungsablauf und Kontraktion des Herzmuskels. Beiträge zur Ersten Hilfe und Behandlung von Unfällen durch elektrischen Strom 4:1
5. Bachour G, Bender F, Hochrein H (1977) Antiarrhythmische Wirkungen und hämodynamische Reaktionen unter Verapamil bei akutem Herzinfarkt. Herz/Kreisl 9:89
6. Bailey JC, Elharrar V, Zipes DP (1978) Slow channel depolarization: mechanism and control of arrhythmias. Ann Rev Med 29:417
7. Bender F (1966) Zur Behandlung der Rhythmusstörungen des Herzens. Therapiewoche 16:529
8. Bender F, Kojima N, Reploh HD, Oelmann G (1966) Behandlung tachykarder Rhythmusstörungen des Herzens durch Beta-Rezeptorenblockade des Atrioventrikulargewebes. Med Welt 17:1120
9. Bigger JT, Dresdale RJ, Heissenbuttel RH, Weld FM, Wit AL (1977) Ventricular arrhythmias in ischemic heart disease: Mechanism, prevalence, significance, and management. Progr Cardiovasc Dis 19:255

10. Chen CM, Gettes LS (1979) Effects of verapamil on rapid Na channel-dependent action potentials of K^+-depolarized ventricular fibers. J Pharmacol Exp Ther 209:415
11. Cranefield PF (1975) The conduction of the cardiac impulse. The slow response and cardiac arrhythmias. Futura, Mount Kisco, New York
12. Cranefield PF, Wit AL (1979) Cardiac arrhythmias. Ann Rev Physiol 41:459
13. Cranefield PF, Wit AL, Hoffman BF (1973) Genesis of cardiac arrhythmias. Circulation 47:190
14. Ehara T, Kaufmann R (1978) The voltage- and time-dependent effects of (–)-verapamil on the slow inward current in isolated cat ventricular myocardium. J Pharmacol Exp Ther 207:49
15. Elharrar V, Gaum WE, Zipes DP (1977) Effect of drugs on conduction delay and incidence of ventricular arrhythmias induced by acute coronary occlusion in dogs. Am J Cardiol 39:544
16. El-Sherif N, Lazzara R (1979) Reentrant ventricular arrhythmias in the late myocardial infarction period. 7. Effect of verapamil and D-600 and the role of the "slow channel". Circulation 60:605
17. Fazzini PF, Marchi F, Pucci P, Ledda F, Mugelli A (1979) Effects of verapamil on ventricular premature beats of acute myocardial infarction. Am Heart J 98:816
18. Fleckenstein A (1977) Specific pharmacology of calcium in myocardium, cardiac pacemakers, and vascular smooth muscle. Ann Rev Pharmacol Toxicol 17:149
19. Fondacaro JD, Han J, Yoon MS (1978) Effects of verapamil on ventricular rhythm during acute coronary occlusion. Am Heart J 96:81
20. Grant AO, Katzung BG (1976) The effects of quinidine and verapamil on electrically induced automaticity in the ventricular myocardium of guinea pig. J Pharmacol Exp Ther 196:407
21. Hasin Y, Rogel S (1976) Ventricular rhythms in acute myocardial infarction. Cardiology 61:195
22. Heng MK, Singh BN, Roche AHG, Norris RM, Mercer CJ (1975) Effects of intravenous verapamil on cardiac arrhythmias and on the electrocardiogram. Am Heart J 90:487
23. Kass RS, Tsien RW (1975) Multiple effects of calcium antagonists on plateau currents in cardiac Purkinje fibers. J Gen Physiol 66:169
24. Katz AM (1977) Physiology of the heart. Raven, New York
25. Kaufmann R (1977) Differenzierung verschiedener Kalzium-Antagonisten. Münch Med Wochenschr 119 [Suppl 1]:6
26. Kaumann AJ, Aramendía P (1968) Prevention of ventricular fibrillation induced by coronary ligation. J Pharmacol Exp Ther 164:326
27. Kohlhardt M (1979) Die Bedeutung von Slow-Response-Aktionspotentialen für die Erregung des Herzens. In: Antoni H, Bender F, Gerlach E, Schlepper M (eds) Herzrhythmusstörungen. Neue theoretische und klinische Aspekte, Schattauer, Stuttgart New York, p 71
28. Kohlhardt M, Bauer B, Krause H, Fleckenstein A (1972) Differentiation of the transmembrane Na and Ca channels in mammalian cardiac fibers by the use of specific inhibitors. Pflügers Arch 335:309
29. Kupersmith J, Shiang H, Litwak RS, Herman MV (1976) Electrophysiologic effects of verapamil in canine myocardial ischemia. Am J Cardiol 37:149
30. Melville KI, Shister HE, Huq S (1964) Iproveratril: Experimental data on coronary dilatation and antiarrhythmic action. Can Med Assoc J 90:761
31. Naumann d'Alnoncourt C, Lüderitz B (1980) Elektrostimulation bei Tachyarrhythmien – Pathophysiologie und Therapie. Herz/Kreisl 12:145
32. Nawrath H, Ten Eick RE, McDonald TF, Trautwein W (1977) On the mechanism underlying the action of D-600 on slow inward current and tension in mammalian myocardium. Circ Res 40:408
33. Opie LH (1980) Calcium antagonists. Lancet I:806
34. Reimer KE, Lowe JE, Jennings RB (1977) Effect of the calcium antagonist verapamil on necrosis following temporary coronary artery occlusion in dogs. Circulation 55:581
35. Rodrigues-Pereira E, Viana AP (1968) The actions of verapamil on experimental arrhythmias. Arzneim Forsch 18:175

36. Rosen MR, Hoffman BF (1973) Mechanisms of action of antiarrhythmic drugs. Circ Res 32:1
37. Rosen MR, Wit AL, Hoffman BF (1975) Electrophysiology and pharmacology of cardiac arrhythmias. VI. Cardiac effects of verapamil. Am Heart J 89:665
38. Schamroth L, Krikler DM, Garrett C (1972) Immediate effects of intravenous verapamil in cardiac arrhythmias. Br Med J 1:660
39. Schmid JR, Hanna C (1967) A comparison of the antiarrhythmic actions of two new synthetic compounds, iproveratril and MJ 1999, with quinidine and pronethalol. J Pharmacol Exp Ther 156:331
40. Scholz H (1980) Effects of beta- and alpha-adrenoceptor activators and adrenergic transmitter releasing agents on the mechanical activity of the heart. In: Szekeres L (ed) Adrenergic activators and inhibitors. Springer, Berlin Heidelberg New York (Handbook of experimental Pharamcology, vol LIV/1), p 651
41. Schulz W, Kober G (1979) Stellenwert der Kalziumantagonisten in der Behandlung der koronaren Herzkrankheit. Intern Welt 7:237
42. Singh BN (1977) Antiarrhythmic effects of local anesthetics and calcium antagonists. Pharmac Ther [B] 2:125
43. Singh BN, Collett JT, Chew CYC (1980) New perspectives in the pharmacologic therapy of cardiac arrhythmias. Prog Cardiovasc Dis 22:243
44. Singh BN, Ellrodt G, Peter CT (1978) Verapamil: A review of its pharmacological properties and therapeutic use. Drugs 15:169
45. Smith HJ, Singh BN, Nisbet HD, Norris RM (1975) Effects of verapamil on infarct size following experimental coronary occlusion. Cardiovasc Res 9:569
46. Spear JF, Horowitz LN, Hodess AB, McVaugh H, Moore EN (1979) Cellular electrophysiology of human myocardial infarction. 1. Abnormalities of cellular activation. Circulation 59:247
47. Theisen K (1978) Medikamentöse Therapie tachykarder Herzrhythmusstörungen. Klin Wochenschr 56:153
48. Tritthart H, Volkmann R, Weiss R, Fleckenstein A (1973) Calcium-mediated action potentials in mammalian myocardium. Naunyn-Schmiedebergs Arch Pharmacol 280:239
49. Vohra JK (1977) Clinical use of verapamil. Drugs 13:219
50. Weidmann S (1955) The effect of the cardiac membrane potential on the rapid availability of the sodium-carrying system. J Physiol (Lond.) 127:213
51. Wende W, Bleifeld W, Meyer J, Stühlen HW (1975) Reduction of the size of acute, experimental myocardial infarction by verapamil. Basic Res Cardiol 70:198
52. Wit AL, Rosen MR, Hoffman BF (1974) Electrophysiology and pharmacology of cardiac arrhythmias. II. Relationship of normal and abnormal electrical activity of cardiac fibers to the genesis of arrhythmias. Am Heart J 88:515, 664, 798
53. Wolf R, Habel F, Witt E, Nötges A, Everling F, Hochrein H (1977) Wirkung von Verapamil auf die Hämodynamik und Größe des akuten Myokardinfarkts. Herz 2:110
54. Zipes DP, Troup PJ (1978) New antiarrhythmic agents. Amiodarone, aprindine, disopyramide, ethmozin, mexiletine, tocainide, verapamil. Am J Cardiol 41:1005
55. Zipes DP, Besch HR, Watanabe AM (1975) Role of the slow current in cardiac electrophysiology. Circulation 51:761

II. Medikamentöse Therapie

A. Antibradykarde Substanzen, Betarezeptorenblocker
Therapie bradykarder Rhythmusstörungen

B. Brisse

Die Anpassung der Herzfunktion unter physiologischen und pathologischen Bedingungen untersteht dem Einfluß der autonomen nervalen Regulation, deren Effektivität von peripheren kardialen Faktoren mitbestimmt wird. Bei den behandlungsbedürftigen bradykarden Herzrhythmusstörungen sind diese Zusammenhänge insbesondere in der Langzeittherapie zu berücksichtigen. Die Verbesserung der inotropen kardialen Funktion bei Anhebung der pathologisch verminderten Herzfrequenz ist in der Langzeittherapie ebenfalls ein dringendes Problem und durch die alleinige ventrikuläre elektrische Stimulation nicht zu erreichen. Medikamentöse Therapieformen kamen bislang nur in der Akutbehandlung in Betracht, da Präparate mit hinreichender Depotwirkung fehlten. Durch die Einführung neuer Derivate und galenischer Formen bekannter Substanzgruppen haben sich in der letzten Zeit in dieser Hinsicht wesentliche Verbesserungen erzielen lassen. Grundsätzlich kommen hierbei Wirkungen über die physiologischen neurohumoralen Mechanismen zur Anwendung.

1 Pathophysiologische und pathobiochemische Grundlagen

1.1 Neurohumorale Regulationsmechanismen der Herzfrequenz

Die Aktivität der kardialen Schrittmacherzellen wird durch sympathische und parasympathische Nervenendigungen reguliert [3, 11] (Abb. 1). Die Ausschüttung von Noradrenalin aus den sympathischen Speichergranula erfolgt in einen synaptischen Spalt, so daß die Transmitter an die Rezeptoren der Erfolgszelle gelangen und dort durch Stimulierung der Adenylzyklase zur vermehrten Bildung von zyklischem AMP aus ATP führen. Diese Freisetzung von zyklischem AMP beeinflußt den Ionenflux an der Zellmembran, so daß der Natrium-Kalium-Austausch und die Aufnahme von Kalzium verbessert werden. Auf diese Weise wird die elektrische Aktivität in der Schrittmacherzelle und die Vermittlung inotroper Wirkungen ausgelöst. Durch Zufuhr exogener Katecholamine wird über den Blutweg eine

Prof. Dr. B. Brisse, Medizinische Klinik der Universität, Westring 3, D-4400 Münster/Westf.

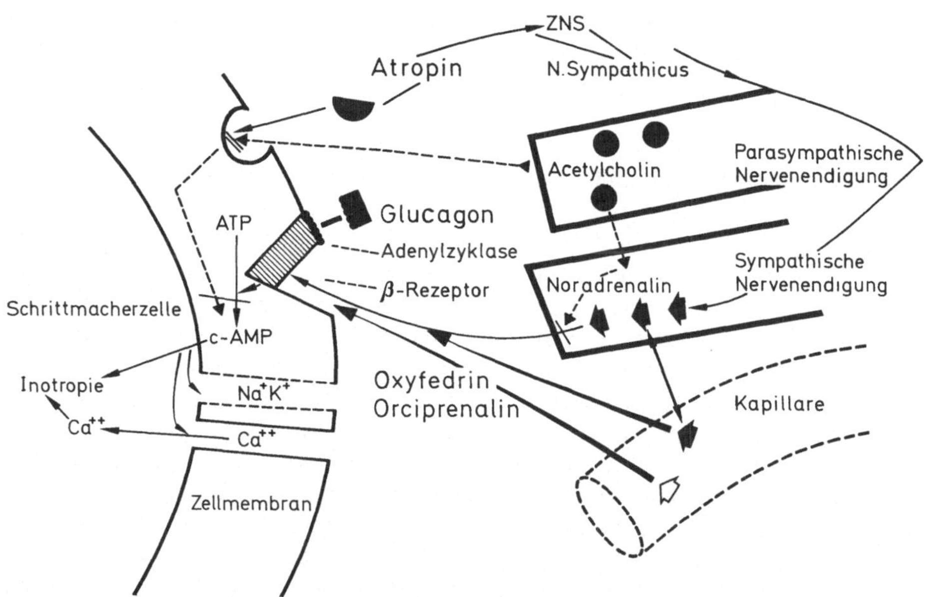

Abb. 1. Medikamentöse Stimulation kardialer Schrittmacherzellen

entsprechende Wirkung vermittelt. Oxyfedrin und Orciprenalin kommen als Präparate in der Klinik zur Anwendung. Eine Verminderung der Herzfrequenz über die parasympathischen Nervenendigungen erfolgt mittels Acetylcholin, das über eine weitere Gruppe von Rezeptoren an der Schrittmacherzelle wirksam wird und dort eine Hemmung der Adenylzyklase hervorruft. Auf diese Weise wird die Bildung von zyklischem AMP vermindert. Zusätzlich ist eine Zunahme des zyklischen GMP durch Acetylcholin bekannt [7, 12]. Diese Vermittlersubstanz reduziert ebenfalls die inotropen und chronotropen, sympathikotonen Eigenschaften der Zelle. Über Atropin werden die vagalen Rezeptoren inhibiert, so daß indirekt eine vermehrte Wirksamkeit der sympathischen Stimulation resultiert. Aufgrund experimenteller und klinischer Daten ist anzunehmen, daß zusätzlich eine zentralnervale Wirkung des Atropin zu einer Steigerung der sympathischen Aktivität führt. Eine Aktivitätssteigerung der Adenylzyklase in den sympathischen Rezeptoren ist darüber hinaus mit Glukagon möglich [1]. Diese Substanz kam wiederholt in den letzten Jahren zur klinischen Anwendung. Wegen ihrer zahlreichen Nebenwirkungen hat sie sich jedoch nicht als für eine breite Anwendung geeignet erwiesen. Die Möglichkeit medikamentöser Therapie erweist sich somit nicht nur als abhängig von der Applikation einer sympathikotonen bzw. vagolytischen Substanz mit geeigneter Wirkdauer, sondern auch vom Funktionszustand der Rezeptorzelle, d. h. der Schrittmacherzelle und ihren vagalen und sympathischen Rezeptoren, sowie im Falle der indirekten sympathischen Stimulation durch Atropin als abhängig von der ausreichenden Sekretion biogener Amine aus den sympathischen Nervenendigungen.

Die folgenden klinischen und experimentellen Befunde erläutern einige Zusammenhänge aus diesem Problemkreis, die für die medikamentöse Frequenzsteigerung bei bradykarden Rhythmusstörungen von Bedeutung sind.

1.2 Pharmakologische und ergometrische Funktionsprüfung

Es ist bekannt, daß bei Auftreten eines Sinusknotensyndroms eine unter Ruhebedingungen noch ausreichende Frequenz vorhanden sein kann, die adäquate Frequenzsteigerung unter Belastung jedoch ausbleibt bzw. von nachgeordneten Zentren übernommen wird [5, 9]. Ebenso läßt sich in pharmakologischen Funktionstests nach Vagolyse mit Ipratropiumbromid die Stimulationsfähigkeit der Schrittmacherzellen prüfen. Beim Syndrom des kranken Sinusknotens wird typischerweise eine Maximalfrequenz von weniger als 90/min erreicht; das verzögerte Ansprechen des Sinusknotens läßt sich am Auftreten von supraventrikulären oder evtl. ventrikulären Ersatzrhythmen ablesen. Erst nach einer Latenz von mehreren Minuten wird ein Sinusrhythmus mit einer normalen AV-Überleitungszeit erreicht.

Die Frequenzsteigerung unter Vagolyse ist aufgrund theoretischer Überlegungen nicht vergleichbar mit der Frequenzsteigerung nach ergometrischer Belastung. Dieser Zusammenhang läßt sich in vergleichenden Untersuchungen an gesunden Personen nachweisen: Die absolute und prozentuale Frequenzsteigerung unter der ergometrischen, altersentsprechenden Sollbelastung ist mit über 140% mehr als doppelt so hoch wie bei einer Vagolyse, die 50–60% Frequenzzunahme bewirkt. Hierin wird der Unterschied deutlich, daß durch die Vagolyse lediglich der antagonistische vagale Effekt am Herzen aufgehoben wird, so daß die derzeit vorhandene sympathische Stimulation des Herzens registriert wird. Darüber hinaus ist eine sympathische Eigenstimulation durch Ipratropiumbromid wahrscheinlich. Bei ergometrischer Belastung kommt es hingegen zusätzlich zu einer Steigerung der sympathischen Stimulation, die ubiquitär auftritt und zu einem Anstieg des Katecholaminspiegels im Blut und an den kardialen Synapsen führt. Auf diese Weise wird eine maximale Stimulation der sympathischen Rezeptoren an den Schrittmacherzellen erzielt. Ein Vergleich der vagolytischen Frequenzsteigerung bei Gesunden und bei Patienten mit krankem Sinusknoten zeigt, daß der prozentuale Anstieg der Herzfrequenz in beiden Kollektiven ähnlich ist. Ein deutlicher Unterschied besteht allerdings in der Dauer der Medikamentenwirkung, die bei Patienten mit krankem Sinusknoten deutlich verkürzt ist, im Durchschnitt von 56 auf 35 min für die Zeit bis zum Absinken der Frequenz auf die Hälfte der maximalen Frequenzsteigerung.

1.3 Biochemische Veränderungen bei Vagolyse

Sowohl bei Patienten wie bei gesunden Probanden wurde nach Vagolyse durch Ipratropiumbromid ein Anstieg der Dopaminbetahydroxylase im

Plasma beobachtet. Dieser Befund weist nach, daß zusätzlich zur vagolytischen Wirkung eine Stimulierung der sympathischen Nervenendigungen unter der Medikation stattfindet, die zu einer Exozytose von Transmittern und Dopaminbetahydroxylase führt [10]. Die prozentuale Steigerung der Exozytose ist unter der intravenösen Anwendung von Ipratropiumbromid bei Patienten mit einem kranken Sinusknoten geringer als bei Gesunden; hieraus resultiert wahrscheinlich die geringere Dauer der Medikamentenwirkung. Die ergometrische Belastung führt in Analogie zu den klinischen Frequenzmessungen zu einem stärkeren Anstieg der Dopaminbetahydroxylase als Ausdruck der stärkeren sympathischen Stimulation.

Messungen des kardialen Noradrenalinoverflow ergänzen diese klinischen Messungen: Unter der sympathischen Stimulation findet sich im Koronarvenensinus ein starker Anstieg des Noradrenalinspiegels, der durch eine gleichzeitige Vagusreizung reduziert werden kann. Eine vorherige Atropingabe antagonisiert die Vagusreizung und führt unter kombinierter Stimulation beider nervaler Anteile zu dem höchstmöglichen Noradrenalinoverflow des Herzens. Es ist daher wahrscheinlich, daß auch unter Ipratropiumbromid neben einer Vagolyse eine direkte sympathische Stimulation des Herzens mit verstärkter Noradrenalinstimulation stattfindet [8].

2 Experimentelle Befunde: Altersabhängigkeit kardialer Regulationsmechanismen bei pharmakologischer Frequenzsteigerung

Eine Überprüfung sämtlicher Parameter im gleichen Untersuchungsgang ist nur tierexperimentell möglich. Ebenso müssen Einflüsse der Gewebsspiegel und der Rezeptorfunktion klinisch stets indirekt erfaßt werden. Zur Klärung des Wirkungsmechanismus wurden daher die folgenden experimentellen Untersuchungen durchgeführt: An 7 jungen und 5 alten Hunden mit einem Gewicht von 5–8 kg ließ sich in Analogie zur Klinik eine Altersabhängigkeit der Ruhefrequenz nachweisen mit einer deutlichen Verminderung bei den alten Tieren (Abb. 2). Unter Atropin war zwar prozentual in beiden Gruppen eine ähnliche Frequenzsteigerung zu erzielen, nicht jedoch der gleiche maximale Frequenzwert. Dieser Befund entspricht den intravenösen Anwendungen von Ipratropiumbromid bei Patienten mit einem kranken Sinusknoten. Nach Alupent resultierte jedoch die gleiche Maximalfrequenz, so daß die sympathischen Rezeptoren der Schrittmacherzellen eine gleiche Effektivität aufweisen.

Zur Untersuchung des Wirkungsmechanismus und des Einflusses der Gewebsspiegel an Katecholaminen wurden Messungen in Gewebsproben durchgeführt (Abb. 3). Entsprechend der Dichte der sympathischen Speichergranula fand sich sowohl bei den jungen wie bei den alten Tieren ein Noradrenalingradient zwischen den Vorhöfen und den Ventrikeln, wobei

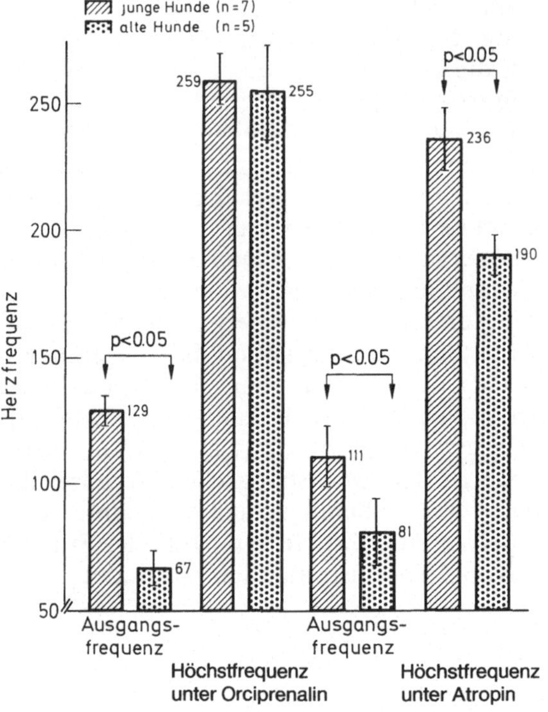

Abb. 2. Altersabhängigkeit der Herzfrequenz und medikamentösen Stimulation

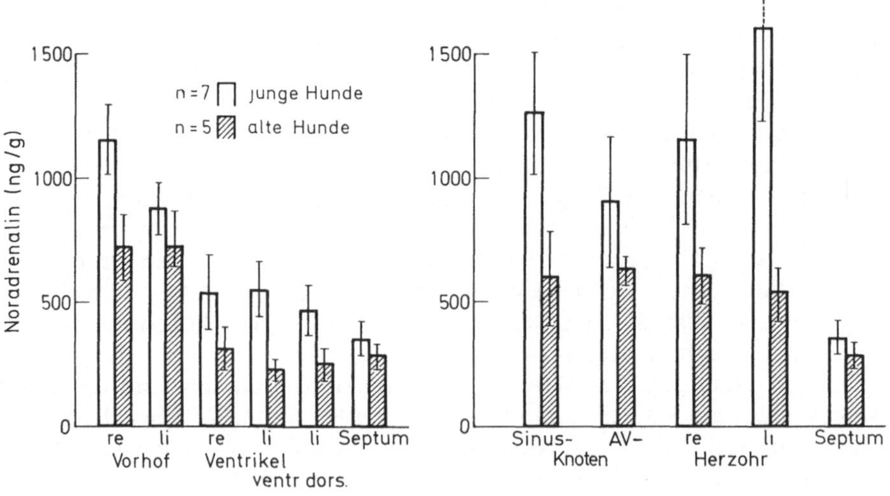

Abb. 3. Altersabhängigkeit der Noradrenalinkonzentration im Gewebe

die Konzentrationen rechts jeweils höher als links waren. Am deutlichsten wurden die alterstypischen Unterschiede im Gewebe, das die Strukturen des Reizbildungs- und Erregungsleitungssystems beinhaltet. Im Sinusknoten sowie in beiden Herzohren ließen sich hochsignifikant verminderte Konzentrationen bei den alten Tieren mit der verminderten Frequenz in Ruhe und unter Vagolyse nachweisen. Die Aktivität der Dopaminbetahydroxylase – als Parameter für die sympathischen Speichergranula – zeigte ein geringfügig anderes Verteilungsmuster als der Noradrenalinspiegel im Gewebe. Es bestanden jedoch auch hier in den Vorhöfen besonders hohe Konzentrationen und eine Verminderung in den Ventrikeln. In sämtlichen Fällen wurden bei den alten Tieren reduzierte Aktivitäten des Fermentes gemessen. Ein statistischer Vergleich dieser unterschiedlichen Aktivitäten der Dopaminbetahydroxylase in den einzelnen Herzabschnitten zeigte, daß signifikante Differenzen im Bereich des rechten und linken Herzohres gefunden wurden. In beiden Vorhöfen sowie in den Ventrikeln ließ sich auch statistisch eine geringere Aktivität der Dopaminbetahydroxylase bei den alten Tieren nachweisen. Somit besteht eine reduzierte Zahl der sympathischen Speichergranula und eine geringere Konzentration an biogenen Aminen; beide Parameter verhalten sich in einzelnen Herzabschnitten nicht parallel.

Die Funktion der Rezeptoren ist von diesen Konzentrationsänderungen unabhängig zu sehen. Dies beweist das gute Ansprechen der alten Tiere auf die intravenöse Zufuhr von Orciprenalin. Als Parameter für die Stimulierung sympathischer Rezeptoren in den einzelnen Herzabschnitten wurde die Konzentration an zyklischem AMP bestimmt. Die Verteilung in den Herzabschnitten erwies sich als deutlich unterschiedlich im Vergleich zu den Noradrenalinspiegeln. Besonders hohe Konzentrationen an zyklischem AMP wurden in den Ventrikeln gemessen. Eine Verminderung war bei den alten Tieren nicht nachzuweisen; hingegen war in den Bereichen des Sinusknotens, AV-Knotens und des linken Vorhofes sowie des rechten Ventrikels eine signifikant höhere Konzentration vorhanden. Es ist zu diskutieren, ob es sich hierbei eher um eine adaptative Steigerung der Rezeptorfunktion handelt.

Die Konzentration an zyklischem GMP wird auf eine Stimulierung des Parasympathikus zurückgeführt [7]. Experimentell ist erwiesen, daß eine Stimulierung des Nervus vagus zu einem Anstieg an zyklischem GMP im Gewebe und im Plasma führt. Die vergleichenden Untersuchungen an jungen und alten Hunden ergaben in den Vorhöfen und in den Ventrikeln ähnliche, statistisch nicht verschiedene Konzentrationen. Auch in den Abschnitten des Reizbildungs- und Erregungsleitungssystems sowie in den Arealen besonders hoher autonomer Innervation wie den beiden Herzohren wurden bei beiden Gruppen keine unterschiedlichen Konzentrationen an cGMP gemessen. Somit läßt sich anhand dieses Parameters auch kein Hinweis für eine veränderte vagale Stimulation finden.

Grundsätzlich wäre denkbar, daß die Verminderung der sympathischen Granula mit einer Rarefikation der Muskelfasern einhergeht. Um dies auszuschließen wurden Bestimmungen des CPK- und CKMB-Spiegels in den Herzabschnitten durchgeführt. Die höchste Konzentration an Kreatinphosphokinase fand sich in den Ventrikeln. Altersabhängige Unterschiede bestanden nicht. Ebenso war die Aktivität der CKMB bei den alten Tieren nicht vermindert. Eine Muskelatrophie im Bereich einzelner Herzabschnitte scheidet damit zur Interpretation der Befunde aus. Aufgrund dieser experimentellen Daten ist anzunehmen, daß eine medikamentöse Frequenzsteigerung durch Vagolyse in der Klinik besondere Gesichtspunkte zu beachten hat, die die Vorzüge, aber auch die Grenzen der medikamentösen Behandlung beinhalten.

3 Klinische Befunde bei therapeutischer medikamentöser Vagolyse

3.1 Klinische Wirkung einer intravenösen bzw. oralen Vagolyse bei Bradykardien

Eine kurzzeitige Vagolyse ist in der Akuttherapie bei dem Syndrom des kranken Sinusknotens in der praktischen Anwendung bewährt. Zur oralen Therapie ist diese Substanz jedoch nicht geeignet. Ipratropiumbromid erreicht hingegen eine Vagolyse mit mehrstündiger Dauer auch bei oraler Verabreichung des Medikamentes. Zur Beurteilung des Wirkprofils wurden zunächst vergleichende Untersuchungen mit Atropin i.v. durchgeführt.

Unter Ipratropiumbromid läßt sich mit Hilfe einer i.v. Injektion von 0,5–1 mg eine im Vergleich zu Atropin etwa doppelt so starke und deutlich längere Frequenzsteigerung erzielen [2]. Vergleiche bei verschiedenen Rhythmusstörungen ergaben, daß bei Sinusbradykardie im Durchschnitt eine Steigerung um 82% erreicht werden konnte, bei Vorhofflimmern um 109%. Patienten mit AV-Block II. und III. Grades zeigten eine Anhebung der Vorhoffrequenz um durchschnittlich 52%, der Kammerfrequenz um 59%. Eine Verbesserung der AV-Überleitung wurde nur ausnahmsweise und kurzdauernd erzielt [4].

Eine anschließende orale Behandlung bei Patienten mit Sinusbradykardie ließ sowohl nach wenigen Tagen wie nach einer Langzeittherapie von im Durchschnitt 300 Tagen eine ausreichende prozentuale Wirkung erkennen. Diese war jedoch deutlich geringer als bei intravenöser Gabe des Präparates [6, 13, 14].

Systematische Vergleiche der Frequenzsteigerung unter beiden Applikationsarten bei den gleichen Patienten zeigten, daß eine etwa 25–30%ige Anhebung der Herzfrequenz unter oraler Behandlung im Vergleich zur intravenösen Anwendung von Ipratropiumbromid zu erwarten ist. Die Wirkung erweist sich als abhängig von der Ausgangsfrequenz. Als orientierende Prüfung einer Beeinflussung der Inotropie unter der Langzeitbehandlung wurden vor und nach einer mehrmonatigen oralen Anwendung von

Ipratropiumbromid mit Hilfe der Flächenlängenmethode Größenände-
rungen des Herzens geprüft. Die nachgewiesenen Reduzierungen der Herzgröße bei 8 von 10 Fällen lassen sich möglicherweise in diesem Sinne inter-
pretieren.

3.2 Altersabhängigkeit der Wirkung

Unter dem Gesichtspunkt einer experimentell nachgewiesenen Altersabhängigkeit der kardialen sympathischen Stimulation war die Bedeutung
dieser Befunde für die medikamentöse Vagolyse im Rahmen einer antiarrhythmischen Therapie zu prüfen. Bei gleicher Ruhefrequenz wurde auch
unter der oralen Langzeittherapie eine deutliche Altersabhängigkeit der
prozentualen Frequenzsteigerung beobachtet mit einer deutlichen Minderung des Therapieeffektes bei Patienten im Alter über 60 Jahre (Abb. 4).
Diese unterschiedliche Frequenzzunahme bei verschiedenen Altersklassen
gilt mit statistisch signifikanten Unterschieden für Patienten mit Sinusbra-

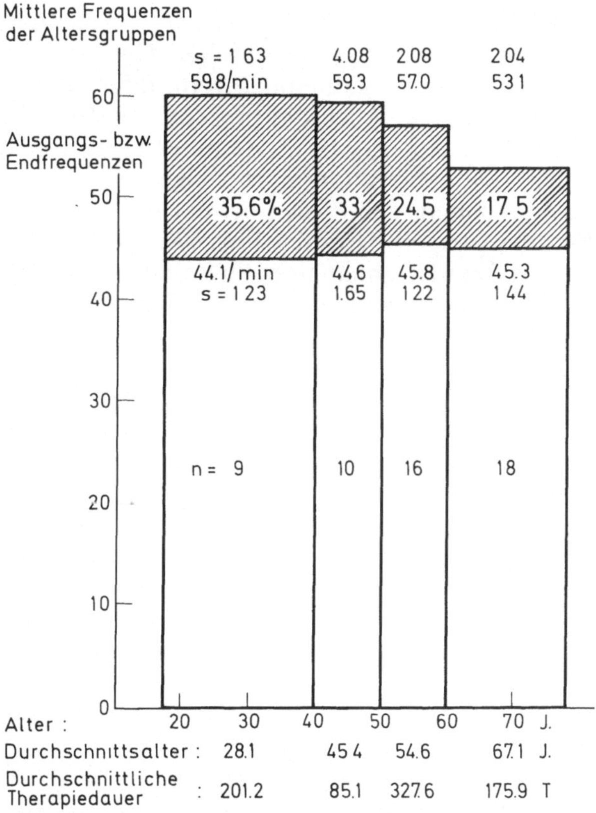

Abb. 4. Sinusbradykardie. Frequenzanstieg bei oraler Therapie nach Altersgruppen

dykardie. Die experimentell nachgewiesene Verminderung der Noradrenalinkonzentration im Sinusknotenareal im Alter findet hier ein klinisches Korrelat. Bei Vorhofflimmern war ebenfalls eine ähnliche Tendenz zu erkennen. Diese verminderte Ansprechbarkeit bei Sinusbradykardien im Alter ließ entsprechend häufig eine ausreichende Frequenzanhebung unter oraler Dauertherapie nicht zustande kommen. Infolgedessen war bei Patienten im Alter über 60 Jahre etwa zehnmal häufiger als in den übrigen Altersklassen eine Schrittmacherimplantation erforderlich.

3.3 Zirkadiane Rhythmik

Ein weiterer Gesichtspunkt, der in der Beurteilung des Therapieerfolges insbesondere unter Langzeitbehandlung zu berücksichtigen ist, besteht in Einflüssen der zirkadianen Rhythmik der autonomen kardialen Innervation. Vergleichende Untersuchungen, in denen die maximale Frequenzsteigerung durch intravenöse Applikation von Ipratropiumbromid, d. h. durch Vagolyse geprüft wurde, ließen in 13 von 18 Fällen nachmittags zwischen 14 und 16 Uhr eine deutlich höhere prozentuale Frequenzsteigerung erkennen als morgens zwischen 8 und 10 Uhr. Lediglich 3 Patienten zeigten morgens und nachmittags den gleichen Therapieeffekt, in 2 Fällen war die Wirkung nachmittags geringfügig vermindert im Vergleich zur Reaktion in den Morgenstunden. Auch die prozentuale Zunahme der Herzfrequenz, bezogen auf die Ruhewerte, zeigte unter Ipratropiumbromid ein ähnliches Verhalten. Die Aufreihung nach steigenden Frequenzänderungen läßt außerdem erkennen, daß es sich bei der überwiegend nachgewiesenen stärkeren Frequenzsteigerung durch Vagolyse in den Nachmittagsstunden nicht nur um ein frequenzabhängiges Phänomen handelt. Die Prüfung einer Korrelation von Frequenzsteigerung und Ruhefrequenz erbrachte in den Morgenstunden mit $r = 0,58$ eine deutliche Abhängigkeit beider Meßwerte. Diese bestand mit einem Koeffizienten von $r = 0,56$ auch für die in den Nachmittagsstunden gemessenen Werte. Die Anstiegsgeraden sind unter beiden Situationen für das Gesamtkollektiv nur geringfügig verschieden. Allerdings zeigt die Regressionsgerade für die Patienten mit nachmittags höherer Frequenzsteigerung eine etwas geringere Anstiegssteilheit. Die prozentuale Frequenzsteigerung bezogen auf die Ausgangsfrequenz ohne Therapie erweist sich jedoch bei niedrigeren Frequenzen als höher im Vergleich zu grenzwertigen Bradykardien. Bei einer Ausgangsfrequenz von 33–42/min und Sinusrhythmus wurde im Durchschnitt eine 36%ige Frequenzsteigerung erzielt, die bei einer Ausgangsfrequenz von 50–60/min sich auf 20% reduzierte.

Eine Beobachtung funktioneller Änderungen der Herzfrequenz ist aber nicht erst im Stadium der Dauertherapie, sondern bereits in der Diagnostik der bradykarden Rhythmusstörung und bei der Indikationsstellung zur Therapie von entscheidender Bedeutung. Wichtige Einblicke in funktionelle Veränderungen und ihre Auswirkungen unter den Bedingungen einer alltäglichen Belastung haben durch die Holter-Registriertechnik eine wesentliche Bereicherung erfahren.

Keineswegs kann aus einer im spontanen EKG nachgewiesenen Bradykardie während der üblichen Vormittagsstunden auf eine bedrohlich niedrige Frequenz bei längerer Ruhe oder in den Phasen des bekannten erhöhten Vagotonus geschlossen werden. Von 18 Patienten, die nicht außerordentlich gut trainiert waren und im Ruhe-EKG eine Sinusbradykardie um 40–50/min aufwiesen, waren nur in etwa der Hälfte der Fälle durchschnittliche Frequenzen um 40/min zu registrieren. Eine Asystolie von über 2 s wurde nur in 2 Fällen nachgewiesen, ein RR-Intervall von über 1,5 s bei 6 Patienten. Hieraus ergibt sich, daß das Kurzzeit-EKG in vielen Fällen nicht geeignet ist, die Indikation zur Therapie zu stellen. Die Holter-Registrierungen zeigten in dieser Patientengruppe überwiegend nicht nur eine niedrigere Durchschnittsstundenfrequenz für den gesamten 24-h-Bereich, sondern auch geringere Frequenzschwankungen, erkennbar an den Standardabweichungen der mittleren Stundenfrequenz bei bradykarden und normfrequenten Patienten. Die individuellen Frequenzverläufe bei Bradykardien demonstrieren die Gleichmäßigkeit der durchschnittlichen Stundenherzfrequenz, im Gegensatz zu Patienten mit normfrequentem Sinusrhythmus, bei denen vorwiegend während der frühen Morgenstunden und mittags deutliche Frequenzsprünge zu beobachten sind.

Die Indikation zur medikamentösen Therapie bradykarder Rhythmusstörungen hat aufgrund der dargestellten experimentellen und klinischen Untersuchungsergebnisse eine Prüfung funktioneller Parameter des einzelnen Patienten zur Voraussetzung. Nur bei ausreichender kardialer sympathischer Stimulation und intakter Funktion der Rezeptoren von Schrittmacherzellen kommt eine Langzeitvagolyse in Betracht. Ebenso ist der Erfolg einer sympathischen medikamentösen Stimulation von den Rezeptoren der nomotopen und heterotopen Reizbildung abhängig.

Literatur

1. Bender F (1973) Medikamentöse Therapie der bradykarden Rhythmusstörungen. Intensivmedizin 10:126
2. Bender F, Hartmann Ch, Brisse B, Wichmann B (1975) Therapie der Bradykardie mit einem Atropinester. Z Kardiol 64:329
3. Borchard F (1978) The adrenergic nerves of the normal and the hypertrophied heart. In: Bargmann W, Doerr W (eds) Normale und pathologische Anatomie, vol 33. Thieme, Stuttgart, p 1
4. Brisse B (1978) Wirkungsmechanismen, Indikationen und Ergebnisse der medikamentösen Therapie bradykarder Rhythmusstörungen. Z Kardiol 5 [Suppl]:30
5. Brisse B, Bender F, Dormann H, Gülker H (1978) Vergleichende Untersuchungen zum Verhalten des Herzrhythmus und kasuistische Beobachtungen nach der Anwendung des Atropinesters Ipratropiumbromid und Ergometrie. Therapiewoche 28:8554
6. Brisse B, Bender F, Gülker H, Bramann H, Neumann K, Tigges A (1979) Medikamentöse Therapie der Bradykardien. Internist Welt 3:67

7. Levy MN (1977) Parasympathetic control of the heart. In: Randall WC (ed) Neural regulation of the heart. Oxford University Press, New York, p 95
8. Levy MN, Blattberg B (1976) Effect of vagal stimulation on the overflow of norepinephrine into the coronary sinus during cardiac sympathetic nerve stimulation in the dog. Circ Res 76:81
9. Lüderitz B (1979) Elektrische Stimulation des Herzens. Springer, Berlin Heidelberg New York
10. Molinoff PB, Nelson DL, Orcutt JC, Harden TK (1975) The regulation of dopamine-β-hydroxylase activity. In: Almgren O, Carlsson A, Engel J (eds) Chemical tools in catecholamine research II, regulation of catecholamine turnover. Elsevier North-Holland, Amsterdam Oxford New York, p 81
11. Randall WC (1977) Neural regulation of the heart. Oxford University Press, New York
12. Stewart D, Kamiyama T, Mason D, Miller R, Wikman-Coffelt J (1978) Alterations in canine cardiac basal levels of c-AMP and c-GMP, and elevated tissue P_{CO_2} levels, induced by coronary ligation. J Mol Cell Cardiol 10:125
13. Tanczos P, Spielberg C, Buchwalsky R (1977) Elektrophysiologische Aspekte bei intravenöser bzw. oraler Gabe von Ipratropiumbromid bei bradykarden Rhythmusstörungen. Herz/Kreisl 9:860
14. Trieb G, Mertens HM, Bistreanu I, Mannebach H, Gleichmann U (1979) Langzeitbehandlung der Bradykardie mit einem Atropinester (SCH 1000). Z Kardiol 68:700

Ipratropiumbromid (SCH 1000) bei Bradykardie

U. GLEICHMANN, G. TRIEB, H. M. MERTENS und H. MANNEBACH

Die medikamentöse orale Langzeittherapie von bradykarden Herzrhythmusstörungen ist problematisch. Es stehen zwei Substanzgruppen zur Verfügung: Vagolytika (z. B. Atropin) und Sympathikomimetika (z. B. Orciprenalin). Atropin hat sich wegen relativ kurzer Wirkdauer, relativ geringgradiger Wirksamkeit und relativ starker Nebenwirkungen als ungeeignet für die orale Dauertherapie erwiesen. Der zur Atropingruppe zu rechnende Tropasäureester Ipratropiumbromid hat im Vergleich zu Atropin eine doppelt so starke Wirkung auf die Herzfrequenz und eine doppelt so lange Wirkung gezeigt [1]. Im folgenden soll über elektrophysiologische und klinische Ergebnisse mit dieser Substanz berichtet werden. Wesentliche Teile dieser Ergebnisse haben wir bereits früher dargestellt [4].

1 Methodik

1.1 Elektrophysiologische Untersuchungen

Die elektrophysiologischen Untersuchungen wurden an 15 Personen (12 Männern, 3 Frauen, Alter 38–70 Jahre, im Mittel 50 Jahre) durchgeführt. Bei allen 15 Patienten wurde die Sinusknotenerholungszeit nach einminütiger Stimulation bei einer Frequenz von 160/min, 130/min und 100/min vor und 5 min nach 0,5 mg des Tropasäureesters SCH 1000 i.v. (Boehringer, Ingelheim) bestimmt. Bei 11 Patienten lag ein Sinusknotensyndrom, bei einem Patienten ein Linksschenkelblock, bei 3 Patienten ein AV-Block II. Grades (Typ Wenckebach) vor. Bei 10 dieser Patienten wurde ein His-Bündel-Elektrogramm vor und 3 min nach 0,5 mg SCH 1000 i.v. vorgenommen. Es wurde dabei das PA-, das AH- und das HV-Intervall in der üblichen Weise registriert.

1.2 Orale Langzeittherapie

Die orale Langzeittherapie wurde bei 20 Patienten (15 Männern, 5 Frauen, Alter 35–65 Jahre, Mittel 55 Jahre) durchgeführt. Es handelte sich dabei

Prof. Dr. U. Gleichmann, Dr. G. Trieb, Dr. H. M. Mertens, Dr. H. Mannebach, Gollwitzer-Meier-Institut, Herforder Straße 43, D-4970 Bad Oeynhausen um 10 Patienten mit Sinusknotensyndrom, 6 mit isolierter Sinusbradykardie, 3 mit bradykardem Vorhofflimmern und 1 Patienten mit AV-Block II. Grades (Typ Wenckebach). Alle Patienten waren symptomatisch (Schwindel, zerebrale Symptome, unzureichende Belastbarkeit). Fünf Patienten fielen aus nichtmedizinischen Gründen aus der Studie aus. Die Langzeittherapie wurde über 78–674 Tage (Mittel 327 Tage), insgesamt über 4578 Patienten-Tage durchgeführt.

2 Ergebnisse

2.1 Elektrophysiologische Untersuchungen

Die Ergebnisse der elektrophysiologischen Untersuchungen sind in Tabelle 1 enthalten. Die Ruheherzfrequenz konnte im Mittel um 50% (von 60 auf 90/min) erhöht werden. Das PA-Intervall zeigte eine um 16% geringere Zunahme unter der Stimulation, das AH-Intervall in Ruhe eine Abnahme um 16%, unter Stimulation (100/min) eine Zunahme um 17% (ohne SCH 1000 Zunahme um 60%). Die Sinusknotenerholungszeit bei 160 bzw. 130/min nahm um im Mittel 36% ab, bei 100/min um im Mittel 60%. Bei zwei Patienten mit AV-Block II. Grades, Typ Mobitz I (Wenckebach) kam es unter SCH 1000 zu einer Verschiebung des Eintritts einer Wenckebach-Periodik hin zu höheren Stimulationsfrequenzen. Bei einem Patienten bestand die Wenckebach-Periodik bereits unter Ruhe, sie trat nach SCH 1000 erst bei Stimulation mit Frequenzen oberhalb von 140/min wieder auf.

2.2 Orale Langzeittherapie

Vor der Behandlung mit SCH 1000 lag die Herzfrequenz zwischen 36–75/min (mittel 49/min). Unter SCH 1000 stieg die Ruhefrequenz auf im Mittel 62/min (Bereich 46–92/min). Die Ergebnisse sind in Abb. 1 wiedergegeben. Unter Ergometerbelastung mit 100 W konnte nur bei drei Patienten eine Steigerung im Vergleich zu den Werten vor der Behandlung mit SCH 1000 erreicht werden, in drei Fällen sank die Belastungsfrequenz unter SCH 1000 sogar ab. Bei drei Patienten konnten ambulante Langzeit-EKG-Kontrollen über mehrere Stunden durchgeführt werden mit einem Anstieg der minimalen Herzfrequenz in Ruhe um 8–10 Schläge/min.

Die Mehrzahl der Patienten (n = 11) erhielten SCH 1000 in einer Dosis von 2 × 15 mg/Tag, fünf Patienten in einer Dosis von 3 × 10 mg/Tag, zwei Patienten in einer Dosis von 2 × 10 mg/Tag und zwei Patienten in einer Dosis von 4 × 10 mg/Tag. Unter dieser Therapie traten bei fünf Patienten nennenswerte Nebenwirkungen in Form von Akkommodations- und Miktions-

Tabelle 1. Ergebnisse der His-Bündel-EG vor und nach i.v. Gabe von SCH 1000. Mittelwerte von 15 Patienten

Stimulations-frequenz		Ruhe	100	120	130	140	160
PA-Intervall	vor	36	51	56	62	54	60
(ms)	nach	37	49	47	55	49	58
AH-Intervall	vor	104	167	–	–	–	–
(ms)	nach	87	102	–	–	–	–
HV-Intervall	vor	53	53	53	53	53	53
(ms)	nach	54	54	55	54	54	54
SKEZ	vor	–	1913	–	1246	–	1907
(ms)	nach	–	743	–	796	–	1203

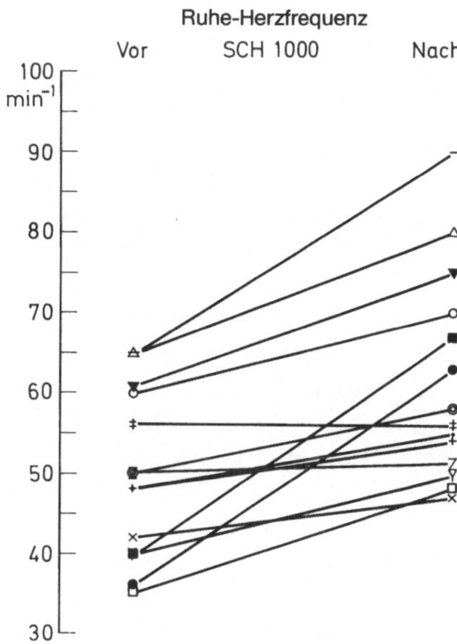

Abb. 1. Ruhe-Herzfrequenz vor und nach oraler Therapie mit SCH 1000

störungen bzw. Obstipation auf (Tabelle 2). Einmal kam es bei vorbestehendem, bis dahin unbekanntem Prostataadenom zur akuten Harnsperre. In zwei Fällen wurde die Therapie trotz dieser Nebenwirkungen, einmal mit reduzierter Dosis fortgeführt. Unter der Dosis von 2 × 10 mg/Tag traten keine nennenswerten Nebenwirkungen auf.

Von den 15 Patienten, bei denen eine orale Langzeittherapie über einen längeren Zeitraum durchgeführt werden konnte, zeigten acht eine deutliche Besserung ihres Beschwerdebildes, bei fünf wurde die Therapie wegen der genannten Nebenwirkungen abgebrochen, bei zwei Patienten wurde wegen mangelnder Effektivität der Therapie ein Schrittmacher implantiert.

Tabelle 2. Nebenwirkungen bei oraler Langzeittherapie mit SCH 1000

Dosis mg	Nebenwirkung	Vorgehen
2×15	Akkommodations-, Miktionsstörung, Obstipation	SCH 1000 abgesetzt
2×15	Miktionsstörung	SM-Therapie
3×10	Miktionsstörung, Obstipation	Keine Änderung
2×15	Miktionsstörung	Reduktion auf 2×10
3×10	Akute Harnsperre bei Prostataadenom	SCH 1000 abgesetzt

3 Diskussion

Vagolytika vom Typ des Atropins führen über ihre Wirkung auf den Sinus-knoten zu einer Beschleunigung der Sinusfrequenz, der Sinusknotenerholungszeit und der errechneten SA-Leitungszeit [2]. Im Vergleich zu Atropin hat sich SCH 1000 doppelt so stark wirksam hinsichtlich der Frequenz und hinsichtlich der Wirkdauer erwiesen [1]. Unsere Untersuchungen zeigen, daß SCH 1000 im Akutversuch zu einer Zunahme der Herzfrequenz um im Mittel 50% führt, ein Befund, der mit den Ergebnissen von Bender et al. [1] sowie Tanczos et al. [3] übereinstimmt*. Die Verkürzung der Sinusknotenerholungszeit entspricht den vom Atropin bekannten Befunden. Die von uns gemessenen Veränderungen des PA- und AH-Intervalls entsprechen ebenfalls den bekannten Atropineffekten auf das atriale und atrionodale Reizleitungssystem. Die beschleunigte AV-Leitung durch den AV-Knoten zeigt sich nicht nur unter Ruhebedingungen, sondern besonders unter hochfrequenter Vorhofstimulation in einem späteren Auftreten einer Wenckebach-Periodik erst bei höheren Stimulationsfrequenzen.

Bei oraler Langzeittherapie findet sich eine Steigerung der Ruhefrequenz um im Mittel 15%. Diese Befunde stehen in Übereinstimmung mit denen von Tanczos et al. [3], die eine Frequenzzunahme der gleichen Größenordnung bei 72% ihrer Patienten fanden. Unter Belastung kommt es nur vereinzelt zur weiteren Frequenzzunahme. Durch die gesteigerte Ruhefrequenz oder die Verhinderung eines zeitweiligen Frequenzabfalles wird das Beschwerdebild bei über 50% aller Patienten (je nach Selektion) gebessert. Bei Berücksichtigung der Kontraindikation Prostataadenom sind die Nebenwirkungen (Akkommodations-, Miktionsstörungen, Obstipation) relativ gering und führen nur in Einzelfällen zum Abbruch der Therapie. Bei anderen Fällen reicht eine Dosisreduktion aus. Mundtrockenheit wird nur vereinzelt von den Patienten in stärkerem Maße empfunden und zwingt nicht zum Absetzen der Therapie. Die mittlere Erhaltungsdosis liegt bei 2×10 bis 2×15 mg/Tag.

---

* Diese Autoren fanden Frequenzanstiege um 62 bzw. 67,8%

Die Hauptindikation für einen Behandlungsversuch mit SCH 1000 sehen wir bei Patienten mit mittelschwerem Sinusknotensyndrom, bradykardem Vorhofflimmern oder aber ausgewählten Fällen mit AV-Block II. Grades (Typ Wenckebach) vor Durchführung einer Schrittmachertherapie oder nur bei passagerem Frequenzabfall. Bei einem Teil der Patienten läßt sich damit eine Schrittmachertherapie für einen langen Zeitraum aufschieben.

Im Vergleich zu Orciprenalin sind die kardialen Nebenwirkungen (Auftreten einer ventrikulären Extrasystolie, einer ventrikulären Tachykardie oder einer Koronarinsuffizienz) geringer. Die extrakardialen Nebenwirkungen sind bei Beachtung der Kontraindikation Prostataadenom ebenfalls geringer und für den Patienten leichter ertragbar.

4 Zusammenfassung

Die elektrophysiologischen Wirkungen des Tropasäureesters Ipratropiumbromid (SCH 1000, 0,5 mg i.v.) wurden bei 15 Patienten mittels His-Bündel-Elektrographie und hochfrequenter Vorhofstimulation geprüft. Dabei wurde eine Zunahme der Herzfrequenz um 50% des Ausgangswertes, eine Verkürzung des PA-Intervalls (bei Stimulation mit 120/min Abnahme um 16%) und des AH-Intervalls (Verkürzung in Ruhe um 16%, unter Stimulation mit 100/min um 39%) sowie der Sinusknotenerholungszeit (bei Stimulationsfrequenz von 160/min und 130/min Verkürzung um je 36%, bei 100/min um 60%) gefunden. Das HV-Intervall blieb unbeeinflußt. Die physiologische AV-Blockierung unter Vorhofstimulation wurde durch SCH 1000 um drei bis vier Stimulationsstufen angehoben.

Bei 15 Patienten wurde eine Langzeitbehandlung mit SCH 1000 durchgeführt (30–40 mg/Tag p.o. im Mittel über 327 Tage). Die Ruhefrequenz wurde im Mittel um 15% des Ausgangswertes gesteigert. Die Belastungsherzfrequenz zeigte ein unterschiedliches Verhalten mit Anstieg in drei Fällen und geringem Abfall in vier Fällen. Die übrigen Fälle blieben konstant. Kardiale Nebenwirkungen (Tachykardien, Extrasystolen) wurden bei einem der 15 Patienten beobachtet. Bei vier Patienten traten extrakardiale Nebenwirkungen auf, die dem anticholinergen Wirkungsmechanismus angelastet werden müssen (Akkommodationsstörungen, Miktionsstörungen, Obstipation), bei einem Patienten mußte wegen einer akuten Harnsperre bei bis dahin unbekanntem Prostataadenom eine Notfallprostatektomie vorgenommen werden.

SCH 1000 kommt für die Langzeittherapie der Sinusbradykardie als auch des intermittierenden AV-Blocks II. Grades, Mobitz Typ I, in Frage. Dadurch kann in manchen Fällen eine Schrittmachertherapie aufgeschoben werden. Die Wirkdauer ist länger als die von Atropin, die Nebenwirkungen entsprechen denjenigen von Atropin.

Literatur

1. Bender F, Hartmann Ch, Brisse B, Wichmann B (1975) Therapie der Bradykardie mit einem Atropinester. Z Kardiol 64:329
2. Dhingra RC, Amat-y-Leon F, Wyndam Ch, Denes P, Pouget JM, Rosen KM (1976) Electrophysiologic effects of atropine on human sinus node and atrium. Am J Cardiol 38:429
3. Tanczos P, Spielberg Ch, Buchwalsky R (1977) Elektrophysiologische Aspekte bei intravenöser bzw. oraler Gabe von Ipratropiumbromid bei bradykarden Rhythmusstörungen. Herz/Kreislauf 9:860
4. Trieb G, Mertens HM, Bistreanu I, Mannebach H, Gleichmann U (1979) Langzeitbehandlung der Bradykardie mit einem Atropinester (SCH 1000), elektrophysiologische und klinische Ergebnisse. Z Kardiol 68:700

Depot-Orciprenalin bei bradykarden Herzrhythmusstörungen

I. Thormann

Über der nahezu lawinenartigen Zunahme der Schrittmacherimplantationen bei sämtlichen Formen bradykarder Herzrhythmusstörungen ist die Möglichkeit der medikamentösen Behandlung fast in ·Vergessenheit geraten. Schon seit längerem mehren sich Zweifel an der Notwendigkeit einer so weitgehenden Elektrotherapie. Außer Frage steht die gesicherte Überlegenheit der Schrittmacherbehandlung bei allen höhergradigen AV-Blockierungen mit Adams-Stokes-Syndrom. Dagegen konnten Shaw [21] und Santini [20] in ausführlichen Studien zeigen, daß die Mortalität von Patienten mit Sick-Sinus-Syndrom relativ niedrig ist und die Lebenserwartung durch Schrittmacherbehandlung nicht signifikant positiv beeinflußt wird. Dolder [8] und Nager [18] erklären die unbefriedigenden Resultate der ventrikulären Stimulation bei Patienten mit bradykarder Herzinsuffizienz z. T. durch Weiterbestehen oder Neuauftreten einer AV-Dissoziation, bzw. retrograden AV-Überleitung mit resultierendem Fortfall des atriosystolischen Beitrags zur Kammerfüllung. Auch durch Koinzidenz von Vorhof- und Kammersystole entstehende abnorme Blutdrucksenkungen gehören in diese Kategorie. Sowohl Vorhofschrittmacher als auch die bifokale Stimulation haben sich trotz ermutigender Teilerfolge bei begrenzter Indikation bisher nicht allgemein durchsetzen können [3, 8]. So scheint der Versuch einer länger- oder langfristigen Pharmakotherapie berechtigt, die im Erfolgsfalle die genannten Nachteile vermeidet. Uns hat sich Depot-Orciprenalin bewährt, dessen positiv inotrope Wirkung neben der Frequenzanhebung und Leitungsverbesserung die kardiale Therapie begünstigen kann [22, 23].

Orciprenalin ist ein β-Sympathikomimetikum, das sowohl β_1- als β_2-Rezeptoren stimuliert, wobei der β_2-Agonismus überwiegt [7, 11, 12]. Die klinische Erfahrung, daß höhergelegene Zentren mehr als niedere stimuliert werden [1, 9, 10], wird durch experimentelle Untersuchungen von Carlsson [5] differenziert und belegt. Die Konzeption soll Abb. 1 veranschaulichen. Die β_1-Rezeptoren des Herzens haben mehr positiv inotrope als chronotrope Eigenschaften. Bei β_2-Rezeptoren überwiegt die positive Chronotropie. Sowohl im Sinusareal als in den Ventrikeln sind β_1-Rezeptoren vorherrschend, die relative Konzentration der β_2-Rezeptoren scheint jedoch in der Sinusregion höher zu sein als im Myokard. Das würde erklären, daß die Frequenzanhebung im Sinusknoten diejenige in den Ventrikeln übertrifft, die positive Inotropie sich dagegen vorwiegend in den Kammern entfaltet. Die positive Dromotropie des Orciprenalin betrifft nur das His-Purkinje-

Dr. I. Thormann, Universitätsklinikum Charlottenburg, Spandauer Damm 130, D-1000 Berlin 19

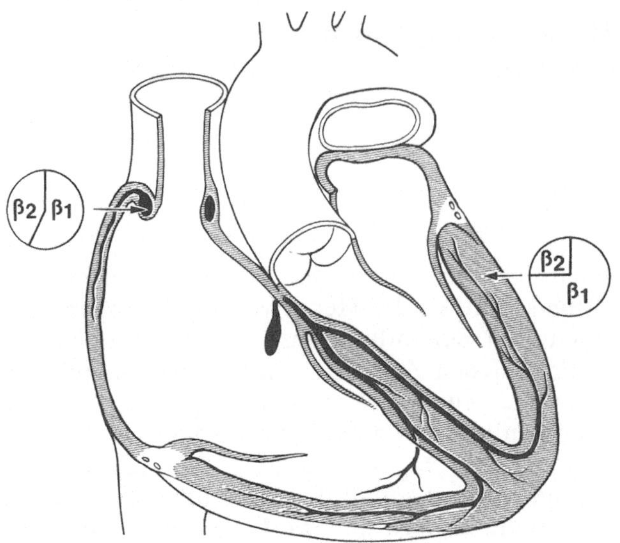

Abb. 1. Schematische Darstellung der Verteilung von β_1- und β_2-Rezeptoren im Sinusknoten und Myokard

System, nicht jedoch die Vorhöfe. Die Leitungsverbesserung im AH-Anteil ist größer als im HV-Anteil [24].

Orciprenalin hat seit seiner Einführung 1961 einen gesicherten Platz in der Therapie bradykarder Herzrhythmusstörungen. Die erfolgreiche Anwendung bei allen Formen bradykarder Reizbildungs- und Reizleitungsstörungen, insbesondere in der Notfalltherapie, ist durch zahlreiche Untersuchungen dokumentiert [1, 2, 4, 9, 10, 13, 14, 15, 16, 17, 19]. Eine orale Dauertherapie war lange Zeit durch die kurze Wirkungsdauer von 3–5 h [6], die eine häufige und daher auch nächtliche Einnahme bedingte, begrenzt. Erst nach Einführung einer Depotform mit 10 mg Orciprenalin im Mantel und 80 mg in einem dünndarmlöslichen Quellkörperkern konnte dieser Nachteil beseitigt werden. Neben der Sofortwirkung wird durch die gleichmäßige Freisetzung aus dem Depot eine Langzeitwirkung entfaltet, die zugleich die Nebenwirkungen vermindert. Gilfrich et al. [11, 12] konnten durch pharmakokinetische Untersuchungen mit der tritiummarkierten Kernsubstanz zeigen, daß nach 2 h ein Plasmaspiegel nachweisbar ist, der nach 8 h sein Maximum erreicht. Nach einem Plateau zwischen der 8. und 12. Stunde beginnt dann ein langsamer Abfall. Im Mittel wurden $10{,}7\% \pm 2{,}5\%$ der verabreichten Radioaktivitätsdosis innerhalb 72 h renal ausgeschieden, der Hauptanteil in den ersten 24 h. Mit den Fäzes wurden 70,5% eliminiert. Das Maximum der renalen Ausscheidung lag zwischen der 9. und 12. Stunde. Der Vergleich mit Untersuchungen nach oraler Applikation von 5 bzw. 10 mg Orciprenalin [6, 11, 12] zeigte, daß die Wirkungsstärke des Depot-Orciprenalin ungefähr einer 10-mg-Tablette entspricht, die Wirkungsdauer jedoch 12–15 h beträgt. Die Resorptionsquote für Orciprenalin liegt bei 43%, die Bioverfügbarkeit durch die schnelle Metabolisierung zum Schwefelsäureester nur bei etwa 10%. Da auch bei Depot-Orciprenalin die Plasmaspiegel ebenso wie die renale Ausscheidung beträchtliche interindividuelle Schwankungen aufwiesen, scheint die Annahme berechtigt, daß unterschiedliche Wirkungen u. a. sowohl durch unterschiedliche Resorption bzw. Metabolisierung als auch Elimination zu erklären sind.

1 Klinische Anwendung

Der Versuch einer medikamentösen Therapie mit Depot-Orciprenalin bei intermittierenden oder konstanten höhergradigen AV-Blockierungen mit Adams-Stokes-Syndrom ist äußerst unsicher und nur dann gerechtfertigt, wenn der Kranke eine Schrittmacherimplantation ablehnt. Eine längerfristige erfolgreiche Behandlung wurde von uns bisher in keinem Falle durchgeführt. Bessere Voraussetzungen für eine Pharmakotherapie bieten die intermittierenden AV-Blockierungen II. Grades ohne Synkopen, insbesondere vom Wenckebach-Typ, die wegen ihrer Frequenzschwankungen subjektive Beschwerden auslösen und oft mit kardialen Dekompensationen und/oder Digitalistherapie ursächlich verknüpft sind. Das Hauptanwendungsgebiet liegt jedoch bei den verschiedenen Formen des Sinusknotensyndroms – gesicherte Synkopen und mit Tachykardien einhergehende Zustände ausgenommen – sowie der absoluten Bradyarrhythmie. Während wir anfangs nur Patienten ohne manifeste Herzinsuffizienz mit Depot-Orciprenalin behandelten, hat sich dieses Medikament später als suffiziente Basis- oder Begleittherapie selbst bei schweren kardialen Dekompensationen erwiesen.

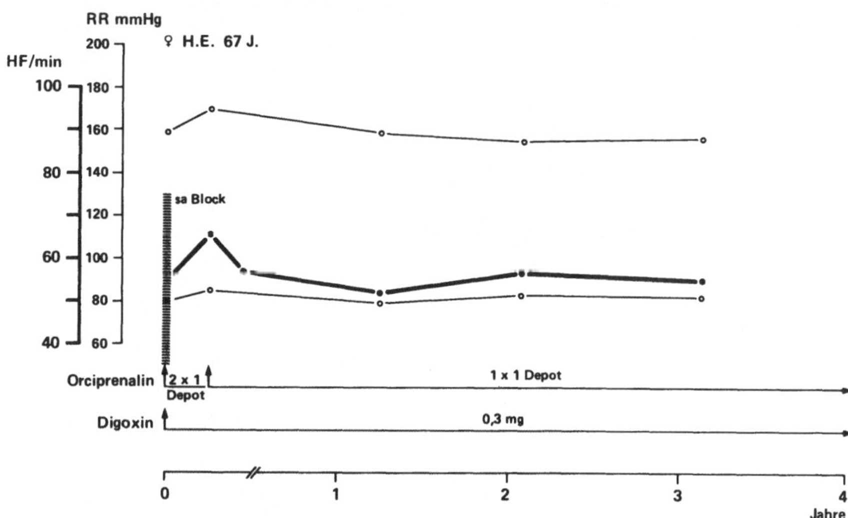

Abb. 2 Krankheitsverlauf bei intermittierenden SA-Blockierungen unter Therapie mit Depot-Orciprenalin

Einige Beispiele mögen das verdeutlichen:

Abbildung 2 zeigt den Krankheitsverlauf einer Patientin mit intermittierenden SA-Blockierungen, die über starken Schwindel klagte. Unter einer Therapie mit Depot-Orciprenalin und Digitalis blieb sie bisher über mehr als 3 Jahre zufriedenstellend kompensiert und beschwerdefrei.

Abbildung 3 demonstriert die Daten eines Patienten, der zunächst bei einer Sinusbradykardie mit AV-Block I. Grades unter Digitalistherapie über Jahre asymptomatisch war. Nach einem Herzinfarkt manifestierten sich SA-Blockierungen und Wenckebach-Perioden, die schließlich wegen anhaltender Beschwerden zur Gabe von Orciprenalin führten. Erfolg und Notwendigkeit dieser Therapie konnten bei einem Auslaßversuch bestätigt werden. Unter einer Erhaltungsdosis von 1 Dragee Depot-Orciprenalin, Digitalis und einer kleinen Menge Spironolactone blieb der Patient bis heute beschwerdefrei und gut kompensiert. Ein kürzlich angefertigtes Langzeit-EKG zeigte im 24-h-Verlauf nur ganz vereinzelt VES und eine Wenckebach-Periode.

Schwieriger gestaltete sich die Behandlung bei dem in Abb. 4 gezeigten Patienten. Auch er litt zunächst an einer Sinusbradykardie, jedoch ohne AV-Blockierungen. Als Schwindelerscheinungen auftraten, konnten sie durch Frequenzanhebung mit Orciprenalin behoben werden. Mit beginnender Dekompensation traten unter der notwendigen Digitalisierung AV-Blockierungen II. Grades (2:1 und Wenckebach) auf, die nach Depot-Orciprenalin in höherer Dosierung reversibel waren. Eine Schrittmacherimplantation lehnte der Patient ab. Nach einer durch Auslaß der Medikation bedingten Tachyarrhythmie machte die progrediente Herzinsuffizienz ne-

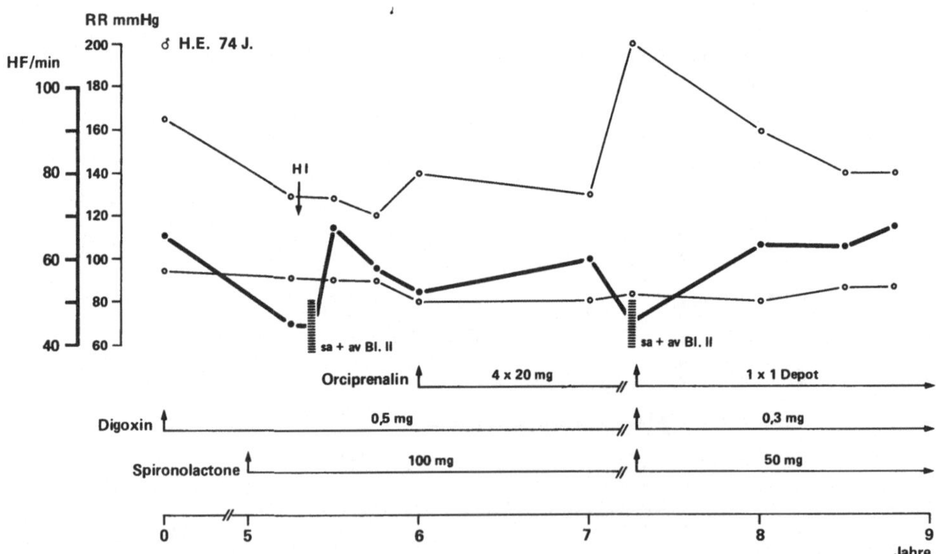

Abb. 3. Sinusbradykardie, AV-Block I, intermittierende SA- und AV-Blockierungen II unter Therapie mit Depot-Orciprenalin

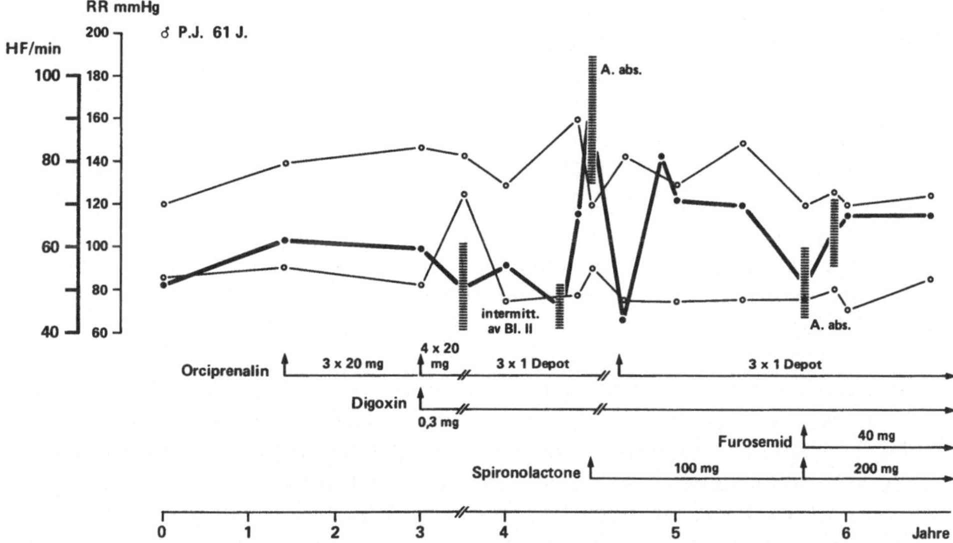

Abb. 4. Sinusbradykardie, intermittierende AV-Blockierungen II. Grades und intermittierende Arrhythmia absoluta unter Therapie mit Depot-Orciprenalin

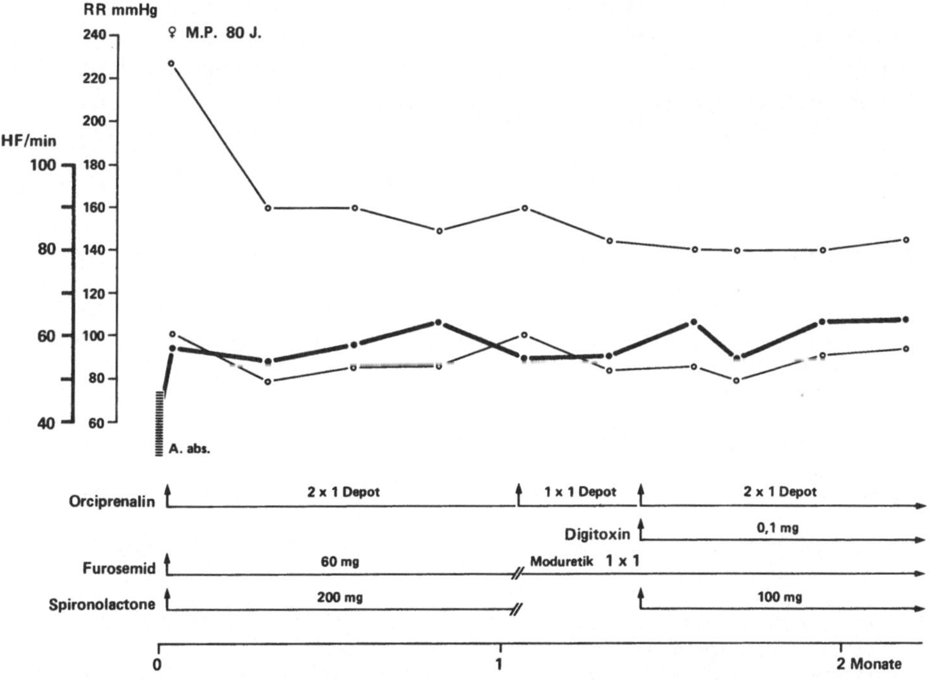

Abb. 5. Absolute Bradyarrhythmie unter Therapie mit Depot-Orciprenalin

ben der Fortführung der Gabe von Depot-Orciprenalin den Einsatz von steigenden Dosen Spironolactone und letztlich Furosemid zusätzlich notwendig, wobei mehrfach absolute Bradyarrhythmien zu registrieren waren. Unter der intensiven kombinierten Dauertherapie war der Patient zuletzt zufriedenstellend kompensiert und beschwerdefrei und es resultierte wieder ein Sinusrhythmus. Der letzte Fall (Abb. 5) betrifft eine Patientin, die mit einer absoluten Bradyarrhythmie schwer dekompensiert in die Intensivstation eingeliefert wurde. Unter Frequenzanhebung mit Depot-Orciprenalin wurde eine Behandlung mit Digitalis, Spironolactone und Diuretika durchgeführt, die zur Rekompensation führte. Im EKG fand sich zuletzt ein Wechsel zwischen Sinusrhythmus und einem Knotenrhythmus.

Normotone Blutdruckwerte wurden nicht signifikant beeinflußt, durch Bradykardie bedingte Volumenhypertonie zeigte Normalisierungstendenz.

Diese wenigen Beispiele können nur als Hinweis auf die Möglichkeiten der Therapie mit Depot-Orciprenalin bei einfachen und komplexen Rhythmusstörungen gelten. Mit Ausnahme von unkomplizierten Sinusbradykardien und SA-Blockierungen bedarf es im Einzelfalle einer sehr differenzierten kardialen Therapie, die jedoch die Frequenzanhebung und eventuelle Beseitigung der Rhythmusstörung durch Depot-Orciprenalin beinhaltet. Im allgemeinen erwies sich eine Dosierung von 2×1 Dragee/Tag als optimal, mußte jedoch gelegentlich wegen unerwünschter Nebenwirkungen (Unruhe, Palpitationen, Zittern) auf 1×1 Dragee reduziert oder wegen ungenügender Wirkung auf 3×1 Dragee erhöht werden. Einen Wirkungsverlust durch Gewöhnung konnten wir nicht feststellen.

Zusammenfassend sind wir der Meinung, daß sich Depot-Orciprenalin zur länger- oder langfristigen Therapie bestimmter bradykarder Herzrhythmusstörungen – auch in Kombination mit einer intensiven kardialen Therapie bei dekompensierten Patienten – eignet.

Literatur

1. Bender F (1975) Medikamentöse Therapie der bradykarden Herzrhythmusstörungen. Intensivmed 10:126
2. Bleifeld W (1970) Bradykarde Rhythmusstörungen des Herzens. Fortschr Med 88:871
3. Blömer H, Wirtzfeld A, Delius W, Sebening H (1975) Das Sinusknoten-Syndrom. Z Kardiol 64:697
4. Büchner Ch (1965) Die Notfallstherapie akuter Herzrhythmusstörungen. Landarzt 41:859
5. Carlsson E, Dahlhöf CG, Heldberg A, Persson H, Tängstrand B (1977) Differentiation of cardiac chronotropic and inotropic effects of β-adrenoceptor agonists. Naunyn-Schmiedebergs Arch Pharmacol 300:101
6. Dengler HJ, Hengstmann JH (1976) Metabolism and pharmacokinetics of orciprenaline in various animal species and man. Arch Int Pharmacodyn Ther 223:71
7. Dreyer AC (1971) The beta$_1$ and beta$_2$ adrenergic properties of some anti-asthmatic drugs. S Afr Pharmaceut J 38:27

8. Dolder A, Halter J, Nager F (1975) Schrittmacherimplantation bei bradykarder Herzinsuffizienz. Dtsch Med Wochenschr 100:2070
9. Friese G (1962) Die moderne Behandlung der atrioventrikulären Leitungsstörungen des Herzens. MMW 104:1503
10. Friese G, Thorspecken R (1961) Erste Erfahrungen mit Alupent bei der Behandlung der AV-Leitungsstörungen des Herzens. Dtsch Med Wochenschr 86:1045
11. Gilfrich HJ, Ober KF, Rominger KL (1974) Pharmakokinetische Untersuchungen am Menschen mit einem Orciprenalindepotpräparat. Verh Ges Inn Med 80:1095
12. Gilfrich HJ, Ober KF, Förster HJ, Rominger KL (1979) Plasmaspiegel, renale Ausscheidung und Metabolismus von Orciprenalin nach Verabreichung als Depot-Präparat. Arzneim Forsch 29:967
13. Heinecker R (1967) Zur medikamentösen Therapie von Herzrhythmusstörungen. Dtsch Med J 18:186
14. Heinrich F (1972) Die Therapie der Herzrhythmusstörungen. MMW 114:1463
15. Klepzig H (1974) Therapeutische Vorgehen bei Bradykardie. Med Klin 69:1289
16. Kübler W (1969) die Therapie von Herzrhythmusstörungen mit „Antiarrhythmika". Therapiewoche 19:774
17. Michel D (1979) Notfalltherapie bei Herzrhythmusstörungen. Herz/Kreisl 11:299
18. Nager F, Kappenberger L (1977) Hämodynamik nach Schrittmacherimplantation. Internist 18:14
19. Rosenkranz KA (1970) Neuere Erkenntnisse bei der Therapie von Herzrhythmusstörungen. Phys Med Rehab 11:1
20. Santini M, Rocchi M, Masini V (1979) Comparison between pacemaker treated und untreated sick sinus syndrome patients. PACE 2:262
21. Shaw D, Gowers J, Kekwick C, Bolwell A (1978) Mortality of patients with sinoatrial disorder. Abstracts 1st European symposium on cardiac pacing, London:14
22. So CS, Volger E (1976) Behandlung bradykarder Rhythmusstörungen mit Depot-Orciprenalin. MMW 118:889
23. Thormann I (1977) Klinisch-Therapeutische Erfahrungen mit Depot-Orciprenalin bei der Behandlung bradykarder Herzrhythmusstörungen. Herz/Kreisl 9:458
24. Tonkin AM (1978) Evaluation of antiarrhythmic drugs in the electrophysiology laboratory. Workshop on cardiac arrhythmias (1977). Astra Chemicals, p 45, North Ryde, Australia

Arrhythmiebehandlung mit Betarezeptorenblockern

J. KEUL und M. LEHMANN

In der Arrhythmiebehandlung nehmen die Betarezeptorenblocker einen festen Platz ein [2, 4, 15, 17, 18]. Im besonderen haben sich die Betarezeptorenblocker zur Senkung der Sinustachykardie und zur Depression des AV-Knotens bewährt [2, 15, 18, 21, 23]. Supraventrikuläre und ventrikuläre Arrhythmien zeigen ebenfalls eine gute Ansprechbarkeit auf Betarezeptorenblocker [15, 19, 21]. Es wurde eine deutliche Abhängigkeit der ventrikulären Arrhythmien von der verabreichten Dosis beobachtet; bei Tagesdosen von 640 mg Propranolol wurden mehr als 70% aller ventrikulären Extrasystolen unterdrückt [28].

In den eigenen Untersuchungen wurde nach Verabreichung von 10–20 mg Bunitrolol bei Normalpersonen und Sportlern sowie Patienten nach durchgemachtem Herzinfarkt bzw. Koronarinsuffizienz geprüft, in welchem Ausmaß ventrikuläre Arrhythmien bei psychischen oder physischen Belastungen vermindert werden können. Darüber hinaus wurde ermittelt, ob ein Zusammenhang zwischen Katecholaminspiegeln und metabolischen Größen, insbesondere den freien Fettsäuren und dem Lactat sowie der Azidose im Blut besteht.

Die Unterscheidung in emotionale und körperliche Belastung ist notwendig, da es unter psychischen Belastungen zu einer verstärkten Adrenalinausschüttung und unter physischen Belastungen zu einer erhöhten Noradrenalinfreisetzung kommt (Abb. 1 u. 2), was beim Auftreten von Rhythmusstörungen und deren Bewertung zu beachten ist [7]. Auch ist zu berücksichtigen, daß jüngere Personen mehr *adrenerg,* ältere Menschen *noradrenerg* auf Belastungen reagieren.

Bei Herzgesunden werden nicht selten ventrikuläre und supraventrikuläre Arrhythmien beobachtet, die eine deutliche Altersabhängigkeit erkennen lassen [1, 27]. Diese ES stehen im Zusammenhang mit „Streßsituationen". Besteht dieser „Streß" in einer körperlichen Belastung, werden in der Regel beim „Herzgesunden" die Arrhythmien vermindert, im hohen Belastungsbereich häufig völlig unterdrückt (Abb. 3). Arrhythmien, die sich durch körperliche Belastungen verstärken, bedürfen in jedem Falle einer weiteren Abklärung, um eine organische Ursache auszuschließen. Unter extremen emotionalen Belastungen, z. B. im Autorennsport, finden sich bei den herzgesunden Rennfahrern häufig supraventrikuläre und ventrikuläre Extrasystolen (Abb. 4). Bei den Rennfahrern treten in der Vorstartphase sowie bei den Trainingsläufen und Autorennen gehäuft ventrikuläre Extrasy-

Prof. Dr. J. Keul, Dr. M. Lehmann, Medizinische Universitätsklinik, Hugstetter Straße 55, D-7800 Freiburg/Brsg.

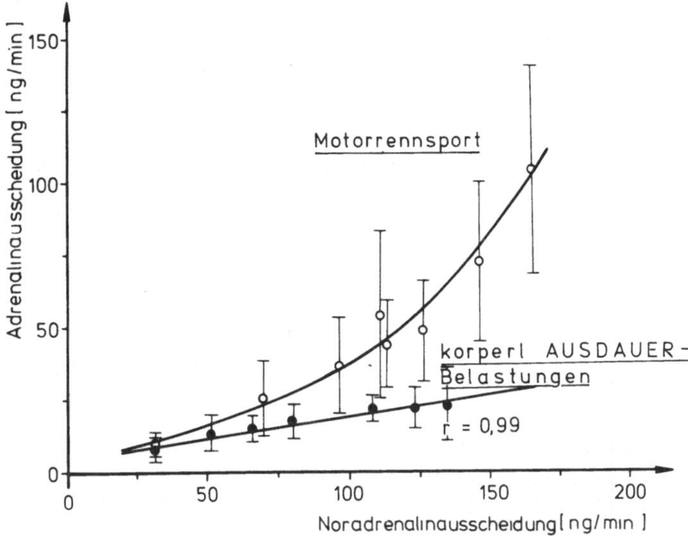

Abb. 1. Bei psychischen Belastungen (○) kommt es zu einer überproportionalen Adrenalinausscheidung, während bei physischen Anstrengungen (●) die Noradrenalinfreisetzung im
Vordergrund steht [7]

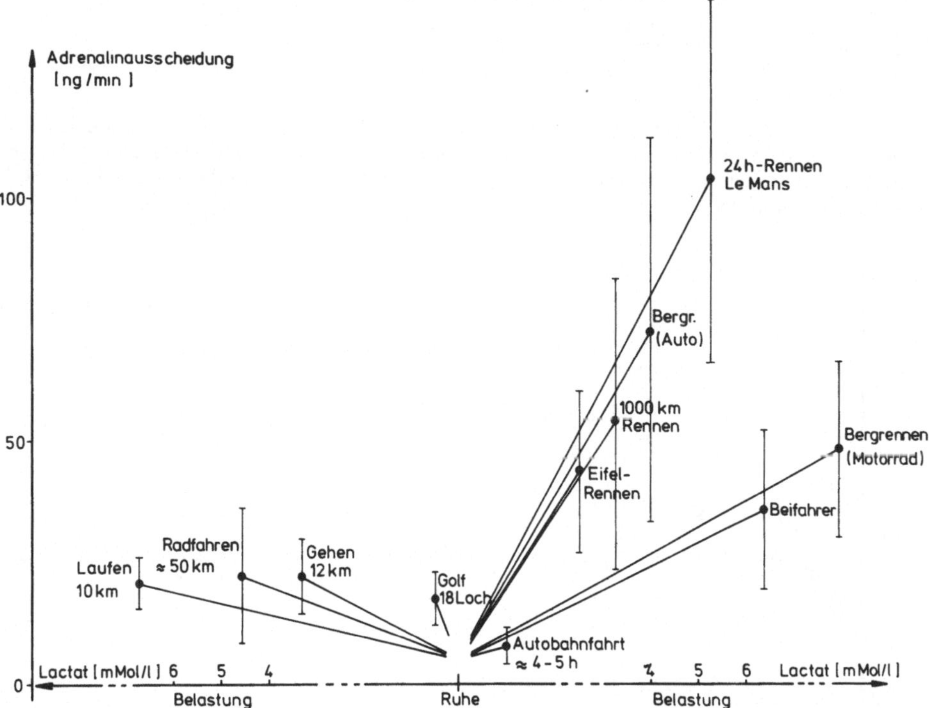

Abb. 2. Vergleich der Adrenalinausscheidung bei schweren körperlichen (*links*) und psychischen Anstrengungen (*rechts*) [7]

stolen auf, die sich, verbunden mit einer deutlichen Herzfrequenzsenkung, unter Bunitrolol fast völlig unterdrücken ließen [7, 10]. Bei einem Teil der Autorennfahrer finden sich jedoch trotz extrem hoher Adrenalinspiegel keine Arrhythmien. Die von uns untersuchten Autorennfahrer, die gehäuft ventrikuläre Arrhythmien bei Autorennen aufwiesen, hatten bei ergometrischen Belastungen, insbesondere im hohen Arbeitsbereich, keine Rhythmusstörungen. Auch bei anderen Sportarten, bei denen die emotionale Be-

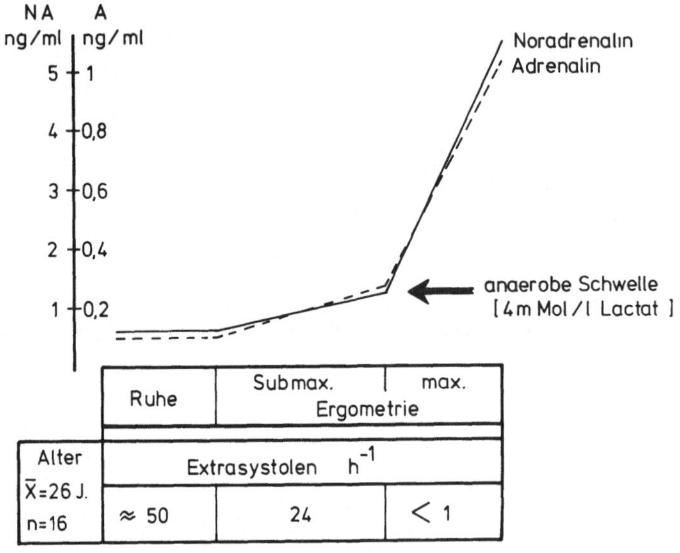

Alter	Ruhe	Sub max.	max.
		Ergometrie	
$\bar{X}$=26 J.	Extrasystolen h^{-1}		
n=16	$\approx$ 50	24	< 1

Abb. 3. Bei Herzgesunden mit ventrikulären Extrasystolen kommt es bei submaximalen Belastungen zu einer deutlichen Verminderung der Extrasystolen, die im maximalen Arbeitsbereich bei gleichzeitiger Zunahme von Adrenalin (A) und Noradrenalin (NA) nahezu völlig unterdrückt werden

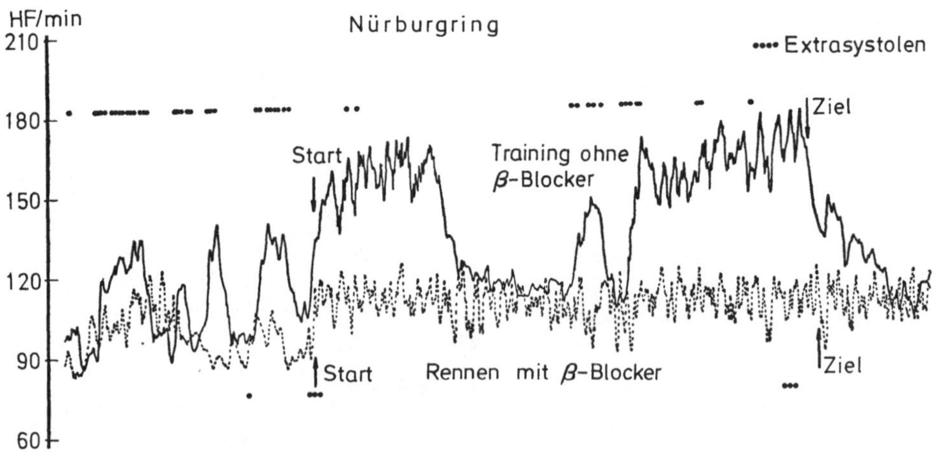

Abb. 4. Verhalten der Herzfrequenz und der Extrasystolen während des Trainings (*ausgezogene Linie*) und im Autorennen (*gestrichelte Linie*) nach Betablockade mit Bunitrolol [10]

lastung verbunden mit Angst im Vordergrund steht, wie z. B. Bobfahrer, Skispringer, Fallschirmspringer, Kunstflieger [8, 12], finden sich gehäuft ventrikuläre Arrhythmien und extrem hohe Adreanlinausscheidungen [7, 10].

Bei 48 Herzinfarktpatienten, die beim Fernsehen der Fußballweltmeisterschaften unter Placebo und nach Betarezeptorenblockade untersucht wurden, war die Zahl der ventrikulären Extrasystolen unter Bunitrolol um die Hälfte vermindert (Tabelle 1). Die Herzfrequenz blieb – je nach der adrenergen Ausgangslage – unverändert oder wurde um 10–20 Schläge/min gesenkt. Bei unveränderter Noradrenalinausscheidung war bei diesen Patienten die Adrenalinausscheidung unter Bunitrolol signifikant vermindert (Abb. 5) [9].

Tabelle 1. Bei Herzinfarktpatienten (n = 48) wird die Zahl der ventrikulären Arrhythmien um die Hälfte durch Bunitrolol vermindert (Versuch während des Fernsehens der Fußballweltmeisterschaft)

Ventrikuläre Arrhythmien	
Placebo	Bunitrolol
124 ± 58 h^{-1}	61 ± 27 h^{-1}

Unter der Therapie mit Acebutol traten die VES bei höheren Herzfrequenzen seltener auf [5]. Bei den vorliegenden Untersuchungen ließ sich kein Zusammenhang zwischen der Senkung der Herzfrequenz und der Reduktion der ventrikulären Arrhythmien aufzeigen, doch dürften die Veränderungen der Herzfrequenz nicht ausreichend sein, um diese Frage zu beantworten.

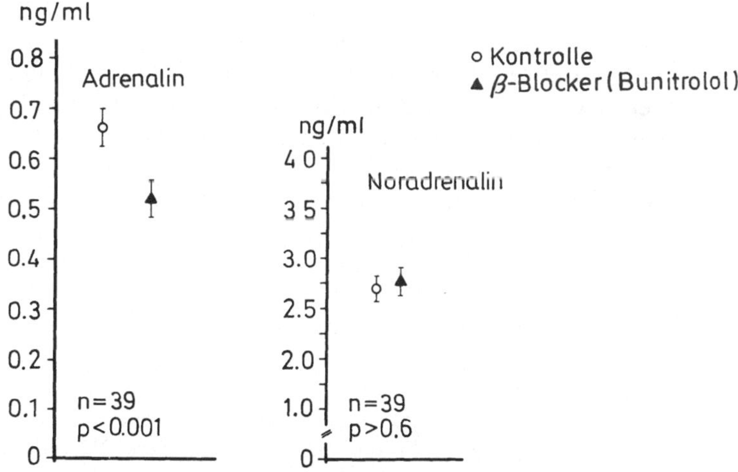

Abb. 5. Die Ausscheidung von Adrenalin ist bei emotionalen Belastungen unter Bunitrolol signifikant vermindert, hingegen bleibt die Noradrenalinausscheidung unverändert [9]

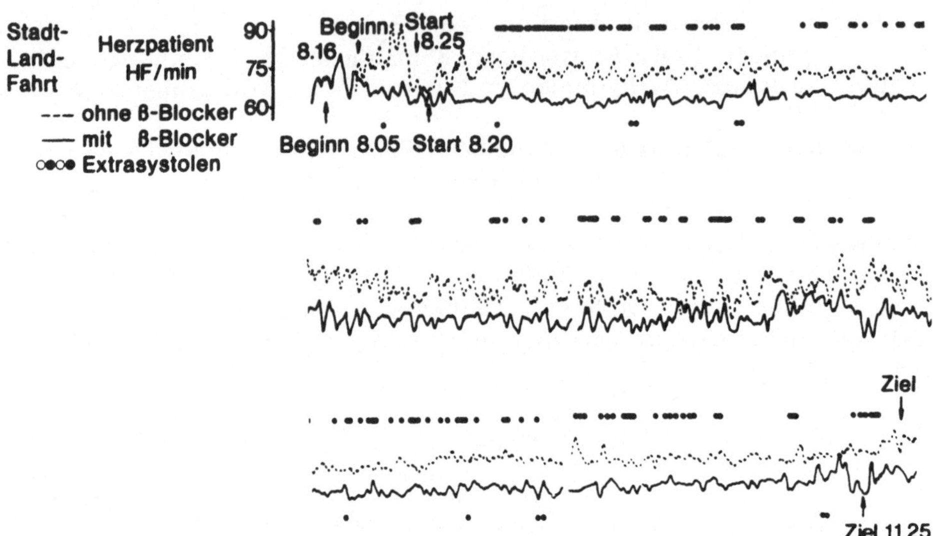

Abb. 6. Verhalten der Herzfrequenz und der Extrasystolen bei einem Patienten nach durchgemachtem Herzinfarkt unter Placebo (*gestrichelte Linie*) und nach Bunitrolol (*ausgezogene Linie*)

Bei Herzinfarktpatienten, die beim Autofahren mittels Langzeit-Speicher-EKG im Land-Stadtverkehr und auf der Autobahn überwacht wurden, fand sich eine deutliche Verminderung der Arrhythmien unter Betarezeptorenblockade (Abb. 6). Auch hier war unter Bunitrolol bei unverändertem Noradrenalin die Adrenalinausscheidung signifikant vermindert [10].

Im Langzeit-Speicher-EKG wird die Neigung zu Arrhythmien häufig erst faßbar, da viele, insbesondere emotionale Belastungen, bei einem Ruhe-EKG nicht erfaßt werden und auch das Belastungs-EKG nicht in jedem Falle die Arrhythmieneigung aufdeckt [1, 25, 26]. Auch der Therapieerfolg läßt sich am sichersten durch das Langzeit-Speicher-EKG sichern, wobei jedoch nicht selten mehrere Kontrollen notwendig sind [14]. So fand sich bei einem Patienten nach einem vor fünf Monaten durchgemachten Herzinfarkt im ergometrischen Belastungs-EKG keine Arrhythmie, jedoch eine ausgeprägte ventrikuläre Arrhythmie im Lanzeit-Speicher-EKG bei beruflichen Belastungen (Abb. 7). Bemerkenswert ist, daß auch die Katecholaminausscheidung, vor allem Adrenalin, über das Dreifache erhöht ist. Unter Betarezeptorenblockade kommt es zu einem völligen Verschwinden der ventrikulären Arrhythmie, die nach Abklingen der Wirkung von Bunitrolol wieder gehäuft auftritt. Insgesamt lag die Zahl der ventrikulären Extrasystolen in dem Bereich, in dem die Betablockade abklang, über 2000, was 300/h Extrasystolen entspricht. Daraus geht hervor, daß die Dosis so verabreicht werden muß, daß keine wirkungsfreien Intervalle entstehen.

Durch Betablockade lassen sich ventrikuläre Rhythmusstörungen bei Herzgesunden, insbesondere wenn sie durch emotionale Streßsituationen ausgelöst werden, fast vollständig unterdrücken. Bei Patienten mit Koronar-

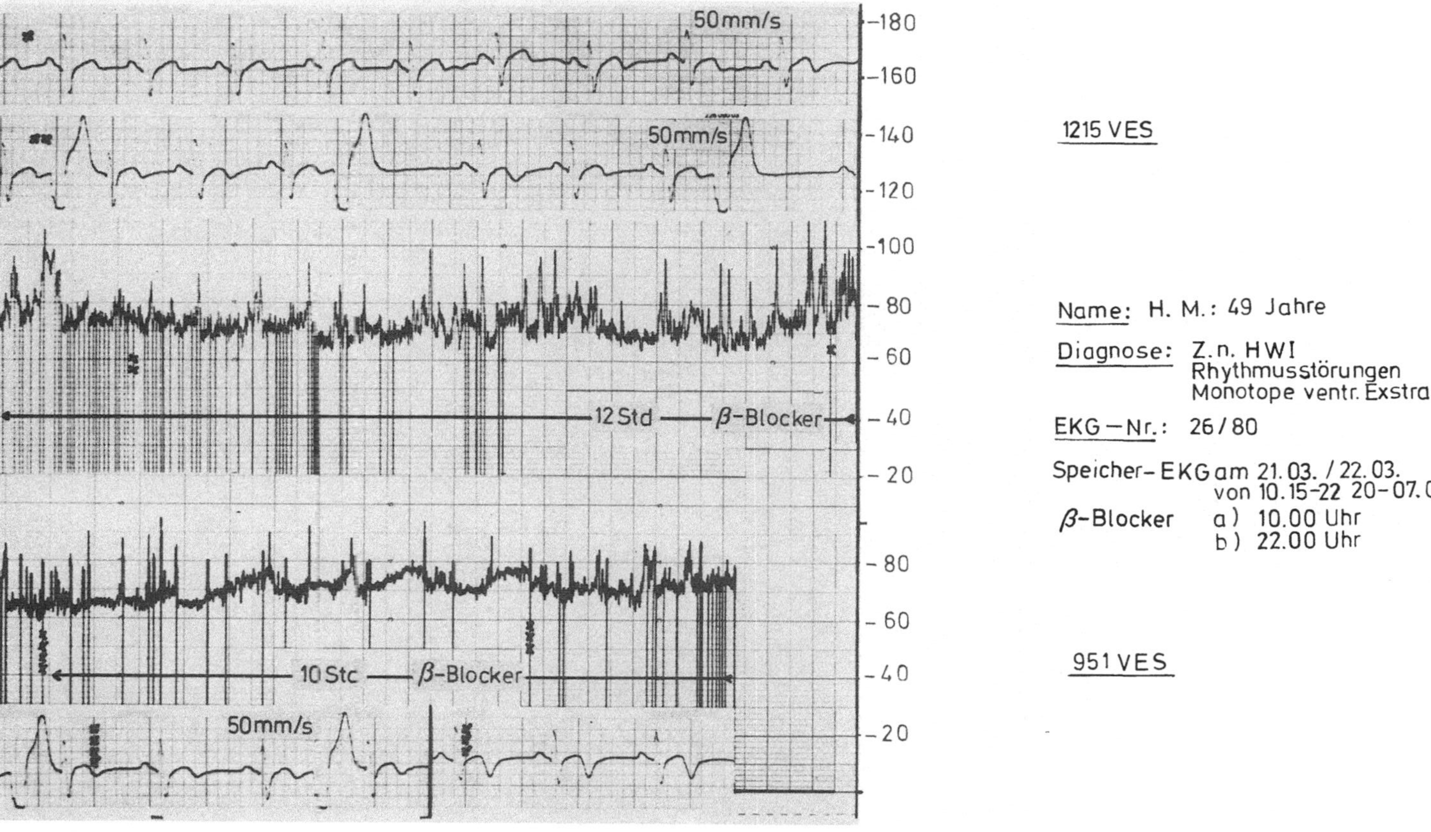

Abb. 7. Langzeitspeicher-EKG bei einem Patienten 3 Monate nach durchgemachtem Herzinfarkt. Nach Einnahme des Betablockers kommt es zu einer völligen Unterdrückung der ventrikulären Extrasystolen, die sich nach Abklingen der Wirkung des Betablockers zunehmend wieder einstellen

insuffizienz, bzw. nach durchgemachtem Herzinfarkt, liegt bei Dosen von 10–20 mg Bunitrolol die Minderung der Arrhythmie bei 50%. Nach Erfahrungen mit anderen Betablockern dürfte bei höheren Dosen ein besseres Therapieergebnis zu erwarten sein [28]. Bei diesen Patienten führt ein hyperadrenerger Zustand durch Steigerung des myokardialen Sauerstoffverbrauchs zu Ischämie, die die Rhythmusstörungen verursacht. Da die Betablockade den myokardialen O_2-Verbrauch senkt, ist eine Minderung der Rhythmusstörungen zu erwarten [11, 18]. Ferner besteht eine gesteigerte Katecholaminempfindlichkeit im Bereich des Infarktareals [24].

Es ist die Frage, warum eine so günstige Ansprechbarkeit der Arrhythmien auf Betarezeptorenblocker beobachtet werden kann. Bei körperlichen Belastungen kommt es bis ca. 70 oder 80% der maximalen Leistungsfähigkeit, was ungefähr der anaeroben Schwelle und einer Herzfrequenz von 150/min entspricht, zu keinem wesentlichen Anstieg der *Katecholamine* (Abb. 8). Die weitere Zunahme der Belastung ist mit einem steilen Anstieg des Noradrenalins und Adrenalins verbunden. Unter Bunitrolol kommt es, bezogen auf die Herzfrequenz, vorzeitiger zu einem Anstieg der Katechol-

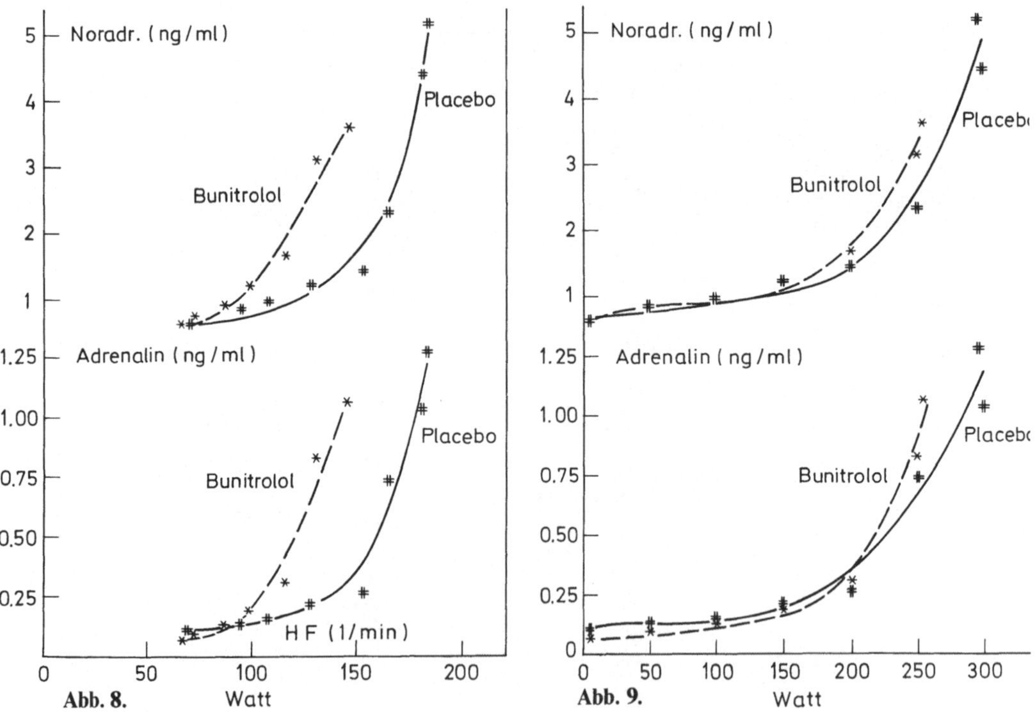

Abb. 8. Bezogen auf die Herzfrequenz steigt der Adrenalin- und Noradrenalinspiegel im Blut unter Bunitrolol vorzeitig an

Abb. 9. Unter Bunitrolol liegt der Noradrenalinspiegel ab 200 Watt bei vergleichbaren Belastungsstufen höher, jedoch werden unter Placebo signifikant höhere Maximalwerte erreicht. Der Adrenalinspiegel liegt unter Bunitrolol signifikant niedriger, übersteigt bei 250 Watt den Leerwert, ohne im maximalen Arbeitsbereich die Höchstwerte unter Placebo zu erreichen

amine, die Maximalwerte des Leerversuches werden jedoch nicht erreicht. Bezogen auf die Wattstufe ist unter Bunitrolol der Adrenalinspiegel im submaximalen Arbeitsbereich signifikant vermindert, steigt jedoch im höheren Arbeitsbereich vorzeitig an (Abb. 9). Wird die maximale Leistungsfähigkeit, die unter Bunitrolol um 13% geringer ist, jeweils gleich 100% gesetzt, dann verlaufen die Konzentrationskurven für Adrenalin und Noradrenalin auf den einzelnen Belastungsstufen deckungsgleich. Die geringe Veränderung der Katecholaminspiegel selbst bzw. ihrer Freisetzung durch Bunitrolol [16] kann nicht als Ursache für die Arrhythmieverminderung angesehen werden. Durch Bunitrolol werden die Katecholaminspiegel bei Körperarbeit nicht zusätzlich erhöht, wie es für Oxprenolol, Propranolol, Pindolol [6] und Atenolol [3] nachgewiesen wurde.

Mit dem starken Anstieg der Katecholamine ist auch eine hohe *Lactatproduktion* und eine verstärke *Azidose* verbunden (Abb. 10). Es findet sich zwar unter Bunitrolol im maximalen Arbeitsbereich ein signifikant niedriger Lactatspiegel, jedoch ist dieser Unterschied nicht ausreichend, um einen wesentlichen Einfluß auf den Azidosegrad zu haben. Beim Gesunden dürfte die Azidose für die Auslösung der Arrhythmie keine Bedeutung haben, da sich gerade im maximalen Arbeitsbereich Rhythmusstörungen verlieren und unter emotionalen Belastungen, bei denen keine Azidose besteht, gehäuft Arrhythmien beobachtet werden. Beim Koronarkranken kann jedoch eine lokale Azidose als Folge einer Ischämie zur Rhythmusstörung führen [14, 18].

Durch die Katecholamine wird die Lipolyse angeregt, die an der Zunahme der freien Fettsäuren (FFS) und des Glycerols im Blut erkennbar wird. Die Zunahme von Arrhythmien bei Herzinfarktpatienten wurde mit dem Anstieg der freien Fettsäuren [4, 13, 20] bzw. dem Anteil an Linolsäure [22] in Zusammenhang gebracht. In welchem Ausmaß es zu einer Steigerung der Lipolyse bei emotionalen Belastungen und deren Hemmung durch Betablockade kommen kann, wird bei Autorennen sichtbar (Abb. 11). Die Minderung der Arrhythmien kann jedoch nicht ohne weiteres auf den Anstieg der freien Fettsäuren zurückgeführt werden, da bei Patienten, die einer einstündigen Dauerbelastung auf dem Fahrradergometer mit 50% der maximalen Leistungsfähigkeit unterzogen werden, freie Fettsäurespiegel von 2,1 mVal/l und VES von 64/h beobachtet wurden. Nach Gaben von Kohlenhydraten vor der Belastung wurde der Anstieg der freien Fettsäuren auf 0,8 mVal/l – vor allem durch eine Hemmung der Ausschüttung des Somatotropins – eingeschränkt; die Zahl der Rhythmusstörungen blieb jedoch mit 58/h unverändert. Trotzdem besteht die Möglichkeit, daß durch hohe freie Fettsäurekonzentrationen der Sauerstoffverbrauch des Myokards gesteigert und die mechanische Leistung des Herzens eingeschränkt wird, wodurch Rhythmusstörungen ausgelöst werden können [2, 13, 20].

Die Verminderung der Arrhythmie durch Betablockade bei emotionalen Belastungen dürfte, zumindest bei Herzgesunden, nicht Folge einer Lipolysehemmung mit geringerem Anstieg der FFS im Blut sein, sondern die unmittelbare Hemmung der Katecholaminwirkung, besonders des Adrena-

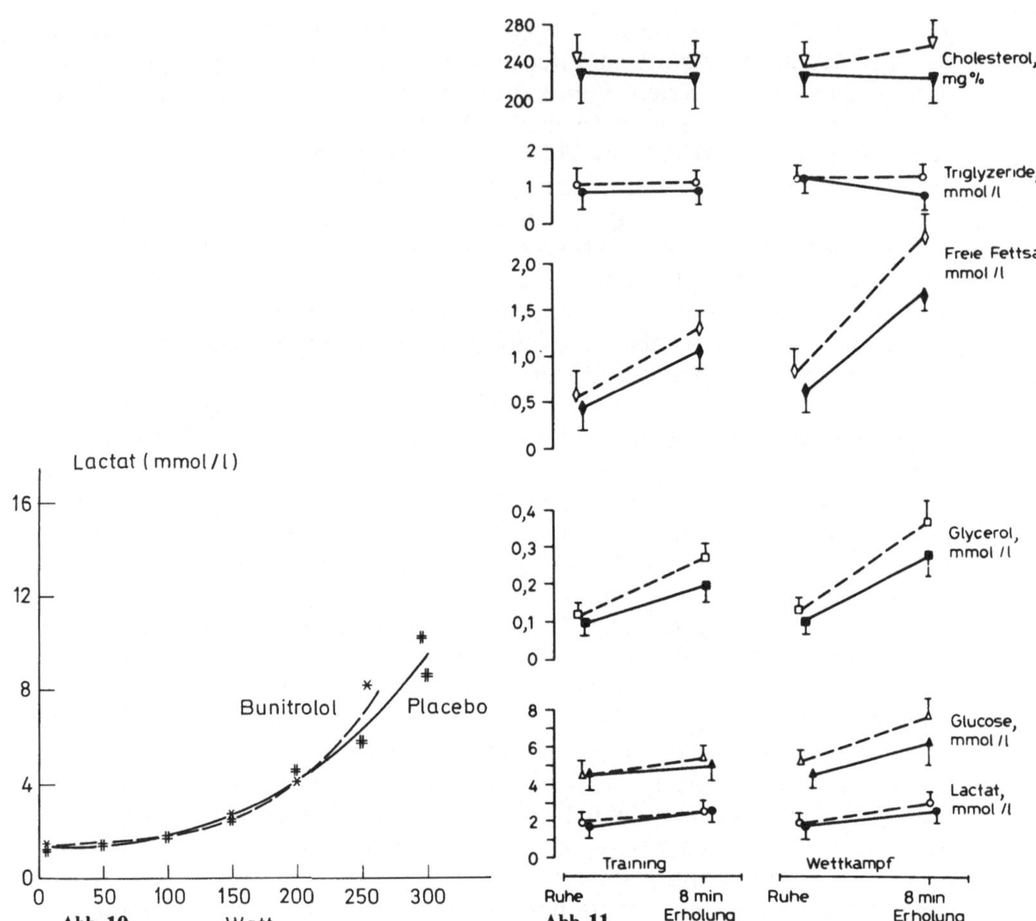

Abb. 10. Die Lactatspiegel zeigen unter Bunitrolol gegenüber Placebo keine signifikanten Unterschiede

Abb. 11. Unter Betablockade (*ausgezogene Linie*) werden bei emotionalen Belastungen wie Autorennen die Glucose-, Glycerol- und freie Fettsäurespiegel signifikant vermindert [10]

lins am Myokard. Die Betablockade bewirkt sowohl bei psychischen als auch physischen Belastungen eine Minderung des O_2-Verbrauchs. Der Anstieg der Katecholamine setzt in der Regel um so frühzeitiger ein, je stärker die Einschränkung der Leistungsbreite des Herzens ist (Abb. 12). Daher sind bei diesen Patienten mit Arrhythmien auch die besten Therapieerfolge zu erwarten. Ungeklärt ist, ob auch beim Menschen erhöhte FFS-Spiegel eine Hemmwirkung auf die Oxydationsvorgänge haben und dadurch rhythmogen wirken. Bei den von uns untersuchten Herzpatienten fand sich bei denjenigen, bei denen die Arrhythmie auf Betablockade besonders gut ansprach, in der Regel eine erhöhte Ausscheidung der Katecholamine im Urin und ein frühzeitiger Anstieg im Blut.

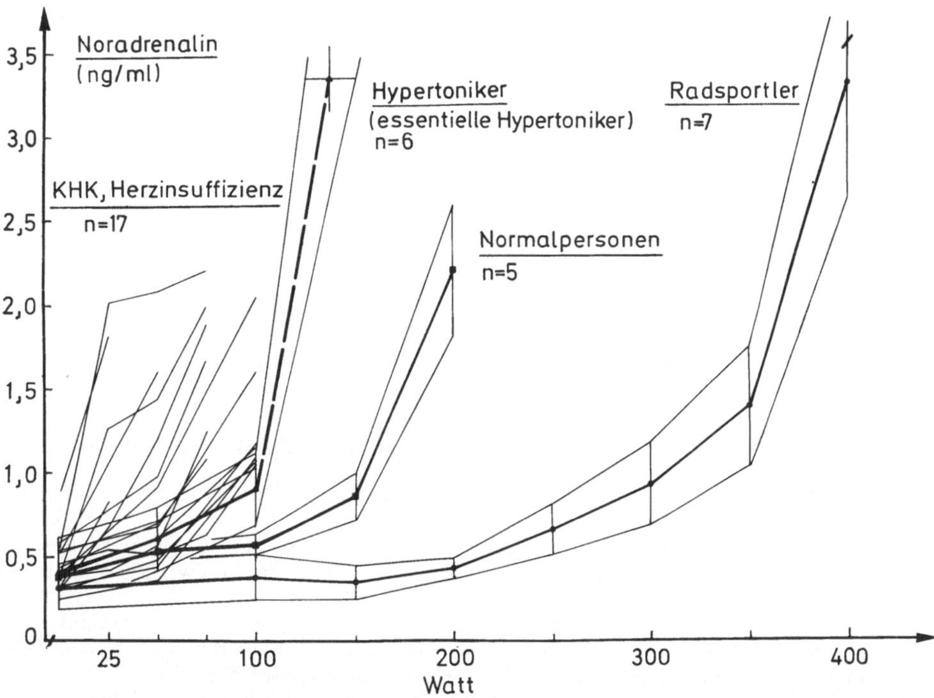

Abb. 12. Bei Patienten mit Koronarinsuffizienz bzw. Myokardinsuffizienz kommt es bei Belastung vorzeitig zu einem Anstieg der Katecholamine. Diese Katecholaminanstiege werden bei Gesunden oder Trainierten erst bei 10fach höheren Belastungen erzielt

Zusammenfassend läßt sich sagen, daß bei *Herzgesunden,* die unter psychischer Belastung zu ventrikulären oder supraventrikulären Arrhythmien neigen, in der Regel eine Verminderung oder ein Verschwinden der Rhythmusstörungen durch Betablocker erreicht wird. Die Arrhythmieneigung wird wahrscheinlich durch die starke Adrenalinausschüttung – weniger die Noradrenalinfreisetzung – im wesentlichen mitverursacht. Für einen ursächlichen Zusammenhang zwischen freiem Fettsäureanstieg bzw. Azidosegrad und Arrhythmieneigung lassen sich keine sicheren Befunde finden.

Bei *Patienten* nach Herzinfarkt bzw. mit Koronarinsuffizienz, die zu ventrikulären und supraventrikulären Arrhythmien neigen, findet sich eine sehr gute Ansprechbarkeit auf Betablockade bei emotionalen Belastungen. Bei physischen Belastungen ist diese Wirkung weniger ausgeprägt, vor allem wenn höhere Belastungsgrade angestrebt werden. Die günstigere Wirkung der Betablockade dürfte im wesentlichen durch die Beeinflussung ischämischer Randzonen bedingt sein. Es ist unklar, ob die freien Fettsäuren bei den Herzpatienten eine Bedeutung für die Arrhythmien haben. Der Azidosegrad im Blut spielt sicherlich keine Rolle für die Arrhythmieneigung.

Literatur

1. Bethge KP, Meiners G, Lichtlen PR (1980) Altersabhängige Normalverteilung ventrikulärer Dysrhythmien. Z Kardiol 69:226
2. Chung EK (1976) Betablocker in der Behandlung von Rhythmusstörungen. In: Schweizer W (Hrsg) Die Betablocker – Gegenwart und Zukunft. Huber, Bern Stuttgart Wien, S 224
3. Distler A, Philipp Th, Cordes U, Wolff HP (1978) Auswahl von Patienten für die antihypertensive Therapie mit Beta-Rezeptorenblockern. In: Mäurer W, Schömig A, Dietz R, Lichtlen PR (Hrsg) Beta-Blockade 1977. Thieme, Stuttgart, S 122
4. Dollery CT, Paterson JW, Conolly ME (1969) Clinical pharmacology of beta-receptor-blocking drugs. Clin Pharmacol Ther 10:765
5. Ebm W, Glogar D, Joskowicz G, Scheibelhofer W, Steinbach K, Weber H (1980) Abhängigkeit der monotopen ventrikulären Extrasystolen (VES) von der Herzfrequenz (HF). Z Kardiol 69:214
6. Irving MH, Britton BJ, Woop WG (1974) Effects of β adrenergic blockade on plasma catecholamines in exercise. Nature 248:531
7. Keul J, Lehmann M (1979) Psychophysische Reaktionen bei extremen Belastungen. Therapiewoche 29:4906
8. Keul J, Huber G, Kindermann W, Burmeister P, Petersen KG (1976) Die Wirkung eines neuartigen β-Rezeptorenblockers (Bunitrolol) auf Kreislauf und Stoffwechsel unter extremen Streßbedingungen. Med Welt 27:437
9. Keul J, Huber G, Maas A, Blessing W, Westermann H, König K (1976) Der Einfluß des β-Blockers Bunitrolol auf metabolische, hormonale und kardiozirkulatorische Veränderungen bei Herzkranken während des Fernsehens. Herz/Kreisl 8:578
10. Keul J, Huber G, Zöllner G, Spielberger B, Huber H (1979) Kardiozirkulatorische und metabolische Veränderungen von Gesunden und Herzinfarktpatienten beim Autofahren unter Betarezeptorenblockade. Herz/Kreisl 11:117
11. Keul J, Simon G, Dickhuth HH, Lehmann M (1979) Zur Wirkung von Beta-Rezeptorenblockern auf Kreislauf und Stoffwechsel. In: Heiss HW (Hrsg) Bewegungstherapie bei Herz- u. Gefäßkrankheiten. Witzstrock Baden-Baden Köln New York, S 47
12. Kopp KH, Huber G, Keul J (1978) Veränderungen von Herzfrequenz und Stoffwechsel-Parameter im Blut beim Fallschirmspringen. Dtsch Sportmed 2:44
13. Kurien VA, Yates PA, Oliver MF (1971) The role of free fatty acids in the production of ventricular arrhythmias after acute coronary artery occlusion. Eur J Clin Invest 1:225
14. Lichtlen P, Bethge KP (1978) Kammerarrhythmien bei chronischer koronarer Herzkrankheit. In: Mäurer W, Schömig A, Dietz R, Lichtlen PR (Hrsg) Beta-Blockade 1977. Thieme, Stuttgart, S 294
15. Lydtin H, Lohmöller G (1977) Beta-Receptoren-Blocker. Aesopus, Lugano München
16. Mäurer W, Schömig A, Kaden F (1978) Blut-Katecholaminspiegel unter Beta-Blockade. In: Mäurer W, Schömig A, Dietz R, Lichtlen PR (Hrsg) Beta-Blockade 1977. Thieme, Stuttgart, S 50
17. Margolis B, Silva RA de, Lown B (1980) Episodic drug treatment in the management of paroxysmal arrhythmias. Am J Cardiol 45:621
18. Meesmann W, Stephan K, Abendroth PR, Menken U, Wiegand V (1978) Frühe Arrhythmien, insbesondere Kammerflimmern, nach akutem experimentellen Koronarverschluß und Beta-Rezeptorenblocker. In: Mäurer W, Schömig A, Dietz R, Lichtlen PR (Hrsg) Beta-Blockade 1977. Thieme, Stuttgart, S 244
19. Merx W (1978) Wirksamkeit der Beta-Blocker bei verschiedenen Arrhytmien. In: Mäurer W, Schömig A, Dietz R, Lichtlen PR (Hrsg) Beta-Blockade 1977. Thieme, Stuttgart, S 360
20. Miller NE, Mjos LD, Oliver MF (1976) Relationship of epicardial ST segment elevation to the plasma free fatty acid/albumin ration during coronary occlusion in dogs. Clin Sci Mol Med 51:209
21. Petri H, Rudolph W (1979) Medikamentöse Therapie tachykarder Rhythmusstörungen. Herz 4:344

22. Ravens KG, Jipp P (1972) Konzentrationsänderungen der freien Fettsäuren in der Früh-
    phase nach einem Myokardinfarkt. Verh Dtsch Ges Inn Med 78:1033
23. Seipel L, Breithardt G, Loogen F (1978) Elektrophysiologische Effekte von Beta-Rezepto-
    ren blockierenden Substanzen beim Menschen. In: Mäurer W, Schömig A, Dietz R, Licht-
    len PR (Hrsg) Beta-Blockade 1977. Thieme, Stuttgart, S 337
24. Senges J, Mittmann U, Brachmann J, Hammann HD, Anders G, Kübler W (1980) Ventri-
    kuläre Rhythmusstörungen bei Myokardinfarkt: gesteigerte Katecholaminempfindlichkeit
    von Purkinjezellen innerhalb des Infarktareals. Z Kardiol 69:240
25. Simon H, Gross-Fengels W, Schilling G, Schaede A (1980) Ventrikuläre Rhythmusstö-
    rungen im ambulanten Langzeit-Ekg in Abhängigkeit vom Befund im Belastungs-Ekg.
    Herz/Kreisl 12:103
26. Stein G, Jungmann H (1979) Spontanschwankungen von Rhythmusstörungen bei Infarkt-
    rehabilitanden. Herz/Kreisl 11:346
27. Walter J, Dietz A, Wiese KH, Schramm A, Gärtner FR, Bracharz M (1980) Art und Häu-
    figkeit von Rhythmusstörungen in Abhängigkeit vom Patientenalter. Z Kardiol 69:227
28. Woosley RL, Kornhauser D, Smith R, Reele S, Higgins SB (1979) Suppression of chronic
    ventricular arrhythmias with propranolol. Circulation 60:819

Zur Anwendung von Betarezeptorenblockern bei Reentry-Tachykardien *

R. GMEINER und C. K. NG

1 Einleitung

Metoprolol ist ein wirksamer kardioselektiver Blocker der adrenergen Betarezeptoren ohne symphatikomimetische Eigenwirkung („intrinsic activity"), ohne Wirkung auf die Gefäßperipherie und auf den Bronchustonus [1, 9]. Nach ersten Berichten zeigt Metoprolol, i.v. verabreicht, auch günstige Effekte bei verschiedenen Tachyarrhythmien, vor allem supraventrikulären Ursprungs [6, 9]. Elektrophysiologische Untersuchungen am Menschen zeigten eine Verlängerung der effektiven Refraktärperiode des AV-Knotens

Doz. Dr. R. Gmeiner, Dr. C. K. Ng, Universitätsklinik für Innere Medizin, Anichstraße 35, A-6020 Innsbruck
* Die Arbeit wurde durch den Fonds zur Förderung der wissenschaftlichen Forschung finanziell unterstützt. Wir danken Herrn Dr. Gstöttner für die technische Mitarbeit. Metoprolol wurde von der Firma Hässle, Astra als Beloc zur Verfügung gestellt.

Tabelle 1. Intravenöse Verabreichung von Metoprolol

Fall	Alter	Ge-schlecht	Form der Tachykardie	Zyklus-länge (ms)	Unter-brechung der Tachykardie	Zykluslänge der Tachykardie (ms)		
						M −	M +	Änderung
1	20	w	WPW B a	500	0	300 → 280		− 20
2	39	w	WPW B o	400	+	290 → 310		+ 20
3	53	m		600	0	270 → 330		+ 60
4	19	m		460	0	245 → 310		+ 65
5	39	m		600	0	320 → 390		+ 70
6	24	m		400	0	290 → 340		+ 50
7	28	m	VAB	510	0	250 → 280		+ 30
8	71	w		500	+	290 → 330		+ 40
9	30	w		500	0	305 → 330		+ 25
10	30	m		600	−	320 → 330		+ 10
11	50	w		600 − 620	−	490 → 580		+ 70
						− 560 − 620		~
12	42	m		600	−	390 → 420		+ 30
13	50	w	AVKR	500	+	290 → 325		+ 35
14	29	w		460	0	245 → 360		+ 45

WPW Wolff-Parkinson-White-Syndrom; a antidrome Tachykardie; o orthodrome Tachykardie; VAB verborgenes akzessorisches Bündel; AVR AV-Knoten-Reentry; M − vor Metoprolol; M + nach Metoprolol; E Echozone

und ließen so günstige Wirkungen bei Reentry-Tachykardien mit Beteiligung des AV-Knotens erwarten [7]. Wir untersuchten deshalb die Wirkung von i.v. verabreichtem Metoprolol an 14 Patienten, bei denen Reentry-Tachykardien reproduzierbar durch programmierte Stimulation des Herzens ausgelöst werden konnten, und an weiteren 20 Patienten bei chronisch oraler Behandlung.

2 Methode

Die klinischen Daten der Patienten zeigen die Tabellen 1 und 2 auf. Alle Patienten wurden nach einem früher beschriebenen Protokoll mittels programmierter Vorhof- und Ventrikelstimulation untersucht [4]. Bei 14 Patienten wurde darauf 0,1 mg/kg Metoprolol (Beloc) i.v. verabreicht. Danach wurde die Vorhof-, meist auch die Ventrikelstimulation wiederholt. Zwanzig weitere Patienten, bei denen zuvor die Elektrostimulation durchgeführt worden war, erhielten 2×50 bis 2×100 mg Metoprolol per os über 4 Wochen. Die Patienten registrierten die Zahl der während dieser Zeit aufgetretenen Tachykardien und eventuelle Nebenwirkungen. Aus einigen Daten wurden Mittelwerte und die Standardabweichung errechnet, die statistische Signifikanz wurde mittels gepaartem t-Test berechnet.

Tabelle 1 (Fortsetzung)

AH-Zeit (bei Sinusrhythmus) (ms)			Effektive Refraktärperiode des AV-Knotens (ms)			Tachykardiezone (ms)		
M –	M +	Änderung	M –	M +	Änderung	M –	M +	Änderung
80	90	+ 10	280	320	+ 40	280 – 200	320 – 200	+ 40
80	100	+ 20	200	240	+ 40	240 – 200	–	–
60	70	+ 10	< 210	< 220	–	290 – 180	430 – 230	+ 130
80	100	+ 20	< 170	190	> + 20	370 – 180	450 – 200	+ 60
65	80	+ 15	230	320	+ 90	290 – 240	470 – 330 E	+ 90
60	70	+ 10	< 180	220	> + 40	240 – 200	300 – 230	+ 30
70	80	+ 10	230	260	+ 30	280 – 240	310 – 270	–
85	95	+ 10	< 200	< 210	–	290 – 210	350 – 220	+ 50
50	60	+ 10	< 180	< 170	–	350 – 185	360 – 180	+ 15
90	115	+ 25	< 200	< 210	–	260 – 210	290 – 220	+ 20
90	100	+ 10	< 210	< 230	–	560 – 220	660 – 240	+ 80
90	110	+ 20	< 240	< 240	–	390 – 250	480 – 250	+ 90
60	100	+ 40	< 210	300	> + 90	240 – 220	–	–
60	75	+ 15	210	240	+ 30	260 – 220	350 – 250	+ 60

Tabelle 2. Orale Verabreichung von Metoprolol

Fall	Alter	Geschlecht	Form der Tachykardie	Zahl der Anfälle/ 4 Wochen	Vorzeitig abgesetzt	Neben- wirkungen
1 (2)	39	w	WPW B o	7		−
2	52	m	WPW A o+a	0		−
3	41	m	WPW A o	1		+
4	39	m	WPW A o	0		−
5	20	w	VAB	0		+
6 (3)	53	m	VAB	Andauernd	+	
7	59	m	VAB		+	+
8	25	m	VAB	17		
9	41	m	VAB	0		−
10	17	w	VAB	0		
11	25	w	VAB	6		+
12	26	m	VAB	10		
13 (11)	50	w	VAB	Andauernd	+	
14	27	w	AVKR	0		+
15	22	w	AVKR	0		+
16	31	w	AVKR	0		+
17	45	w	AVKR	0		+
18	36	w	AVKR	5		
19	51	w	AVKR	0		
20	50	w	AVKR	12		+

Die Nummern in der Klammer entsprechen den Patienten in Tabelle 1

3 Ergebnisse

3.1 Intravenöse Verabreichung von Metoprolol

3.1.1 AV-Leitung

Bei Sinusrhythmus war nach Metoprolol die AH-Zeit von 73 ± 14 auf 89 ± 17 ms (p=0,03) und die effektive Refraktärperiode des AV-Knotens von 230 ± 31 auf 276 ± 41 ms (p=0,03) verlängert. Die effektive Refraktärperiode des akzessorischen Bündels bei Fall 1 und 2 änderte sich nach Metoprolol nicht, jene der „schnellen" Bahn („fast pathway") in Fall 12, 13 und 14 nahm um 130, 20 und 100 ms zu.

3.1.2 VA-Leitung

Bei allen Patienten wurden im Ventrikel abgegebene Impulse auf den Vorhof übergeleitet. Bei den Patienten 2, 3, 7, 8, 9, 10 blieb die VA-Zeit bis zur effektiven Refraktärperiode des Ventrikel unverändert, bei den Patienten 4 und 6 bis zur effektiven Refraktärperiode des VA-Leitungssystems. Dieses Verhalten, zusammen mit der exzentrischen Vorhoferregung (außer Fall 4 und 10), weist auf eine VA-Leitung über ein akzessorisches Bündel hin [10, 13].

Metoprolol hatte keinen Einfluß auf die Leitungsgeschwindigkeit und effektiven Refraktärperioden dieser ausschließlich retrograd leitenden akzessorischen Bündel. In den Fällen 4 und 9 wurden bei kürzeren V_1-V_2-Intervallen Tachykardien ausgelöst, bei den Patienten 4, 7, 10 und 12 traten ventrikuläre Extrasystolen auf, welche bei den drei ersteren Tachykardien induzierten [8]. Bei Fall 5 wurde bei einem V_1-V_2-Intervall von 270 ms nach VA-Leitung über das akzessorische Bündel ein anhaltendes Vorhofflattern induziert, weshalb nach Kardioversion auf weitere vorzeitige Ventrikelstimulation verzichtet wurde. Bei den Patienten 12 bis 14 nahm das VA-Intervall mit Verkürzung des V_1-V_2-Intervalls kontinuierlich um 70–180 ms zu; die früheste Vorhoferregung wurde dabei im His-Bündel-Elektrogramm beobachtet [13]. Metoprolol verlangsamte die VA-Leitung um weitere 15–20 ms, veränderte jedoch die effektive Refraktärperiode des retrograden Leitungssystem nicht.

3.1.3 Vorhofstimulation, Mechanismus der Tachykardie

Vor Metoprolol löste die programmierte Vorhofstimulation bei allen Patienten Tachykardien aus. In den Fällen 1 und 2 bestanden WPW-Syndrome, bei Fall 1 wurden antidrome Tachykardien (AV-Leitung über das akzessorische Bündel), bei Fall 2 orthodrome Tachykardien (AV-Leitung über das normale System) induziert. Bei den Patienten 3 bis 11 bestand der Reentry-Kreis antegrad aus dem AV-His-Purkinje-System und retrograd aus einem akzessorischen Bündel. Bei diesen Patienten nahm die A_2-H_2-Zeit kontinuierlich mit der Verkürzung des A_1-A_2-Intervalls zu. Bei einer kritischen AH-Verlängerung wurde die Tachykardie ausgelöst (Abb. 1) [10, 13].

Die Patienten 12 bis 14 wurden als AV-Knoten-Reentry klassifiziert. Bei einer Verkürzung des A_1-A_2-Intervalls um nur 10 ms nahm die A_2-H_2-Zeit plötzlich um mehr als 50 ms zu; dies war bei Fall 13 und 14 von einer Auslösung der Tachykardie begleitet, während bei Fall 12 die effektive Refraktärperiode der schnellen Bahn schon bei längeren A_1-A_2-Intervallen erreicht war, als jene, welche die Tachykardie auslösten [2, 13].

3.1.4 Verabreichung von Metoprolol während der Tachykardie

Bei 3 Patienten endete jede induzierte Tachykardie spontan nach wenigen Sekunden (Tabelle 1). Bei den übrigen 11 Patienten dauerten die Tachykardien an und mußten jeweils durch Vorhof- oder Kammerstimulation unterbrochen werden. Bei diesen 11 Patienten wurden 0,1 mg/kg KG Metoprolol während einer Tachykardie i.v. verabreicht. Nur bei 3 Patienten wurde die Tachykardie innerhalb von 2 min durch einen Block im AV-Knoten unterbrochen (Tabelle 1). Bei den anderen wurde die Tachykardie nach 5 min durch Stimulation beendet. Bei allen Patienten mit Ausnahme von Fall 1 nahm die Zykluslänge der Tachykardie zu (Tabelle 1). Die Zunahme

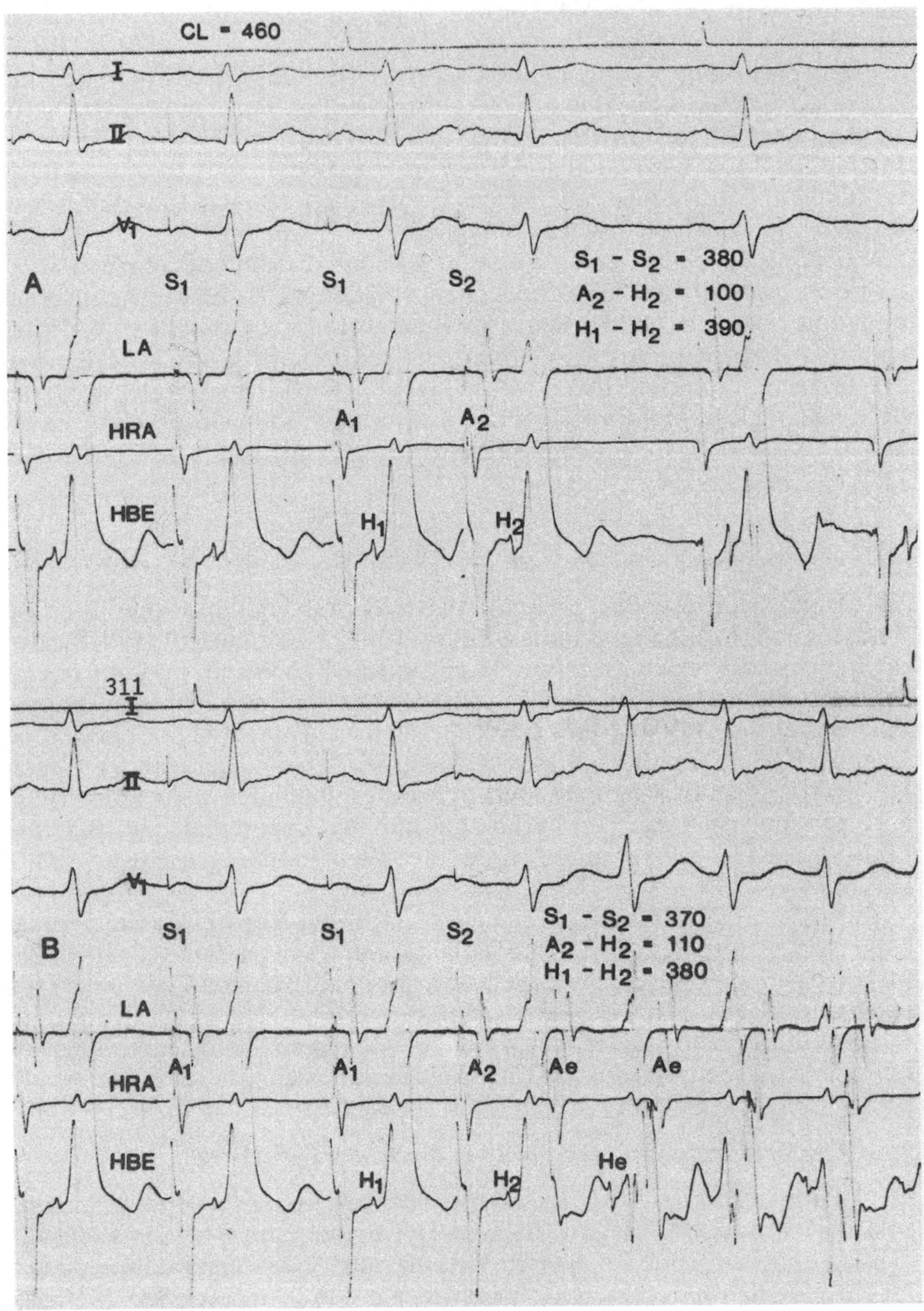

Abb. 1 A, B. Vorzeitige Vorhofstimulation vor Metoprolol (Patient 4) Oberflächenableitungen *I, II, V₁* und intrakardiale Ableitungen vom linken Vorhof (*LA*), hohen rechten Vorhof (*HRA*) und His-Bündel (*HBE*). *A* Bei einem Kopplungsintervall von 380 ms löst der vorzeitige Impuls keine Tachykardie aus; *B* bei einer Verkürzung des Kopplungsintervalls um 10 ms auf 370 ms Tachykardie. Die früheste Vorhoferregung wird im HBE beobachtet

kam ausschließlich über eine Verlängerung der AH-Zeit zustande. Nur bei Fall 11, bei dem die Zykluslänge der Tachykardie vor und nach Metoprolol schwankte, war die Verlängerung der Zykluslänge durch eine Zunahme der AH-Zeit von 100 auf 120 ms und der VA-Zeit von 370 bis 390 auf 410 bis 430 zurückzuführen [3].

3.1.5 Vorhofstimulation nach Metoprolol

Nach Gabe von Metoprolol konnte bei 3 Patienten keine Tachykardie durch Vorhofstimulation ausgelöst werden. Bei Fall 2 (WPW-Syndrom) verhinderte die Verlängerung der effektiven Refraktärperiode des AV-Knotens die Auslösung der Tachykardie. Ähnlich waren bei Fall 5 (verborgenes akzessorisches Bündel) alle Vorhofechos im AV-Knoten blockiert. Bei Patient 14 (AV-Knoten-Reentry) wurden trotz der Zunahme der AH-Zeit und AV-Leitung über die „langsame" Bahn keine Tachykardien oder Echos beobachtet, was für einen VA-Block in der „schnellen" Bahn spricht.

Hingegen war bei allen anderen Patienten die Tachykardiezone, bei Fall 5 die Echozone nach Metoprolol erweitert. Dies kam bei Fall 1 (WPW, antidrome Tachykardie) durch die Verlängerung der effektiven Refraktärperiode des AV-Knotens zustande. Bei den Patienten 3 bis 11 wurde durch die verlängerte AH-Zeit nach Metoprolol das kritische AH-Intervall schon bei längeren A_1-A_2-Intervallen erreicht (Abb. 2). Bei den Fällen 12 und 14 war die effektive Refraktärperiode der „schnellen" Bahn schon bei 130 bzw. 100 ms längeren A_1-A_2-Intervallen erreicht. So wurde bei diesen Patienten der Beginn der Tachykardiezone zu den weiteren A_1-A_2-Intervallen verschoben, während demgegenüber die effektiven Refraktärperioden von AV-Knoten und Vorhof nur gering zunahmen (Tabelle 1). Bei Fall 10 endeten die Tachykardien vor Metoprolol spontan, dauerten jedoch auch nach Metoprolol an.

3.1.6 Ventrikelstimulation nach Metoprolol

Bei 12 Patienten wurde nach Metoprolol eine Ventrikelstimulation durchgeführt. Bei nur 2 Patienten (Fall 4 und 11) waren vor Metoprolol durch programmierte Ventrikelstimulation Tachykardien ausgelöst worden. Nach Metoprolol traten auch bei Fall 3 unter vorzeitiger Ventrikelstimulation Tachykardien auf, welche zuvor nicht beobachtet worden waren (Abb. 3). Bei Fall 4 und 11 war die Tachykardiezone nach Metoprolol erweitert. Eine Zunahme der effektiven Refraktärperiode des AV-Knotens in VA-Richtung könnte die erweiterte Tachykardiezone erklären. Auf die Auslösung ventrikulärer Extrasystolen bei Ventrikelstimulation mit kurzen V_1-V_2-Intervallen hatte Metoprolol keinen Einfluß. Nebenwirkungen wurden nach intravenöser Gabe von Metoprolol nicht beobachtet.

3.2 Orale Prophylaxe von Tachykardien mit Metoprolol

An weiteren 20 Patienten, deren Tachykardien durch programmierte Stimulation klassifiziert worden waren, wurde Metoprolol in einer Dosis von

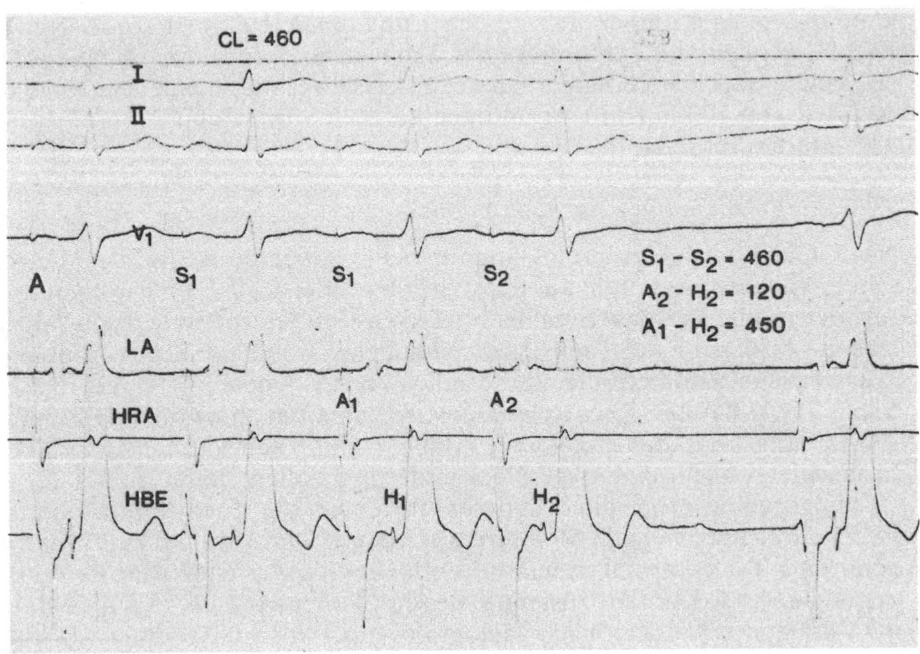

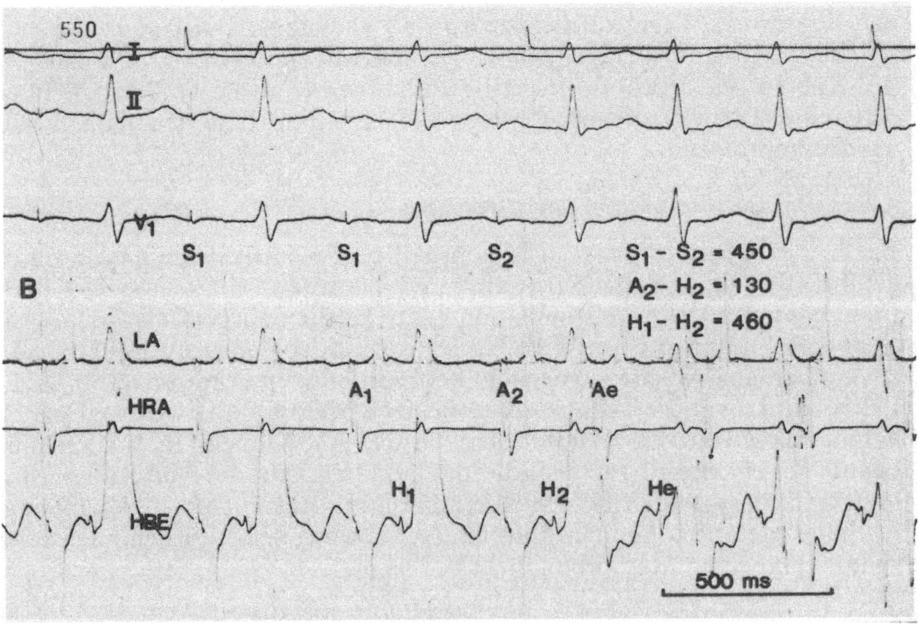

Abb. 2A, B. Vorzeitige Vorhofstimulation nach Metoprolol (Patient 4). *A* Bei einem S_1-S_2-Intervall von 460 ms keine Tachykardie; *B* bei einer Verkürzung der S_1-S_2-Zeit um 10 ms Tachykardie. Die Tachykardiezone ist nach Metoprolol erweitert

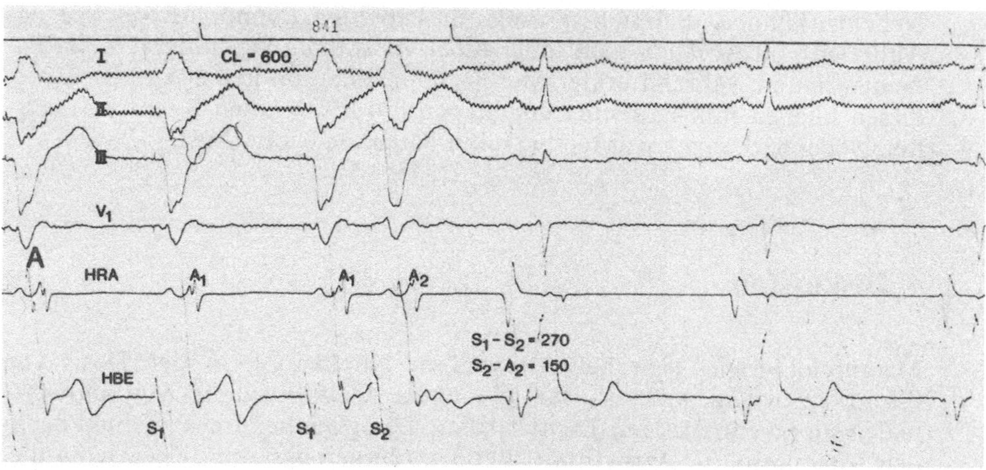

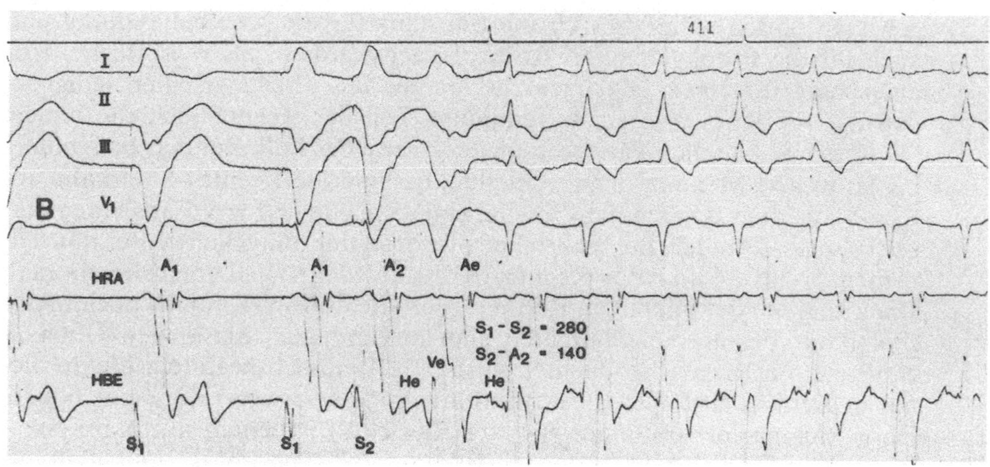

Abb. 3 A, B. Vorzeitige Ventrikelstimulation (Patient 3), Zykluslänge (*CL*) 600 ms; *A* vor Metoprolol. Bei einem Kopplungsintervall von 270 ms keine Zunahme der VA-Zeit; *B* nach Metoprolol. Bei einem S_1-S_2-Intervall von 280 ms VA-Leitung mit einer V_2-A_2-Zeit von 140 ms, Auslösung einer Tachykardie

2×50 bis 2×100 mg per os verabreicht (Tabelle 2). Bei vier dieser Patienten lag ein WPW-Syndrom mit orthodromen Tachykardien vor, bei neun Patienten ein verborgenes akzessorisches Bündel und bei sieben AV-Knoten-Reentry. Bei drei Patienten mußte Metoprolol vorzeitig abgesetzt werden, in zwei Fällen wegen andauernder Tachykardien, in einem Fall wegen

Nebenwirkungen. Bei sieben weiteren Patienten konnte Metoprolol das Auftreten von Anfällen nicht oder nicht vollständig verhindern. Zehn Patienten hatten während oraler Metoprololmedikation keine Anfälle. Unter diesen blieben fünf Patienten von sieben mit AV-Knoten-Reentry anfallsfrei. Nebenwirkungen wurden bei neun Patienten beobachtet.

4 Diskussion

Metoprolol erwies sich bei intravenöser Applikation in der Dosis von 0,1 mg/kg wenig wirksam für die akute Unterbrechung von paroxysmalen supraventrikulären Tachykardien. Lediglich bei drei Patienten beendete Metoprolol die Arrhythmie. Bei den übrigen bestand die Tachykardie, wenn auch mit erniedrigter Herzfrequenz, weiter. Auf Grund der Untersuchungen von Rizzon und Mitarbeitern, welche eine Verlängerung der effektiven Refraktärperiode des AV-Knotens nach 0,1 mg/kg Metoprolol nachgewiesen hatten, empfahl sich die Substanz für die Akutbehandlung und auch für die Prophylaxe von Reentry-Tachykardien; als wesentliche Voraussetzung für einen günstigen therapeutischen Effekt erschien lediglich, daß der AV-Knoten einen wesentlichen Teil der Reentry-Schleife bildete [7]. Dies war bei allen Patienten unserer Serie der Fall. Bei den Patienten 2 bis 11, welche Metoprolol i.v. erhielten, bestand die Reentry-Kreisbahn antegrad aus dem AV-Knoten-His-Purkinje-System, retrograd aus einem akzessorischen Bündel. Bei Fall 1 lief die Erregung umgekehrt. Bei den Patienten 12 bis 14 war der Reentry-Kreis auf den AV-Knoten beschränkt. Die Zunahme der effektiven Refraktärperiode des AV-Knotens nach Metoprolol war bei unseren Patienten eher ausgeprägter, als in den Untersuchungen von Rizzon beobachtet wurde [7]. Dennoch beendete Metoprolol nur in drei von elf Fällen die Arrhythmie. Möglicherweise wäre eine höhere Dosis Metoprolol wirksamer gewesen. Bei zwölf Patienten mit paroxysmaler atrialer Tachykardie trat nach 0,15 mg/kg Metoprolol Sinusrhythmus ein [9]. Von weiteren sechs Patienten mit paroxysmaler atrialer Tachykardie wurden drei nach verschiedenen Dosen Metoprolol rhythmisiert [6]. Auch die Beobachtungszeit nach der Applikation war in diesen Untersuchungen länger [6, 9]. Andererseits schienen uns 5 min ausreichend. Nach Gabe von Tiapamil, einem neuen Kalziumantagonisten, war die Rhythmisierung bei allen zehn Patienten innerhalb von 2 min eingetreten [4]. Hingegen wird bei längerer Beobachtungsdauer ein zufälliges spontanes Ende der Arrhythmie immer wahrscheinlicher.

Die Wiederholung der Stimulation nach intravenöser Gabe eines Antiarrhythmikums ermöglicht Vorhersagen über dessen prophylaktische Wirksamkeit bei oraler Therapie [11, 12, 14]. Die Unmöglichkeit, die Tachykardie nach der Applikation auszulösen, eine Verkleinerung der Tachykardiezone oder die Unmöglichkeit, die Tachykardie aufrechtzuerhalten, sprechen für einen günstigen Effekt der Langzeittherapie [11, 12, 14]. Eine gute prophylaktische Wirkung von Metoprolol ließe sich demnach nur bei den drei Patienten erwarten, bei denen die Tachykardiezone nach Metoprolol verschwunden war. Bei allen übrigen Probanden war die Tachykardiezone meist erheblich erweitert, sowohl bei Vorhof- als auch bei Ventrikelstimulation. Nach Metoprolol löste bei Fall 3 die Ventrikelstimulation Tachykardien aus, welche vorher nicht beobachtet worden waren. Bei Fall 10 hatte die Tachykardie vor Metoprolol spontan geendet, nach Metoprolol dauerte sie an. Ähnliche Ergebnisse wurden bei Patienten mit Reentry-Tachykardien im AV-Knoten mit und ohne akzessorisches Bündel nach Propranolol berichtet [12]. Bei Vorhofstimulation war nach Propranolol die Echozone bei zwei Fällen verschwunden, bei einem verringert, bei fünf unverändert, bei zweien erweitert. Bei zwei Patienten wurden ausschließlich nach Propranolol Tachykardien ausgelöst [12]. Nur bei zwei von acht Patienten mit einem verborgenen akzessorischen Bündel verhinderte Propranolol die Auslösung von Tachykardien [14]. Tatsächlich waren die Ergebnisse der oralen Behandlung wesentlich günstiger, als dies die Stimulationsversuche nach intravenöser Applikation erwarten ließen. Zwar handelte es sich bei oraler Medikation überwiegend um andere Patienten, die Mechanismen der durch die Elektrostimulation auszulösenden Tachykardien waren jedoch dieselben. Die Patienten mit einer Reentry-Tachykardie unter Einbeziehung eines akzessorischen Bündels zeigte bei oraler Metoprololmedikation schlechtere Ergebnisse. Bei zwei bestanden andauernd Tachykardien, welche zum Absetzen der Medikation führten. Bei fünf weiteren Fällen dieser Gruppe traten unter Metoprolol Anfälle auf, teilweise mit großer Häufigkeit. Nur vier Patienten mit einem akzessorischen Bündel blieben anfallsfrei. Dagegen wurden bei fünf von sieben Patienten mit AV-Knoten-Reentry nach oraler Metoprololgabe keine Anfälle mehr beobachtet.

Über die Diskrepanz zwischen dem ungüstigen Effekt bei intravenöser Gabe von Metoprolol während der Elektrostimulation und der doch wesentlich besseren prophylaktischen Wirkung bei oraler Gabe lassen sich nur Vermutungen anstellen. Möglicherweise führte die orale Gabe zu höheren Plasma- und Gewebsspiegeln als die intravenöse Applikation. Ein wirksamer Metabolit scheint nach oraler Gabe nicht vorzuliegen [5]. Möglicherweise spielt die Unterdrückung von supraventrikulären oder ventrikulären Extrasystolen, welche die Tachykardien auslösen können, eine Rolle [9].

5 Zusammenfassung und Schlußfolgerungen

Die Wirkung von Metoprolol auf paroxysmale supraventrikuläre Reentry-Tachykardien wurde an 34 Patienten untersucht. 14 Patienten erhielten 0,1 mg/kg Metoprolol i.v. Vor und nach der Applikation wurde eine programmierte Vorhof- und Ventrikelstimulation durchgeführt. Der Reentry-Kreis bestand bei 10 Patienten antegrad aus dem normalen Leitungssystem und retrograd aus einem akzessorischen Bündel. Bei einem Patienten erfolgte die AV-Überleitung über ein akzessorisches Bündel, die VA-Leitung über das normale System, bei 3 Patienten bestand AV-Knoten-Reentry. Während der Tachykardie verabreicht, unterbrach Metoprolol bei 3 von 11 Patienten die Arrhythmie und senkte die Herzfrequenz bei den anderen.

Metoprolol verlängerte die effektive Refraktärperiode des AV-Knotens und den AH-Intervall, hatte jedoch keinen Einfluß auf antegrade und retrograde effektive Refraktärperiode und Leitungsgeschwindigkeit akzessorischer Bündel. Bei 3 Patienten konnte nach Metoprolol keine Tachykardie mehr ausgelöst werden, bei 10 übrigen war die Tachykardiezone erweitert.

20 Patienten (4 WPW-Syndrome, 9 verborgene akzessorische Bündel, 7 AV-Knoten-Reentry) erhielten 2×50 bis 2×100 mg Metoprolol per os über 4 Wochen. 10 Patienten waren anfallsfrei, 9 hatten weitere Anfälle. Nebenwirkungen wurden bei 9 Fällen beobachtet und führten bei einem Patienten zum vorzeitigen Absetzen der Medikation.

Literatur

1. Ablad B, Carlsson E, Ek L (1973) Pharmacological studies of two new cardioselective adrenergic beta-receptor antagonists. Life Sci 12:107
2. Denes P, Wu D, Dhingra RC, Chuquimia R, Rosen KM (1973) Demonstration of dual A-V nodal pathways in patients with paroxysmal supraventricular tachycardia. Circulation 48:549
3. Farre J, Ross D, Wiener I, Bär FW, Vanagt EJ, Wellens HJJ (1979) Reciprocal tachycardias using accessory pathways with long conduction times. Am J Cardiol 44:1099
4. Gmeiner R, Ng CK, Gstöttner M (1979) Effect on paroxysmal reentrant tachycardia of a drug affecting calcium transport (Ro 11-1781). Eur J Clin Pharmacol 16:155
5. Koch-Weser J (1979) Drug therapy: Metoprolol. N Engl J Med 301:698
6. Möller B, Ringqvist C (1979) Metoprolol in the treatment of supraventricular tachyarrhythmias. Ann Clin Res 11:34
7. Rizzon P, Di Biase M, Chiddo A, Mastrangelo D, Sorgente L (1978) Electrophysiological properties of intravenous metoprolol in man. Br Heart J 40:650
8. Sung RJ, Castellanos A, Mallon SM, Gelband H, Mendoza I, Myerburg RJ (1977) Mode of initiation of reciprocating tachycardia during programmed ventricular stimulation in the Wolff-Parkinson-White syndrome. With reference to various patterns of ventriculoatrial conduction. Am J Cardiol 40:24
9. Wasin HS, Mahapatra RK, Bhatia ML, Roy SB, Sannerstedt R (1977) Metoprolol – a new cardioselective β-adrenoceptor blocking agent for treatment of tachyarrhythmias. Br Heart J 39:834
10. Wellens HJJ, Durrer D (1975) The role of an accessory pathway in reciprocal tachycardia. Observations in patients with and without the Wolff-Parkinson-White syndrome. Circulation 52:58
11. Wellens HJJ, Tan SL, Bär FWH, Düren DR, Lie KI, Dohmen HM (1977) Effect of verapamil studied by programmed electrical stimulation of the heart in patients with paroxysmal re-entrant supraventricular tachycardia. Br Heart J 39:1058
12. Wu D, Denes P, Dhingra R, Khan A, Rosen KM (1974) The effects of propranolol on induction of A-V nodal reentrant paroxysmal tachycardia. Circulation 50:665

13. Wu D, Denes P, Amat-Y-Leon F, Dhingra R, Wyndham CRC, Bauernfeind R, Latif P, Rosen KM (1978) Clinical, electrocardiographic and electrophysiologic observations in patients with paroxysmal supraventricular tachycardia. Am J Cardiol 41:1045
14. Wu D, Amat-Y-Leon F, Simpson RJ, Latif P, Wyndham CRC, Denes P, Rosen KM (1977) Electrophysiological studies with multiple drugs in patients with atrioventricular re-entrant tachycardias utilizing an extranodal pathway. Circulation 56:727

Arrhythmiebehandlung von Postinfarktpatienten mit Betablockern

W. KLEIN

Trotz Abnahme von Zahl und Komplexität der Rhythmusstörungen unmittelbar nach dem akuten Infarktgeschehen zeigen zum Zeitpunkt der Klinikentlassung immer noch 65–80% aller Patienten ventrikuläre Extrasystolen im Langzeit-EKG [9].

Die Häufigkeit der Arrhythmien im chronischen Infarktstadium hängt ab von der Beobachtungszeit, in der nach ihnen gesucht wird [6, 23, 24, 29]; die Angaben schwanken je nach Methodik (Standard-EKG, Belastungs-EKG, Telemetrie-EKG oder Holter-EKG) zwischen 7 und 91%.

Gehäufte VES werden dabei in etwa 60%, Couplets und Salven in 3–7% und das R auf T-Phänomen in 0–3% beobachtet [9]. Rund 30% der Postinfarktpatienten haben maligne Arrhythmien [12]. Längsschnittuntersuchungen im mehrjährigen Verlauf nach dem Infarkt zeigen etwa gleichbleibende Verhältnisse [9].

Häufigkeit und Schweregrad ventrikulärer Tachyarrhythmien werden dabei weniger von der Ausdehnung der Koronarsklerose (z. B. 1-Gefäß-Erkrankungen 31%, 3-Gefäß-Erkrankungen 50%) [23], als vielmehr vom Zustand des Myokards bestimmt; dies geht aus verschiedenen Vergleichsuntersuchungen zwischen Koronarographie, Ventrikulographie und Langzeit-EKG hervor [12, 24].

Die prognostische Bedeutung der einzelnen ventrikulären Arrhythmieformen ist nach wie vor nur begrenzt festzulegen. Prospektive, prognostische Untersuchungen liegen bisher nur vereinzelt vor [1, 16, 21, 22].

Sicher scheint zu sein, daß auch schwere Arrhythmien während des akuten Infarktes und auch noch bei der Entlassung nicht gegen eine gute Langzeitprognose sprechen [15].

Hingegen haben komplexe VES 1 Jahr nach dem akuten Geschehen eine schlechte Prognose: 18% dieser Patienten erleiden einen Reinfarkt oder sterben im 2. Jahr gegenüber nur 5% von Patienten ohne VES [22].

Im allgemeinen kann wohl davon ausgegangen werden, daß mit zunehmender Häufigkeit von VES (über 30/h), bei polytopen und repetitiven Formen sowie beim R auf T-Phänomen das Risiko des plötzlichen Herztodes zunimmt. Umgekehrt ist dieser aber nicht nur auf diese Formen beschränkt [12].

Der plötzliche Herztod ist die Haupttodesursache nach Myokardinfarkt, vor allem bei jüngeren Patienten. Ihm liegt nur in etwa 20% ein Reinfarkt zugrunde. In den übrigen 80% müssen maligne Arrhythmien vermutet wer-

Prof. Dr. W. Klein, Medizinische Universitätsklinik, Plattensteig 18 A, A-8043 Graz

den. Als Ursache denkbar ist eine anoxische Freisetzung von Katecholaminen [14], die Reentry-Mechanismen und damit Kammerflimmern begünstigen könnte, obwohl – zumindest beim frischen Myokardinfarkt – zwischen der Höhe des Plasmakatecholaminspiegels und der Häufigkeit und Schwere von Arrhythmien keine sichere Beziehung gefunden werden konnte [26].

Betarezeptorenblocker wirken der adrenergen Überfunktion entgegen und setzen die Flimmerschwelle des Myokards herab. Sie gelten als effektiv in der Behandlung von supraventrikulären und ventrikulären Arrhythmien infolge gesteigerter Katecholaminaktivität, sind jedoch nicht Mittel der ersten Wahl für schwerwiegende ventrikuläre Dysrhythmien.

Die effektive Kontrolle solcher VES erfordert Dosen, die über die Betasympathikolyse hinausgehen, so daß wohl die unspezifische, membranstabilisierende Wirkung zum Tragen kommt [32].

Elektrophysiologisch verhindern Betablocker die katecholaminbedingte Zunahme der diastolischen Depolarisation. Diese Wirkung stellt die wichtigste antiarrhythmische Eigenschaft dar. Blocker mit Membraneigenwirkung tun dies auch ohne die Anwesenheit von Katecholaminen [13].

Indikationen für eine Therapie von Arrhythmien mit Betablockern ganz allgemein sind 1. eine gesteigerte adrenerge Stimulation, 2. bei koronarer Herzkrankheit die Belastungsextrasystolie und 3. die Hyperthyreose. Zu ergänzen wären hier noch das Mitralklappenprolapssyndrom und digitalogene Arrhythmien.

Im speziellen Fall der Postinfarktphase sind dies also vornehmlich Extrasystolen, die durch Belastung ausgelöst werden, oder auch solche, die durch psychische Alterationen auftreten.

Unter Belastung treten VES bei Gesunden in etwa 30%, bei KHK in rund 80% auf [10]. Ursache dafür dürfte wohl der Umstand sein, daß Asynergien, die wie erwähnt mit der Häufigkeit der Arrhythmien korrelieren, sich unter Belastung verstärken können. Die Korrelation zwischen Belastungs-EKG und Holter-EKG ist wenigstens insofern gut, als VES im Belastungs-EKG in der Regel therapiebedürftige Arrhythmien mit der Langzeit-EKG-Aufzeichnung signalisieren, während umgekehrt bei ergometrie-negativen Patienten nur in seltenen Fällen mit schwerwiegenden Arrhythmien unter der Langzeitregistrierung zu rechnen ist [24].

Um den Effekt von Betarezeptorenblockern zu untersuchen, haben wir deshalb 15 Patienten mit chronischer koronarer Herzkrankheit randomisiert, über 3 Monate mit Nadolol 40–240 mg/Tag behandelt, 15 Patienten dienten als Kontrollgruppe. In 14tägigen Abständen wurden Ergometrien zur Arrhythmieprovokation durchgeführt. Die Ergebnisse sind in Abb. 1 veranschaulicht. Die Arrhythmieinzidenz war in der Betablockergruppe mit 20% deutlich niedriger als in der Kontrollgruppe mit 40%, der Unterschied war statistisch jedoch nicht signifikant. Eine Aufschlüsselung der Arrhythmien nach den Lown-Klassen wurde wegen der relativ kleinen Fallzahl bei dieser Untersuchung nicht vorgenommen.

In einer weiteren prospektiven, randomisierten Studie wurden 45 Patienten mit chronischer koronarer Herzkrankheit mit dem Betarezeptorenblocker Nadolol ebenfalls in der Dosierung von 40–240 mg/Tag über

2 Jahre behandelt, 32 Patienten dienten als Kontrollgruppe. In monatlichen Abständen wurde ein 3-min-Langzeit-Elektrokardiogramm zur Beurteilung der Arrhythmien registriert [11].

Die Häufigkeit von VES überhaupt betrug in der Kontrollgruppe 56% und in der Betablockergruppe 44%. Dieser Unterschied läßt sich statistisch nicht sichern. Hinsichtlich der qualitativen Auswertung der Extrasystolie, die nach den Lown-Klassen vorgenommen wurde, fand sich bezüglich

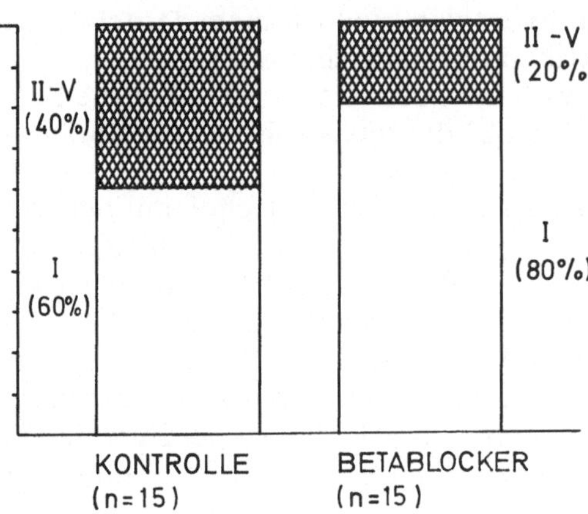

Abb. 1. Prozentuale Häufigkeit von ventrikulären Extrasystolen unter Ergometerbelastung bei zwei Gruppen von Patienten mit chronischer koronarer Herzkrankheit. 15 Patienten sind mit Nadolol 40–240 mg/Tag behandelt, 15 Patienten stellen die Kontrollgruppe dar. Die Arrhythmieinzidenz in der Behandlungsgruppe ist nur halb so groß wie in der Kontrollgruppe, Unterschied ist statistisch aber nicht signifikant

Häufigkeit, Polytopie und Repetitivität ebenfalls kein signifikanter Unterschied. Der plötzliche Herztod war in der Kontrollgruppe mit 9% deutlich höher als in der Nadololgruppe mit 4% (Abb. 2).

Fehlende und benigne Arrhythmien waren in beiden Untersuchungen häufiger unter dem Betarezeptorenblocker, maligne Arrhythmien der Lown-Klassen III–V waren in beiden Studien in der Kontrollgruppe häufiger. Die Unterschiede lassen sich jedoch statistisch nicht sichern (Abb. 3).

Die Erfolgsraten einer antiarrhythmischen Therapie mit Betablockern werden von verschiedenen Autoren bei ventrikulärer Extrasystolie unterschiedlicher Genese zwischen 50 und 75% angegeben [4, 7, 17, 18, 31, 32]. Wie diese Untersuchungen zeigen, ist die Erfolgsrate sehr von der Dosierung abhängig. Die besten Erfolgsraten wurden mit einer Dosierung von 200–640 mg Propranolol/Tag und Plasmaspiegel bis zu 1000 ng/ml erreicht (Tabelle 1).

Tabelle 1. Antiarrhythmische Wirkung der Betablocker

Autor	Patientenzahl	Krankengut	Erfolgsrate
Gibson u. Sowton [7]	125	gemischt	57%
Coltart et al. [4]	12	gemischt	62%
Naggar u. Alexander [17]	10	Mitralprolaps	50%
Winkle et al. [31]	9	Mitralprolaps	55%
Nixon et al. [18]	15	Belastungs-VES	53%
Woosley et al. [32]	32	gemischt	75%

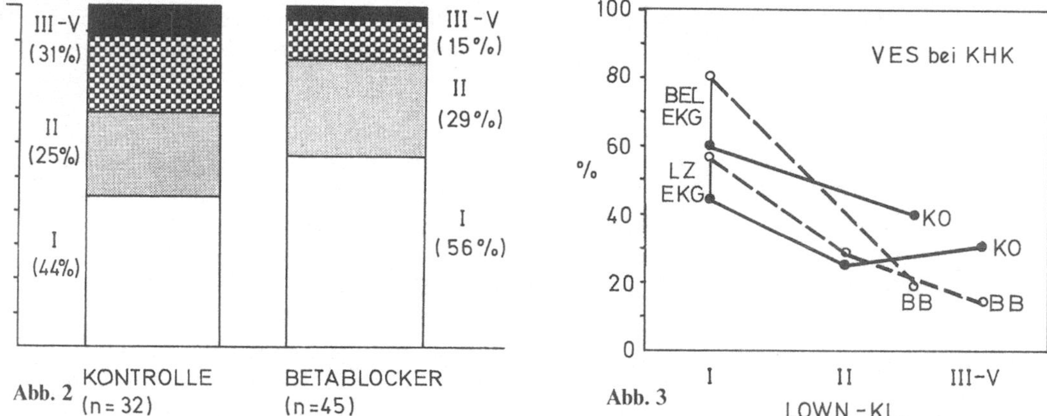

Abb. 2. Häufigkeit und Schwere von ventrikulären Extrasystolen bei 77 Patienten mit chronischer koronarer Herzkrankheit im Langzeit-EKG, 45 Patienten sind mit dem Betarezeptorenblocker Nadolol in einer Dosierung von 40–240 mg/Tag über 2 Jahre behandelt worden, 32 Patienten dienten als Kontrollgruppe. Obwohl die Häufigkeit und Schwere der Extrasystolen in der betablockerbehandelten Gruppe deutlich geringer ist, sind die Veränderungen statistisch nicht signifikant. Die *schwarzen Felder* stellen die am plötzlichen Herztod Verstorbenen dar (3% in der Kontrollgruppe)

Abb. 3. Relative Häufigkeitszahl der untersuchten Patienten zur Abhängigkeit bei Auftreten und Schwere der Arrhythmien im Belastungs(*BEL*)- und Langzeit(*LZ*)-EKG. Die *durchgezogenen Linien* symbolisieren die Kontrollgruppe (*KO*), die *unterbrochenen Linien* die mit Blockern behandelte Gruppe. Die mit Betarezeptorenblockern (*BB*) behandelten Patienten sind häufiger, in den hohen Lown-Klassen III–V sind die unbehandelten Patienten häufiger

Die Literatur über die Wirksamkeit einer antiarrhythmischen Therapie bei koronarer Herzkrankheit, speziell in der Postinfarktphase, ist nicht einheitlich [2, 8, 20, 25, 27, 28].

Unsere Untersuchungen bestätigen die geringe Beeinflußbarkeit ventrikulärer Dysrhythmien bei chronischer koronarer Herzkrankheit durch Betarezeptorenblocker. Dies trifft sowohl für die quantitative als auch für die qualitative Auswertung der Arrhythmien zu.

So fanden Sinn et al. [25] sowie auch Godt et al. [8] bei etwa einem Viertel der Postinfarktpatienten, trotz Behandlung, nicht kontrollierte Arrhythmien der Lown-Klassen III–V im Holter-EKG.

Diese Befunde stehen im Gegensatz zu den Daten über die Reduktion des plötzlichen Herztodes in der Sekundärprävention [30], weil schwerwiegende Arrhythmien doch offensichtlich mit einem höheren Risiko des plötzlichen Herztodes korreliert sind [5, 29]. Als Erklärung für diesen Widerspruch bieten sich zwei Möglichkeiten an:

1. Die Betablocker erhöhen nur die Flimmerschwelle des Myokards, ohne die Arrhythmieinzidenz zu senken [3] oder
2. der Mechanismus der Beeinflussung des plötzlichen Herztodes ist ein anderer, z. B. eine Herabsetzung der gesteigerten Thrombozytenaggrega-

tion. Overschl et al. [19] haben zeigen können, daß Blocker die nach Ergometerbelastung gesteigerte Thrombozytenaggregation signifikant senken können.

Zusammenfassend kann gefolgert werden, daß Betarezeptorenblocker in der Postinfarktphase immer dann eingesetzt werden sollen, wenn 1. eine nach dem Infarkt weiterbestehende oder neu auftretende Angina pectoris dies erfordert, 2. gleichzeitig eine arterielle Hypertonie besteht, oder 3. wenn maligne Arrhythmien der Lown-Klassen III–V vorliegen. Hier sollten Betarezeptorenblocker mit dem Ziel der Verhütung des plötzlichen Herztodes zumindest versucht werden.

Es ist anzunehmen, daß etwa 50% der Patienten auf die Therapie ansprechen [12]. Eine endgültige Empfehlung in dieser Richtung kann wohl erst nach Abschluß der jetzt laufenden Multicenterstudien an einem großen Krankengut gegeben werden.

Literatur

1. Anderson KP, DeCamilla J, Moss AJ (1978) Clinical significance of ventricular tachycardia (3 beats or longer) detected during ambulatory monitoring after myocardial infarction. Circulation 57:890
2. Bussmann WD, Mueller E, Haenel HJ, Kaltenbach M (1978) Orally administered prajmalium bitartrate in acute and chronic ventricular arrythmias. Am J Cardiol 41:577
3. Cobb LA, Werner JA (1979) Editorial: Antiarrhythmic therapy, ventricular premature depolarizations and sudden cardiac death: the tip of the iceberg. Circulation 59:864
4. Coltart DJ, Gibson DG, Shand DG (1971) Plasma propranolol levels associated with suppression of ventricular ectopic beats. Brit Med J 1:490
5. Cooper R (1978) Chronic ventricular ectopic activity and sudden death. Eur J Cardiol 7:457
6. Ertl G, Just H, Lang K (1976) Herzrhythmusstörungen in der chronischen Phase des Myocardinfarktes. Dtsch Med Wochenschr 101:845
7. Gibson D, Sowton E (1969) The use of beta-adrenergic receptor blocking drugs in dysrhythmias. Progr Cardiovasc Dis 12:16
8. Godt U, Bethge KP, Lichtlen PR (1980) Rhythmusstörungen und plötzlicher Herztod im frühen Postinfarktstadium. Z Kardiol 69:226
9. Just H (1975) Klinik und Therapie der Extrasystolie. Verh Dtsch Ges Inn Med 81:131
10. Kennedy HL, Caralis DG, Khan MA (1977) Ventricular arrhythmia 24 hours before and after maximal treadmill testing. Am Heart J 94:718
11. Klein W, Harpf H (1979) Ergebnisse einer Langzeitstudie über die Arrhythmiebehandlung von Koronarkranken mit einem Betarezeptorenblocker und Ajmalinbitartrat. In: Antoni H, Bender F, Gerlach E, Schlepper M (Hrsg) Herzrhythmusstörungen. Schattauer, Stuttgart New York, S 381
12. Lichtlen PR, Bethge KP (1980) Beziehungen zwischen malignen ventrikulären Rhythmusstörungen, linksventrikulärer Funktion und plötzlichem Koronartod. Z Kardiol 69:177
13. Lüderitz B (1977) Die Behandlung von Herzrhythmusstörungen mit Betarezeptorenblokkern. Herz/Kreisl 9:541
14. Mathes P, Gudbjarnason S (1971) Changes in norepinephrine stores in the canine heart following experimental myocardial infarction. Am Heart J 81:211
15. Merx W, Effert S, Vormann G (1977) Prognostische Bedeutung von Rhythmusstörungen in der akuten Infarktphase. Verh Dtsch Ges Inn Med 83:241

16. Myburgh DP, Goldman AP (1978) Repetitive ventricular ectopic activity in chronic ischaemic heart disease. S Afr Med J 53:373
17. Naggar CZ, Alexander S (1976) Propranolol treatment of VPB's. N Engl J Med 294:903
18. Nixon JV, Pennington W, Ritter W, Shapiro W (1978) Efficacy of propranolol in the control of exercise-induced or augmented ventricular ectopic activity. Circulation 57:115
19. Overschl K, Baedeker W, So CS (1978) Wirkung von Betarezeptorenblockern auf die Thrombozytenaggregation bei koronarer Herzkrankheit. Z Kardiol 5 [Suppl]:78
20. Pozenel H (1977) Beeinflussung ventrikulärer Herzrhythmusstörungen durch Mexiletin im Verlauf ergometrischer Belastungsprüfungen. Wien Klin Wochenschr 89:783
21. Rehnqvist N (1978) Ventricular arrhythmias after an acute myocardial infarction. Prognostic weight and natural history. Eur J Cardiol 7:169
22. Rehnqvist N, Lundmann T, Sjogren A (1978) Prognostic implications of ventricular arrhythmias registered before discharge and one year after acute myocardial infarction. Acta Med Scand 204:203
23. Samek L, Kirste D, Roskamm H, Stürzenhofecker P, Prokoph J (1977) Herzrhythmusstörungen nach Herzinfarkt. Herz/Kreisl 9:641
24. Simon H, Gross-Fengels W, Schilling G, Schaede A (1980) Ventrikuläre Rhythmusstörungen im ambulanten Langzeit-EKG in Abhängigkeit vom Befund im Belastungs-EKG. Herz/Kreisl 12:103
25. Sinn R, Wolf R, Pretschner P, Hundeshagen H, Koeffler H, Dopslaff H (1980) Häufigkeit und Bedeutung ventrikulärer Arrhythmien unter medikamentöser Prophylaxe nach Myokardinfarkt. Z Kardiol 69:225
26. Strange RC, Rowe MJ, Oliver MF (1978) Lack of relation between venous plasma total catecholamine concentrations and ventricular arrhythmias after acute myocardial infarction. Br Med J 2/6142:921
27. Talbot S, Kilpatrick D, Krikler D, Oakley CM (1978) Ventricular tachycardia due to cardiac ischaemia: assessment by exercise electrocardiography. Br Med J 2/6139:733
28. Van Durme JP, Bogaert MG (1978) Prevention of sudden death: Possibilities for pharmacological intervention. Z Kardiol 5 [Suppl]:27
29. Vorphal U, Hohn W, Blümchen G (1977) Die Wertigkeit von Ruhe-EKG, Belastungs-EKG, Telemetrie-EKG und 24-Stunden-Bandspeicher-EKG bei der Erfassung supraventrikulärer und ventrikulärer Extrasystolen in der späten Postinfarktphase. Verh Dtsch Ges Inn Med 83:236
30. Wilhemsson C, Vedin JA, Wilhelmsen L, Tibblin G, Werkö L (1974) Reduction of sudden deaths after myocardial infarction by treatment with alprenolol. Lancet:1157
31. Winkle RA, Lopes MG, Goodman DJ, Fitzgerald Schroeder JS, Harrison DC (1977) Propranolol for patients with mitral valve prolapse. Am Heart J 93:422
32. Woosley RL, Kornhauser D, Smith R, Reele S, Higgins SB, Nies AS, Shand DG, Oates JA (1979) Suppression of chronic ventricular arrhythmias with propranolol. Circulation 60:819

Betablocker zur Vorbeugung des plötzlichen Herztodes – derzeitiger Erkenntnisstand

J. A. VEDIN

1 Einleitung

Seit Ende der sechziger Jahre wurden retrospektive Studien veröffentlicht, die andeuteten, daß eine chronische Betablockade auf Patienten mit ischämischen Herzerkrankungen eine günstige Wirkung ausübt, die sich in einer verlängerten Überlebensdauer ausdrückt. Seit dieser Zeit wurden mehrere prospektive Doppelblind-Untersuchungen veröffentlicht. Zahlreiche Studien mit einer sehr großen Patientenanzahl werden in verschiedenen Teilen der Welt derzeit durchgeführt. Zweck dieser Arbeit ist eine kritische Würdigung der bisher veröffentlichten prospektiven Studien. Außerdem werden einige noch nicht abgeschlossene Studien erwähnt. Diese Angaben erheben keinen Anspruch auf Vollständigkeit. Zweifellos gibt es Studien, von denen dem Verfasser nichts bekannt ist. Diese Arbeit beschränkt sich auf Studien an Patienten, die einen oder mehrere Myokardinfarkte überstanden haben, beschäftigt sich also nur mit dem sekundär vorbeugenden Effekt einer Betablockade.

2 Prospektive Studien – nicht eindeutige Ergebnisse

An der Studie von Reynolds und Whitlock [7] nahmen nur 87 Patienten teil, die ein Jahr beobachtet wurden. Die Tagesdosis betrug 400 mg Alprenolol. Während der Dauer der Studie starben nur sechs Patienten. Um einen signifikanten positiven Effekt zeigen zu können, wäre eine 6:0-Verteilung der Todesfälle notwendig gewesen. Bei keiner Studie, bei der Betablocker nach einem Infarkt gegeben wurden, konnte solch ein dramatischer Effekt nachgewiesen werden. Die Patientenzahl war also zu gering und es wurde deshalb eine nicht ausreichende Anzahl von Todesfällen analysiert.

Bei der Studie von Barber et al. [5] begann die Behandlung von 484 Patienten mit Myokardinfarktverdacht bzw. nachgewiesenem Myokardinfarkt (MI) bereits bei der Aufnahme in das Krankenhaus. Es wurde eine hohe Dosis Practolol (600 mg/Tag) verwendet. Der Beobachtungszeitraum betrug 24 Monate. Es konnte keine signifikante Reduktion der Gesamtmortalität nachgewiesen werden. Nur bei der retrospektiven Untersuchung von

A. Vedin, M. D., Ph. D., University of Göteborg, Dept. of Medicine, Östra Sjukhuset, CK Plan 2, S-41685 Göteborg

Patienten mit einer hohen Herzfrequenz von über 100 Schlägen/min schien Practolol eine günstigere Wirkung zu haben als Placebo. Bei Patienten mit nachgewiesenem akutem Herzinfarkt fand man in der Practololgruppe eine höhere Anzahl von Fällen mit Herzinsuffizienz und Bradykardie am 1. Tag der Behandlung.

Es gab also keine Befunde, die auf eine Langzeit- oder Kurzzeitreduktion der Mortalität an Herzerkrankungen hinausliefen. Die Gesamtmortalität scheint anzudeuten, daß eine repräsentative Gruppe von Patienten an der Studie teilnahm. Es wurden jedoch keine ausreichenden Daten vorgelegt, die eine eingehende Analyse ermöglicht hätten. Es scheint allerdings, daß hinsichtlich der Langzeiteffeke zwischen den Gruppen ein Unterschied besteht. Dieser Unterschied verschwindet jedoch, wenn die Kurzzeittodesfälle eingerechnet werden. Dies läßt den Schluß zu, daß die Behandlung auf mindestens 2 Wochen nach Beginn des Anfalles aufgeschoben werden soll.

Die Nottingham-Studie [6] gab schließlich aufgrund ihrer Anordnung, die vom theoretischen Standpunkt sicherlich interessant war, in der Praxis überhaupt nicht die Möglichkeit, einen Unterschied zwischen den Behandlungsgruppen zu zeigen. Die Patienten wurden in drei Gruppen eingeteilt, von denen eine mit Atenolol, die andere mit Propranolol und die dritte mit Placebo behandelt wurde. Diese Anordnung würde es theoretisch ermöglichen, einen Vergleich zwischen den Wirkungen eines selektiven β_1-Blokkers, eines nicht selektiven β-Blockers und Placebo durchzuführen. Jedoch war mit einer Anzahl von 80 Patienten in jeder Gruppe das Patientengut bei dieser Studie viel zu gering, wie auch der Beobachtungszeitraum bei weitem zu kurz war, um eine sinnvolle Analyse zu ermöglichen.

3 Prospektive Studien – positive Wirkungen

Von einem positiven Effekt wurde erst in einer randomisierten prospektiven Studie mit 230 Patienten im Alter zwischen 57 und 67 Jahren berichtet, die ohne besondere Auswahl für Placebo oder Alprenolol in vier verschiedene Risikogruppen aufgeteilt wurden [8, 9]. Es war möglich, eine Untergruppe mit einer günstigen Prognose und andere Gruppen mit schlechterem Krankheitsverlauf zu definieren. Die Behandlung begann während der ersten Woche nach Entlassung aus dem Krankenhaus und wurde bis zum Tod, einem Infarktrezidiv oder dem Ende eines Zweijahreszeitraumes beibehalten. Die Tagesdosis von Alprenolol betrug 400 mg. Die Anzahl von Fällen mit plötzlichem Tod war signifikant durch Alprenolol erniedrigt; doch obwohl die Gesamtmortalität um 50% reduziert wurde, erreichte diese Reduktion keine statistische Signifikanz. Es waren dieselben Personen, die den Unterschied zwischen den beiden Gruppen sowohl den plötzlichen Herztod als auch die Gesamtmortalität betreffend ausmachten; deshalb bedeutete die Reduktion der Fälle mit plötzlichem Herztod auch eine Reduktion der Gesamtmortalität.

Um eine signifikante Herabsetzung der Gesamtmortalität nachweisen
zu können, wäre eine größere Anzahl von Patienten erforderlich gewesen.
Eine zusätzliche Behandlung wurde nach standardisierten Kriterien vorgenommen. Behandlungen mit Digitalis und Einsatz von Diuretika waren
häufig. Die Patientengruppe war jedoch repräsentativ für alle Myokardin-
farktfälle derselben Altersgruppen in dieser Gegend, und die von der Studie im voraus ausgeschlossenen Patienten sind protokolliert. Mit gewissen
Vorbehalten aufgrund des geringen Krankengutes deuten die Befunde an,
daß Alprenolol den plötzlichen Herztod nach einem Herzinfarkt auf lange
Sicht reduzieren kann. Ähnliche Befunde, die diese Ergebnisse stützen,
wurden später von einer offenen Studie [3] vorgelegt, bei der die Substanz,
Dosierungen und Behandlungsdauer dieselben waren. Eine retrospektive
Analyse dieser Studie läßt annehmen, daß die Patienten in der Behand-
lungsgruppe und den Kontrollgruppen vergleichbar waren.

Daten, die die mögliche Reduktion des plötzlichen Herztodes nach einem Myokardinfarkt durch einen anderen Betablocker, Practolol, bestätig-
ten, ergaben sich aus einer multizentrischen internationalen Studie [1, 2].

In dieser Studie wurden 3000 Patienten randomisiert. Die Behandlungsdauer betrug bis zu 2 Jahre, und die Tagesdosis war 400 mg. Es konnte
nicht nur eine Reduktion der plötzlichen Todesfälle, sondern auch eine
Herabsetzung der Gesamtmortalität nachgewiesen werden; außerdem zeigte sich ein Trend zur Abnahme der Anzahl nichttödlicher Infarktrezidive.
Die Hauptkritik, die an dieser Studie geübt werden muß, ist die Tatsache,
daß es unmöglich ist, die an der Studie teilnehmenden Patienten zu definieren, da die Anzahl der von der Studie ausgeschlossenen Patienten weder
gezählt, noch das Ausscheiden begründet wurde.

Darüber hinaus wurde die retrospektive Analyse überbewertet, die ver-
suchte, Gruppen zu definieren, für die Practolol einen besonders günstigen
Effekt hat. Diese Analysen schienen anzudeuten, daß Patienten mit Vorderwandinfarkt und niedrigen Werten des systolischen Blutdruckes bei Ein-
gang in die Studie sich nach Practolol besser fühlten als nach Placebo. Dieser Analyse wurde unglücklicherweise eine zu hohe Bedeutung beigemessen, da sich herausgestellt hat, daß Frühkomplikationen in der Practololgruppe für das Ergebnis der Analyse bezüglich verschiedener Infarktlokali-
sationen verantwortlich waren. Bei der Analyse der späteren Ergebnisse hat
die Infarktlokalisation keine Bedeutung.

Schließlich wurde kürzlich eine dänische Alprenololstudie [4] veröffentlicht, an der alle Patienten mit MI-Verdacht oder erwiesenem MI ohne
Rücksicht auf das Alter an einer einjährigen Studie teilnahmen. Schon auf
der Intensivstation des Krankenhauses wurde ein Betablocker oder Placebo
injiziert. Die orale Dosis betrug 400 mg/Tag. Die Ergebnisse können folgendermaßen zusammengefaßt werden:

Nach einem Jahr konnte bei allen randomisierten Patienten unter
65 Jahren eine signifikante, deutliche Reduktion der Mortalität festgestellt
werden. Auf die Kurzzeitmortalität konnte kein Einfluß nachgewiesen werden. Bei Patienten, die keinen MI entwickelten, konnten keine nachteiligen
Wirkungen festgestellt werden. Bei Patienten über 65 Jahren lag zwischen

den beiden Behandlungsgruppen kein signifikanter Unterschied vor. Bei hämodynamisch instabilen Patienten schien eine akute Alprenololgabe allerdings kontraindiziert.

Zusammenfassend kann festgestellt werden, daß die angeführten Studien die Annahme stützen, daß Practolol und Alprenolol die Mortalität nach einem Myokardinfarkt auf lange Sicht reduzieren. Der Wirkungsmechanismus ist nicht bekannt. Es ist unklar, ob antiarrhythmische Wirkungen, Wirkungen auf den myokardialen Stoffwechsel oder beides für das Ergebnis verantwortlich sind. Die Pathogenese der letalen Arrhythmien selbst ist so gut wie unbekannt.

Keine Übereinkunft gibt es darüber, ob alle Patienten behandelt werden müssen, oder ob die Behandlung für einige spezielle Gruppen reserviert werden kann. Die Frage der optimalen Dosis ist noch nicht geklärt, und es ist auch noch unklar, welches der ideale Zeitpunkt während des Krankheitsverlaufes ist, zu dem die Behandlung eingesetzt werden soll und wie lange sie beibehalten werden soll.

4 Prospektive Studien – noch nicht abgeschlossen

Wird eine der noch nicht abgeschlossenen Studien einige der eben gestellten Fragen lösen? In Tabelle 1 sind Einzelheiten einiger noch nicht abgeschlossener Studien zusammengefaßt. Es nehmen bereits bzw. es werden demnächst mehr als 19 000 Patienten an diesen sekundärpräventiven Studien einer Betablockertherapie teilnehmen. Wenn alle oder einige Wirkstoffe einen positiven Effekt zeigen, so werden sie in die Liste der Substanzen aufgenommen werden, die – wenn auch mit den verbleibenden Unsicherheiten – bereits Alprenolol und Practolol enthält.

Etliche Studien versuchen durch die Beurteilung der antiarrhythmischen Wirkung von Betablockern in der Langzeitbehandlung zu einer Abklärung ihrer Wirkungsweise zu kommen. Ob nun die Betablocker einen antiarrhythmischen Effekt auf die chronische ventrikuläre Extrasystolie ausüben oder nicht, so ist dies von geringem Wert für die Abklärung des Wirkungsmechanismus der Betablocker bei akuter Ischämie oder letalen Arrhythmien. In dieser Hinsicht haben wir vielleicht schon alle möglichen Informationen zur Verfügung. Vielleicht ist eine Kurzzeitreduktion der Mortalität nach MI mit Betablockern nicht zu erzielen, wie die bisher vorliegenden Studien andeuten. Möglicherweise ist eine chronische Behandlung notwendig, um die erforderlichen biochemischen und elektrophysiologischen Effekte hervorzurufen. Da Dosistitration bei Studien, in denen die Überlebensdauer beurteilt wird, unmöglich ist, wird unsere Kenntnis über die notwendigen Dosen und Plasmakonzentrationen immer unvollständig sein. Vergleichende Studien von Betablockern, die sich schon als effektiv erwiesen haben, gegenüber anderen Substanzen mit völlig verschiedenen Wirkungsweisen scheinen auf den ersten Blick informativ zu sein, so z. B.

Tabelle 1. Laufende prospektive Betablocker-Studien zur Sekundärprävention

Zentrum	Substanz	Zahl der Pat.	Prognostische Schichtung	Akute i.v. Injektion
Multicentre Frankreich	Acebutolol	550	–	–
Stockholm Schweden	Metoprolol	250	+	–
Amsterdam Niederlande	Metoprolol	500	+	–
Göteborg Schweden	Metoprolol	600	+	–
Multicentre USA	Metoprolol	3,000	–	–
Multicentre Großbritannien	Oxprenolol	1,100	–	–
Multicentre Bundesrepublik Deutschland	Oxprenolol	4,000	–	–
Multicentre Schweden-Australien	Pindolol	500	+	–
Multicentre Großbritannien	Propranolol	500	–	–
Multicentre USA	Propranolol	4,200	–	–
Oslo Norwegen	Propranolol	700	+	–
Multicentre Nord-England	Sotalol	1,600	–	–
Multicentre Norwegen	Timolol	1,800	+	–
Summe		~19,000		

Betablocker versus thrombozytenaktive Substanzen. Derartige Studien sind geplant, doch sollten sie im Idealfall auch eine Placebogruppe enthalten. Die Interpretation der Resultate solcher Studien wird immer mit Unsicherheiten behaftet bleiben, da unsere Kenntnis von der Pathophysiologie der Krankheit an sich und von der Wirkungsweise der Substanz gering ist.

Um die Zielpopulation mit der dringendsten Betablockerindikation herauszufinden, müssen Patientengruppierungen vorgenommen werden. Eine große Anzahl von Patienten, die an bisher noch unveröffentlichten Studien teilgenommen haben, werden tatsächlich sehr wenig zur Erforschung dieser Frage beitragen. Es ist besonders enttäuschend, daß die amerikanische Propranololstudie sich auf die retrospektive Bestimmung von Zielpatienten verläßt. Diese Analyse muß unzuverlässig sein, wenn man bedenkt, daß nur eine Minorität aller denkbaren Patienten zur Studie zugelassen wird.

Die Frage eines Unterschiedes zwischen verschiedenen Betablockern ist bisher noch nicht geprüft worden, und es ist kaum zu erwarten, daß dies in der nahen Zukunft geschieht.

Vielleicht ist es in diesem Stadium möglich, den Erkenntnisgewinn der neuen, noch nicht abgeschlossenen Studien gegenüber unserem jetzigen Wissensstand zu skizzieren. Es werden sich mehr Substanzen als effektiv erweisen, doch die Unterschiede zwischen den neuen und den bereits in Gebrauch befindlichen werden nicht quantifiziert werden. Es ist unwahrscheinlich, daß zur Feststellung des optimalen Dosisbereiches eine bessere Methode gefunden werden wird als die zur Zeit verwendete. Der Wirkungsmechanismus wird unaufgeklärt bleiben. Die Frage bezüglich des Behandlungsbeginnes sowie der Patientenauswahl wird wahrscheinlich wenigstens teilweise durch solche Studien beantwortet, die mit der Behandlung früh einsetzen und Patientengruppierungen vornehmen. Die Ansicht, daß zur Zeit ca. 30 Millionen Dollar jährlich mit wenig Nutzen für Wissenschaft und Patienten ausgegeben werden, ist zwar pessimistisch, jedoch nicht unrealistisch.

Eingedenk der geringen Erkenntnisse, die wahrscheinlich aus den derzeit in Gang befindlichen Studien gewonnen werden, ist es klar, daß das kommerzielle Motiv, neue Betablocker als sekundärpräventive Mittel auf den Markt zu bringen, für Wissenschaftler nicht mehr ausreichen wird, um Patienten für neue Studienprojekte zu gewinnen.

Literatur

1. A Multicentre International Study (1975) Improvement in prognosis of myocardial infarction by long-term beta-adrenoreceptor blockade using practolol. Br Med J II:735
2. A Multicentre International Study (1977) Reduction in mortality after myocardial infarction with long-term beta-adrenoceptor blockade. Supplementary report. Br Med J II: 419
3. Ahlmark G, Saltre H (1976) Long-term treatment with beta-blockers after myocardial infarction. Eur J Clin Pharmacol 10:77
4. Andersen M, Bechsgaard P, Fredriksen J, Hansen D, Jessen-Jürgensen J, Nielsen P, Pedersen F, Pedersen-Bjergaard O, Lind-Rasmussen S (1979) The effect of alprenolol on mortality among patients with definite or suspected acute myocardial infarction. Lancet II: 865
5. Barber JM, Boyle DM, Chatuverdi NC, Singh N, Walsh MJ (1975) Practolol in acute myocardial infarction. Acta Med Scand (Suppl) 587:213
6. Mitchell JRA (1978) Tribulations in trials. Experience gained from the Nottingham study of beta adrenergic blockade in acute myocardial infarction. Br Heart J 40 (Suppl):88
7. Reynolds JL, Whitlock RML (1972) Effects of beta-adrenergic receptor blocker in myocardial infarction treated for one year from onset. Br Heart J 34:252
8. Vedin A, Wilhelmsson C, Werkö L (1975) Alprenolol after myocardial infarction. Acta Med Scand (Suppl) 575:1
9. Wilhelmsson C, Vedin A, Wilhelmsen L, Tibblin G, Werkö L (1974) Reduction of sudden deaths after myocardial infarction by treatment with alprenolol. Lancet II:1157

B. Antitachykarde Therapie – Neue Antiarrhythmika

Neuere Antiarrhythmika: Einführung

H. KULBERTUS und A. WALEFFE

In den letzten 15 Jahren ist dem Problem von Herzrhythmusstörungen ständig größere Aufmerksamkeit gewidmet worden. Die Anzahl der Veröffentlichungen, die sich auf dieses Thema beziehen, ist recht eindrucksvoll und in den meisten Ländern ist die Nachfrage nach Antiarrhythmika im Zunehmen begriffen.

Parallel hierzu hat die pharmazeutische Industrie eine große Anzahl neuer, antiarrhythmisch wirkender Verbindungen entwickelt. Zweck dieser Arbeit ist es, eine Übersicht über die Substanzen zu geben, die am besten untersucht sind. Als Einführung zu den folgenden Beiträgen über neuere Antiarrhythmika werden wir unsere eigenen Daten über einige dieser neuen Medikamente kurz zusammenfassen.

1 Methodik

Bei jeder der nachstehend kurz zusammengefaßten Studien wurden zuvor beschriebene Standardverfahren der intrakardialen Elektrophysiologie und der programmierten elektrischen Stimulation des Herzens verwendet [4]. Hierdurch wurde die Beurteilung der Wirkung der Medikamente auf verschiedene elektrophysiologische Parameter möglich, wie z. B. die spontane Sinuszyklus-Länge, das AH-Intervall, die Refraktärzeiten des AV-Knotens, Auftritt einer Wenckebach-Blockierung bei atrioventrikulärer und ventrikuloatrialer Überleitung, das HV-Intervall, die Refraktärzeiten der rechten Vorhof- und Kammermuskulatur, die Refraktärzeiten der ventrikuloatrialen Leitung und, soweit vorhanden, der akzessorischen Leitungsbahnen in antegrader und retograder Richtung.

Während der Kontrollphase wurden einzelne Vorhof- oder Kammerextrasystolen induziert, um die Auslösung der Tachykardie herbeizuführen, auf die hin der Patient untersucht wurde. Die vorzeitigen Stimuli wurden so programmiert, daß sie, verteilt über das gesamte diastolische Intervall, in Abständen von 10-ms-Intervallen einfielen. Sie wurden während des spontanen Sinusrhythmus und während des durch Stimulation vorgegebenen Vorhof- und Kammerrhythmus bei drei verschiedenen Stimulationsfre-

Prof. Dr. H. Kulbertus, A. Waleffe, M. D., Division of Cardiology and Electrocardiology, Institute of Medicine, University of Liège, 66, Boulevard de la Constitution, B-4020 Liège

quenzen ausgelöst. Gelang es mit diesem Verfahren nicht, die Rhythmusstörung auszulösen, wurde das ganze Programm mit zwei oder drei vorzeitigen Stimuli wiederholt. Nach Auslösung einer persistierenden Arrhythmie wurde das zu untersuchende Medikament intravenös gegeben, um seine Fähigkeit, die Rhythmusstörung zu unterbrechen, zu prüfen. War das Medikament in dieser Hinsicht erfolgreich, wurde das gesamte Stimulationsprogramm nochmals durchgeführt, solange der Patient noch unter der Wirkung des Medikaments stand, um den Schutz vor einer erneuten Auslösung beurteilen zu können.

In einigen Fällen wurde die serielle elektrophysiologische Testung angewendet, um die Wirksamkeit einer Langzeittherapie durch das oral gegebene Medikament beurteilen zu können. In jedem Fall wurde das gesamte Stimulationsprogramm wiederholt.

Die folgenden, intravenös gegebenen Medikamente wurden untersucht:

1. Amiodarone 300 mg, innerhalb von 3 min verabreicht [neun Fälle: vier mit intranodaler (AV-Knoten-)Tachykardie (INT) und fünf mit „kreisender Erregung" (circus movement tachycardia) unter Verwendung akzessorischer Leitungsbahnen (CMT)].
2. Benzoyl-Indolicin 2 mg/kg KG, innerhalb von 5 min verabreicht (sechs Fälle: drei mit INT und drei mit CMT). Benzoyl-Indolicin besitzt eine chemische Struktur, die der von Amiodarone sehr ähnlich ist, jedoch kein Jod enthält.
3. Tocainid: 0,5 oder 0,75 mg/kg KG/min [neun Fälle: drei mit INT, vier mit CMT und zwei mit rezidivierender ventrikulärer Tachykardie (VT)].
4. Moxaprindin: 0,15 oder 0,20 mg/kg KG/min innerhalb von 15 min (19 Fälle: neun mit INT; sechs mit CMT und fünf mit VT). Moxaprindin ist ein neues Derivat von Aprindin, das signifikant weniger toxisch auf hepatopoetische Zellen in Kultur wirkt als die Muttersubstanz.
5. Propafenon (2 mg/kg KG, innerhalb von 10 min. Elf Fälle: fünf mit INT und sechs mit CMT).

2 Ergebnisse

2.1 Behandlung mit einem Antiarrhythmikum

a) Nach unserer Erfahrung führte *Amiodarone* [3], intravenös gegeben, zu einer Depression der AV-Knotenfunktion und verlängerte geringfügig die Refraktärzeit des rechten Vorhofes. Das Medikament hatte keine Wirkung auf das HV-Intervall oder die Refraktärzeiten des rechten Ventrikels.

Amiodarone wirkte auf akzessorische Leitungsbahnen nur dann, wenn deren Refraktärzeiten unter Kontrolle ziemlich lang waren. Wurde das Medikament während einer Tachykardie injiziert, führte es zur Unterbrechung in fünf von sechs Fällen; es verhinderte die erneute Auslösung der Rhythmusstörung in zwei von vier Fällen bei Vorliegen von INT, und in zwei von sieben Fällen mit CMT.

b) *Benzoyl-Indolizin* [5] übte gleichfalls eine signifikante depressorische Wirkung auf den AV-Knoten aus. Dieses Medikament besaß keine nachweisbare Wirkung auf das HV-Intervall oder auf die Refraktärzeiten der Vorhof- bzw. Kammermuskulatur. Die Substanz rief eine signifikante Verlängerung der Refraktärzeiten der akzessorischen Leitungsbahnen bei Patienten hervor, deren Refraktärzeiten bereits während der Kontrollperiode ziemlich lang waren. Wurde das Medikament während einer Tachykardie intravenös injiziert, unterbrach es diese in fünf von sechs Fällen. Es verhinderte eine erneute Auslösung der Rhythmusstörung bei Vorliegen von INT in allen drei Fällen, und in keinem der drei Fälle mit CMT.

c) *Tocainid* [4] besaß keine statistisch signifikante Wirkung auf den AV-Knoten (Verlängerung des AH-Intervalls in drei von acht Fällen). Das Medikament verlängerte das HV-Intervall in drei von acht Fällen. Es führte zu keiner signifikanten Wirkung auf die Refraktärzeiten der rechten Vorhof- und Kammermuskulatur. Wie die beiden zuvor beschriebenen Substanzen erzeugte Tocainid eine signifikante Verlängerung der Refraktärzeiten der akzessorischen Leitungsbahnen bei Patienten, deren Ausgangsrefraktärzeiten lang waren.

Wurde Tocainid während einer Tachykardie injiziert, unterbrach das Medikament die Tachykardie in sieben von sieben Fällen und verhinderte die erneute Auslösung der Rhythmusstörung in zwei von zwei Fällen mit INT, in einem von vier Fällen mit CMT und in keinem der beiden Fälle mit VT.

d) *Moxaprindin* [6] wirkte hemmend auf die Erregungsleitung sowohl im AV-Knoten als auch im His-Purkinje-System. Das Medikament verlängerte die Refraktärzeiten der rechten Vorhof-, der rechten Kammermuskulatur und der akzessorischen Leitungsbahnen. Wurde das Medikament während einer Tachykardie gegeben, wurde diese unterbrochen in 17 von 17 Fällen, und die erneute Auslösung einer Rhythmusstörung verhindert bei sieben von acht Patienten mit INT, einem von sechs Patienten mit CMT, und bei zwei von fünf Patienten mit VT.

e) *Propafenon* [7] übte durchgehend eine depressorische Wirkung auf die Funktion des AV-Knotens aus und verlängerte das AV-Intervall in fünf von elf Fällen, in denen dieser Parameter gemessen werden konnte. Es verlängerte die Refraktärzeiten der rechten Vorhofmuskulatur und der akzessorischen Leitungsbahnen. Tachykardien wurden unterbrochen durch Verabreichung von Propafenon in elf von elf Fällen; das Medikament verhinderte die erneute Auslösung von Tachykardien in vier von fünf Fällen mit INT und in einem von sechs Fällen mit CMT.

Faßt man die Ergebnisse zusammen, so wird deutlich, daß die elektrisch induzierten Tachykardien durch Injektion einer antiarrhythmisch wirksamen Substanz in 45 von 47 Fällen (96%) beendet werden konnten.

Der beste Schutz vor erneuter Auslösung wurde erzielt bei Patienten mit intranodaler Tachykardie (18 von 22 = 82%); die Resultate waren weniger eindrucksvoll bei Patienten mit ventrikulärer Tachykardie (2 von 7 = 29%) oder Tachykardien mit Inkorporation akzessorischer Leitungsbahnen in die kreisende Erregung (5 von 26 = 20%).

2.2 Behandlung mit einer Kombination mehrerer Antiarrhythmika

Angesichts dieser Ergebnisse bestand der Eindruck, daß zur Erzielung einer adäquaten protektiven Wirkung bei Patienten mit rezidivierenden und refraktären ventrikulären Tachykardien wahrscheinlich eine Kombination von zwei oder mehreren Antiarrhythmika notwendig sein dürfte. Wir gingen dabei von der Überlegung aus, daß eine Kombination eines Antiarrhythmikums der Gruppe I (Mexiletin) mit einem der Gruppe III (Amiodarone) nützlich sein könnte [8]. Wir haben deshalb diese Kombination bei neun Patienten mit lebensbedrohlichen ventrikulären Tachykardien ausgetestet. Während der ersten beiden Behandlungstage erhielten die Patienten 1000 mg Mexiletin und 1500 mg Amiodarone intravenös zusammen mit je 600 mg beider Medikamente oral. Vom dritten Tage an wurde die intravenöse Applikation beendet und nur die Verabreichung der oral gegebenen Tagesdosen von je 600 mg fortgesetzt.

Die ersten drei Patienten, die diese Behandlung erhielten, waren mehrere Tage lang auf einer Intensivstation gelegen, wobei zumindest fünf Anfälle von ventrikulären Tachykardien pro Tag trotz intensiver Behandlung mit verschiedenen Antiarrhythmika aufgetreten waren. Innerhalb von drei Tagen nach Einleitung der Therapie wurde eine vollständige Unterdrückung der Tachykardien erzielt.

Die anderen sechs Fälle wiesen gleichfalls rezidivierende, refraktäre ventrikuläre Tachykardien, wenn auch mit geringerer Anfallsfrequenz, auf. Ihre Rhythmusstörung konnte prompt durch programmierte elektrische Stimulation des Herzens provoziert werden. Die Patienten wurden nach einer fünftägigen Behandlungsperiode der programmierten Stimulation unterzogen: in vier von sechs Fällen enwickelte sich keine ventrikuläre Tachykardie. Nach 7 Tagen war eine erneute Auslösung in allen Fällen unmöglich.

Die Verlaufsbeobachtung dieser Patienten über sechs Monte unter dieser Behandlung ist bemerkenswert. Es traten vier Todesfälle auf. Zwei dieser Patienten waren frei von Arrhythmien geblieben, starben jedoch im myogenen Herzversagen nach zwei bzw. fünf Monaten. Ein Patient, der anfänglich nicht verlaufsbeobachtet werden konnte, starb plötzlich nach 4½ Monaten. Der vierte Patient wurde einer Operation (Aneurysmektomie) unterzogen, überstand diese Operation jedoch nicht.

Die fünf verbleibenden Patienten leben heute noch: einer unterzog sich in der Zwischenzeit einem chirurgischen Eingriff (koronare Bypassoperation); er wird derzeit lediglich mit Mexiletin behandelt und führt ein normales Leben. Die anderen vier Patienten sind gleichfalls asymptomatisch unter Fortführung der Therapie.

3 Schlußfolgerungen

Zahlreiche neue Substanzen mit antiarrhythmischen Eigenschaften sind in der jüngsten Zeit von der pharmazeutischen Industrie entwickelt worden. Wir hatten Gelegenheit, die Wirkungen einiger dieser Medikamente im Akutversuch nach intravenöser Applikation auszutesten. Die Substanzen unterscheiden sich hinsichtlich ihrer elektrophysiologischen Eigenschaften. Einige wirken in erster Linie auf den AV-Knoten (Amiodarone, Benzoyl-Indolizin); andere, wie z. B. Tocainid, üben keine wesentliche Wirkung auf die grundlegenden elektrophysiologischen Parameter aus. Wiederum andere (Moxaprindin, Propafenon) üben schließlich eine signifikante depressorische Wirkung auf alle untersuchten Strukturen aus (AV-Knoten, His-Purkinje-System und akzessorische Leitungsbahnen).

Unsere Untersuchungen sind mit einigen Einschränkungen behaftet [4]. Zunächst wurden die pharmakologischen Wirkungen in den meisten Fällen nach Verabreichung lediglich einer intravenös gegebenen Dosis beurteilt. Obgleich mehrere Berichte der jüngsten Zeit dafür sprechen, daß die Akutreaktion vergleichsweise gut mit der Wirksamkeit unter einer Langzeittherapie korreliert, muß doch noch erst nachgewiesen werden, daß die im Akutversuch beobachteten Ergebnisse für jedes Medikament auch für die langfristige orale Therapie Gültigkeit besitzen. Zweitens erlauben diese Untersuchungen eigentlich keinen objektiven Vergleich zwischen den verschiedenen Antiarrhythmika. Statt dessen weisen sie lediglich darauf hin, daß es für jede oder einige dieser neuen Verbindungen bevorzugte Indikationen geben könnte. Langfristig wird sich jedoch nur aus der klinischen Erfahrung ergeben, welche dieser Substanzen über das günstigste Verhältnis von Wirksamkeit und Nebenwirkungen verfügt.

Zum Schluß dieses Berichtes möchten wir unsere persönliche Auffassung im Hinblick auf die Zukunft all dieser neuen Substanzen zum Ausdruck bringen.

Es ist unser Eindruck, daß der Markt für Antiarrhythmika in der Zukunft bedeutend kleiner werden könnte, als er es gegenwärtig ist, und kleiner als seine bisherige Entwicklung es erwarten ließe. Die allzu freizügige Verschreibung von Antiarrhythmika, die in den meisten Ländern der Welt offensichtlich ist, ist anscheinend auf die Tatsache zurückzuführen, daß die praktizierenden Ärzte der Auffassung zu sein scheinen, daß Rhythmusstörungen mit oder ohne kardiale Grunderkrankung eine ähnliche Prognose besitzen. Die verschiedenen Berichte der jüngsten Zeit, die auf eine Korrektur dieser irrigen Meinung abzielen, müssen schließlich wirksam werden im Hinblick auf das Ziel, die Verschreibung antiarrhythmischer Verbindungen bei offenkundig gesunden Menschen zu vermeiden.

Darüber hinaus vertraten in der jüngsten Zeit einige Kardiologen den Standpunkt, daß eine systematische Therapie mit Antiarrhythmika einen Schutz vor dem plötzlichen Herztod nach akutem Myokardinfarkt haben könnte. Dies hätte zu einer außerordentlich starken Nachfrage geführt. Unglücklicherweise haben verschiedene, bis zum heutigen Tage veröffentlichte

Studien [1] nicht die erhoffte protektive Wirkung der verschiedenen untersuchten Antiarrhythmika (Betablocker werden in diesem Zusammenhang nicht als Antiarrhythmika angesehen) klar nachweisen können. Es ist daher sehr wahrscheinlich, daß die Verschreibung von Antiarrhythmika sich in der Zukunft auf Patienten mit hohem Risiko beschränken wird, z. B. auf solche Patienten, die eine elektrische Instabilität aufgewiesen hatten. Ob ihre Wirkung unter diesen Umständen nützlich sein wird, ist noch umstritten. Unsere Ergebnisse bei Fällen mit schweren refraktären ventrikulären Tachyarrhythmien [8] scheinen darauf hinzudeuten, daß Patienten, die diese Rhythmusstörungen zeigen, eine schwere kardiale Grunderkrankung aufweisen und daß selbst dann, wenn sie frei von Rhythmusstörungen sind, die Prognose immer noch mit großer Vorsicht gestellt werden muß. Die in der jüngsten Zeit von Myerburg ermittelten Daten [2] könnten jedoch Anlaß sein, die etwas pessimistische Schlußfolgerung dieses Beitrages abzuschwächen.

Literatur

1. Boissel JP, Leizorovicz A, Faucompre C (1980) Cardiac death prevention in post-myocardial infarction patients: a review. Acta Cardiologica [Suppl XXV]: 147
2. Myerburg RJ, Conde C, Sheps DS, Appel R, Kiem I, Sung RJ, Castellanos A (1979) Antiarrhythmic drug therapy in survivors of prehospital cardiac arrest. Comparison of effects on chronic ventricular arrhythmias and on recurrent cardiac arrest. Circulation 59:855
3. Waleffe A, Bruninx P, Kulbertus HE (1978) Effects of amiodarone studied by programmed electrical stimulation of the heart in patients with reentrant paroxysmal supraventricular tachycardia. J Electrocardiol 11:253
4. Waleffe A, Bruninx P, Mary-Rabine L, Kulbertus HE (1979) Effects of tocainide studied with programmed electrical stimulation of the heart in patients with reentrant tachyarrhythmias. Am J Cardiol 43:292
5. Waleffe A, Bordalo A, Bruninx P, Wellens HJJ, Kulbertus HE (1979) Electrophysiological effects of L 9394 (benzoyl-indolizine) in man. Br Heart J 41:89
6. Waleffe A, Mary-Rabine L, Kulbertus HE (1980) Study of moxaprindine with programmed electrical stimulation of the heart in patients with reentrant tachyarrhythmias. Am J Cardiol 45:641
7. Waleffe A, De Rijbel R, Mary-Rabine L, Kulbertus HE (to be published) Study of propafenone with programmed electrical stimulation of the heart in patients with supraventricular reentrant arrhythmias
8. Waleffe A, Mary-Rabine L, Legrand V, Demoulin JCl, Kulbertus HE (1980) Combined mexiletine and amiodarone treatment of refractory recurrent ventricular tachycardia. Am Heart J 100:788

Die Beurteilung der antiarrhythmischen Therapie durch Langzeitelektrokardiographie

K.-P. Bethge und P. R. Lichtlen

1 Allgemeine Überlegungen

Die tierexperimentelle Prüfung der antiarrhythmischen Wirksamkeit verschiedener Pharmaka bedient sich vornehmlich elektrophysiologischer Methoden. Ihr verdanken wir unsere Kenntnisse über die grundlegenden Eigenschaften der Antiarrhythmika, insbesondere ihre Einwirkung auf das Aktionspotential der Herzmuskelzelle. Diese Eigenschaften auf zellulärer Ebene dienen auch als Grundlage zur Einteilung der Antiarrhythmika in verschiedene Gruppen [63]. Dem Anwender der Antiarrhythmika in Praxis und Klinik bleiben diese überschaubaren Verhältnisse jedoch versagt, da er selbst bei invasiver Diagnostik (His-Bündel-Elektrokardiographie) immer den Einfluß großer Zellverbände registriert [58].

So bleiben dem Kliniker zwei Möglichkeiten: einmal die Arrhythmieinzidenz vor und während der Therapie vergleichend zu analysieren, d. h. das Ausmaß der Arrhythmiesuppression zu bestimmen, gemessen an der Spontaninzidenz [25]. Die andere Möglichkeit bedient sich der Provokation der Rhythmusstörungen beispielsweise durch körperliche Belastung (Ergometrie) [22, 29, 30, 47], mit und ohne antiarrhythmische Therapie. In jüngster Zeit werden die Rhythmusstörungen auch durch programmierte elektrische Stimulation [13, 14, 23, 24, 26, 45, 46], durch präkordiale mechanische Stimulation [42] oder psychologische Belastung [43] provoziert, um die Gefährdung der Patienten, resp. die Effektivität einer antiarrhythmischen Behandlung abschätzen zu können. Dabei wird dem Auftreten repetitiver Formen ventrikulärer Dysrhythmien (repetitive response) große Bedeutung beigemessen. Allerdings sind die angewandten provokativen Methoden nicht standardisiert und die biologische bzw. prognostische Bedeutung der so hervorgerufenen Rhythmusstörungen nicht abgesichert, da sowohl methodisch vergleichende Untersuchungen als auch umfangreiche Nachuntersuchungen derzeit noch ausstehen.

2 Langzeitelektrokardiographie

So gesehen gilt die Bestimmung der Spontaninzidenz von Rhythmusstörungen und ihre Veränderungen unter therapeutischer Intervention derzeit

Prof. Dr. P. R. Lichtlen, Dr. K.-P. Bethge, Medizinische Hochschule, Dept. für Innere Medizin, Karl-Wiechert-Allee 9, D-3000 Hannover 61

als Referenzmethode. Die exakte, d. h. quantitative Bestimmung der Rhythmusstörungen und die Charakterisierung ihrer komplexen Formen ist somit essentieller Bestandteil in der Beurteilung jeder antiarrhythmischen Behandlung und nicht nur Ziel diagnostischer Bemühungen. Methodisch kommt die Langzeitelektrokardiographie diesem Ziel am nächsten. Die mehrstündige Speicherung des EKG auf Magnetband gibt gegenüber dem kurzzeitigen Routine-EKG einen erheblichen Informationszuwachs; auch im Vergleich mit dem Belastungs-EKG erweist sich das Langzeit-EKG als die sensitivere Methode (Tabelle 1) [18, 31, 32, 57, 61, 66].

Tabelle 1. Vergleich elektokardiographischer Methoden zur Detektion ventrikulärer Extrasystolen bei Koronarkranken. (Modifiziert nach Lown u. Graboys [40])

	Registrierdauer	Patienten mit VES in %
Routine-EKG	1 min	10 – 14
Trendschreibung	30 min	40
Stat. Registrierung	60 min	50
Belastungs-EKG	15 – 20 min	56
Langzeit-EKG	24 h	82 – 89

Da nur 10% der Patienten korrekte Angaben über Rhythmusstörungen machen, umgekehrt die falsch positiven Angaben nach einer Untersuchung von Kunz et al. bei 167 ambulanten Patienten [37] 39% betragen, sind anamnestische Angaben der Patienten irreführend, weil insensitiv und unspezifisch. Eine elektrokardiographische Methode ist demnach unverzichtbare Voraussetzung für Arrhythmieanalysen und die Langzeitelektrokardiographie zeigt hierbei die größte Leistungsfähigkeit (Sensitivität über 90%). Sorgfältige Elektrodenapplikation vorausgesetzt, erhält man über 24 h gut auswertbare EKG-Signale, wenngleich durch die körperlichen Aktivitäten der Patienten immer mit einer gewissen Anzahl von Artefakten zu rechnen ist [11]. Neben der Artefaktanfälligkeit der Langzeitelektrokardiographie liegt das Hauptproblem in der Umsetzung der „Off-line-" in „On-line"-Information. Die zeitgeraffte Analyse (meist 60 : 1) der Magnetbänder auf speziellen Wiedergabegeräten ist durch „Übersehen" von Arrhythmien, vornehmlich von singulären Ektopien und vereinzelten Blockierungen, mit einem Informationsverlust verbunden, namentlich bei audiovisueller Auswertung (Abb. 1) [5]. Die rechnergestützte, halbautomatische Analyse bringt hier eine wesentliche Verbesserung, wenn auch zwischen verschiedenen Fabrikaten mit erheblichen Unterschieden zu rechnen ist [36]. Sensitivität und Spezifität sind daher die für den Anwender entscheidenden Kenngrößen der Arrhythmiemodule, die von den Herstellern nicht zu erfahren sind. Ebensowenig erfährt man über die Effektivität rechnergestützter Artefakterkennung und -unterdrückung, weshalb eine Validierung

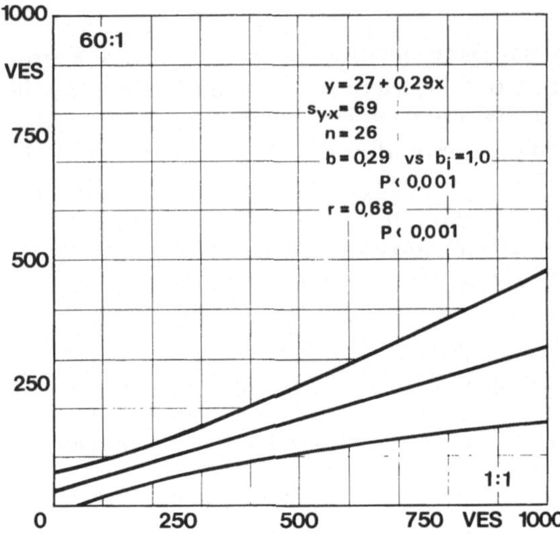

Abb. 1. Zeitgeraffte Analyse (60:1) versus Echtzeitauswertung (1:1) ventrikulärer Extrasystolen (VES)

gerade der gravierenden Rhythmusstörungen unerläßlich ist, da sie die Prognose der Patienten kennzeichnen und die Therapiebedürftigkeit bestimmen.

3 Spontaninzidenz der Rhythmusstörungen

Obgleich schon vor 20 Jahen die Langzeitelektrokardiographie durch Holter eingeführt wurde [27], basieren unsere Kenntnisse über Art und Häufigkeit der Rhythmusstörungen verschiedener Erkrankungen mehrheitlich auf sporadischen Registrierungen mit dem Routine- oder dem Belastungs-EKG. Die zunehmende Etablierung des kontinuierlichen Monitoring auf den Intensivstationen im Verlaufe der 60er Jahre ließ schon erkennen, daß die Inzidenz der Arrhythmien wesentlich höher lag, als durch sporadische bzw. kurzzeitige EKG-Aufzeichnungen vermutet werden konnte. War dieser Sachverhalt für die Akutphase verschiedener Erkrankungen (akuter Myokardinfarkt, Dekompensation von Vitien oder Kardiomyopathien etc.) schon seit geraumer Zeit geklärt, setzt sich erst langsam die Erkenntnis durch, daß die Arrhythmieinzidenz auch in der chronischen Phase der Erkrankungen wesentlich höher liegt. Diese Erkenntnis ging parallel mit der zunehmenden Anwendung des „Holter-Monitoring" in den letzten Jahren. So belegen mehrere Studien durch Einsatz des Langzeit-EKG das Arrhythmiespektrum chronisch Koronarkranker [4, 7, 12, 15, 16, 35], bzw. im Postinfarktstadium [20, 21, 34, 50, 51, 52, 53, 55, 59, 65, 66]. Auch liegen einzelne Arbeiten vor, die Art und Häufigkeit der Rhythmusstörungen bei hypertrophischer Kardiomyopathie [28] und beim Mitralklappenprolapssyndrom [19, 60, 68] beschreiben. Hingegen fehlen unter anderem noch systematische Studien über die Arrhythmieinzidenz bei Patienten mit Vitien. Diese Diskrepanz in unserem Wissen erschwert nicht nur die prognostische Beurteilung der Rhythmusstörungen, sondern verursacht auch Unsicherheit bei der Indikationsstellung zur antiarrhythmischen Behandlung.

Wichtig ist die Feststellung, daß durch eine leistungsfähige Rhythmusanalyse, wie sie durch das Langzeit-EKG ermöglicht wird, nur noch 10–20% der Koronarkranken völlig frei von Ektopien sind (Tabelle 1; Abb. 3; s. Lown-Klasse 0). Entsprechend weisen 80–90% der koronarkranken Patienten ventrikuläre Rhythmusstörungen differenter Häufigkeit und Komplexizität auf (Abb. 2 u. 3) – angesichts der Häufigkeit des plötzlich koronaren Todes eine realistische Größenordnung [8]. Demzufolge herrscht Unsicherheit darüber, ob nicht wesentlich mehr Koronarpatienten antiarrhythmisch zu behandeln sind, als dies bisher praktiziert wird. Die Indikation zur antiarrhythmischen Behandlung zu überdenken ist auch deshalb unerläßlich, da hiermit die Frage verknüpft ist, in welchem Ausmaß denn Art und Häufigkeit ventrikulärer Arrhythmien zu unterdrücken seien.

4 Arrhythmiebehandlung

4.1 Kriterien effektiver Arrhythmiebehandlung

Ebenso wie allgemeinverbindliche Indikationen zur Arrhythmiebehandlung ausstehen, hat auch die Beurteilung der chronisch antiarrhythmischen Therapie zum gegenwärtigen Zeitpunkt provisorischen, willkürlichen Charakter, da bisher keine Studie verfügbar ist, die durch Einsatz antiarrhythmisch potenter Pharmaka eine lebensverlängernde Wirkung zeigen konnte (Tabelle 2). Damit liegen auch keine konkreten Anhaltspunkte darüber vor,

Tabelle 2. Sekundärprophylaxe durch Antiarrhythmika

Studienmedikation	Alle Patienten		Kardiale Todesfälle		Plötzliche Todesfälle	
	Kontrolle	Therapie	Kontrolle	Therapie	Kontrolle	Therapie
Diphenyl- hydantoin [17]	278	282	25	32		
Diphenyl- hydantoin [62]	109	109	11	11		
Procainamid [33]	39	39	4	1	4	1
Alprenolol [56]	39	38	3	3	1	2
Alprenolol [64, 67]	116	114	14	7	11	3[a]
Alprenolol [1]	93	69	11	5	9	1[a]
Practolol [54]	1514	1524	73	47[a]	58	41

[a] p < 0,05

ob und in welchem Ausmaß Dysrhythmien für eine effektive Sekundärprophyluxe supprimiert werden müssen. Muß unter Therapie die Suppression der Dysrhythmien 50, 70 oder 90% betragen, um die Lebenserwartung wesentlich zu verbessern, oder ist hierzu gar eine vollständige Beseitigung der Rhythmusstörungen erforderlich?

Auch die bis heute bekannten sekundärprophylaktischen Studien über Betablocker mit günstigen Resultaten in den Therapiegruppen (Tabelle 2) versäumten es, die Rolle der Rhythmusstörungen hierbei klarzustellen.

Um dennoch angesichts der ungelösten Fragen handlungsfähig zu bleiben, scheint die Einengung des Problems von zwei Seiten vernünftig: zum einen, indem man das Ausmaß der Rhythmusstörungen bei Gesunden mit derselben Methode bestimmt, die zur Erfolgsbeurteilung einer Therapie herangezogen wird [10]; es ist dies der Lösungsansatz über die „Eichkurve". Zum anderen, indem man Art und Häufigkeit der Rhythmusstörungen bei denjenigen Patienten prüft, die später unerwartet und plötzlich (Symptomenbeginn unter 1 h) verstarben, bzw. ein oder mehrere Male reanimiert worden sind (recurrent sudden cardiac death). Diese Gruppe mit dem definiert hohen Risiko für einen plötzlichen Herztod stellt das andere Extrem zum Normalkollektiv dar [9]. Die Abb. 2 und 3 zeigen die Arrhythmiespektren der beiden extremen Gruppen, jeweils getrennt durch ein Kollektiv chronisch Koronarkranker mit angiographisch gesicherter Koronarsklerose, bei denen akute kardiale Ereignisse nicht bekannt geworden sind.

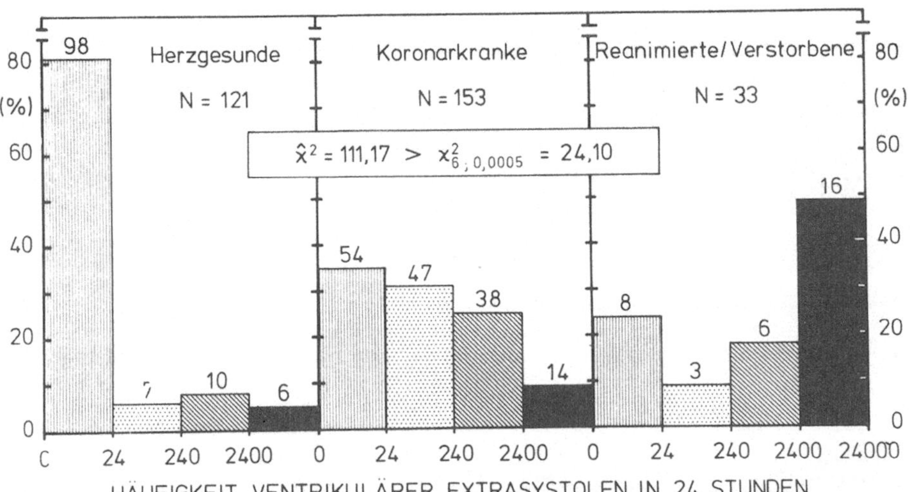

Abb. 2. Logarithmische Häufigkeitsverteilung ventrikulärer Extrasystolen bezogen auf 24stündige Speicherperioden des Langzeit-EKG bei 121 Herzgesunden, bei 153 Patienten mit angiographisch gesicherter Koronarsklerose, die keine akuten kardialen Ereignisse aufweisen, und 33 weiteren Patienten, die wiederholt reanimiert wurden (n=22) bzw. plötzlich verstarben (n=11). Die *Ziffern* auf den *Säulen* weisen auf die absoluten Patientenzahlen hin, die *Säulenhöhe* dagegen auf die relative Häufigkeit in jeder Gruppe. $\hat{\chi}^2 = 111,17 = $ Teststatistik unter Einschluß aller Patientenzahlen (Mehrfelder-χ^2-Analyse). $\chi^2_{6;\,0,0005} = 24.10 = $ Prüfstatistik für 6 Freiheitsgrade und eine Irrtumswahrscheinlichkeit von 0,05%

4.2 Beurteilung anhand der Arrhythmiehäufigkeit

Abbildung 2 zeigt die Arrhythmiehäufigkeit der drei Gruppen im logarithmischen Maßstab jeweils bezogen auf eine 24stündige Speicherperiode des EKG. Wie aus dem linken Teil der Abbildung hervorgeht, ist auch bei herzgesunden Probanden (56 Patienten mit normalem Koronarangiogramm, normaler Wandmotilität und Hämodynamik, und 65 Probanden mit unauffälliger Anamnese und klinischem Status sowie normalem 12-Kanal-EKG und negativem Belastungs-EKG aller über 40jährigen) in einem geringen Prozentsatz (5%) mit einer exzessiven Inzidenz ventrikulärer Extrasystolen zu rechnen (über 2400 VES/24 h). Wichtig ist jedoch die Feststellung, daß über 80% der Herzgesunden keine oder nur ganz vereinzelte Kammerektopien aufweisen (weniger als 24 VES/24 h). Diese mangelnde bzw. sporadische Inzidenz zeigen bei den chronisch Koronarkranken nur noch 35%, während in derselben Gruppe schon 34% eine gehäufte VES-Inzidenz (> 240 VES/24 h) aufweisen, davon wiederum 9% eine exzessive Inzidenz von über 2400 VES/24 h.

Hingegen zeigt nahezu die Hälfte (48%) der Reanimierten bzw. plötzlich Verstorbenen diese exzessive Arrhythmiehäufigkeit. Die Mehrfelder-χ^2-Analyse sichert die Zunahme ventrikulärer Extrasystolien von den Herzgesunden über die chronisch Koronarkranken zu den Reanimierten bzw. plötzlich Verstorbenen (p < 0,0005). Diese Analyse verdeutlicht, daß gehäufte Ektopien bei Herzkranken mit einer eingeschränkten Prognose einhergehen und damit den Versuch einer „effektiven" antiarrhythmischen Therapie rechtfertigen. Diese Analyse zeigt zugleich auch das angestrebte Ziel einer solchen Behandlung, nämlich eine weitgehende Beseitigung ventrikulärer Extrasystolen (< 240 VES/24 h), was einer Reduktion der Ektopien unter 10/h entsprechen würde, um den prognostisch ungünstigen Bereich zu verlassen.

Zu gleichlautenden Resultaten gelangten unlängst verschiedene Arbeitsgruppen beim Studium der ausgeprägten Spontanvariabilität ventrikulärer Arrhythmien im Langzeit-EKG, welche die Beurteilung einer antiarrhythmischen Intervention außerordentlich erschwert [2, 3, 48, 49, 69]. So konnten Morganroth et al. anhand ihrer Daten zeigen, daß beim Vergleich zweier 24stündiger EKG-Aufzeichnungen unter Therapie (Test) bzw. Medikamentenkarenz (Kontrolle) eine 84%ige Reduktion singulärer Kammerextrasystolen erreicht oder überschritten werden muß, um einen Therapieerfolg nicht irrtümlich aufgrund der Spontanvariabilität anzunehmen [49].

Es sei jedoch schon an dieser Stelle betont, daß die nahezu vollständige Suppression ventrikulärer Extrasystolen nur selten zu erzielen ist. Wir beobachteten in 103 kontrollierten Verläufen unter Disopyramid, Mexiletin und Propafenon in den empfohlenen Dosierungen (weitere Details s. Kap. 5) nur in 5–11% der Fälle die fast vollständige Beseitigung ektoper Aktivität, was nach der Lown-Klassifikation ventrikulärer Extrasystolen weitgehend den Klassen 0 und I entsprechen würde (Tabelle 5; Abb. 5–7).

Wie schwierig auch im Einzelfall eine weitgehende Unterdrückung ventrikulärer Dysrhythmien ist, mögen die beiden Beispiele in den Tabellen 3 und 4 illustrieren. In beiden Fällen wurden zahlreiche Langzeitaufzeichnungen des EKG vorgenommen, ohne eine 85%ige Reduktion ventrikulärer Extrasystolen unter Therapie mit den schon erwähnten Medikamenten nachweisen zu können.

Tabelle 3. Langzeit-EKG-Befunde einer 39jährigen Patientin mit kongestiver Kardiomyopathie (COCM). Die Dosierung des Disopyramid betrug 600 mg/24 h, des UCB B 192 150 mg/24 h, des Mexiletin 600 bzw. 800 mg/24 h und des Propafenon 900 mg/24 h (VES/24 h: Anzahl ventrikulärer Extrasystolen in 24 Stunden; VES_{max}/h: Stunde größter Arrhythmiehäufigkeit)

A. H. 39 Jahre weibl.
Diagnose: V.a. COCM (EF = 60%) bei M. Boeck; 4 Synkopen

Langzeit-EKG:		VES/24 h	VES_{max}/h	Lown-Klasse
Mai 1978	Disopyramid	>2 400	444	IV a
Mai 1978	∅	>2 400	2 252	IV b
Mai 1978	UCB B 192	>2 400	2 388	IV b
Juni 1978	Mexiletin	>2 400	544	IV a
Juli 1979	Mexiletin	7 808	1 366	IV b
August 1979	Propafenon	1 106	444	IV b

Tabelle 4. Langzeit-EKG-Befunde eines 47jährigen Patienten mit ausgeprägter Aorteninsuffiziens (AI), geringfügiger Aortenstenose (AS) und Mitralinsuffizienz (MI); normales Koronarangiogramm bei Rechtsversorgungstyp. Die Dosierungen der aufgeführten Antiarrhythmika entsprechen den in Tabelle 3 genannten (Erläuterungen der Abkürzungen s. Tabelle 3)

S. H.-J. 47 Jahre männl.
Diagnose: AI (AS), MI; Koro. normal, Rechtsversorgungstyp

Langzeit-EKG:		VES/24 h	VES_{max}/h	Lown-Klasse
Dezember 1977	∅	>2 400		IV b
Februar 1978	Disopyramid	>2 400	164	III a
April 1978	Disopyramid	>2 400	1 172	IV a
Juni 1978	∅	9 382	881	IV a
Juni 1978	UCB B 192	36 156	2 141	IV a
Juli 1978	UCB B 192	52 072	2 768	IV a
September 1978	Disopyramid	17 678	1 738	IV b
Januar 1979	Mexiletin	2 431	509	IV b
März 1979	Mexiletin	8 950	1 035	IV b
August 1979	∅	>2 400	653	IV b

4.3 Beurteilung anhand qualitativer Kriterien der Rhythmusstörungen

Aufgrund von Langzeitstudien wird besonders den komplexen ventrikulären Dysrhythmien prognostische Bedeutung zugesprochen [9, 20, 34, 38 a, 39, 52, 53]. Daher prüften wir die Verteilung der Kammerarrhythmien auch anhand der Lown-Klassifikation (Tabelle 5) [39], die trotz aller Vorbehalte die größte Verbreitung erfahren hat. Abbildung 3 zeigt, daß die niedrigen Lown-Klassen wesentlich häufiger bei den Herzgesunden vertreten sind als bei den Koronarkranken oder gar bei den Reanimierten bzw. plötzlich Verstorbenen. Entsprechend umgekehrt ist die Verteilung der hohen Klassen, wobei sich insgesamt signifikante Verteilungsunterschiede zwischen den drei Gruppen ergeben (p < 0,0005). Dabei fällt besonders die Inzidenz der repetitiven Formen ventrikulärer Extrasystolen (Couplets und Salven – Lown-Klassen IVa und IVb) auf: während das Normalkollektiv diese nur in 3% der Fälle aufweist, finden sie sich bei 27% der Koronarkranken; die Reanimierten und plötzlich Verstorbenen zeigen diese sogar zu 76%. Nach diesem markanten Verteilungsmuster erlauben gerade diese Rhythmustörungen die sicherste Diskriminierung zwischen Patienten mit hohem und niedrigem Risiko für den plötzlichen Herztod. Die höhere Spontaninzidenz repetitiver Ektopien während einer 24stündigen Speicherperiode des EKG

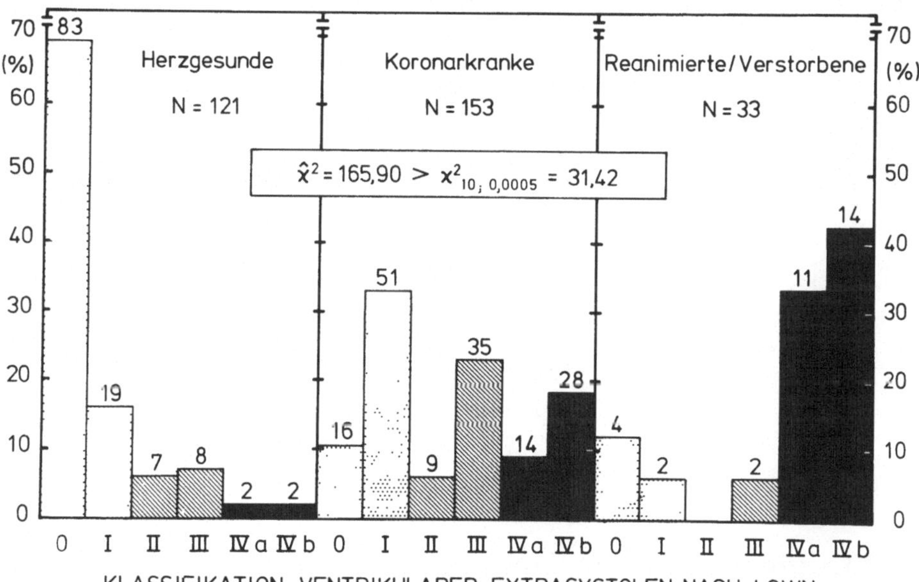

Abb. 3. Häufigkeitsverteilung ventrikulärer Extrasystolen nach Maßgabe der Lown-Klassifikation (Tabelle 5). Bei den drei Kollektiven handelt es sich um dieselben Patienten, die in Abb. 2 erläutert sind. $\hat{\chi}^2 = 165,90 =$ Teststatistik unter Einschluß aller Patientenzahlen (Mehrfelder-χ^2-Analyse). $\chi^2_{10;\,0,005} = 31,42 =$ Prüfstatistik für 10 Freiheitsgrade und eine Irrtumswahrscheinlichkeit von 0,05%

bei den Reanimierten (Abb. 4) unterstreicht schließlich die prognostische Signifikanz dieser Arrhythmieformen.

Diese Beobachtungen haben uns veranlaßt, repetitive Kammerektopien im Rahmen kardialer Erkrankungen als sichere Therapieindikation zu verwerten. Umgekehrt erscheint uns die vollständige Beseitigung dieser Arrhythmieformen Voraussetzung dafür zu sein, einen antiarrhythmischen Therapiekurs als „effektiv" zu bewerten, ein Vorgehen, das auch von der Lown-Arbeitsgruppe empfohlen wird [40, 41, 44].

Tabelle 5. Modifizierte Einteilung [8, 11] ventrikulärer Extrasystolen (VES) (Nach Lown et al. [39])

Klasse 0	Keine VES
Klasse I	< 30 VES/h
Klasse II	> 30 VES/h
Klasse III a	Multiforme VES
Klasse III b	Bigeminus
Klasse IV a	VES-Paare (Couplets)
Klasse IV b	Salven ($\geqq$ 3 konsek. VES)

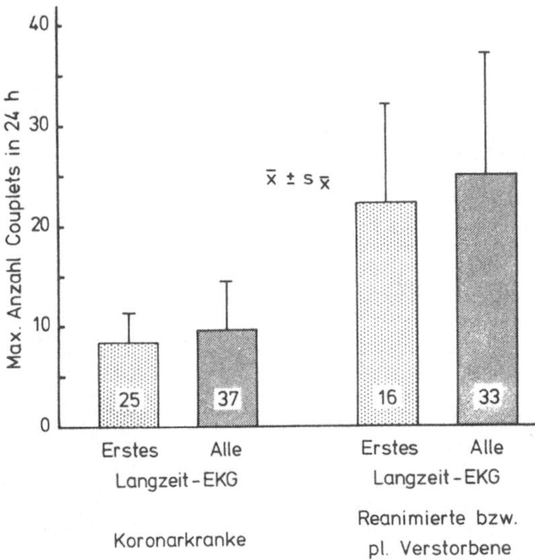

Abb. 4. Vergleich der Spontaninzidenz repetitiver Ektopien im 24-h-Langzeit-EKG zwischen chronisch Koronarkranken und Patienten, die plötzlich verstarben (< 1 h) bzw. reanimiert wurden. *Punktierte Säulen:* Erstes Langzeit-EKG jedes Patienten. *Schraffierte Säulen:* Alle verfügbaren Langzeit-EKGs jeder Gruppe sind hierbei berücksichtigt. $\bar{x}$: Mittelwert; $s_{\bar{x}}$: mittlerer Fehler des Mittelwertes

5 Effektivität antiarrhythmischer Therapie

Wie effektiv sind nun verschiedene Antiarrhythmika nach Maßgabe der vorangegangenen Überlegungen? Über die Effektivitätskontrolle von Aprindin, Novocamid und Prajmaliumbitartrat durch Langzeit-EKG-Regi-

strierungen wurde von uns bereits an anderer Stelle berichtet [6, 11, 38].
Hier sollen Untersuchungen mit den modernen Antiarrhythmika Disopyramid, Mexiletin und Propafenon diskutiert werden.

5.1 Einschlußkriterien

Wie die Häufigkeitsverteilungen nach mindestens 48stündiger Medikamentenkarenz zeigen (jeweils linker Teil der Abb. 5–7), sind in der Mehrzahl der Fälle (über 90%) Rhythmusstörungen der Klasse IV, d. h. also repetitive Formen ventrikulärer Extrasystolie, Indikation zur antiarrhythmischen Behandlung gewesen. Die einzelnen Fälle mit Rhythmusstörungen der Klasse III waren Patienten mit Synkopen in der Vorgeschichte, deren Ursache nach Ausschluß neurologischer Ursachen und bradykarder Rhythmusstörungen wohl auf tachysystolische Adams-Stokes-Anfälle zurückgeführt werden muß, angesichts gehäufter multiformer Extrasystolie bzw. Bigeminie; Kammertachykardien konnten bei diesen wenigen Patienten offenbar infolge der Spontanvariabilität der Rhythmusstörungen nicht dokumentiert werden [2, 48].

5.2 Verlauf

Nach dieser Indikationsstellung erhielten die Patienten die Antiarrhythmika in den unten aufgeführten Dosierungen über mindestens 4 Tage, bevor ein 24-h-Bandspeicher-EKG durchgeführt wurde. In der Regel hatten die Patienten die Medikamente jedoch bereits 7–14 Tage eingenommen vor Durchführung der Effektivitätskontrolle durch Langzeitelektrokardiographie.

5.3 Patientencompliance

Diese wurde zwar nicht durch Blutspiegelbestimmungen der Antiarrhythmika kontrolliert, doch wurden nur gut motivierte Patienten in die Studie eingeschlossen, von denen zudem mehr als die Hälfte unter stationären Bedingungen untersucht wurden. Die ambulanten Patienten wurden stets nach ihrer Tabletteneinnahme befragt und stichprobenartig durch Tablettenzählung überprüft.

5.4 Rhythmusanalyse

Medilog-Recorder (Oxford Medical Systems, England) wurden verwandt, um über 24 h EKGs auf handelsübliche Kassetten zu speichern. Die Patien-

ten wurden gebeten, ihren gewohnten alltäglichen Aktivitäten nachzugehen, bzw. die hospitalisierten Patienten aufgefordert, sich aktiv in der Klinik zu bewegen.

Die Analyse der EKG-Konserve erfolgte zeitgerafft (60:1) auf dem
Pathfinder (Reynolds Medical, Hertford, England) mit angekoppelter
Trendschreibung und alphanumerischem Ausdruck auf einem Teletype
Terminal, das über ein Interface die Informationen vom Pathfinder erhält
und zugleich für die Datenbank Lochstreifen erstellt. Neben der automatischen Analyse der Magnetbänder wurden jedoch die komplexen ventrikulären Rhythmusstörungen, wie multiforme Extrasystolie, Bigeminie, Couplets
und Salven resp. Kammertachykardien ebenso validiert wie alle Pausen mit
RR-Intervallen über 2000 ms durch Registrierungen mit 25 mm/s und an-
schließender Befundung durch den Autor.

5.5 Disopyramid (Norpace, Rythmodul)

Es wurden 39 Verläufe unter Disopyramid (Abb. 5) bei 28 Patienten im Alter zwischen 30 und 69 Jahren (mittleres Alter 51,9 Jahre) kontrolliert. Diese Gruppe setzt sich zusammen aus 19 Männern (mittleres Alter 51,4 Jahre)

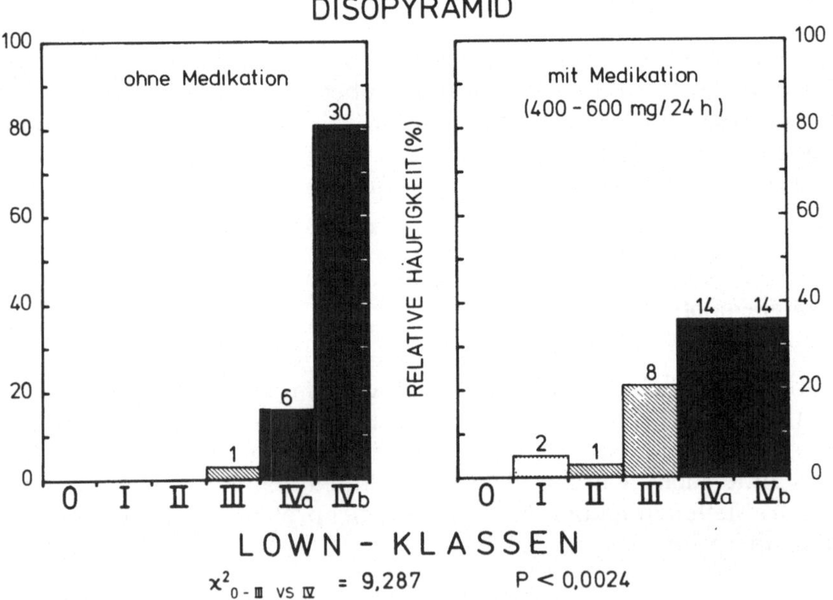

$x^2_{0-III \text{ vs } IV} = 9,287 \qquad P < 0,0024$

Abb. 5. Häufigkeitsverteilung der Kammerarrhythmien nach Maßgabe der Lown-Klassifikation (Tabelle 5) ohne und mit chronischer Disopyramidmedikation (4 Tage, meist 7–14 Tage).
Die *Zahlen* auf den *Säulen* weisen die Anzahl der Therapieverläufe aus, hingegen entspricht
die *Säulenhöhe* der relativen Häufigkeit innerhalb jeder Gruppe. Da bei einigen Patienten die
Therapiekurse wiederholt wurden (Therapiekurse > Patienten), meist in höherer Dosierung,
stimmen die absoluten Zahlen in beiden Gruppen nicht überein

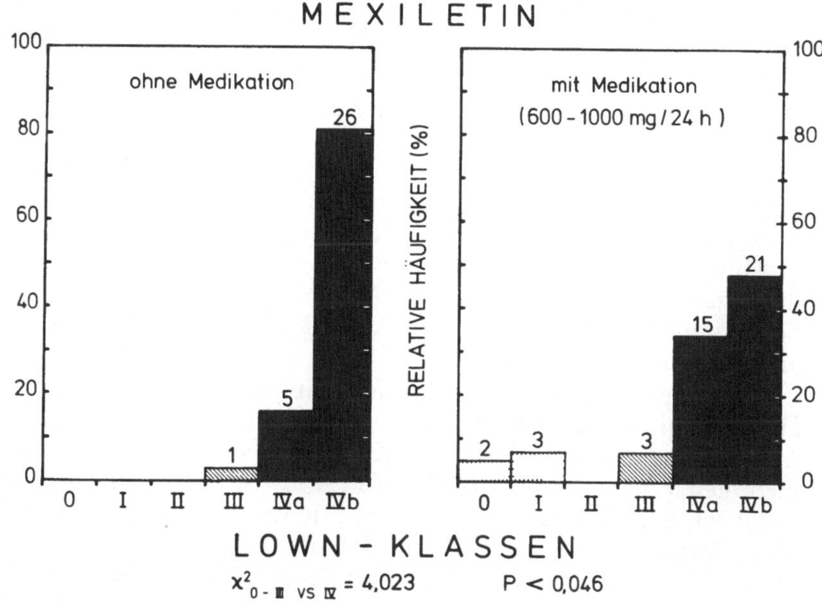

$$x^2_{0-III\ vs\ IV} = 4{,}023 \qquad P < 0{,}046$$

Abb. 6. Häufigkeitsverteilung der Kammerarrhythmien nach Maßgabe der Lown-Klassifikation ohne und mit chronischer Mexiletinmedikation

und 9 Frauen (mittleres Alter 53,1 Jahre). Bei 16 Patienten lag den Rhythmusstörungen eine koronare Herzerkrankung zugrunde, bei 5 Patienten eine Kardiomyopathie, bei 4 weiteren ein Vitium und in einem Falle war ein Mitralklappenprolaps die Ursache der Arrhythmien. Bei 2 Patienten konnte eine organische kardiale Erkrankung ausgeschlossen werden.

Bei 9 Verläufen betrug die Dosierung des Disopyramid 400 mg, bei 8 Verläufen 500 mg und bei 22 Patienten 600 mg in 24 h. In Abhängigkeit dieser Dosen konnte keine unterschiedliche Verteilung der Lown-Klassen nachgewiesen werden.

Wie die Abb. 5 verdeutlicht, unterscheiden sich die Häufigkeitsverteilungen der ventrikulären Arrhythmien mit und ohne Disopyramid signifikant (p < 0,0024). Allerdings waren unter chronischer Disopyramidmedikation immer noch jeweils 14 Patienten in den Klassen IVa und IVb, so daß insgesamt 28 der 39 Verläufe, d. h. 72% nach Maßgabe der im Kap. 4.3 gegebenen Definition als „ineffektiv" zu bewerten sind.

5.6 Mexiletin (Mexitil)

Dieses Präparat wurde bei 37 Patienten im Alter zwischen 29 und 75 Jahren (mittleres Alter 50,8 Jahre) 44mal kontrolliert eingesetzt (Abb. 6). Dieses Kollektiv setzt sich aus 30 männlichen (mittleres Alter 50,5 Jahre) und 7 weiblichen Patienten (mittleres Alter 52,3 Jahre) zusammen. Siebzehn dieser Patienten hatten eine koronare Herzerkrankung, 9 eine Kardiomyopathie und 7 Patienten wiesen einen Herzklappenfehler auf. Ein weiterer Patient hatte eine Myokarditis vor Jahren durchgemacht und bei 3 Patienten konnte keine organische Erkrankung als Grundlage der Rhythmusstörungen gefunden werden.

Die Dosierung des Mexiletin betrug in 34 Verläufen 600 mg/24 h, in 9 weiteren Verläufen 800 mg und in einem Fall 1000 mg/Tag. Auch unter Mexiletin war kein signifikanter Verteilungsunterschied der Lown-Klassen in Abhängigkeit von der Dosierung (600 versus 800 mg) nachweisbar; selbst der 53jährige Koronarkranke, der 1000 mg Mexiletin in 24 h erhielt, wies bei Rhythmusanalyse immer noch ventrikuläre Couplets auf, also Kammerarrhythmien der Klasse IV a.

Insgesamt zeigt der Vergleich der Häufigkeitsverteilungen ventrikulärer Dysrhythmien vor und während chronischer Mexiletinmedikation eine signifikante Abnahme der Lown-Klassen IV unter Therapie zugunsten der niedrigen Lown-Klassen ($p < 0,046$) (Abb. 6). Doch fällt auch bei diesem Vergleich auf, daß nahezu bei der Hälfte der Verläufe, nämlich bei 21 von 44 Therapien (48%), nach wie vor Rhythmusstörungen der Klasse IV b zu beobachten waren, also ventrikuläre Salven resp. Kammertachykardien. Zählt man noch die 15 Verläufe mit repetitiven Ektopien der Klasse IV a hinzu, so war bei insgesamt 82% der unter Mexiletin gespeicherten EKGs repetitive ventrikuläre Extrasystolen nachweisbar und somit kein zufriedenstellendes Resultat erreicht.

5.7 Propafenon (Rytmonorm)

Propafenon wurde in 20 Verläufen bei 19 Patienten mit einem Alter zwischen 31 und 70 Jahren (mittleres Alter 48,9 Jahre) geprüft (Abb. 7). Diese Gruppe bestand aus 15 Männern (mittleres Alter 49,3 Jahre) und 4 Frauen (mittleres Alter 47,2 Jahre). Elf der Patienten wiesen eine Koronarsklerose auf, 5 Patienten eine Kardiomyopathie, 1 Patient ein Vitium und ein weiterer Patient einen Mitralklappenprolaps. Bei einem Patienten waren ventrikuläre Rhythmusstörungen isolierter Befund, eine kardiale Erkrankung also nicht nachweisbar.

Die Dosierung des Propafenon war in 14 Behandlungsverläufen mit 600 mg/Tag angesetzt worden und in weiteren 6 Verläufen mit 900 mg/24 h. Auch bei diesem Medikament zeigte sich in Abhängigkeit der beiden Dosierungen kein signifikanter Verteilungsunterschied ventrikulärer Rhythmusstörungen, wenngleich angesichts des kleinen Stichprobenumfangs Zurückhaltung in dieser Bewertung geboten erscheint.

Der Vergleich der Häufigkeitsverteilungen ventrikulärer Rhythmusstörungen vor und während chronischer Propafenonmedikation (Abb. 7) macht einen überzeugenden Rückgang der komplexen Kammerarrhythmien deutlich ($p < 0,0016$). Waren vor Therapie in 76% der Fälle ventrikuläre Salven resp. Kammertachykardien nachweisbar, wurden unter Propafenon-

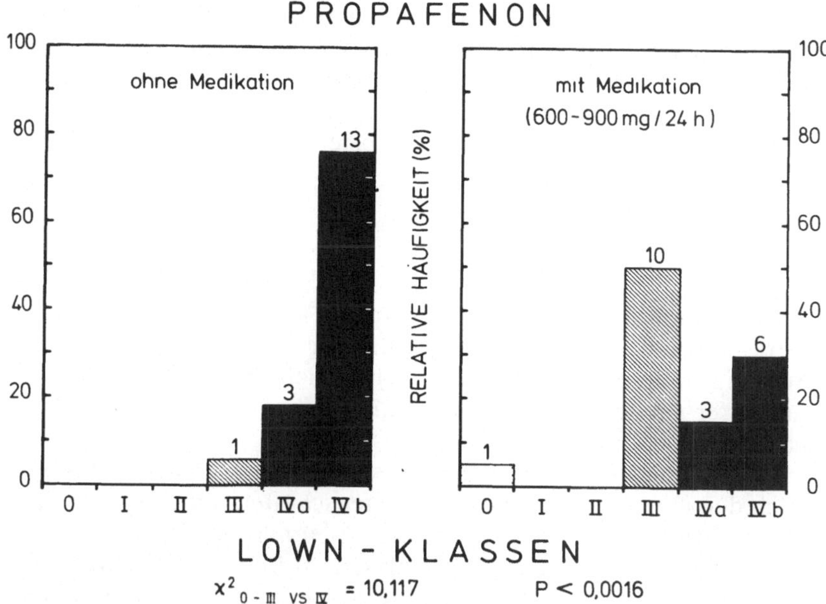

$$x^2_{\,0-III\ vs\ IV} = 10{,}117 \qquad P < 0{,}0016$$

Abb. 7. Häufigkeitsverteilung der Kammerarrhythmien nach Maßgabe der Lown-Klassifikation ohne und mit chronischer Propafenonmedikation

behandlung nur noch in 30% diese Rhythmusstörungen beobachtet. Schließt man die repetitiven Formen der Klasse IVa in diesen Vergleich mit ein, wiesen unter Medikamentenkarenz 94% und während Therapie 45% repetitive ventrikuläre Extrasystolen auf.

5.8 Zusammenfassung

Zusammenfassend läßt sich feststellen, daß die Verteilung der Lown-Klassen während antiarrhythmischer Behandlung für die drei Präparate jeweils eine statistisch gesicherte Reduktion der Klassen IV zeigt, wobei dieser Effekt bei der mit Propafenon behandelten Gruppe am deutlichsten ist (p < 0,0016). Die Statistik kann jedoch nicht darüber hinwegtäuschen, daß bei allen drei Antiarrhythmika eine große Zahl von Therapieversagern zu beobachten ist. So weisen noch immer 72% der Patienten unter Disopyramid, 82% der mit Mexiletin und 45% der mit Propafenon behandelten Patienten Rhythmusstörungen der Lown-Klasse IV auf. Diese Versagerquoten erscheinen zunächst ungewöhnlich hoch. Bei einer als gut erachteten Patientencompliance kommen dafür zwei Gründe in Frage:

1. Beim Einsatz derart leistungsfähiger Rhythmusanalysen, wie sie die Langzeitelektrokardiographie ermöglicht, werden Therapieversager sehr viel häufiger zutage treten, als wir dies durch konventionelle Methoden erwarten konnten.

2. Die von den Herstellern empfohlenen Dosierungen bedürfen möglicherweise der Überprüfung. Sie sind wahrscheinlich deshalb eher vorsichtig bemessen, um die Rate der Nebenwirkungen klein zu halten. Will man jedoch die Prognose der Patienten auf lange Sicht verbessern, wird man eine Revision der empfohlenen Dosierungen ins Auge fassen müssen.

5.9 Schlußfolgerungen

So gesehen sind Blutspiegelmessungen von Antiarrhythmika wünschenswert – nicht zuletzt auch deshalb, um zur Frage der Medikamententoleranz Stellung nehmen zu können –, wenngleich bei der Vielzahl der Präparate und ihrer Anwendungen eine routinemäßige Durchführung auf Schwierigkeiten stoßen wird.

Als weitere Konsequenz zeigt sich anhang unserer Befunde, daß sich nach den elektrophysiologischen Eigenschaften der Präparate ein therapeutischer Erfolg nicht vorhersagen läßt. Vielmehr ist die Effektivität von Antiarrhythmika durch Rhythmusanalysen zu überprüfen und es zeichnet sich ein Trend ab, der dem Austesten der Antibiotika nicht unähnlich ist.

Literaturverzeichnis

1. Ahlmark G, Saetre H, Korsgren M (1974) Reduction of sudden deaths after myocardial infarction. Lancet 2:1563
2. Andresen D, Tietze U, Leitner ER von, Lehmann HU, Thormann I, Wessel HJ, Schröder R (1980) Spontanvariabilität tachykarder Rhythmusstörungen. Z Kardiol 69:214
3. Bertel O, Braun S, Schmid P, Burkart F (1979) Hohe Spontanvariabilität ventrikulärer Rhythmusstörungen limitiert Aussagekraft von Langzeit-EKG-Untersuchungen. Schweiz Med Wochenschr 109:1670
4. Bethge K-P, Bethge H-C, Graf A, Berg E van den, Lichtlen P (1977) Kammer-Arrhythmien bei chronisch koronarer Herzkrankheit. Analyse anhand des Langzeit-Elektrokardiogrammes und der selektiven Koronarangiographie bzw. linksventrikulären Angiographie. Z Kardiol 66:1
5. Bethge K-P, Godt U, Lichtlen PR (1977) Zur Frage der computerunabhängigen quantitativen Auswertung von ambulanten Langzeit-EKG. Biomed Tech 22[Suppl]:199
6. Bethge K-P, Klein H, Kraus H, Godt U, Lichtlen PR (1978) Effektivitätsvergleich oraler Antiarrhythmika. Z Kardiol 67:223
7. Bethge K-P, Lichtlen PR (1979) Ventricular arrhythmias in relation to the extent of coronary lesions and left ventricular function. In: Macfarlane PW (ed) Progress in electrocardiology. Pitman, Tunbridge Wells, p 126
8. Bethge K-P, Klein H, Lichtlen PR (1979) Koronare Herzerkrankung, Rhythmusstörungen und plötzlicher Herztod. Intern Welt 2:107
9. Bethge K-P, Lichtlen PR (1980) Risikoprofil plötzlich verstorbener bzw. reanimierter Patienten. Z Kardiol 69:200
10. Bethge K-P, Meiners G, Lichtlen PR (1980) Altersabhängige Normalverteilung ventrikulärer Dysrhythmien. Z Kardiol 69:226

11. Bethge K-P, Lichtlen PR, Godt U (1980) Diagnose, Therapie und Prognose tachykarder Rhythmusstörungen bei chronisch Koronarkranken. In: Westermann K (ed) Tachykarde Arrhythmien bei der koronaren Herzkrankheit Witzstrock, Baden-Baden
12. Bigger JT, Dresdale RJ, Heissenbuttel RH, Weld FM, Wit AL (1976/1977) Ventricular arrhythmias in ischemic heart disease: mechanism, prevalence, significance and management. Prog Cardiovasc Dis 19:255
13. Breithardt G, Seipel L (1979) Elektrostimulation in der Therapie chronisch-rezidivierender ventrikulärer Tachykardien. Dtsch Med Wochenschr 104:1763
14. Breithardt G, Seipel L, Haerten K, Abendroth R-R, Loogen F (1979) Effektivitätskontrolle der antiarrhythmischen Therapie bei Patienten mit chronisch-rezidivierenden ventrikulären Tachykardien mittels elektrophysiologischer Stimulationsverfahren. Z Kardiol 68:725
15. Califf R, Burks J, Behar V, Wagner G (1977) Ventricular arrhythmias in patients with coronary artery disease. Circulation 56 [Suppl III]:177
16. Calvert A, Lown B, Gorlin R (1977) Ventricular premature beats and anatomically defined coronary heart disease. Am J Cardiol 39:627
17. Collaborative Group (1971) Phenytoin after recovery from myocardial infarction, controlled trial in 568 patients. Lancet 2:1055
18. Crawford M, O'Rourke RA, Ramakrishna N, Henning H, Ross J (1974) Comparative effectiveness of exercise testing and continuous monitoring for detecting arrhythmias in patients with previous myocardial infarction. Circulation 50:301
19. De Maria AM, Amsterdam EA, Vismara LA, Neumann A, Mason DT (1976) Arrhythmias in the mitral valve prolaps syndrome. Ann Intern Med 84:656
20. Durme JP van, Pannier R (1978) Prevalence and prognostic significance of ventricular dysrhythmias during the first year after myocardial infarction. In: Mäurer W, Schömig A, Dietz R, Lichtlen PR (eds) Beta-Blockade 1977. Thieme, Stuttgart, S 286
21. Ertl G, Just H, Lang K (1976) Herzrhythmusstörungen in der chronischen Phase des Myokardinfarktes. Dtsch Med Wochenschr 101:845
22. Faris JV, McHenry PL, Jordan JW, Morris SN (1976) Prevalence and reproducibility of exercise-induced ventricular arrhythmias during maximal exercise testing in normal men. Am J Cardiol 37:617
23. Fleischmann D, Pop T, Bakker JMT de (1977) Untersuchung über die Vulnerabilität des menschlichen Kammermyokards nach extrasystolischer Reizung mit doppeltem Schwellenwert. Herz/Kreisl 9:722
24. Greene HL, Reid PR, Schaeffer AH (1978) The repetitive ventricular response in man: A predictor of sudden death. N Engl J Med 299:702
25. Harrison DC, Fitzgerald JW, Winkle RA (1976) Ambulatory electrocardiography for diagnosis and treatment of cardiac arrhythmias. N Engl J Med 294:373
26. Hartzler GO, Maloney JD (1977) Programmed ventricular stimulation in management of recurrent ventricular tachycardia. Mayo Clin Proc 52:731
27. Holter NJ (1961) New method for heart studies. Science 134:1214
28. Ingham RE, Rossen RM, Goodman DJ, Harrison DC (1975) Ambulatory electrocardiographic monitoring in idiopathic hypertrophic subaortic stenosis. Circulation 52 [Suppl II]:93
29. Irving JB, Bruce RA (1977) Exertional hypotension and postexertional ventricular fibrillation in stress testing. Am J Cardiol 39:849
30. Jelinek NV, Lown B (1974) Exercise stress testing for exposure of cardiac arrhythmias. Prog Cardiovasc Dis 16:497
31. Klein H, Bethge K-P, Frank G, Borst HG, Lichtlen PR (1979) Das Verhalten ventrikulärer Arrhythmien nach Aneurysmektomie. Z Kardiol 68:10
32. Kosowsky BD, Lown B, Whiting R, Guiney T (1971) Occurrence of ventricular arrhythmias with exercise as compared to monitoring. Circulation 44:826
33. Kosowsky BD, Taylor J, Lown B (1973) Long-term use of procainamide following acute myocardial infarction. Circulation 47:1204
34. Kotler MN, Tabatznik B, Mower MM, Tominaga S (1973) Prognostic significance of ventricular ectopic beats with respect to sudden death in the late postinfarction period. Circulation 47:959

35. Krieger R, Engel UR, Burckhardt D (1976) Häufigkeit und Art von Rhythmusstörungen bei Patienten mit chronisch koronarer Herzkrankheit. Z Kardiol 65:157
36. Kühn P, Kroiss A, Joskowicz G (1976) Arrhythmieanalyse – Arrhythmieüberwachung. Z Kardiol 65:166
37. Kunz G, Raeder E, Burckhardt D (1977) What does the symptom "palpitation" mean? Correlation between symptoms and the presence of cardiac arrhythmias in the ambulatory Ecg. Z Kardiol 66:138
38. Lichtlen P, Bethge K-P, Godt U (1979) Zum Problem der antiarrhythmischen Langzeittherapie nach Infarkt. In: Gross F (ed) Neue Aspekte der medikamentösen Behandlung des Herzinfarktes. Huber, Bern, S 201
38 a. Lichtlen PR, Bethge K-P, Platiel P (1980) Inzidenz des plötzlichen Herztodes bei Koronarpatienten in Abhängigkeit von Anatomie und Rhythmusprofil. Z Kardiol 69:639
39. Lown B, Wolf M (1971) Approaches to sudden death from coronary heart disease. Circulation 44:130
40. Lown B, Graboys TB (1977) Sudden death: an ancient problem newly perceived. Cardiovascular Medicine 2:219
41. Lown B, Graboys TB (1977) Management of patients with malignant ventricular arrhythmias. Am J Cardiol 39:910
42. Lown B, Verrier RL, Blatt CM (1978) Precordial mechanical stimulation for exposing electrical instability in the ischemic heart. Am J Cardiol 42:425
43. Lown B, De Silva RA, Lenson R (1978) Role of psychologic stress and autonomic nervous system changes in provocation of ventricular premature complexes. Am J Cardiol 41:979
44. Lown B, Graboys TB (1980) Ventricular premature beats and sudden cardiac death. Cardiology Series vol 3/I
45. Mason JW, Winkle RA (1978) Electrode-catheter arrhythmia induction in the selection and assessment of antiarrhythmic drug therapy for recurrent ventricular tachycardia. Circulation 58:971
46. Matta RJ, Verrier RL, Lown B (1976) The repetitive extrasystole as an index of vulnerability of ventricular fibrillation. Am J Physiol 230:1461
47. McHenry PL, Morris SN, Kavalier M, Jordan JW (1976) Comparative study of exercise-induced ventricular arrhythmias in normal subjects and patients with documented coronary artery disease. Am J Cardiol 37:609
48. Michelson EL, Morganroth J (1980) Spontaneous variability of complex ventricular arrhythmias detected by long-term electrocardiographic recording. Circulation 61:690
49. Morganroth J, Michelson EL, Horowitz LN, Josephson ME, Pearlman AS, Dunkman WB (1978) Limitations of routine long-term electrocardiographic monitoring to assess ventricular ectopic frequency. Circulation 58:408
50. Moss AJ, Schnitzler R, Green R, DeCamilla J (1971) Ventricular arrhythmias 3 weeks after acute myocardial infarction. Ann Intern Med 75:837
51. Moss AJ, DeCamilla J, Engstrom F, Hoffmann W, Odoroff C, Davis H (1974) The posthospital phase of myocardial infarction: identification of patients with increased mortality risk. Circulation 49:460
52. Moss AJ, DeCamilla J, Mietlowski W, Greene WA, Goldstein S, Locksley R (1975) Prognostic grading and significance of ventricular premature beats after recovery from myocardial infarction. Circulation 52 [Suppl III]:204
53. Moss AJ, DeCamilla JJ, Davis HP, Bayer L (1977) Clinical significance of ventricular ectopic beats in the early posthospital phase of myocardial infarction. Am J Cardiol 39:635
54. A Multicentre International Study (1975) Improvement in prognosis of myocardial infarction by long-term beta-adrenoreceptor blockade using Practolol. Br Med J 297:735
55. Rehnqvist N (1976) Ventricular arrhythmias prior to discharge after acute myocardial infarction. Eur J Cardiol 4:63
56. Reynolds JL, Whitlock RML (1972) Effects of beta-adrenergic receptor blocker in myocardial infarction treated for one year from onset. Br Heart J 34:252
57. Ryan M, Lown B, Horn H (1975) Comparison of ventricular ectopic activity during 24-hour monitoring and exercise testing in patients with coronary heart disease. N Engl J Med 292:224

58. Seipel L (1978) His-Bündel-Elektrographie und intrakardiale Stimulation. Thieme, Stuttgart
59. Schulze RA, Rouleau J, Rigo P, Bowers S, Strauss HW, Pitt B (1975) Ventricular arrhythmias in the late hospital phase of acute myocardial infarction. Relation to left ventricular function detected by gated cardiac blood pool scanning. Circulation 52:1006
60. Schweizer P, Hanrath P, Merx W, Henning B, Saal M, Schaefer P, Bleifeld W, Effert S (1979) Ventrikuläre Rhythmusstörungen beim Mitralklappenprolapssyndrom. Dtsch Med Wochenschr 104:85
61. Suter P, Burckhardt D (1976) Die Wertigkeit des Langzeit-Überwachungs-EKG in der Diagnostik der koronaren Herzkrankheit – Vergleich von 8-Stunden-Überwachungs-EKG und doppeltem Master-Belastungstest mit einem klinischen Koronarindex. Z Kardiol 65:23
62. Vajda FJE, Prineas RJ, Lovell RRH et al. (1973) The possible effect of long-term high plasma levels of phenytoin on mortality after acute myocardial infarction. Eur J Clin Pharmacol 5:138
63. Vaughan Williams EM (1970) Classification of anti-arrhythmic drugs. In: Sandøe E, Flensted-Jensen E, Olesen KH (eds) Symposium on cardiac arrhythmias. Astra, Södertälje, p 449
64. Vedin A, Wilhelmsson C, Werkö L (1975) Chronic alprenolol treatment of patients with acute myocardial infarction after discharge from hospital. Effects on mortality and morbidity. Acta Med Scand [Suppl] 575:3
65. Vismara LA, Amsterdam EA, Mason DT (1975) Relation of ventricular arrhythmias in the late hospital phase of acute myocardial infarction to sudden death after hospital discharge. Am J Med 59:6
66. Vorpahl U, Blümchen G (1978) Supraventrikuläre und ventrikuläre Extrasystolen bei Patienten in der späten Postinfarktphase. Z Kardiol 67:612
67. Wilhelmsson C, Vedin JA, Wilhelmsen L, Tibblin G, Werkö L (1974) Reduction of sudden deaths after myocardial infarction by treatment with Alprenolol. Lancet 2:1157
68. Winkle RA, Lopes MG, Fitzgerald JW, Goodman DJ, Schroeder JS, Harrison DC (1975) Arrhythmias in patients with mitral valve prolapse. Circulation 52:73
69. Winkle RA (1978) Antiarrhythmic drug effect mimicked by spontaneous variability of ventricular ectopy. Circulation 57:1116

Mexiletin

Pharmakokinetik von Mexiletin

W. Pollmann

Mexiletin ist ein neuartiges Antiarrhythmikum mit folgender Strukturformel:

$$\text{Xylyl–O–CH}_2\text{–CH(NH}_2\text{)–CH}_3 \cdot \text{HCl}$$

Chemisch stellt Mexiletin ein 1-Methyl-2-(2,6-Xylyloxy)-Äthylamin-Hydrochlorid dar. Die weiße und kristalline Substanz ist gut wasserlöslich. Durch den Xylylrest besitzt sie aber auch lipophile Eigenschaften, auf denen die gute Resorbierbarkeit mit beruht.

1 Studien mit tritiummarkiertem Wirkstoff

Das pharmakokinetische Verhalten wurde zunächst mit Hilfe T-markierten Wirkstoffes im Tierexperiment an Ratte, Hund und Affe untersucht (unveröffentlicht). Die auf Messungen der Gesamtradioaktivität beruhenden Ergebnisse umfassen dabei die Anteile aus Wirkstoff und markierten Metaboliten. Sie ergänzen die vorzugsweise mit nicht-radioaktiven (z. B. gaschromatographischen) Methoden durchgeführte Wirkstoffbestimmung.

1.1 Resorption und Elimination

Bei allen untersuchten Spezies wird Mexiletin nach oraler Applikation rasch und vollständig resorbiert. Dies trifft auch für Messungen an Probanden nach oraler Gabe von Mexiletin geringer Tritiumaktivität zu. Die Aus-

Prof. Dr. W. Pollmann, Binger Straße, D-6507 Ingelheim/Rh.

scheidung von Wirkstoff und Metaboliten erfolgt zu über 80% für Tier und Mensch gleichermaßen über die Niere. Die Ausscheidungsbilanz (Fäzes plus Harn) ist praktisch vollständig.

1.2 Verteilung

Autoradiographische Untersuchungen und z. T. direkte Messungen im Gewebe bei Ratte und Kaninchen zeigen eine rasche Verteilung des Wirkstoffs und seiner Metaboliten im Organismus. Die Gewebsaffinität ist ausgeprägt. Blut-Hirn-Schranke und Placenta werden teilweise durchschritten. So wurden beim Kaninchen in den Feten 0,01% der applizierten Dosis pro ml Blut und 0,005%/g Fetusgewebe gefunden. Eine Veränderung der Kinetik konnte bei den trächtigen Tieren nicht beobachtet werden.

1.3 Langzeitapplikation

Die tägliche Gabe von Mexiletin ergab keine Hinweise auf Veränderungen in der Pharmakokinetik. Eine Induktion der Leberenzyme kann somit ausgeschlossen werden. Die längste Anwendung betrug dabei 26 Wochen p. o. (Ratte) und 4 Wochen i.v. (Affe).

1.4 Metabolismus

Mexiletin wird bei Tier und Mensch überwiegend metabolisiert. Der Angriff erfolgt dabei in erster Linie am Phenylkern. Hauptmetaboliten sind 4-Hydroxi- und Hydroximethylderivate. Diese liegen zu einem erheblichen Anteil als Glukuronidkonjugate vor. Daneben finden sich in geringerem Umfang Produkte der Seitenkettenoxidation. Die gebildeten Metaboliten sind pharmakodynamisch praktisch inaktiv. An unverändertem Wirkstoff liegen im 48-h-Sammelurin noch 5–20% vor.

2 Wirkstoffbestimmung

Als Methode der Wahl zur Bestimmung des Wirkstoffgehalts in biologischem Material hat sich die Gaschromatographie bewährt. Hierbei wird die Substanz bei stark alkalischem pH zusammen mit zugefügtem internem Standard extrahiert und direkt oder derivatisiert in der Gasphase chromatographiert (unveröffentlicht). Die Nachweisgrenzen der verschiedenen Analysenvarianten liegen im unteren Nanogrammbereich.

3 Pharmakokinetik nach Einzeldosen bei Probanden

Kinetische Einzeldosisstudien haben bei der Entwicklung wirksamer Dosierungsschemata für die klinische Praxis wertvolle Hilfe geleistet. Nach Einzelapplikation lassen sich besonders die kinetischen Grunddaten wie Plasmaspiegelmaximum, Halbwertszeiten, Bioverfügbarkeit ermitteln.

3.1 Intravenöse Applikation

Der bei intravenöser Gabe rasch aufgebaute Wirkstoffspiegel fällt, bedingt
durch die hohe Gewebsaffinität des Wirkstoffs, schnell wieder ab. Diese
Verteilungsphase wird durch eine Halbwertszeit von 0,3–0,4 h determiniert
[1, 7]. Hieraus ist eine gute Behandlungsmöglichkeit während der akuten
Therapiephase ablesbar. Die folgende, für die akute Behandlung weniger
ausschlaggebende Halbwertszeit liegt bei 8–13 h [1, 14].

3.2 Orale Applikation

Nach oraler Gabe erreicht der Wirkstoffspiegel im Plasma nach 2–3 h das
Maximum. Die anschließende Halbwertszeit für die Elimination beträgt
8–13 h [14]. Auch in diesen Untersuchungen wurde eine rasche und vollständige Resorption des Wirkstoffes ermittelt.

3.3 Proteinbindung

Die Humanproteinbindung von Mexiletin liegt bei 50–60% (unveröffentlicht). Aufgrund dieses relativ geringen Wertes spielen Arzneimittelwechselwirkungen auf der Basis von Verdrängungsreaktionen somit keine Rolle.

3.4 Einfluß des Urin-pH-Wertes

Bei künstlicher Veränderung des Urin-pH in den sauren Bereich durch
Gabe von Ammoniumchlorid bzw. in den alkalischen Bereich durch Natriumbicarbonat konnte eine ausgeprägte Abhängigkeit der renalen Ausscheidung vom Urin-pH beobachtet werden [10].
   Wie für ein primäres Amin zu erwarten, stieg bei sauergestelltem Urin
die renale Wirkstoffausscheidung deutlich an; bei pH 5,0 von 5–20% auf
über 50%. Bei pH 8,0 betrug der Ausscheidungsanteil dagegen nur etwa 1%.
Die klinische Erfahrung hat gezeigt, daß dieser Effekt jedoch in der Praxis
offenbar keine Bedeutung hat.

3.5 Bioverfügbarkeit

Charakteristisch für Mexiletin ist die mit 80–90% hohe absolute Bioverfügbarkeit [3, 7, 14]. Der Grund hierfür liegt in der guten Resorbierbarkeit und im Fehlen eines „Firstpass"-Effektes. Daher führt auch die orale Applikation in kurzer Zeit zu therapeutisch wirksamen Blutspiegeln.

4 Klinik und Pharmakokinetik

Bereits im frühen Stadium der klinischen Erprobung von Mexiletin zeigte es sich, daß die Ermittlung der Wirkstoffspiegel für die Erstellung und Kontrolle des Therapieplanes eine wertvolle Hilfe ist.

4.1 Dosis und Plasmaspiegel

An 101 Patienten mit einer chronischen oralen Mexiletintherapie konnte Pottage [13] zeigen, daß zwischen der täglichen Dosis und dem Plasmawirkstoffspiegel eine lineare Beziehung besteht. Bei Beginn der oralen Therapie ist zunächst eine Absättigung der hohen Gewebsaffinität mit einer höheren Einmaldosis von z. B. 400 mg Mexiletin zu empfehlen.

4.2 Korrelation Wirkstoffspiegel/Wirkung

4.2.1 Kurzfristige Anwendung

Von Clark et al. [4, 5] wird über sechs Gesunde und 38 bzw. 47 Patienten berichtet, die kurzfristig Mexiletin i.v. (als Injektion und Infusion) oder oral erhielten. Die i.v. Injektionsdosen bewegten sich im Mittel um 250 mg, gefolgt von Infusionen über einen Zeitraum von 24–72 h. Bei den Infusionen wurden in den ersten 30 min 250 mg verabfolgt, weitere 250 mg in den nächsten 2,5 h und 500 mg in den nachfolgenden 8 und 12 h. Bei intravenöser Applikation bewegten sich die Mexiletinplasmaspiegel zwischen 0,8 und 2,9 µg/ml, im Mittel 1,6 µg/ml. Nach einer oralen initialen Einzeldosis von 600 mg erreichten die Mexiletinblutspiegel Werte zwischen 1,6 und 2,8 µg/ml. Nebenwirkungen wurden kurzfristig bei intravenöser Anwendung im Konzentrationsbereich von 2,5–5 µg/ml beobachtet.

Merx et al. [12] untersuchten bei 15 Patienten mit koronarer Herzerkrankung die antiarrhythmische Wirkung von Mexiletin in Abhängigkeit vom Serumspiegel. In die Prüfung wurden nur solche Patienten hineingenommen, die mehr als 100 ventrikuläre Extrasystolen/h oder gehäufte ventrikuläre Salven aufwiesen. Die qualitative und quantitative Erfassung der Extrasystolen erfolgte mittels EKG-Bandspeicherung über 24 h. Die Patienten erhielten initial 2 mg Mexiletin/kg KG i.v., nach 2 h 200 mg oral und dann weiter alle 8 h die gleiche orale Dosis. Was den therapeutischen Erfolg betrifft, so war dieser bei 11 von 15 Patienten gut bis sehr gut. Von den vier erfolglos behandelten wiesen zwei einen Serumspiegel von nur 0,5 µg Mexiletin/ml auf.

In einer anderen Studie von Merx et al. [11] wird über 57 Patienten mit akutem Herzinfarkt berichtet. Von dieser Prüfung wurden Patienten mit atrioventrikulärem und sinuatrialem Block, Sinusbradykardie, Linksherzinsuffizienz und malignen Arrhythmien ausgeschlossen. Mexiletin wurde initial als intravenöse Sättigungsdosis zu 2 mg/kg KG verabfolgt und 2 h nach der i.v.-Injektion, sowie alle 6 h 200 mg oral.

In den ersten 18 h fanden sich praktisch keine Unterschiede in der Ektopiezahl der Mexiletin- und Kontrollgruppe. Am zweiten Behandlungstag jedoch, mit Anstieg der Mexiletinserumspiegel auf 0,85–1,12 µg/ml, wurde die Anzahl der ventrikulären Extrasystolen mit p < 0,05 signifikant gesenkt. Hieraus wird deutlich, daß es zum raschen Aufbau konstanter therapeutischer Wirkstoffkonzentrationen zweckmäßig ist, an die intravenöse Bolusinjektion eine mehrstündige Dauerinfusion anzuschließen. Anschließend kann leicht auf eine orale Behandlung übergegangen werden.

4.2.2 Mittel- bis langfristige Anwendung

24 Patienten mit akutem Herzinfarkt, koronarer Herzkrankheit und idiopathischen ventrikulären Extrasystolen wurden 1–16 Monate [16] mit oralen Mexiletingaben behandelt. Die Initialdosis lag bei 400–600 mg; die nachfolgenden Dosen betrugen im 8stündigen Intervall 150–350 mg. Eine vollständige Aufhebung der ventrikulären Extrasystolen wurde bei 19 Patienten (=79%) und eine teilweise Unterdrückung bei vier Patienten (=17%) erreicht. Der Mexiletinblutspiegel lag im Mittel bei 1,4 µg/ml. Ein Patient sprach auf die Therapie nicht an.

In einer weiteren Studie [2], die 86 Patienten mit ventrikulären Rhythmusstörungen bei koronarer Herzerkrankung mit und ohne Herzinfarkt umfaßte, wurde Mexiletin sowohl intravenös als Injektion und Infusion als auch oral geprüft. Die Therapiedauer betrug 1 Tag–5 Monate. Es erfolgte eine Einteilung in zwei Gruppen, wobei in der ersten bei 13 Patienten ein Vortest mit intravenösen Einzeldosen und bei sechs weiteren mit zusätzlichen Infusionen durchgeführt wurde, um sich ein eigenes klinisches Urteil über die antiarrhythmische Wirksamkeit von Mexiletin zu verschaffen. In der zweiten Gruppe waren 67 Patienten vertreten, die fixe intravenöse oder orale Mexiletindosen erhielten. Bei der i.v.-Applikation wurden bei 34 Patienten initial 200 mg als Injektion verabfolgt und anschließend in zeitlicher Abstufung Infusionen mit einer Tropfgeschwindigkeit von 3 bzw. 1,5 und 1 mg/min. 23 Patienten erhielten Mexiletin oral, beginnend mit 400 mg, nach 2 h 200–400 mg und dann alle 8 h 300–400 mg. Für die Beurteilung der Ektopiehäufigkeit vor und unter Mexiletinbehandlung wurde für die i.v.-Anwendung die 24stündige kontinuierliche EKG-Überwachung und für die orale Therapie die 5- bis 10minütige EKG-Schreibung, alle halbe

Stunde herangezogen. Unter der i.v.-Therapie wurden bei 74% der Patienten gute Resultate erzielt und bei der oralen Behandlung sprachen 14 von 17 Fällen, das sind 82,3%, gut auf Mexiletin an. Es bestand eine enge Korrelation zwischen Plasmakonzentration und Mexiletinwirkung. Bei 44 Patienten war die Streuung der Wirkstoffspiegel mit $1,3 \pm 0,1$ µg/ml Plasma besonders klein.

Bei 59 Patienten im Alter von 32–83 Jahren wurde eine Behandlung mit Mexiletin [15] durchgeführt, von denen es 43 intravenös und 16 oral bis zu 14 Monaten erhielten. Was die Grunderkrankung angeht, so hatten 32 Patienten ventrikuläre Arrhythmien nach Herzinfarkt oder herzchirurgischen Eingriffen, sieben eine Digitalisintoxikation und bei vier lag eine chronisch-ischämische Herzerkrankung ohne Herzinfarkt vor. Von einigen Ausnahmen abgesehen, bei denen eine konventionelle EKG-Schreibung vorgenommen wurde, erfolgte beim größten Teil der Patienten eine 24stündige EKG-Aufzeichnung mittels Magnetbandspeicherung. Die intravenös verabfolgten Injektionsmengen bei digitalisinduzierten ventrikulären Arrhythmien sowie akut auftretenden Kammerextrasystolen lagen zwischen 30 und 300 mg. Bei den akuten ventrikulären Arrhythmien schlossen sich an die intravenösen Injektionen Infusionen von 1,5 bis 3 g innerhalb von 36–48 h an. Die orale Medikation wurde mit einer Initialdosis von 400–600 mg in Kapseln eingeleitet und mit 150–300 mg alle 6–8 h fortgesetzt. Bei den 59 Arrhythmiepatienten war der Therapieerfolg bei 43 (72%) als gut, bei zwölf (20%) als mäßig und bei vier (7%) als unzureichend zu bezeichnen. Bemerkenswert ist in diesem Zusammenhang, daß 26 von 32 Patienten auf die intravenöse Lidocaintherapie nicht angesprochen hatten und bei 13 von ihnen auch die Behandlung mit Procainamid, Practolol und Phenytoin erfolglos gewesen war. Die therapeutisch wirksamen Mexiletinplasmakonzentrationen lagen zwischen 0,5 und 2 µg/ml.

4.3 Korrelation Wirkstoffspiegel/Nebenwirkungen

Die während der Mexiletintherapie z. T. zu beobachtenden Nebenwirkungen lassen eine deutliche Abhängigkeit vom Plasmaspiegel und von der Dosis erkennen.

Für die intravenöse Bolusinjektion von 2 und 4 mg/kg KG geben Henning et al. [8] an, daß Nebenwirkungen wie Brechreiz, Magenbeschwerden und leichte Benommenheit nur vorübergehend bestanden. So fanden sich diese in den ersten 10 min, so lange der Mexiletinblutspiegel noch oberhalb 2 µg/ml lag. Nach dieser kurzen Zeitspanne, mit rasch abfallendem Serumspiegel in den therapeutischen Bereich, verschwanden die Nebenwirkungen. Aus diesen Beobachtungen wird der Schluß gezogen, daß einer Kurzinfusion von über 15 min dem intravenösen Bolus der Vorzug zu geben wäre.

Bei oraler Therapie mit einer Tagesdosis bis zu 600 mg waren nur bei 22 von 181 Patienten Nebenwirkungen zu verzeichnen. Tagesdosen über

600 mg führten zu einer dosisabhängigen Zunahme der schon erwähnten Nebenwirkungen.

Talbot et al. [16] fanden bei acht von 24 Patienten Nebenwirkungen. Hier lagen die Wirkstoffkonzentrationen ausnahmslos über 2 µg/ml Blut. Durch eine entsprechende Reduktion der Tagesdosis ist in der Regel eine Fortsetzung der Therapie möglich.

Auch Campbell et al. [2] beschreiben, daß das Auftreten von Nebenwirkungen dosisabhängig ist. Die Mexiletinplasmawerte lagen hierbei mit 2,5 µg/ml oberhalb der therapeutischen Breite von etwa 0,5–2,0 µg/ml.

Wenn auch unerwünschte Wirkungen i. allg. oberhalb von 2 µg/ml zu beobachten sind, so beschreiben Talbot et al. [15] doch einige Patienten, die sogar Plasmakonzentrationen über 5 µg/ml ohne Nebenerscheinungen gut tolerierten.

Bei Langzeitbehandlungen mit einer oralen Erhaltungsdosis von 600 mg/Tag wurde eine Nebenwirkungsquote von 6,5% beobachtet [6].

4.4 Beeinflussung der Kinetik

4.4.1 Auswirkungen einer Begleitmedikation

Werden gleichzeitig mit Mexiletin den Patienten Opiate oder Anticholinergica gegeben, so ist aufgrund einer Hemmung der Magenentleerung mit einer verzögerten Resorption zu rechnen [14].

4.4.2 Patienten mit Niereninsuffizienz

Untersuchungen von Herbinger et al. [9] an fünf niereninsuffizienten Patienten mit oraler Mexiletintherapie ergaben keine erhöhten Serumspiegel.

Baudinet et al. [1] konnten nach langsamer intravenöser Injektion von Mexiletin (1,5 mg/kg KG) bei elf niereninsuffizienten Patienten Halbwertszeiten für die Plasmaspiegel ermitteln, die denen bei nicht vorliegender Niereninsuffizienz weitgehend entsprachen ($t_{1/2\,\alpha} = 18$ min; $t_{1/2\,\beta} = 11$ h).

4.4.3 Patienten mit Leberinsuffizienz

Messungen an leberinsuffizienten Arrhythmiepatienten (unveröffentlicht) ergaben erste Hinweise, daß auch hier die Halbwertszeiten nicht signifikant erhöht sind.

5 Zusammenfassung und Schlußfolgerungen

Mexiletin stellt ein neuartiges Antiarrhythmikum dar, das rasch und vollständig resorbiert wird. Die absolute Bioverfügbarkeit ist mit 80–90% hoch.

Aufgrund der hohen Gewebsaffinität verteilt sich Mexiletin rasch im Organismus. Das Gesamtverteilungsvolumen liegt über 500 l. Blut-Hirn-

Schranke und Placenta werden im geringeren Umfang durchschritten (Ratte, Kaninchen).

Die Langzeitapplikation beim Tier führt zu keiner Veränderung der Wirkstoffkinetik.

Mexiletin wird überwiegend durch Hydroxilierung am Phenylkern metabolisiert.

Die Bestimmung des unveränderten Wirkstoffes in biologischem Material ist gaschromatographisch mit guter Nachweisempfindlichkeit möglich.

Mit der GC-Methode durchgeführte Studien zur Pharmakokinetik am Menschen zeigen, daß bei intravenöser Mexiletinapplikation ein Wirkstoffspiegel rasch aufgebaut wird. Der anschließende Plasmaspiegelabfall wird durch eine Verteilungsphase mit einer Halbwertszeit von 0,3–0,4 h determiniert. Hiermit ist eine gute Behandlungsmöglichkeit in der akuten Therapie gegeben.

Nach oraler Mexiletingabe wird das Wirkstoffmaximum im Plasma nach 2–3 h erreicht. Die für die orale Applikation charakteristische Eliminationshalbwertszeit beträgt 8–13 h.

Mexiletin und seine Metaboliten werden zu über 80% renal ausgeschieden. Hierbei entfallen 5–20% der applizierten Dosis auf unveränderten Wirkstoff. Experimentelle Veränderungen des Urin-pH bei Probanden können diesen Anteil verändern. In der klinischen Praxis hat dieser Effekt offenbar keine Bedeutung.

Die Humanproteinbindung von Mexiletin ist mit 50–60% gering. Verdrängungsreaktionen bei zusätzlicher Medikation spielen somit keine Rolle.

Untersuchungen in mehreren Kliniken an zahlreichen Patienten ergaben eine gute Korrelation zwischen Tagesdosis, Wirkstoffplasmaspiegel und therapeutischer Wirkung. Der therapeutisch wirksame Plasmaspiegel liegt in der Regel zwischen 0,5 und 2,0 µg/ml.

Bei akuten Fällen wird der Kinetik entsprechend die Gewebsaffinität zunächst durch eine kurze Infusion abgesättigt, gefolgt von einer mehrstündigen geringer dosierten Dauerinfusion. Diese kann für die chronische Therapie direkt in eine orale Behandlung übergehen. Das Risiko eines Wechsels des Medikamentes in der Akutphase ist dadurch nicht gegeben.

Literatur

1. Baudinet G, Henrard L, Quinaux N, El Allaf D, Landsheere C de, Carlier J, Dresse A (1980) Pharmacokinetics of mexiletine in renal insufficiency. Acta Cardiol (Brux) [Suppl XXV]:55
2. Campbell NPS, Kelly JG, Shanks RF, Chaturvedi NC, Strong JE, Pantridge JF (1973) Mexiletine (Kö 1173) in the management of ventricular dysrhythmias. Lancet 2:404
3. Campbell NPS, Kelly JG, Adgey JAA, Shanks RG (1978) Mexiletine in normal volunteers. Br J Clin Pharmacol 6:372
4. Clark RA, Julian DG, Nimmo J, Prescott LF, Talbot R (1973) Clinical pharmacological studies of Kö 1173 – a new antiarrhythmic agent. Proc Br Pharmacol Soc, 3rd–5th Jan., C 14

5. Clark RA, Talbot RG, Nimmo J, Prescott LF, Julian DG (1973) Kö 1173 – an effective new antiarrhythmic drug. Br Heart J 35:558
6. Esser H, Kikis D (1978) Mexiletine in the supression of ventricular ectopic activity: Short and long term treatment. In: Sandoe E, Julian DG, Bell JW (eds) Management of ventricular tachycardia – role of mexiletine. Excerpta Medica, Amsterdam Oxford, p 585
7. Häselbarth V, Doevendans JE, Wolf M (to be published) Pharmacokinetics and bioavailability of mexiletine in healthy volunteers. J Clin Pharm Ther
8. Henning B, Merx W, Brunner H, Härtel H (1978) Nebenwirkungen bei Langzeitanwendung von Mexiletin. Verh Dtsch Ges Inn Med 84:742
9. Herbinger W, Kramar R, Fridrik M, Häselbarth V, Pollmann WP (1978) Pharmakokinetische Untersuchungen mit Mexiletin bei Patienten mit Niereninsuffizienz. In: Advances in clinical pharmacology, vol 16 (Moderne Antiarrhythmika). Urban, Schwarzenberg, München Wien Baltimore, p 17
10. Kaye CM, Kiddie MA, Turner P (1977) Variable pharmacokinetics of mexiletine. Postgrad Med J 53 (Suppl 1):56
11. Merx W, Henning B, Brunner H, Bakker JMT de, Härtel H (1977) Antiarrhythmische Wirkung von Mexiletin (Kö 1173) auf ventrikuläre ektope Rhythmusstörungen in Abhängigkeit von der Serumkonzentration. Verh Dtsch Ges Kreislaufforsch 43:427
12. Merx W, Henning B, Franken G, Effert S (1978) Mexiletine in acute myocardial infarction. In: Sandoe E, Julian DG, Bell JW (eds) Management of ventricular tachycardia – role of mexiletine. Excerpta Medica, Amsterdam Oxford, p 472
13. Pottage A (1977) Oral dosage schedules for mexiletine. Postgrad Med J 53 (Suppl 1):155
14. Prescott LF, Pottage A, Clements JA (1977) Absorption, distribution and elimination of mexiletine. Postgrad Med J 53 (Suppl 1):50
15. Talbot RG, Clark RA, Nimmo J, Neilson JMM, Julian DG, Prescott LF (1973) Treatment of ventricular arrhythmias with mexiletine (Kö 1173). Lancet 2:399
16. Talbot RG, Julian DG, Prescott LF (1976) Long-term treatment of ventricular arrhythmias with oral mexiletine. Am Heart J 91:58

Elektrophysiologische Studien zur Wirkung von Mexiletin auf das isolierte Säugetiermyokard

L. v. Savigny, H. J. Rüdiger, K. P. Haap und H. Antoni

1 Fragestellung und Methode

Verschiedene Arbeitsgruppen haben sich in den letzten Jahren mit den elektrophysiologischen Wirkungen von Mexiletin auf isolierte Herzmuskelpräparate befaßt [1, 2, 7, 12, 13, 15–17]. Die Ergebnisse dieser Studien charakterisierten Mexiletin als ein Antiarrhythmikum mit vorherrschend lokalanästhetischer Wirkung. Dabei blieb jedoch noch ungeklärt, ob Mexiletin die Aktivierung des schnellen Na^+-Kanals direkt hemmt oder eher die Erholung des Systems nach einer Inaktivierung verzögert [3, 5, 9, 14]. Auch die Frage nach einer Beeinflussung des langsamen Einwärtsstroms durch Mexiletin [7] im Sinne einer Ca^{2+}-antagonistischen Wirkung [6] bedurfte u. E. noch einer weiteren Klärung. Schließlich finden sich in der Literatur differierende Ergebnisse über den Einfluß von Mexiletin auf die Sinusknotenautomatie, die möglicherweise auf Speziesunterschieden beruhen [7, 12, 17].

Um diesen Fragen nachzugehen, haben wir Untersuchungen an spontanschlagenden, isolierten Vorhöfen von Meerschweinchen und Kaninchen, am isolierten Sinusknoten des Kaninchens sowie an Papillarmuskeln aus dem rechten Ventrikel des Meerschweinchenherzens durchgeführt. Die Präparate wurden im durchströmten Versuchsbad bei 32 °C gehalten. Zur intrazellulären Ableitung der elektrischen Aktivität dienten konventionelle Mikroelektroden. Wir verwendeten Mexiletin in Konzentrationen von 1–100 mg/l. Die therapeutisch wirksamen Plasmakonzentrationen liegen bei 0.5–2 mg/l [1, 4].

2 Einfluß auf die Sinusknotenautomatie

Um zu prüfen, ob Unterschiede in der Beeinflussung der Sinusknotenaktivität durch Mexiletin bei Meerschweinchen gegenüber Kaninchen [7, 12, 17] allein durch die Art der Versuchstiere bedingt sind oder auf methodischen Abweichungen beruhen, wurden zunächst vergleichende Untersu-

Dr. L. v. Savigny, Dr. H. J. Rüdiger, Prof. Dr. H. Antoni, Physiologisches Institut der Universität, Lehrstuhl II, Hermann-Herder-Straße 7, D-7800 Freiburg/Br.
Dr. K. P. Haap, Universitätskinderklinik, Mathildenstraße 1, D-7800 Freiburg/Br.

chungen mit identischer Methode durchgeführt. Abbildung 1 zeigt im unteren Teil des Diagramms Dosiswirkungskurven für die Frequenzreduktion durch Mexiletin bei spontanschlagenden Vorhöfen von Kaninchen und Meerschweinchen. Die Beziehung wurde bei Konzentrationen zwischen 5 und 100 mg/l jeweils nach 20 min Einwirkung untersucht.

Die negativ chronotrope Wirkung von Mexiletin ist im therapeutischen Konzentrationsbereich bei beiden Tierarten gering. In Übereinstimmung mit Beobachtungen anderer Autoren [12] reagiert der Meerschweinchen-

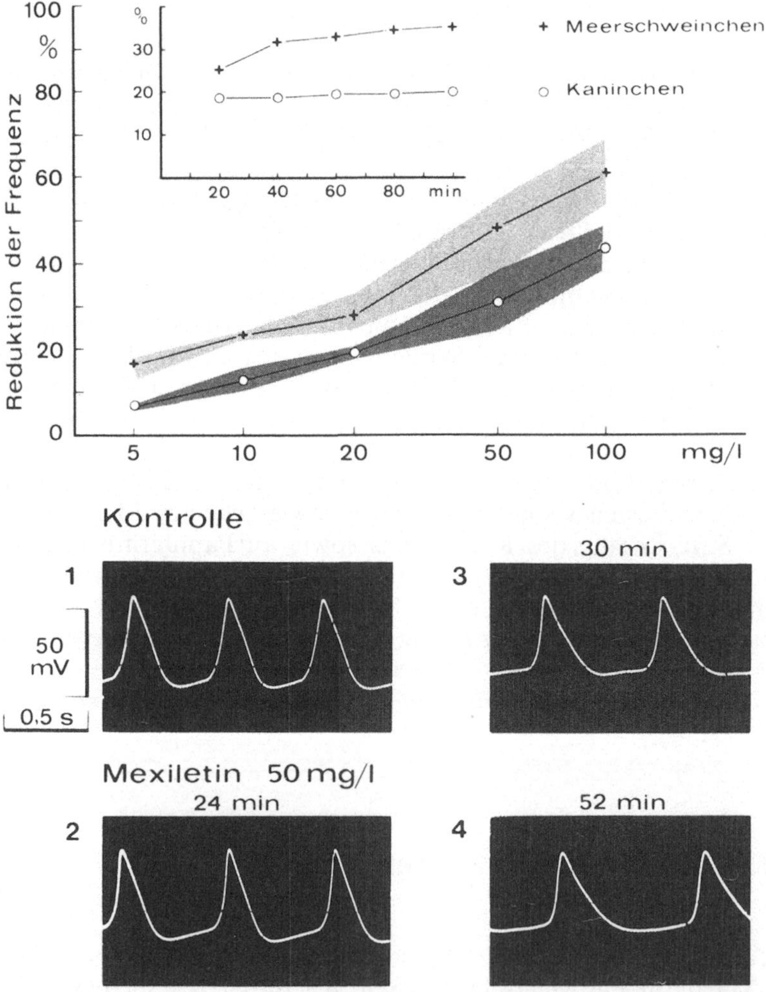

Abb. 1. Einfluß von Mexiletin auf die Sinusknotenautomatie von Kaninchen und Meerschweinchen. *Oben:* Dosis-Wirkungs-Beziehungen bei der Beeinflussung der Frequenz von spontanschlagenden Vorhöfen. Mittelwertkurven und Streubereich von jeweils drei Präparaten bei kumulativer Dosierung. Einwirkungsdauer jeweils 20 min. Die Einsatzfigur zeigt den zeitlichen Wirkungsverlauf bei zwei Langzeitversuchen mit 20 mg/l Mexiletin. *Unten:* Intrazelluläre Ableitungen aus der primären Schrittmacherregion des Kaninchenvorhofs vor und während Einwirkung von Mexiletin

vorhof jedoch bei gleicher Versuchsanordnung eindeutig empfindlicher auf Mexiletin als der Kaninchenvorhof. Diese Abweichung kann nicht auf unterschiedlichen Diffusionsbedingungen im Gewebe z. B. durch unterschiedliche Bindegewebsdicke beruhen. Dies ergibt sich aus Langzeitversuchen, wie sie in der Einsatzfigur des Diagramms dargestellt sind. Hier ist die Frequenzreduktion durch Mexiletin (20 mg/l) bei einer Einwirkungszeit bis 100 min dargestellt. Auch bei dieser langen Beobachtungsdauer ist keine Annäherung der Mexiletinwirkung auf den Kaninchenvorhof an die Verhältnisse beim Meerschweinchen festzustellen.

Die Frequenzreduktion durch höhere Mexiletinkonzentrationen ist überdies nicht – wie man vielleicht vermuten könnte – durch eine partielle Blockierung der sinuaurikulären Erregungsleitung bedingt. Im unteren Teil von Abb. 1 sind intrazelluläre Ableitungen aus der primären Schrittmacherregion des Sinusknotens vom Kaninchen wiedergegeben. Mexiletin entfaltet hier in einer Konzentration von 50 mg/l einen direkten hemmenden Einfluß auf die Schrittmacher-Aktivität. Wie Yamaguchi et al. [17] so finden auch wir eine Abflachung der diastolischen Depolarisationen, eine Verminderung des maximalen diastolischen Potentials und eine Verlängerung der Aktionspotentialdauer, die jedoch möglicherweise frequenzbedingt ist.

3 Einfluß auf das Ventrikelmyokard

Am Papillarmuskel des Meerschweinchens bestand die auffälligste Wirkung von Mexiletin in einer Reduktion der maximalen Aufstrichsgeschwindigkeit der Aktionspotentiale. Dieses Ergebnis deckt sich mit früheren Beobachtungen aus unserem Laboratorium [7] und entspricht qualitativ den Befunden anderer Autoren [12, 13, 15, 16, 17] an Vorhoftrabekeln und Papillarmuskeln sowie an Purkinje-Fäden von Kaninchen und Hunden.

Abbildung 2 zeigt in der oberen Reihe links eine Kontrollaufnahme mit Aktionspotential und Differenzierung der Aufstrichsgeschwindigkeit. Hierbei ist zu beachten, daß Aktionspotential und Differenzierung mit verschiedenen Ablenkgeschwindigkeiten geschrieben sind. Das Differenziersignal des Aufstrichs weist nach unten und ist gegenüber dem Aufstrich des Aktionspotentials nach rechts verschoben. Auf der rechten Seite ist bei der gleichen Zelle die Wirkung von Mexiletin in einer Dosis von 10 mg/l nach 15 min dargestellt. Die Reduzierung der maximalen Aufstrichsgeschwindigkeit beträgt ca. 12%. Im Mittel aus drei derartigen Versuchen an verschiedenen Präparaten lag die Abnahme der maximalen Aufstrichsgeschwindigkeit bei 8,7%.

Der Abstand zwischen dem Reizartefakt und der Aufstrichsdifferenzierung kann als Hinweis auf das Verhalten der Leitungsgeschwindigkeit dienen. Die Vergrößerung des Abstandes unter dem Einfluß von Mexiletin weist dabei auf eine Abnahme der Leitungsgeschwindigkeit hin, die im vorliegenden Fall etwa 25% beträgt. Das Ruhepotential sowie die Amplitude und Dauer des Aktionspotentials blieben dagegen weitgehend unverändert.

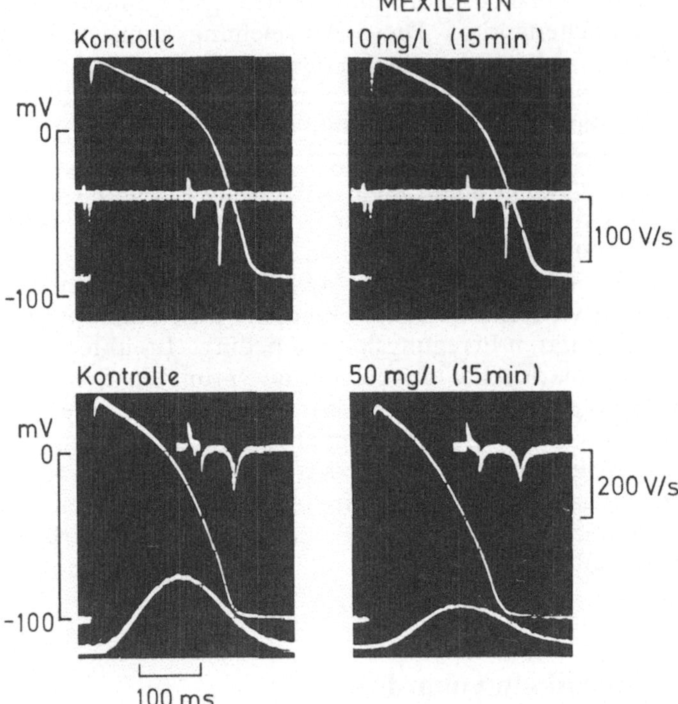

Abb. 2. Wirkung von Mexiletin auf den Erregungsablauf im Ventrikelmyokard des Meerschweinchens. Intrazelluläre Ableitungen aus jeweils ein und derselben Zelle von Papillarmuskeln aus dem rechten Ventrikel. In der oberen Abbildung ist auf dem zweiten Strahl die maximale Aufstrichsgeschwindigkeit dargestellt. Wegen der 10fach höheren Ablenkgeschwindigkeit erscheint das Signal zeitlich zum Ende des Aktionspotentials verschoben. In der unteren Abbildung ist darüber hinaus auf dem untersten Strahl der isometrische Kontraktionsverlauf wiedergegeben

Im unteren Teil von Abb. 2 ist der Effekt von 50 mg/l Mexiletin an einer anderen Zelle dargestellt. Die maximale Aufstrichsgeschwindigkeit wird dabei stärker vermindert. Die mittlere Reduktion aus 3 Versuchen betrug 23%. Die Höhe des Overshoot verringerte sich bei gleichbleibendem Ruhepotential. Die Dauer des Aktionspotentials war bei 50% Repolarisation gegenüber dem Kontrollwert im Mittel um 23% vermindert [16, 17].

4 Spezielle Effekte auf Refraktärzeit und Aufstrichsgeschwindigkeit

Die Prüfung des funktionellen Refraktärverhaltens von Meerschweinchenpapillarmuskeln bei Mexiletinkonzentrationen von 10 bzw. 50 mg/l ergab, daß trotz einer Verringerung der Aktionspotentialdauer die Refraktärzeit –

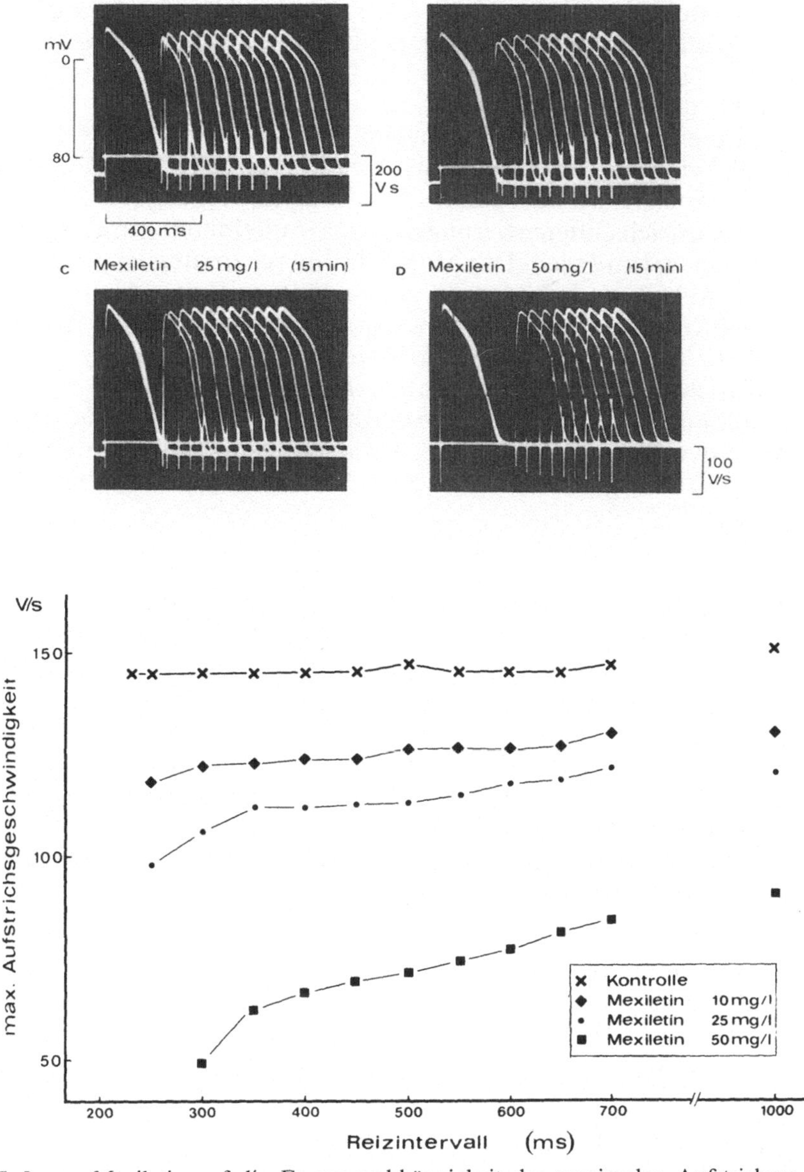

Abb. 3. Einfluß von Mexiletin auf die Frequenzabhängigkeit der maximalen Aufstrichsgeschwindigkeit der Aktionspotentiale. *Oben:* Übereinander photographierte Aktionspotentiale aus dem Meerschweinchenpapillarmuskel bei Doppelreizung mit abnehmendem Reizintervall. Die Differenzierung der Aufstrichsgeschwindigkeit ist als Ausschlag nach unten dargestellt. In Abb. *D* wurde die Empfindlichkeit der Differenzierung verdoppelt. *Unten:* Auswertung des oben dargestellten Versuchs

gemessen bei doppelter Schwellenstärke des Reizstromes – deutlich zunahm. Bei 10 mg/l betrug die Verlängerung 11%, bei 50 mg/l sogar 155%. Die Verlängerung der Refraktärzeit über die Dauer des Aktionspotentials hinaus läßt vermuten, daß die lokalanästhetische Wirkung die Hauptursache für die Refraktärzeitverlängerung ist. Um zu prüfen, ob dabei vorwiegend die Aktivierung des schnellen Na^+-Kanals vermindert oder seine Erholung verzögert wird, haben wir weitere Versuche durchgeführt.

In Abb. 3 sind neben einer Kontrollregistrierung (A) Aktionspotentiale und Aufstrichsdifferenzierungen bei Mexiletinkonzentrationen von 10, 25 und 50 mg/l zu sehen. Die Aufstrichsdifferenzierung ist jeweils mit der gleichen Ablenkgeschwindigkeit geschrieben wie das Aktionspotential. Die Grundfrequenz betrug 60/min und die Einwirkzeit der Substanz jeweils 15 min. Man erkennt eine dosisabhängige Reduzierung der maximalen Aufstrichsgeschwindigkeit. Dabei ist zu beachten, daß in Abb. 3 D die Empfindlichkeit der Differenzierung auf das Doppelte erhöht wurde. Außerdem zeigt sich von Abb. 3 B nach D zunehmend eine Abhängigkeit der Aufstrichsgeschwindigkeit von dem Intervall zum Grundaktionspotential.

In dem Diagramm der Abb. 3 ist die Auswertung des oben besprochenen Versuchs wiedergegeben. Die Aufstrichsgeschwindigkeit ist dabei in Abhängigkeit vom vorausgehenden Intervall aufgetragen. Unter Kontrollbedingungen ändert sich die Aufstrichsgeschwindigkeit im Intervallbereich zwischen 230 und 1000 ms praktisch nicht. Mit steigenden Konzentrationen von Mexiletin verschieben sich die Kurven zunehmend nach unten und zeigen außerdem deutlich die Abhängigkeit vom Abstand zum Grundaktionspotential. Eine Verlängerung der Intervalldauer bis 30 s führt allerdings – wie weitere Versuche zeigten – nicht zu einer vollständigen Erholung des Aufstrichsmechanismus.

Die Ergebnisse sprechen dafür, daß Mexiletin den schnellen Na^+-Einstrom auf zweierlei Weise beeinflußt:

a) durch eine – vom Erregungsintervall unabhängige – Verminderung der Aktivierbarkeit,
b) durch eine Verzögerung der Erholung des Systems nach einer vorausgegangenen Erregung.

Nach dem Terminologievorschlag von Antoni [3] in Anlehnung an das Hodgkin-Huxley-Modell kann man bei der Wirkung von Mexiletin auf den schnellen Na^+-Kanal dementsprechend von einer Mischform zwischen m-Typ und h-Typ sprechen. Beim reinen m-Typ ist die Aktivierung des Na^+-Kanals unabhängig vom Intervall reduziert. Beim reinen h-Typ ist lediglich seine Erholung verzögert.

5 Zur Frage Ca^{2+}-antagonistischer Effekte

Wie die meisten anderen Antiarrhythmika hat auch Mexiletin eine mäßig negativ inotrope Wirkung [7, 12, 13]. Die Abschwächung der Kontraktionskraft geht dabei mit einer Verkürzung der Aktionspotentialdauer einher. Dies läßt vermuten, daß die negativ-inotrope Wirkung von Mexiletin durch eine Verminderung des langsamen Ca^{2+}-Einstroms zustande kommt. Dieser Strom ist bekanntlich für die Ausbildung des Plateaus der Aktionspotentiale mitverantwortlich und stellt einen Teil des kopplungswirksamen Ca^{2+} bereit [6, 8]. Falls Mexiletin auch eine Ca^{2+}-antagonistische Wirkung besitzt, müßte man erwarten, daß sich dieser Effekt bei verschiedenen extrazellulären Ca^{2+}-Konzentrationen darstellt. Dies ist in der Tat der Fall.

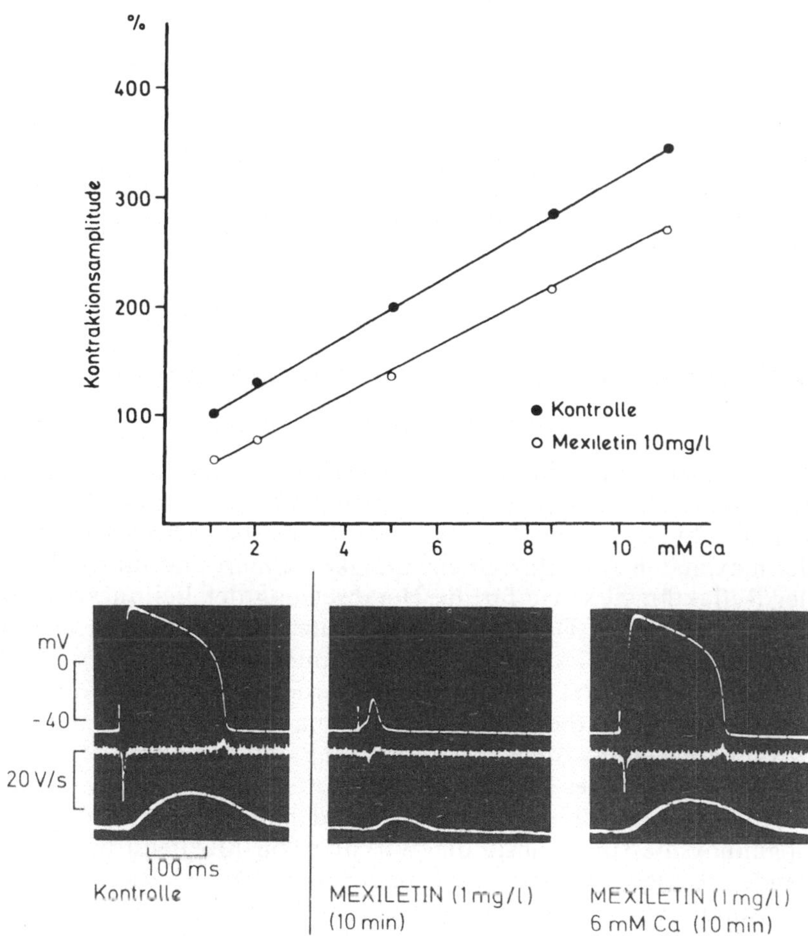

Abb. 4. *Oben:* Einfluß von Mexiletin auf die Beziehung zwischen Kontraktionsamplitude und extrazellulärer Ca^{2+}-Konzentration. Versuch am isolierten Papillarmuskel des Meerschweinchens. Reizfrequenz 1/s. *Unten:* Einfluß von Mexiletin auf das Ca^{2+}-Aktionspotential. Ausschnitte einer fortlaufenden intrazellulären Ableitung aus dem Meerschweinchenpapillarmuskel mit gleichzeitiger Registrierung der maximalen Aufstrichsgeschwindigkeit (mittlere Kurve) und der isometrischen Spannungsentwicklung (untere Kurve). Durch Erhöhung der K^+-Konzentration der Lösung auf 18 mmol/l wurde die Faser depolarisiert und das schnelle Na^+-System inaktiviert. Unter dem Einfluß von Mexiletin (1 mg/l) wird das Aktionspotential nahezu vollständig ausgeschaltet. Erhöhung der extrazellulären Ca^{2+}-Konzentration auf 6 mmol/l führt zu einer weitgehenden Restitution

In dem Diagramm von Abb. 4 ist die Beeinflussung der Kontraktionskraft eines Papillarmuskels durch Mexiletin (10 mg/l) bei extrazellulären
Ca^{2+}-Konzentrationen zwischen 1–11 mmol/l dargestellt. Die Wirkung von
Mexiletin ist dabei qualitativ durchaus vergleichbar mit der von Verapamil
[6, 11].

Auch gegenüber sog. Ca^{2+}-Aktionspotentialen entfaltet Mexiletin einen
sogar noch deutlich stärker ausgeprägten hemmenden Effekt [7]. Im unteren Teil von Abb. 4 ist eine solche Wirkung wiedergegeben. Durch Erhöhung der K^+-Konzentration der Lösung auf 18 mmol/l wurde das Präparat
und damit auch die punktierte Faser depolarisiert und so das schnelle Na^+-
System inaktiviert. Das Ergebnis ist ein Ca^{2+}-Aktionspotential mit trägem
Aufstrich. Nach 10 min Einwirkungszeit von 1 mg/l Mexiletin zeigt sich
eine praktisch komplette Unterdrückung des Aktionspotentials. Zugabe
von Ca^{2+} bis zu einer Gesamtkonzentration von 6 mmol/l beseitigte den
Effekt von Mexiletin und führte zu einer weitgehenden Restitution des
Ca^{2+}-Aktionspotentials. Eine ähnliche Wirkung war (im Bild nicht dargestellt) durch Isoproterenol (2 mg/l) zu erzielen.

6 Schlußfolgerungen und Zusammenfassung

Nach diesen Befunden stellt sich Mexiletin als ein Antiarrhythmikum mit
zwei hervorstechenden elektrophysiologischen Effekten dar. Im Vordergrund steht die lokalanästhetische Wirkung, die sich in der Verminderung
der maximalen Aufstrichsgeschwindigkeit äußert und für die Verlängerung
der Refraktärzeit sowie für die Herabsetzung der Leitungsgeschwindigkeit
verantwortlich ist. Darüber hinaus besitzt Mexiletin wahrscheinlich auch
eine hemmende Wirkung auf den langsamen Einstrom. Dieser Effekt konnte bisher nur indirekt nachgewiesen werden. Er kann sowohl den Einfluß
von Mexiletin auf die Sinusknotenautomatie als auch die negativ-inotrope
Wirkung erklären. Auch die Verkürzung der Aktionspotentialdauer kann
auf das Konto dieses Effektes gehen.

Mittels intrazellulärer Mikroelektrodenableitungen bzw. isometrischer
Spannungsmessung wurde die Wirkung von Mexiletin an spontan schlagenden rechten Vorhöfen von Kaninchen und Meerschweinchen, an isolierten Sinusknoten des Kaninchens und an Papillarmuskeln aus dem rechten
Ventrikel des Meerschweinchens untersucht. Die verwendeten Mexiletinkonzentrationen lagen bei 1–100 mg/l ($4{,}6 \times 10^{-6}$ bis $4{,}6 \times 10^{-4}$ mol/l).

Im therapeutischen Konzentrationsbereich (0,5–2 mg/l) ist der Einfluß
von Mexiletin auf die Automatie des Sinusknotens gering. Höhere Dosen
(5–100 mg/l) reduzieren die Frequenz durch Abflachung der diastolischen
Depolarisationen. Der Sinusknoten des Meerschweinchens reagiert dabei
empfindlicher als der Sinusknoten des Kaninchens.

Am Ventrikelmyokard bewirkt Mexiletin bei unverändertem Ruhepotential eine Reduktion der maximalen Aufstrichsgeschwindigkeit der Aktionspotentiale mit deutlicher Abhängigkeit der Wirkung vom vorangehenden Erregungsintervall. Bei höheren Konzentrationen verstärkt sich diese Wirkung. Außerdem kommt es zu einer mäßigen Reduktion von Amplitude und Dauer der Aktionspotentiale.

Die nach K^+-Depolarisation (15–18 mmol/l) noch auslösbaren „Slow-response"-Aktionspotentiale werden durch Mexiletin (1 mg/l) vollständig unterdrückt. Diese Wirkung kann durch Ca^{2+}-Erhöhung bzw. durch Isoproterenol aufgehoben werden.

Als Wirkungsmechanismus von Mexiletin wird eine Hemmung sowohl des schnellen Na^+-Kanals (lokalanästhetische Wirkung) als auch des langsamen Kanals (Ca^{2+}-antagonistische Wirkung) diskutiert. Die lokalanästhetische Wirkung beruht teils auf einer direkten Inaktivierung, teils auf einer verzögerten Erholung des schnellen Na^+-Kanals (Kombination von m-Typ und h-Typ).

Literatur

1. Allen JD, James RG, Kelly JG, Shanks RG, Zaidi SA (1977) Comparison of the effects of lignocaine and mexiletine on experimental ventricular arrhythmias. Postgrad Med J 53 (Suppl I):35
2. Allen JD, Kofi Ekue JM, Shanks RG, Zaidi SA (1972) The effect of Kö 1173, a new anticonvulsant agent on experimental cardiac arrhythmias. Br J Pharmacol 45:561
3. Antoni H (1972) Über den elektrophysiologischen Mechanismus der Refraktärperiode des Myokards und ihre Beeinflussung durch Antiarrhythmica. In: Dengler HJ (Hrsg) Die therapeutische Anwendung beta-sympathicolytischer Stoffe. Schattauer, Stuttgart New York
4. Clark RA, Julian D, Nimmo J, Prescot LF, Talbot R (1973) Clinical pharmacological studies of Kö 1173 – a new antiarrhythmic agent. Br J Pharmacol 47:622
5. Fleckenstein A (1969) Einfluß antifibrillatorischer Arzneimittel auf die elektrischen Elementarvorgänge. Verh Dtsch Ges Kreislaufforsch 35:77
6. Fleckenstein A (1977) Specific pharmacology of calcium in myocardium, cardiac pacemakers, and vascular smooth muscle. Ann Rev Pharmacol Toxicol 17:149
7. Haap K, Antoni H (1978) Mexiletin – Tierexperimentelle Befunde über die antiarrhythmischen und elektrophysiologischen Effekte am Herzen. Klin Wochenschr 56:169
8. Hauswirth O, Singh BN (1979) Ionic mechanisms in heart muscle in relation to the genesis and the pharmacological control of cardiac arrhythmias. Pharmacol Rev 30:5
9. Heistracher P (1971) Mechanism of action of antifibrillatory drugs. Naunyn Schmiedebergs Arch Pharmacol 269:199
10. Mascher D (1970) Electrical and mechanical responses from ventricular muscle fibres after inactivation of the sodium carrying system. Pflügers Arch 317:359
11. Salako LA, Vaughan Williams EM, Wittig JH (1976) Investigations to characterize a new anti-arrhythmic drug ORG 6001 including a simple test for calcium antagonism. Br J Pharmacol 57:251
12. Singh BN, Vaughan Williams EM (1972) Investigations of the mode of action of a new antidysrhythmic drug, Kö 1173. Br J Pharmacol 44:1
13. Singh BN, Vaughan Williams EM (1973) Electrophysiological and other effects on cardiac functions of Kö 1173. Br Heart J 35:558
14. Tritthart H, Fleckenstein B, Fleckenstein A (1971) Some fundamental actions of antiarrhythmic drugs on the excitability and contractility of single myocardial fibres. Naunyn Schmiedebergs Arch Pharmacol 269:212
15. Weld FM, Bigger JT, Swistel D, Bordiuk J (1977) Effects of mexiletine (Kö 1173) on electrophysiological properties of sheep cardiac Purkinje fibers. Am J Cardiol 39:292

16. Yamada K, Ikeda N, Goto J, Okuma K, Iwamura N, Toyoshima H, Toyama J, Harumi K (1978) Electrophysiological action of mexiletine on dog Purkinje and papillary muscle fibres studied in both in vitro and in situ experiments. In: Sandoe E, Julian DG, Bell JW (eds) Management of ventricular tachycardia – role of mexiletine. Excerpta Medica, Amsterdam Oxford, p 210
17. Yamaguchi I, Singh BN, Mandel WJ (1978) Electrophysiological effects of mexiletine on isolated cardiac tissue. In: Sandoe E, Julian DG, Bell JW (eds) Management of ventricular tachycardia – role of mexiletine. Excerpta Medica, Amsterdam Oxford, p 197

Stimulusinduzierte ventrikuläre Arrhythmien – Wirkung von Mexiletin und Disopyramid

G. Breithardt und L. Seipel

1 Einführung

Ventrikuläre Tachykardien haben in der Mehrzahl der Fälle eine schlechte Prognose. Trotz antiarrhythmischer Therapie können Rezidive auftreten, die die Gefahr eines akuten Herztodes in sich bergen [27]. Besondere Probleme wirft bereits die Kontrolle der Wirksamkeit eines Antiarrhythmikums gegenüber einfachen ventrikulären Extrasystolen auf, da diese eine große Spontanvariabilität besitzen [1, 31, 35, 43]. Dies gilt um so mehr für ventrikuläre Tachykardien, die oft nur sporadisch auftreten. Die Zahl spontaner ventrikulärer Extrasystolen ist bei diesen Patienten im Intervall oft sehr gering, so daß ihre Unterdrückung in vielen Fällen nicht als Maßstab für die Effektivität eines Antiarrhythmikums herangezogen werden kann [21]. Zudem muß berücksichtigt werden, daß das Ziel der Therapie weniger die Beseitigung von Extrasystolen, sondern die Vermeidung weiterer Tachykardien ist. Beim Zustandekommen einer ventrikulären Tachykardie spielen verschiedene Faktoren zusammen. Schematisch gesehen können Extrasystolen als auslösende Faktoren angesehen werden. Entscheidend ist jedoch, ob eine Bereitschaft zu einer kreisenden Erregung besteht. Diese Bereitschaft kann trotz Unterdrückung ventrikulärer Extrasystolen durch ein Antiarrhythmikum fortbestehen.

In zahlreichen Untersuchungen der letzten Jahre, insbesondere aus der Arbeitsgruppe von Wellens et al. [38, 40, 42], konnte gezeigt werden, daß ventrikuläre Tachykardien in vielen Fällen durch geeignete elektrische Stimulationsverfahren ausgelöst und beendet werden können.

Hierzu werden mittels programmierter vorzeitiger Ventrikelstimulation während eines Sinusrhythmus oder während eines stimulierten Kammerrhythmus künstlich eine oder mehrere ventrikuläre Extrasystolen induziert und die Reaktion des Myokards beobachtet. Sofern eine ventrikuläre Tachykardie ausgelöst wird, interpretiert man dies im Sinne einer kreisenden Erregung (Reentry) [25, 40]. Ektopische Tachykardien, die auf einer abnormen oder beschleunigten Impulsbildung beruhen, können dagegen i. allg. nicht durch zeitgerecht einfallende Stimuli ausgelöst oder beendet werden. Neuere Untersuchungsergebnisse haben jedoch das Konzept, wonach durch Stimulation auslösbare Tachykardien auf einer kreisenden Erregung beruhen, in seiner Allgemeingültigkeit eingeschränkt [10, 11]. Unter be-

Priv. Doz. Dr. G. Breithardt, Prof. Dr. L. Seipel, Medizinische Klinik u. Poliklinik B der Universität, Moorenstraße 5, D-4000 Düsseldorf 1

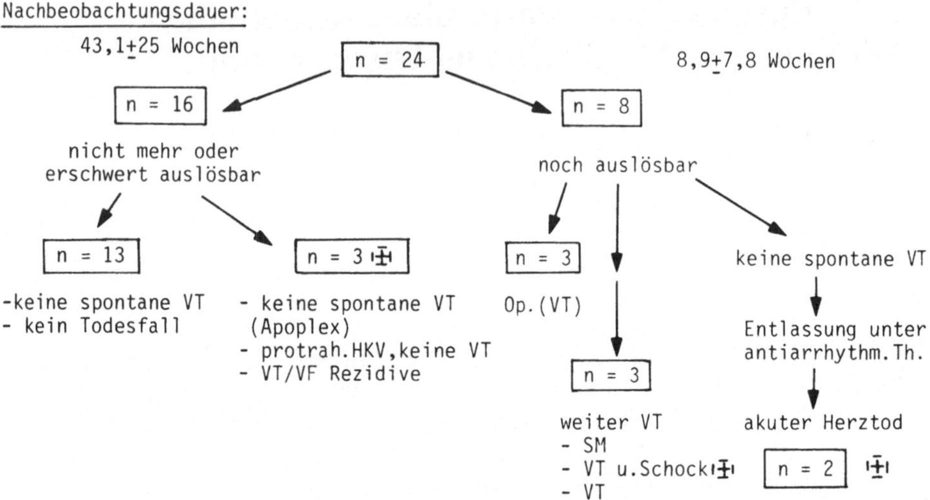

Abb. 1. Verlaufsbeobachtung bei 24 Patienten mit rezidivierenden ventrikulären Tachykardien in Abhängigkeit vom Ergebnis der seriellen elektrophysiologischen Testung des Effektes der Antiarrhythmika. (*HKV* = Herzkreislaufversagen, *SM* = Schrittmacher, VT = ventrikuläre Tachykardie)

stimmten Umständen können nämlich am isolierten Präparat auch durch Einzelstimulation rhythmische Aktivitäten hervorgerufen werden. Ob derartige Mechanismen auch beim Menschen zu einer ventrikulären Tachykardie führen können, ist bisher unbekannt. Für die praktische Anwendung elektrischer Stimulationsverfahren in der Klinik ist jedoch weniger die Frage nach dem „wahren" Mechanismus von Bedeutung, sondern vielmehr die, ob elektrische Stimulationsverfahren zur Auslösung oder Beendigung einer Tachykardie benutzt werden können.

Durch derartige elektrophysiologische Stimulationsverfahren, bei denen es sich im Prinzip um eine künstliche Induktion ventrikulärer Extrasystolen handelt, ist es möglich geworden, die Bereitschaft des Myokards zu Tachykardien in geeigneten Fällen zu prüfen. Dies setzt zunächst eine Kontrolluntersuchung voraus, in der die Bedingungen für die Auslösung einer ventrikulären Tachykardie festgelegt werden. Durch Wiederholung der Stimulation kann dann unter antiarrhythmischer Therapie geprüft werden, ob weiterhin eine Bereitschaft zu kreisenden Erregungen besteht. Dieses Vorgehen hat sich in letzter Zeit als ein sehr wirksames Kontrollverfahren erwiesen. Sofern unter einer antiarrhythmischen Therapie ventrikuläre Tachykardien entweder nicht mehr oder zumindest erschwert ausgelöst werden können, sprechen die bisherigen Erfahrungen dafür, daß bei Fortführung der antiarrhythmischen Therapie die Mehrzahl der Patienten rezidivfrei bleiben wird [3, 8, 17, 23, 30] (Abb. 1).

Diese gute Übereinstimmung zwischen den Ergebnissen der elektrophysiologischen Testung und der Langzeitbeobachtung unter antiarrhythmischer Medikation macht es möglich, derartige Stimulationsverfahren auch einzusetzen, um die Wirksamkeit verschiedener Antiarrhythmika intraindividuell zu vergleichen. Ziel der vorliegenden Untersuchung war es daher, die Wirkung zweier neuerer Antiarrhythmika (Mexiletin, Disopyramid) im subakuten und chronischen Versuch zu prüfen.

2 Patientengut und Methodik

Die Untersuchungen wurden bei 12 Patienten mit dokumentierten, teilweise rezidivierenden ventrikulären Tachykardien, die durch rechtsventrikuläre Stimulation auslösbar waren, vorgenommen. Die klinischen Daten dieser Patienten sind in Tabelle 1 zusammengefaßt.

Nach Bestätigung der Diagnose und Festlegung der Auslösungsbedingungen der ventrikulären Tachykardie durch endokavitäre Ableitung und Stimulation erhielten die Patienten in wechselnder Reihenfolge Disopyramid (600 mg/Tag; Rythmodul), Mexiletin (600–1000 mg/Tag; Mexitil) oder eine Kombination beider Medikamente oral. Im Falle von Mexiletin wurde am ersten Tag mit einer Sättigungsdosis begonnen. Im einzelnen wurde so vorgegangen, daß der Patient zunächst eines dieser Medikamente erhielt. Nach Überprüfung des Therapieerfolges durch rechtsventrikuläre Stimulation wurde dann das zweite Medikament hinzugegeben und der Erfolg der Kombination geprüft. In der dritten Phase wurde schließlich das als erstes gegebene Medikament wieder abgesetzt und der Effekt der verbleibenden Substanz geprüft.

Die Einzelheiten der Ableit- und Stimulationstechnik wurden bereits an anderer Stelle ausführlich beschrieben [8]. Alle Stimulationen erfolgten nach schriftlicher Einwilligung der Patienten, wobei der Effekt der Medikamente 3–4 h nach der letzten Einnahme geprüft wurde. Zur Sicherung der Diagnose einer ventrikulären Tachykardie wurden neben einem bipolaren Stimulationskatheter, der in die Spitze des rechten Ventrikels eingeführt

Tabelle 1. Klinische Daten der untersuchten Patienten (n = 12). KHK = koronare Herzkrankheit, VT = ventrikuläre Tachykardie, CCM = kongestive Kardiomyopathie

Alter	Geschlecht	Grundleiden		Minimale Anzahl der VT		Zahl der Kardiovers./Defibrillat.	
54±	10 m.	KHK	n=7	1– 5:	n=4	0:	n=5
11,9 J.	2 w.	idiopath.		15–20:	n=5	1–2:	n=4
		Aneurysma	n=1	30–50:	n=2	9 bzw. 10:	n=2
		idiopath. VT	n=2	>100:	n=1	>50:	n=1
		CCM	n=2				
				VF			
				1:	n=1		
				5:	n=1		

wurde, weitere Elektrodenkatheter zur Ableitung aus dem hohen rechten Vorhof und dem Bereich des His-Bündels eingeführt. Für die späteren Kontrollstimulationen wurde entweder der im rechten Ventrikel belassene Stimulationskatheter oder ein neu eingeführter Stimulationskatheter benutzt. Das Stimulationsprogramm umfaßte folgende Schritte: Zunächst wurde während Sinusrhythmus ein vorzeitiger Impuls (S_2) mit zunehmend kürzeren Kopplungsintervallen in Schritten von 10 ms nach jeder 8. Spontanaktion abgegeben, bis die effektive Refraktärzeit des rechten Ventrikels erreicht war. Das Kopplungsintervall wurde dann so weit verlängert, daß der vorzeitige Impuls wieder effektiv war. Anschließend wurde ein zweiter vorzeitiger Impuls (S_3) mit einem Kopplungsintervall hinzugefügt, das 150–200 ms länger war als dasjenige des ersten; dieser 2. Stimulus wurde wiederum in Schritten von 10 ms an S_2 herangeführt bis zum Erreichen der Refraktärzeit des rechten Ventrikels. Sofern auf diese Weise keine ventrikuläre Tachykardie ausgelöst wurde, wurde die vorzeitige Einzel- und Doppelstimulation bei einem stimulierten Kammergrundrhythmus (S_1-S_1) wiederholt. Hierbei wurde zunächst mit einer Frequenz von 120/min (S_1-S_1: 500 ms) stimuliert und, falls weiterhin keine Tachykardie auftrat, das Stimulationsprogramm mit stufenweise steigenden Grundfrequenzen von 140, 160 und 180/min wiederholt.

Die Ergebnisse der Stimulation wurden folgendermaßen bewertet:

1. *Beständige ventrikuläre Tachykardie:* eine ventrikuläre Tachykardie, die länger als 30 s andauert oder die vorher aus hämodynamischen Gründen durch Stimulation beendet werden muß.
2. *Nichtbeständige ventrikuläre Tachykardie:* eine ventrikuläre Tachykardie, die vor Ablauf von 30 s spontan sistiert.
3. *Induzierbarkeit:* Sofern eine ventrikuläre Tachykardie unter antiarrhythmischer Therapie durch zwei anstatt eines vorzeitigen Stimulus oder erst bei einer höheren Frequenz der Grundstimulation ausgelöst wurde, oder eine Induktion nicht mehr gelang, wurde die Tachykardie als schwerer oder nicht mehr induzierbar angesehen.

Bei einem Teil der Patienten wurden Blutspiegeluntersuchungen durchgeführt. Die Blutabnahmen erfolgten unmittelbar am Ende der Elektrostimulation. Das nach Zentrifugation gewonnene Plasma wurde bei mindestens −25 °C tiefgefroren und die Blutkonzentrationen später gemeinsam bestimmt. Disopyramid wurde nach einem HPLC-Verfahren ohne vorherige Hydrolyse gemessen (Institut Prof. Lücker, Bobenheim am Berg). Ein Teil der Proben wurde zusätzlich, um kurzfristig eine Information zu erhalten, fluorimetrisch untersucht (Prof. Dr. Wirth, Frau Kemper, Institut für Pharmakologie der Universität Düsseldorf). Mexiletine wurde mittels Gaschromatographie gemessen (Bioscientia, Ingelheim/Rhein)[1].

------

1 Für die Unterstützung bei der Durchführung dieser Blutspiegeluntersuchungen danken wir den Firmen Hoechst AG und Boehringer Ingelheim KG

3 Ergebnisse

Ein typisches Beispiel zeigt Abb. 2. Die ventrikuläre Tachykardie konnte unter Kontrollbedingungen während Sinusrhythmus durch zwei vorzeitige Impulse (S_2–S_3), während eines stimulierten Kammerrhythmus von 120/min (S_1–S_1 : 500 ms) durch lediglich einen vorzeitigen Impuls (S_2) ausgelöst werden (Patient 4). Nach oraler Gabe von Disopyramid bzw. Mexiletin waren die Tachykardien bei einem Grundrhythmus von 120/min insofern etwas schwerer auslösbar, als zur Auslösung zwei vorzeitige Stimuli notwendig waren. Nach gleichzeitiger Gabe von Mexiletin und Disopyramid (Tagesdosen von je 600 mg) konnte eine ventrikuläre Tachykardie weder bei Sinusrhythmus noch bei einer höheren Frequenz der Grundstimulation von 140/min (S_1–S_1: 430 ms) ausgelöst werden (Abb. 2).

Die Induzierbarkeit der ventrikulären Tachykardien verhielt sich bei den einzelnen Patienten in Abhängigkeit von der gegebenen Substanz unterschiedlich. Abbildung 3 zeigt, wie sich die Induzierbarkeit unter den verschiedenen Behandlungsformen änderte. In zwei Fällen (Patienten 1 und 2) waren alle drei Behandlungsformen ineffektiv, d. h. die ventrikulären Tachykardien konnten unter gleichen Bedingungen ausgelöst werden. In vier anderen Fällen (Patienten 3–6) erwiesen sich sowohl Mexiletin als auch Disopyramid allein als unwirksam oder die durch die Medikamente bewirkte Änderung der Induzierbarkeit war nur gering. Dagegen war unter der Kombinationstherapie die Induktion einer ventrikulären Tachykardie wesentlich erschwert oder es konnten sogar keine ventrikulären Tachykardien mehr ausgelöst werden. In zwei weiteren Fällen (Patienten 7 und 8) war Disopyramid allein wirksam, während hier Mexiletin keinen Effekt zeigte. Schließlich waren in vier weiteren Fällen (Patienten 9–12) alle drei Therapieformen ähnlich wirksam.

Bei fünf Patienten konnten ventrikuläre Tachykardien unter allen drei Therapieformen entweder unverändert oder erschwert ausgelöst werden. Die Frequenz der ventrikulären Tachykardien betrug in diesen Fällen bei der Kontrollstimulation 188±45/min, unter Disopyramid allein 170±40/min und unter Mexiletin allein 172±31/min. Dagegen sank die Frequenz der ventrikulären Tachykardien unter der Kombination von Disopyramid und Mexiletin auf 146±39/min ($\bar{x}$±s_x) ab.

Bei der Wahl des Antiarrhythmikums für die Langzeittherapie wurden die Ergebnisse der subakuten oralen Testung berücksichtigt. Die jeweilige Entlassungsmedikation, die unter dieser Medikation gefundene Änderung der Induzierbarkeit und das Ergebnis der Verlaufsbeobachtung sind in Abb. 4 dargestellt. In sieben Fällen wurden bei einer mittleren Nachbeobachtungsdauer von 42,1±22,7 Wochen (minimal 12 Wochen, maximal 78 Wochen) keine ventrikulären Tachykardien mehr beobachtet. In einem weiteren Fall war die Nachbeobachtungsdauer zu kurz, um eine Aussage über den Therapieeffekt machen zu können. Zwei Patienten (Patienten 3 und 9) verstarben akut (innerhalb 1 h) in der 16. bzw. 18. Woche nach Entlassung. Bei dem ersten Patienten war vom Hausarzt die Dosis der Antiar-

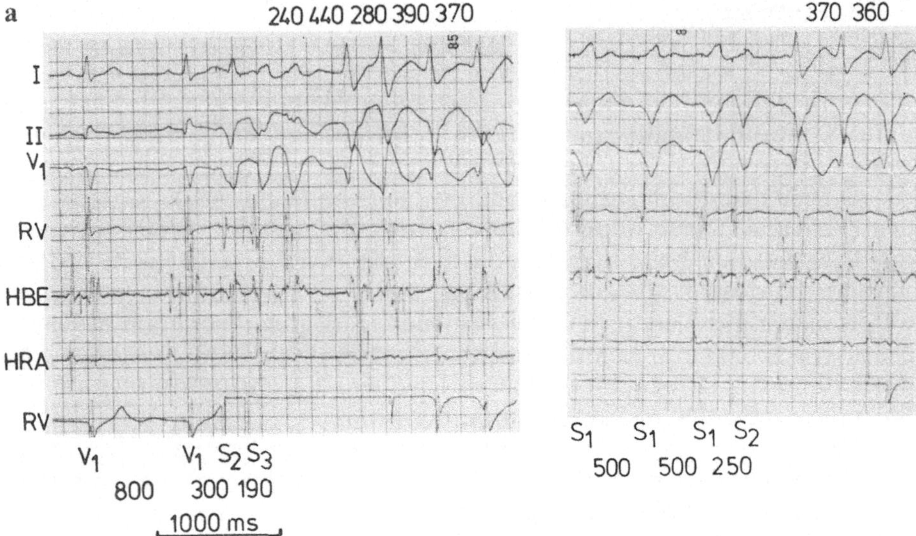

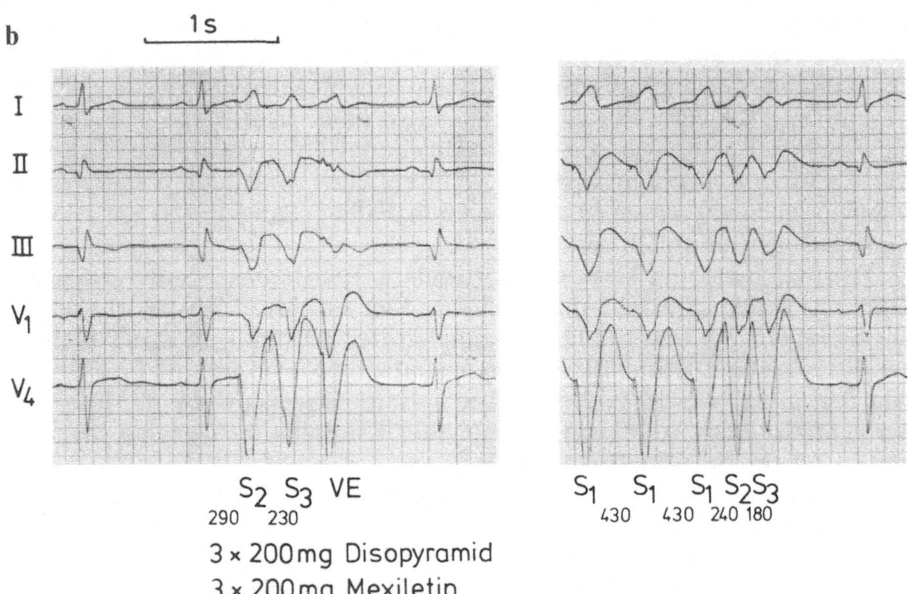

Abb. 2 a, b. Originalregistrierung bei einem Patienten mit rezidivierenden ventrikulären Tachykardien (Patient 4). Von oben nach unten: EKG-Ableitung I, II und V_1, *HBE* = His-Bündelelektrogramm, *HRA* = hoher rechter Vorhof, *RV* = rechter Ventrikel
a: Während Kontrollstimulation Auslösen einer ventrikulären Tachykardie bei Sinusrhythmus durch zwei vorzeitige Impule (S_2–S_3), bei stimuliertem Kammerrhythmus (S_1–S_1) durch einen vorzeitigen Impuls (S_2).
b: Unter antiarrhythmischer Therapie mit Disopyramid und Mexiletin keine ventrikulären Tachykardien mehr auslösbar

Patient	Disopyramid	Mexiletin	Disopyramid plus Mexiletin
1	→	→	→
2	→	→	→
3	→	→	↓
4	$S_2 \rightarrow S_2\ S_3$	$S_2 \rightarrow S_2\ S_3$	↓ ↓
5	→	$S_2 \rightarrow S_2\ S_3$	↓ ↓ ↓
6	→	∅	↓ ↓ ↓
7	↓ ↓	→	→
8	↓	→	↓
9	↓ ↓	↓	↓ ↓ (torsade de pointes)
10	↓ ↓ ↓	↓ ↓ ↓	↓ ↓
11	↓ ↓ ↓	↓ ↓ ↓	↓ ↓
12	↓ ↓ ↓	↓ ↓	↓ ↓ ↓
n=12			

Auslösbarkeit: → unverändert, ↓↓ erschwert, ∅ nicht geprüft

Abb. 3. Änderung der Induzierbarkeit der ventrikulären Tachykardien bei subakuter oraler Testung von Disopyramid, Mexiletin und Disopyramid + Mexiletin. Die Änderung der Induzierbarkeit der ventrikulären Tachykardie ist durch senkrechte *Pfeile* angegeben. Jeder Pfeil entspricht einer Erhöhung der Frequenz der Grundstimulation um 20/min

Pat.	Entlassungsmedikation	Induzierbarkeit	Nachbeobachtung
3	600 D/ 600 M	↓	Dosis↓ akut.HT 16 Wo.
4	600 D/1000 M	↓ ↓	keine VT 59 Wo.
5	600 D/ 800 M	↓ ↓ ↓ ↓	" " 40 Wo.
6	600 D/1000 M	↓ ↓ ↓	" " 78 Wo.
7	500 D	↓ ↓	" " 28 Wo.
8	600 D	↓	" " 53 Wo.
9	600 D/ 600 M	(↓ ↓) torsade	akuter HT 18 Wo.
10	600 D	↓ ↓ ↓	keine VT 25 Wo.
11	600 D/ 600 M	↓ ↓	" " 12 Wo.
12	600 D/ 800 M	↓ ↓ ↓	(" " 1 Wo.)

Abb. 4. Entlassungsmedikation, Änderung der Induzierbarkeit und Ergebnis der Nachbeobachtung bei 10 Patienten, die mit Mexiletin und/oder Disopyramid entlassen wurden (s. Text)

rhythmika reduziert worden; bei dem anderen Patienten waren noch längere ventrikuläre Salven von maximal fünf Schlägen unter dieser Medikation auslösbar gewesen.

4 Medikamentös bedingte Nebenwirkungen

Vor allem zu Beginn der Medikation mit Disopyramid klagten einzelne Patienten über eine geringe, im allgemeinen passagere Mundtrockenheit sowie vereinzelt über Miktionsbeschwerden. Bei einem Patienten kam es unter Mexiletin (1000 mg/Tag) zu einem ausgeprägten Verwirrungszustand mit Tremor der Finger. Der Blutspiegel betrug zu diesem Zeitpunkt 2,18 µg/ml. Beide Nebenwirkungen klangen innerhalb eines Tages nach Absetzen der Medikation ab. Ein weiterer Patient (Patient 8) klagte bei einer Tagesdosis von 1000 mg Mexiletin über Übelkeit, Schwindel und Schweißausbruch; der Blutspiegel betrug 2,13 µg/ml. Diese Beschwerden traten bei einer Dauertherapie mit 600 mg Mexiletin und 600 mg Disopyramid/Tag nicht mehr auf. Höhergradige Leitungsstörungen wurden im EKG nicht beobachtet. Zeichen der Herzinsuffizienz als Folge der Medikation traten bei keinem Patienten erstmals auf. Bei drei Patienten mit ausgeprägter Einschränkung der linksventrikulären Funktion wurde keine klinische Verschlechterung beobachtet.

Sobald die Patienten einmal auf eine feste Tagesdosis eingestellt waren, wurden bei ambulanter Kontrolle keine Nebenwirkungen mehr beobachtet, die ein Absetzen der Therapie erforderlich gemacht hätten.

5 Komplikationen als Folge der elektrophysiologischen Testung

Während der Kontrollstimulation war zweimal ein Elektroschock notwendig (Patienten 6 und 10). In einem dieser Fälle war dies notwendig, da die ventrikuläre Tachykardie nicht durch Überstimulation beendet werden konnte und sich der Zustand des Patienten rasch verschlechterte. Beim zweiten Patienten wurde bei der Stimulation Kammerflattern ausgelöst, das in Kammerflimmern degenerierte. Unter Medikation mit Disopyramid (Patient 3) war bei einem weiteren Fall eine Defibrillation erforderlich, da beim Versuch der Überstimulation eine relativ langsame ventrikuläre Tachykardie mit einer Frequenz von 130/min in Kammerflimmern überging. In allen Fällen gelang eine sofortige Wiederherstellung des Sinusrhythmus durch Elektroschock.

6 Blutspiegeluntersuchungen

Bei sieben Patienten liegen die Ergebnisse von Blutspiegeluntersuchungen vor; die Abnahmen erfolgten zum Zeitpunkt der elektrophysiologischen Testung.

Eine Blutspiegelbestimmung unter Testung von Disopyramid wurde fünfmal durchgeführt. Die Werte schwankten zwischen 0,21 und maximal 6,41 µg/ml (Mittelwert 3,71 ± 2,43 µg/ml). Bei drei Patienten, bei denen die Tachykardien nicht mehr oder erschwert auslösbar waren, betrug der Spiegel 4,86 ± 1,92 µg/ml (2,71; 5,45 und 6,41 µg/ml). Dagegen lag er bei zwei Patienten, bei denen kein Effekt der Medikation zu verzeichnen war, bei 0,21 und 3,75 µg/ml.

Unter alleiniger Gabe von Mexiletin wurden in sieben Fällen Blutspiegelbestimmungen durchgeführt, die zwischen 0,83 und 3,574 µg/ml lagen (Mittelwert 1,71 µg/ml). Bei drei Patienten mit nicht mehr oder erschwert auslösbaren ventrikulären Tachykardien lag der Spiegel von Mexiletin im Mittel bei 1,96 ± 1,16 µg/ml (0,86, 1,46 und 3,57 µg/ml). Dagegen lag er bei Patienten, bei denen kein Effekt nachzuweisen war, mit 1,39 ± 0,54 µg/ml deutlich niedriger (Einzelwerte: 0,84, 0,91, 1,66, 2,13 µg/ml). Bei vier Patienten erfolgten die Blutspiegelbestimmungen bei gleichzeitiger Gabe von Mexiletin und Disopyramid. Bei zwei Patienten mit nicht mehr oder erschwert auslösbaren Tachykardien lagen die Werte für Disopyramid bei 2,11 bzw. 4,10 µg/ml, für Mexiletin bei 0,95 bzw. 1,57 µg/ml. In den anderen beiden Fällen, bei denen die Tachykardien unverändert induzierbar waren, betrugen die Blutspiegel von Disopyramid 0,3 bzw. 3,05 µg/ml, von Mexiletin 0,56 bzw. 1,36 µg/ml.

7 Diskussion

Durch Applikation zeitgerecht einfallender Stimuli während der Diastole kann im Rahmen klinisch-elektrophysiologischer Untersuchungen die Bereitschaft des Herzens zu kreisenden Erregungen in reproduzierbarer Weise geprüft werden. Diese Technik ist sowohl bei Patienten mit supraventrikulären [39, 44] als auch ventrikulären Tachykardien [3, 5, 7–9, 13, 16, 17, 23, 25, 28–30, 33, 38, 40–42, 44] zu diagnostischen Zwecken und im Rahmen der Akuttestung von Antiarrhythmika eingesetzt worden. Neuerdings haben sich diese Stimulationstechniken auch bei der Ermittlung einer effektiven antiarrhythmischen Prophylaxe bei Patienten mit supraventrikulären und ventrikulären Tachykardien bewährt. Die prophylaktische Wirksamkeit eines Antiarrhythmikums kann durch akute elektrophysiologische Testungen mit großer Zuverlässigkeit vorausgesagt werden [3, 8, 17, 23, 30]. Dies gilt jedoch nur dann, wenn bei Langzeitanwendung keine Änderung der Therapie erfolgt. Auch die Möglichkeit, die Ineffektivität eines Antiarrhythmikums vorauszusagen, ist von großer Bedeutung, da die Therapie so lange geändert werden kann, bis eine effektive Medikation gefunden worden ist, d. h. bis ventrikuläre Tachykardien nicht mehr oder erschwert auslösbar sind. Die bisherigen Befunde sprechen dafür, daß durch dieses Vorgehen das Risiko lebensbedrohlicher Tachykardien außerhalb der Klinik vermindert wird. Die wiederholte elektrophysiologische Testung der Wirksamkeit von Antiarrhythmika kann auch dazu dienen, diejenigen Patienten zu identifizieren, die auf keine Therapie ansprechen. Dies stellt eine mögliche Indikation zu einem chirurgischen Vorgehen dar.

Die Wirkung eines Antiarrhythmikums gegenüber der Entstehung von Tachykardien vom Reentry-Typ kann auf zwei unterschiedlichen Mechanismen beruhen:

a) Unterdrückung auslösender Faktoren wie Extrasystolen;
b) Verminderung oder Beseitigung der Bereitschaft zu kreisenden Erregungen.

Mit Hilfe der elektrophysiologischen Testung wird der zweite Mechanismus, die Bereitschaft zu kreisenden Erregungen getestet, da die auslösenden Faktoren, die Extrasystolen, künstlich induziert werden. Diese schematische Trennung in zwei unterschiedliche Mechanismen ist sicherlich nicht immer zutreffend, da experimentelle Befunde darauf hinweisen, daß ventrikuläre Extrasystolen ebenfalls als Folge einer kreisenden Erregung entstehen können [15].

Da die Ergebnisse der elektrophysiologischen Testung mit der Verlaufsbeobachtung übereinstimmen, kann angenommen werden, daß der Hauptangriffspunkt der Antiarrhythmika gegen die kreisende Erregung gerichtet ist. Änderungen der Eigenschaft des Reentry-Kreises stellen somit den entscheidenden Effekt der antiarrhythmischen Therapie dar.

Mit Hilfe elektrophysiologischer Stimulationsverfahren ergeben sich nicht nur neue Möglichkeiten der Therapiekontrolle bei Patienten mit ventrikulären Tachykardien, sondern auch für vergleichende Untersuchungen zur Wirksamkeit verschiedener Antiarrhythmika beim gleichen Patienten. Derartige „Cross-over"-Untersuchungen konnten bisher nur bei solchen Patienten durchgeführt werden, die viele spontane Arrhythmien haben. Wegen des sporadischen Auftretens ventrikulärer Tachykardien sind derartige Untersuchungen mit Hilfe des Langzeit-EKGs nicht sinnvoll durchführbar. Hier bieten sich die elektrophysiologischen Stimulationsverfahren zur Beurteilung des Medikamenteneffektes an.

Mexiletin und Disopyramid sind zwei relativ neue Antiarrhythmika, die sich in früheren Untersuchungen als wirksam gegenüber ventrikulären Extrasystolen und in der Terminierung ventrikulärer Tachykardien [3, 4, 6, 12, 14, 20, 36, 37] erwiesen haben. Obwohl beide Substanzen der Gruppe I nach Vaughan Williams zuzuordnen sind, unterscheiden sich ihre elektrophysiologischen Eigenschaften [2, 19, 20, 22, 26, 32–34, 37]. Disopyramid ist Chinidin sehr ähnlich, da es die Leitungsgeschwindigkeit herabsetzt und die Refraktärzeiten verlängert. Dagegen ist der Effekt von Mexiletin mit Lidocain zu vergleichen, da es praktisch keine Wirkung auf die intraventrikuläre Erregungsleitung besitzt. Die Refraktärzeiten des His-Purkinje-Systems werden normalerweise nicht beeinflußt; bei Vorschädigung kann es jedoch in Einzelfällen zu einer erheblichen Verlängerung bis hin zum Block kommen [33, 34]. Beide Medikamente werden bei oraler Gabe gut resorbiert. Die Wirkungsdauer ist ausreichend lang, um eine dreimalige Dosierung pro Tag zu ermöglichen [12, 20].

Die Befunde der vorliegenden Untersuchung ergaben keinen grundsätzlichen Unterschied in der Wirksamkeit beider Substanzen gegenüber stimulusinduzierten ventrikulären Tachykardien. Bei einem Teil der Patienten waren beide Substanzen gleich wirksam, während bei anderen die eine Substanz wirksamer als die andere war (Abb. 3). Zudem lag die Tagesdosis von Mexiletin bei Patienten mit fehlender oder nur geringer Wirkung deutlich höher als bei denjenigen mit nicht mehr oder wesentlich schwerer auslösbaren ventrikulären Tachykardien. Bemerkenswert ist, daß bei weiteren vier Patienten ein deutlicher Effekt erst durch Kombination beider Substanzen nachweisbar war. Diese Wirkungssteigerung ist insofern von Bedeutung, als weder bei der subakuten oralen Testung noch bei einer antiarrhythmischen Dauertherapie, die bei sieben Patienten als Kombinationstherapie erfolgte, nennenswerte Nebenwirkungen beobachtet wurden, die ein Absetzen der Therapie erforderlich gemacht hätten. Auch lag die Frequenz der noch auslösbaren ventrikulären Tachykardien unter der Kombinationstherapie wesentlich niedriger als bei alleiniger Gabe von Disopyramid oder Mexiletin.

Die Befunde der subakuten Testung werden durch die Ergebnisse der Langzeitbeobachtung bestätigt. Zwei akute Todesfälle wurden beobachtet. In beiden Fällen war zunächst bei der subakuten Testung nur eine geringe Änderung der Induzierbarkeit beobachtet worden oder es konnten noch längere ventrikuläre Salven ausgelöst werden. Hinzu kommt, daß in einem dieser Fälle die Dosis der Antiarrhythmika außerhalb der Klinik reduziert wurde.

Die Befunde zeigen, daß mit Hilfe der seriellen elektrophysiologischen Stimulation innerhalb kurzer Zeit eine effektive antiarrhythmische Therapie bei Patienten mit rezidivierenden ventrikulären Tachykardien gefunden werden kann. Schwerwiegende Komplikationen wurden bis auf dreimalige Kardioversionen bzw. Defibrillationen nicht beobachtet. Derartige Komplikationen lassen sich bei dem untersuchten Patientengut, das durch spontane Arrhythmien bereits erheblich gefährdet ist, nicht vermeiden. Die Ergebnisse einer oralen Testung dürften für die Langzeitbeurteilung aussagekräftiger sein als eine akute, intravenöse Testung, da ein besserer Ausgleich zwischen Blut- und Gewebespiegeln zum Zeitpunkt der Untersuchung erwartet werden kann. Zudem muß aufgrund einer Einzelbeobachtung bei intravenöser Testung von Lorcainid [9] befürchtet werden, daß paradoxe Reaktionen während der Testung eher bei intravenöser Zufuhr als bei oraler Gabe auftreten können.

Abschließend läßt sich feststellen, daß Disopyramid und Mexiletin sowohl bei subakuter oraler als auch bei chronischer Anwendung wirksam gegenüber ventrikulären Tachykardien sein können. Im Einzelfall läßt sich der Effekt jedoch nicht voraussagen, so daß eine Kontrolle des therapeutischen Effektes in der geschilderten Weise durch Elektrostimulation erfolgen sollte.

Literatur

1. Andresen D, Tietze U, Leitner ER v, Lehmann HU, Thormann I, Wessel HJ, Schröder R (1980) Spontanvariabilität tachykarder Rhythmusstörungen (Abstr). Z Kardiol 69:214
2. Befeler B, Castellanos A Jr, Wells DE, Vagueiro MC, Yeh BK (1975) Electrophysiologic effects of the antiarrhythmic agent disopyramide phosphate. Am J Cardiol 35:282
3. Benditt DG, Pritchett ELC, Wallace AG, Gallagher JJ (1979) Recurrent ventricular tachycardia in man: evaluation of disopyramide therapy by intracardiac electrical stimulation. Eur J Cardiol 9:255
4. Breithardt G, Haerten K, Seipel L (1976) Zur antiarrhythmischen Wirksamkeit von Disopyramid bei ventrikulärer Extrasystolie. Z Kardiol 65:713
5. Breithardt G, Seipel L (1979) Elektrostimulation zur Diagnostik ventrikulärer Tachykardien. Dtsch Med Wochenschr 104:1730
6. Breithardt G, Haerten K, Lersmacher J, Abendroth RR, Seipel L (1979) Vergleichende Untersuchungen zur antiarrhythmischen Wirksamkeit von Disopyramid und Mexiletin. Verh Dtsch Ges Inn Med 85:850
7. Breithardt G, Seipel L, Abendroth R-R, Haerten K, Loogen F (1979) Initiierung und Terminierung ventrikulärer Tachykardien durch Elektrostimulation. Z Kardiol 68:575
8. Breithardt G, Seipel L, Abendroth R-R, Loogen F (1980) Serial electrophysiological testing of antiarrhythmic drug efficacy in patients with recurrent ventricular tachycardia. Eur Heart J 1:11
9. Breithardt G, Seipel L, Abendroth R-R (1980) Wirkung von Lorcainid auf Stimulus-induzierte ventrikuläre Tachykardien (Abstr). Z Kardiol 69:213
10. Cranefield PF, Wit AL (1974) Sustained rhythmicity in cardiac fibers with slow response activity triggered by propagated action potentials. Circulation 50:97
11. Cranefield PF, Aronson RS (1974) Initiation of sustained rhythmic activity by single propagated action potentials in canine cardiac Purkinje fibers exposed to sodium free solution or to ouabain. Circ Res 34:477
12. Danilo P Jr (1979) Mexiletine. Am Heart J 97:399
13. Denes P, Wu D, Dhingra RC, Amat-Y-Leon F, Wyndham C, Mautner RK, Rosen KM (1976) Electrophysiological studies in patients with chronic recurrent ventricular tachycardia. Circulation 54:229
14. Durme JP van, Bogaert M, Bekaert I, Clercq D de, Moerman E (1978) Comparison of the antidysrhythmic efficacy of atenolol, disopyramide, mexiletine and placebo. In: Sandøe E, Julian DG, Bell JW (eds) Management of ventricular tachycardia-role of mexiletine. Excerpta Medica, Amsterdam Oxford, p 581
15. El-Sherif N, Lazzara R, Hope RR, Scherlag BJ (1977) Re-entrant arrhythmias in the late myocardial infarction period. 3. Manifest and concealed extrasystolic grouping. Circulation 56:225
16. Engel TR, Gonzalez A del C, Meister SG, Frankl WS (1978) Effect of procainamide on induced ventricular tachycardia. Clin Pharmacol Ther 24:274
17. Fisher JD, Cohen HL, Mehra R, Altschuler H, Escher DJW, Furman S (1977) Cardiac pacing and pacemakers. II. Serial electrophysiologic-pharmacologic testing for control of recurrent tachyarrhythmias. Am Heart J 93:658
18. Fleischmann DW, Wicher W (1979) Rezidivierende ventrikuläre Tachykardie mit Rechts- oder Linksschenkelblockbild: Unterschiedliche Ätiologie und klinischer Verlauf? Eine Analyse von 38 Fällen. Z Kardiol 68:731
19. Haap K, Antoni H (1978) Mexiletin – Tierexperimentelle Befunde über die antiarrhythmischen und elektrophysiologischen Effekte am Herzen. Klin Wochenschr 56:169

20. Heel RC, Brogden RN, Speight TM, Avery GS (1978) Disopyramide: A review of its pharmacological properties and therapeutic use in treating cardiac arrhythmias. Drugs 15:331
21. Herling IM, Horowitz LN, Mitnick GS, Kastor JA, Josephson ME (1979) Is suppression of ventricular ectopic activity a marker for successful therapy of ventricular tachycardia? Circulation 60 [Suppl II]:255
22. Hombach V, Hespe I, Gil-Sanchez D, Freyland MD, Behrenbeck DW, Krüger H, Tauchert M, Hilger HH (1978) Elektrophysiologische Wirkungen von Disopyramid am menschlichen Reizleitungssystem. Z Kardiol 67:527
23. Horowitz LN, Josephson ME, Farshidi A, Spielman SR, Michelson EL, Greenspan AM (1978) Recurrent sustained ventricular tachycardia. 3. Role of the electrophysiologic study in selection of antiarrhythmic regimens. Circulation 58:986
24. Josephson ME, Caracta AR, Lau SH, Gallagher JJ, Damato AN (1973) Electrophysiological evaluation of disopyramide in man. Am Heart J 86:771
25. Josephson ME, Horowitz LN, Farshidi A, Kastor JA (1978) Recurrent sustained ventricular tachycardia. I. Mechanisms. Circulation 57:431
26. Kus T, Sasyniuk BJ (1975) Electrophysiological actions of disopyramide phosphate on canine ventricular muscle and purkinje fibers. Circ Res 37:844
27. Lown B, Graboys TB (1977) Management of patients with malignant ventricular arrhythmias. Am J Cardiol 39:910
28. Lüderitz B (1977) Programmed electrostimulation. In: Kaindl F, Pachinger O, Probst P (eds) The first 24 hours in myocardial infarction. Witzstrock, Baden-Baden Köln New York, p 40
29. Manz M, Steinbeck G, Lüderitz B (1980) Mexiletin und Amiodarone bei rezidivierender Kammertachykardie-Untersuchung mit programmierter Ventrikelstimulation (Abstr). Z Kardiol 69:204
30. Mason JW, Winkle RA (1978) Electrode catheter arrhythmia induction in the selection and assessment of antiarrhythmic drug therapy for recurrent ventricular tachycardia. Circulation 58:971
31. Morganroth J, Michelson EL, Horowitz LN, Josephson ME, Pearlman AS, Dunkman WB (1978) Limitations of routine long-term ambulatory electrocardiographic monitoring to assess ventricular ectopic frequency. Circulation 58:408
32. Seipel L, Breithardt G, Both A (1975) Elektrophysiologische Effekte der Antiarrhythmika Disopyramid und Propafenon auf das menschliche Reizleitungssystem. Z Kardiol 64:731
33. Seipel L, Breithardt G (1978) Electrophysiological effects of mexiletine in man: influence on stimulus-induced ventricular arrhythmias. In: Sandøe E, Julian DG, Bell JW (eds) Management of ventricular tachycardia-role of mexiletine. Excerpta Medica Amsterdam Oxford, p 210
34. Seipel L, Breithardt G, Schoerner U (1978) Die Wirkung des neuen Antiarrhythmikums Mexiletin auf Erregungsbildung und -leitung im menschlichen Herzen. Z Kardiol 67:766
35. Stein G, Jungmann H (1979) Spontanschwankungen von Rhythmusstörungen bei Infarktrehabilitanden. Herz/Kreislauf 11:346
36. Valère P-E, Guerot C, Fenoy AC, Branvin E, Urbanczyk A, Tricot R (1977) Action du phosphate de disopyramide injectable dans le traitement d'urgence de la tachycardie ventriculaire. Coeur Med Int 16:285
37. Vogel M, Desoutter P, Bellanger P, Motté G, Welti JJ (1976) Action du disopyramide injectable sur les arythmies ventriculaires et sur la conduction auriculo-ventriculaire. Arch Mal Coeur 69:396
38. Wellens HJ, Schuilenburg RM, Durrer D (1972) Electrical stimulation of the heart in patients with ventricular tachycardia. Circulation 46:216
39. Wellens HJJ, Lie KI, Bär FW, Wesdorp JC, Dohmen HJ, Dürer DR, Durrer D (1976) Effect of amiodarone in the Wolff-Parkinson-White syndrome. Am J Cardiol 38:189
40. Wellens HJJ, Düren DR, Lie KI (1976) Observations on mechanisms of ventricular tachycardia in man. Circulation 54:237

41. Wellens HJJ, Bär FW, Lie KI, Düren DR, Dohmen HJ (1977) Effect of procainamide, propranolol and verapamil on mechanism of tachycardia in patients with chronic recurrent ventricular tachycardia. Am J Cardiol 40:579
42. Wellens HJJ (1978) Value and limitations of programmed electrical stimulation of the heart in the study and treatment of tachycardias. Circulation 57:845
43. Winkle RA (1978) Antiarrhythmic drug effect mimicked by spontaneous variability of ventricular ectopy. Circulation 57:1116
44. Wu D, Wyndham CR, Denes P, Amat-Y-Leon F, Miller RH, Dhingra RC, Rosen KM (1977) Chronic electrophysiological study in patients with recurrent paroxysmal tachycardia: a new method for developping successful oral antiarrhythmic therapy. In: Kulbertus HE (ed) Re-entrant arrhythmias. Mechanisms and treatment. MTP, Lancaster, p 294

Elektrophysiologische Effekte von Mexiletin und Disopyramid beim Menschen *

L. Seipel und G. Breithardt

Die Palette der auf dem Markt befindlichen Antiarrhythmika ist in den letzten Jahren um zwei Substanzen erweitert worden, die unterschiedliche elektrophysiologische und klinische Effekte aufweisen: Mexiletin und Disopyramid. Im Folgenden soll über das Ergebnis der klinisch-elektrophysiologischen Prüfung dieser beiden Antiarrhythmika beim Menschen berichtet werden.

1 Methodik und Patientengut

Die Untersuchungen wurden während einer diagnostischen His-Bündel-Elektrographie durchgeführt, die klinisch indiziert war. Die Katheterisierung erfolgte in der üblichen Technik, die ebenso wie die Ermittlung der Sinusknotenfunktionsparameter, der intrakardialen Leitungs- und Refraktärzeiten schon früher ausführlich beschrieben wurde [21]. Allerdings wurden nicht alle Parameter bei jedem Patienten bestimmt. Die Ursache hierfür liegt einmal in der Tatsache, daß ein Teil der Untersuchungen schon vor vielen Jahren durchgeführt wurden, wo manche Meßwerte noch nicht routinemäßig bestimmt wurden. Zudem wurde auch später bei einer Reihe von Patienten, die unter bestimmten Fragestellungen z. B. ventrikuläre Tachykardien untersucht wurden, nicht immer das komplette Stimulationsprogramm durchgeführt. Die Zahl der jeweils untersuchten Patienten im Hinblick auf einen bestimmten Parameter ist in den Ergebnissen und den Abbildungen angegeben. Zusätzlich wurde der Blutdruck nach Riva-Rocci gemessen.

Mexiletin wurde intravenös über 5 min in einer Dosis von 3 mg/kg verabreicht, Disopyramid über die gleiche Zeit in einer Dosis von 2 mg/kg und anschließend das Stimulationsprogramm wiederholt. Bei 8 bzw. 9 Patienten in beiden Gruppen wurden Plasmaspiegel der Substanzen zu Beginn und am Ende der Teststimulationsperiode, die 10–15 min dauerte, bestimmt.

Mexiletin erhielten insgesamt 50 Patienten, Disopyramid insgesamt 48 Patienten. Hierbei wurden sowohl Patienten ohne Störung der Erregungsbildung und -leitung als auch solche mit Sinusknotenerkrankungen oder

Prof. Dr. L. Seipel, Priv.-Doz. Dr. G. Breithardt, Medizinische Klinik u. Poliklinik B der Universität, Moorenstraße 5, D-4000 Düsseldorf
* Mit Unterstützung des Landesamtes für Forschung NRW

mit atrioventrikulären und intraventrikulären Leitungsstörungen untersucht. Die Zahl der Patienten in den einzelnen Gruppen ist unter den Ergebnissen angegeben.

Zusätzlich zu dieser akuten Testung wurde im Rahmen der antiarrhythmischen Einstellung von Patienten mit ventrikulären Tachykardien mittels entsprechender Stimulationsverfahren die effektive Refraktärzeit des rechten Ventrikels (ERP V) unter oraler Therapie geprüft. Hierbei erfolgte die Untersuchung 3–4 h nach der letzten Dosiseinnahme wobei gleichzeitig der Plasmaspiegel der Substanzen bestimmt wurde (s. Breithardt u. Seipel, S. 207). Die ERP V wurde bei 7 Patienten unter einer Therapie mit 3mal 200 mg Mexiletin p. o. geprüft sowie bei 11 Patienten unter 3mal 200 mg Disopyramid. Zusätzlich erhielten 14 Patienten als Kombinationstherapie die obige Dosis von Mexiletin und Disopyramid.

Alle Werte wurden als Mittelwert mit einfacher Standardabweichung ($\bar{x} \pm SD$) angegeben. Die statistischen Berechnungen erfolgten mit dem t-Test für gepaarte Werte oder bei kleineren Kollektiven mit dem Wilcoxon-Test.

2 Ergebnisse

Die genannten Untersuchungen führten zu folgenden Ergebnissen:

Plasmaspiegel der Antiarrhythmika
Die Plasmaspiegel von Mexiletin betrugen zu Beginn der Testphase nach Beendigung der Injektion $2,60 \pm 0,82$ µg/ml, am Ende der 10–15 min dau-

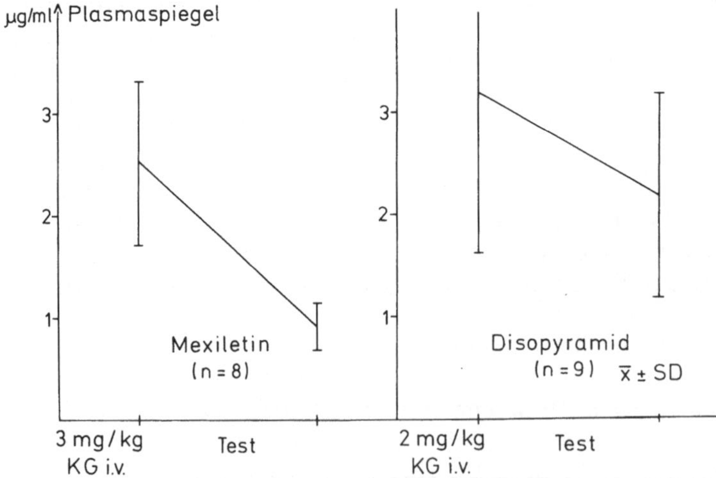

Abb. 1. Plasmaspiegel von Mexiletin und Disopyramid zu Beginn und am Ende der Teststimulation

ernden Stimulation $0{,}89 \pm 0{,}23$ µg/ml. Für Disopyramid betrugen die entsprechenden Werte $3{,}19 \pm 1{,}57$ µg/ml zu Beginn und $2{,}18 \pm 1{,}07$ µg/ml am Ende der Stimulation (Abb. 1). Hinsichtlich der Plasmaspiegel unter oraler Therapie sei auf die Arbeit von Breithardt u. Seipel (S. 207) verwiesen.

2.1 Blutdruckverhalten

Sowohl nach Disopyramid als auch nach Mexiletin wurden geringe Abfälle und Anstiege der systolischen und diastolischen Blutdruckwerte um maximal 10 mm Hg gesehen. Insgesamt führten keine der beiden Substanzen zu einer gerichteten Veränderung des Blutdrucks.

2.2 Sinusknotenfunktion

Mexiletin zeigte keine sicheren Effekte auf die Sinusknotenfunktion weder bei 20 Patienten mit normaler Ausgangssituation noch bei 9 Patienten, die aufgrund der klinischen Vorbefunde und der Kontrollstimulation eine Sinusknotendysfunktion aufwiesen. Die spontane Periodendauer (A-A) bei den Normalfällen betrug bei der Kontrolle $727{,}0 \pm 133{,}2$ ms, nach Mexiletin $695{,}7 \pm 139{,}6$ ms. In der Gruppe mit Sinusknotendysfunktion betrugen die entsprechenden Werte $1049{,}1 \pm 228{,}2$ ms (Kontrolle) und $980{,}3 \pm 186{,}4$ ms (Mexiletin) (Abb. 2). Die Sinusknotenerholungszeit (SNRT), d. h. die maximale Pause nach Abstellen einer hochfrequenten Vorhofstimulation mit verschiedenen Frequenzen bis zum Einsetzen des Sinusrhythmus,

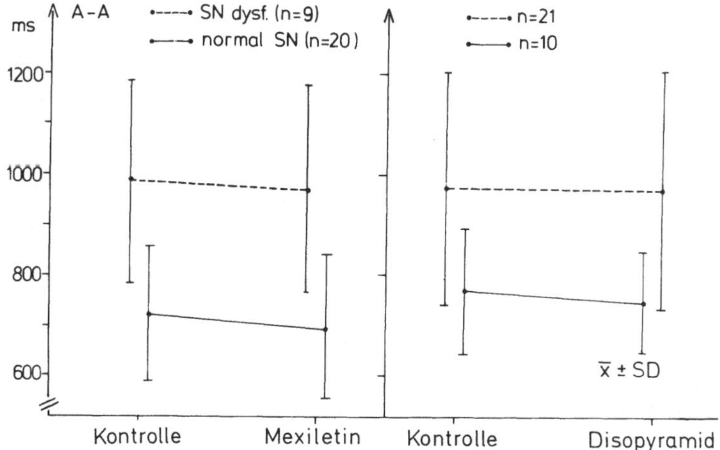

Abb. 2. Spontane Periodendauer (A-A-Intervall) vor und nach Gabe von Mexiletin und Disopyramid bei Patienten mit und ohne Sinusknotendysfunktion

wurde ebenfalls nicht wesentlich verändert. Bei den Normalpersonen betrug die SNRT bei der Kontrolle $987,9 \pm 206,8$ ms, und nach Mexiletin $974,1 \pm 218,9$ ms. Bei den Patienten mit Sinusknotendysfunktion ergab sich bei der Kontrollstimulation eine SNRT von $1507,4 \pm 182,9$ ms, die sich nach Mexiletin im Mittel gering verkürzte ($1417,0 \pm 204,6$ ms) (Abb. 3).

Disopyramid zeigte kaum einen Effekt auf die spontane Periodendauer. Diese betrug bei den 10 Patienten mit normaler Sinusknotenfunktion

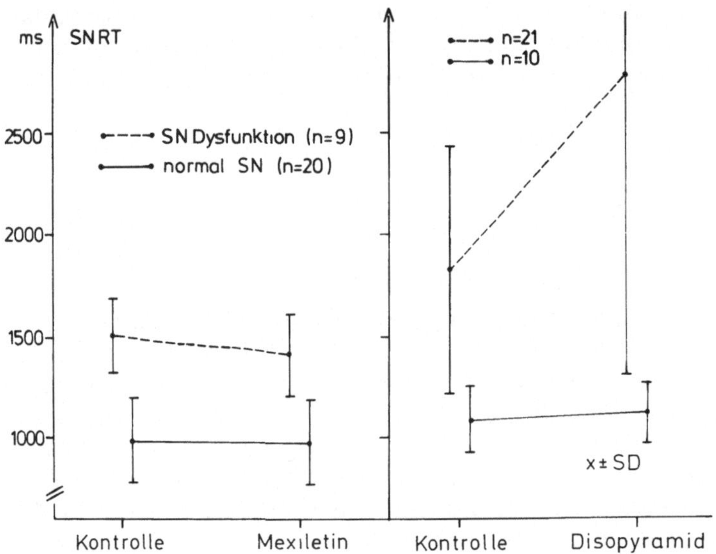

Abb. 3. Maximale Sinusknotenerholungszeit (SNRT) nach hochfrequenter Vorhofstimulation vor und nach Applikation von Mexiletin und Disopyramid bei Patienten mit und ohne Sinusknotendysfunktion

$774,3 \pm 126,6$ ms unter Kontrollbedingungen und nach Medikation $754,4 \pm 101,5$ ms. Auch bei den 21 Patienten mit Sinusknotendysfunktion wurden die A-A-Intervalle kaum beeinflußt. Sie wurden bei der Kontrolle mit $1097,0 \pm 160,5$ ms gemessen und nach Disopyramid mit $1125,0 \pm 153,4$ ms (Abb. 2). Anders verhielt sich die SNRT. Während bei Normalpersonen im Hinblick auf den Sinusknoten die SNRT $977,4 \pm 230,2$ ms bei der Kontrolle und $977,3 \pm 237,2$ ms nach Medikation betrug, wurde dieser Parameter bei Patienten mit Sinusknotendysfunktion durch Disopyramid im Mittel um etwa 1000 ms signifikant verlängert ($p < 0,01$). Die entsprechenden Werte für die SNRT betrugen in dieser Gruppe $1834,3 \pm 607,9$ ms (Kontrolle) und $2804,0 \pm 1493,5$ ms (Disopyramid) (Abb. 3). In einzelnen Fällen wurde eine gefährliche Verlängerung der Pause nach Abstellen der Stimulation beobachtet (Abb. 4).

Die kalkulierte sinuatriale Leitungszeit wurde im Mittel durch keine der Substanzen signifikant beeinflußt.

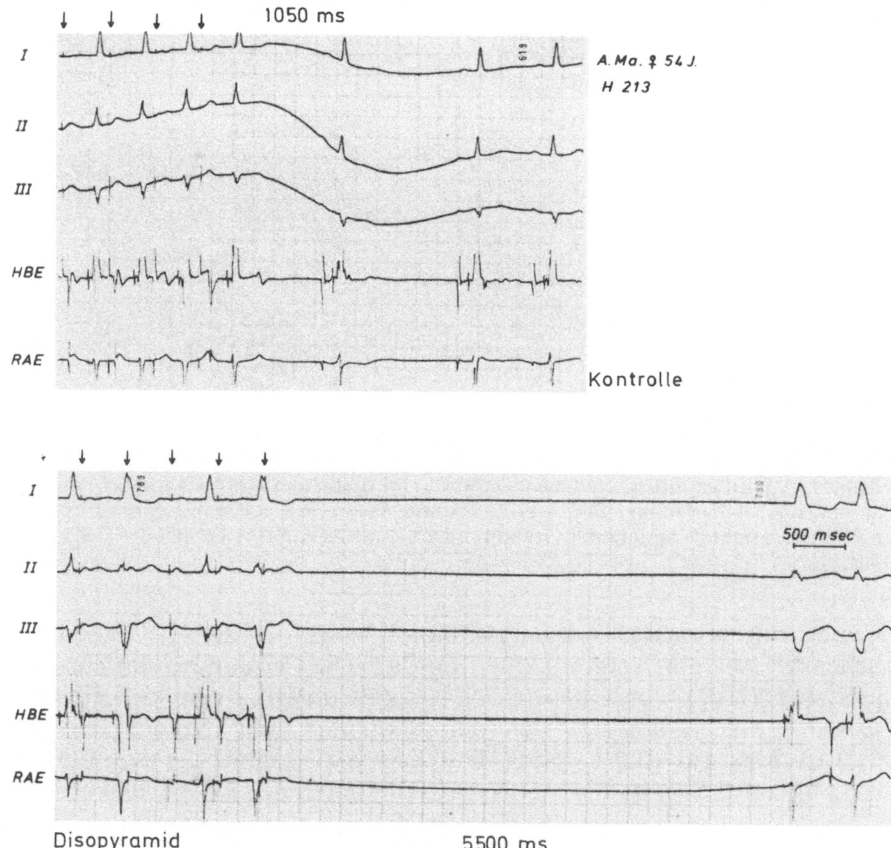

Abb. 4. Kritische Verlängerung der Sinusknotenerholungszeit nach Gabe von Disopyramid bei einem Patienten mit Sinusknotendysfunktion

2.3 Intrakardiale Leitungszeiten

Mexiletin führte zu keiner Änderung der Leitungszeiten vom hohen zum basalen rechten Vorhof (HRA-A). Die entsprechenden Werte betrugen vor der Medikation 29,3 ± 8,7 ms und nach Mexiletin 29,7 ± 8,9 ms. Bei 25 Patienten mit normaler AV-Überleitung wurde auch die Leitungszeit im AV-Knoten (A-H) weder bei Sinusrhythmus noch bei konstanter, stimulierter atrialer Grundfrequenz von 100/min (Stimulusintervall 600 ms) beeinflußt. Die A-H-Zeit betrug bei Sinusrhythmus unter Kontrollbedingungen 81,2 ± 14,1 ms, nach Medikation 83,0 ± 14,6 ms. Bei konstanter Vorhofstimulation ergaben sich 106,0 ± 26,1 ms (Kontrolle) und 106,1 ± 31,3 ms (Mexiletin) (Abb. 5). Entsprechend wurde auch der Wenckebach-Punkt (Auftreten eines Wenckebach Blocks im AV-Knoten unter hochfrequenter Vorhofstimulation) nicht signifikant durch Mexiletin beeinflußt. Auch auf die intraventrikuläre Erregungsleitung hatte Mexiletin weder bei den 23 Pa-

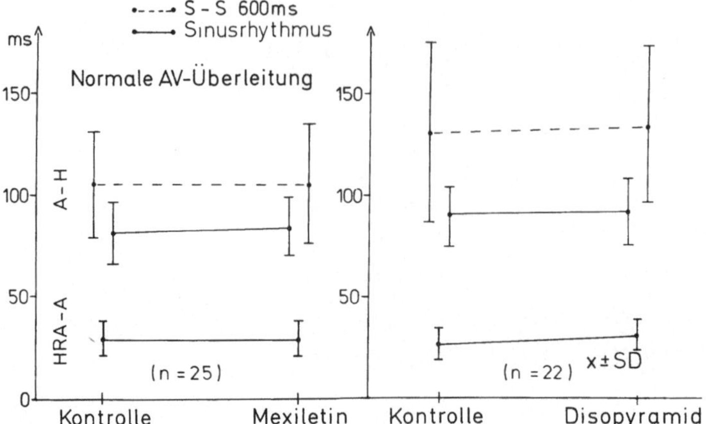

Abb. 5. Leitungszeit vom hohen zum basalen rechten Vorhof (HRA-A-Intervall) sowie im AV-Knoten (A-H-Intervall) vor und nach Gabe von Mexiletin und Disopyramid bei Patienten mit normaler AV-Überleitung. Die A-H-Zeit wurde einmal bei spontanem Sinusrhythmus als auch bei konstanter, stimulierter Grundfrequenz von 100/min (Periodendauer S-S 600 ms) gemessen

tienten mit normaler Ausgangssituation noch bei den 20 Patienten mit Schenkelblock einen signifikanten Einfluß. Die Leitungszeit im His-Purkinje-System (H-V) wurde bei den Normalfällen gering von $44,3 \pm 6,9$ ms auf $45,4 \pm 7,6$ ms verlängert, bei den Patienten mit Schenkelblock von $63,3 \pm 9,7$ ms auf $63,5 \pm 9,6$ ms. Die Zeit vom Beginn der Septumaktivierung bis zur Erregung der rechtsventrikulären Spitze (V-RVA) wurde eben-

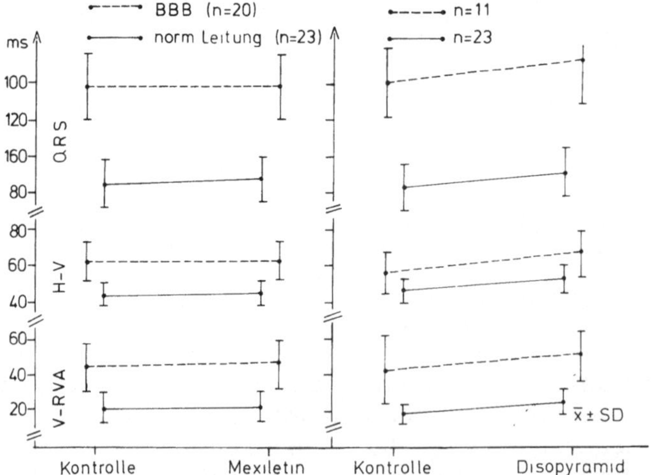

Abb. 6. Verhalten der Leitungszeit im His-Bündel bis zum Beginn der Septumaktivierung (H-V-Intervall) sowie von Beginn der Septumaktivierung bis zur Erregung der rechten Ventrikelspitze (V-RVA-Intervall) vor und nach Gabe von Mexiletin und Disopyramid bei Patienten mit normalen intraventrikulären Leitungsverhältnissen sowie bei Patienten mit intraventrikulären Leitungsstörungen (Schenkelblock: BBB). Gleichzeitig ist die QRS-Breite angegeben

falls nicht wesentlich verändert. Die entsprechenden Werte betrugen für die Normalfälle $21,6 \pm 7,6$ ms (Kontrolle) und $21,8 \pm 7,5$ ms (Mexiletin) und für die Patienten mit Schenkelblock $45,3 \pm 13,0$ ms sowie $48,6 \pm 12,1$ ms. Die Breite des QRS-Komplexes im Oberflächen-EKG wurde während der Kontrollphase mit $85,6 \pm 12,1$ ms (Normale) sowie $139,5 \pm 18,2$ ms (Schenkelblock) gemessen. Die entsprechenden Werte lagen nach Mexiletin bei $89,0 \pm 13,4$ ms bzw. $138,9 \pm 18,0$ ms (Abb. 6).

Demgegenüber führte Disopyramid zu einer signifikanten Leitungsverzögerung im Vorhof- und Ventrikelbereich bei unterschiedlichen Effekten auf den AV-Knoten. Das HRA-A-Intervall wurde von $27,2 \pm 7,4$ ms auf $30,3 \pm 7,7$ ms verlängert ($p < 0,01$). Das A-H-Intervall wurde bei den 22 Patienten mit normaler AV-Überleitung unterschiedlich beeinflußt, z. T. mit Verlängerungen als auch Verkürzungen. Im Mittel betrugen die Werte bei Sinusrhythmus $90,1 \pm 15,2$ ms (Kontrolle) und $93,2 \pm 16,3$ ms (Disopyramid). Die entsprechenden Werte bei konstanter Vorhofstimulation waren $130,7 \pm 42,7$ ms und $134,9 \pm 37,8$ ms (Abb. 5). Alle intraventrikulären Leitungszeiten wurden signifikant ($p < 0,01$) sowohl bei normaler Ausgangssituation ($n = 23$) als auch bei Patienten mit Schenkelblock ($n = 11$) verlängert. Die H-V-Zeit betrug bei der Kontrolle im Mittel $46,5 \pm 6,1$ ms (Normale) sowie $56,9 \pm 11,1$ ms (Schenkelblock), nach Disopyramid $53,4 \pm 7,8$ ms bzw. $67,2 \pm 13,6$ ms. Das V-RVA-Intervall wurde in den Normalfällen von $19,0 \pm 5,5$ ms auf $25,0 \pm 6,1$ ms durch Disopyramid verlängert, bei den Patienten mit Schenkelblock von $43,3 \pm 18,9$ ms auf $51,7 \pm 16,1$ ms. Gleichzeitig kam es zu einer Verbreiterung der Kammerkomplexe von $84,2 \pm 12,9$ ms auf $91,2 \pm 12,7$ ms (Normale) sowie von $141,6 \pm 18,9$ ms auf $154,8 \pm 25,6$ ms (Schenkelblock) (Abb. 6).

2.4 Refraktärzeiten

Mexiletin hatte keinen Einfluß auf die effektive Refraktärzeit des rechten Vorhofes (ERP A). Der Mittelwert lag unter Kontrollbedingungen bei $228,2 \pm 36,3$ ms und nach Mexiletin bei $232,7 \pm 33,3$ ms ($n = 22$). Die effektive Refraktärzeit des rechten Ventrikels (ERP V) zeigte bei den untersuchten 21 Patienten eine nicht signifikante, geringe Verlängerung von $219,8 \pm 21,8$ ms auf $228,1 \pm 23,4$ ms (Abb. 7). Auch die funktionelle (FRP) und effektive (ERP) Refraktärzeit des AV-Knotens (AVN) wurde praktisch nicht beeinflußt. Die FRP AVN betrug bei der Kontrollstimulation bei 22 Patienten $415,0 \pm 39,7$ ms und nach Mexiletin $424,4 \pm 53,2$ ms. Die entsprechenden Werte für die ERP AVN wurden mit $322,7 \pm 61,8$ ms (Kontrolle) und $312,7 \pm 60,7$ ms (Mexiletin) ermittelt (Abb. 8). Bei 2 von 4 Patienten, bei denen die effektive Refraktärzeit des His-Purkinje-Systems ermittelt werden konnte, wurde diese verlängert. In einem dieser beiden Fälle mit erheblich geschädigtem intraventrikulären Leitungssystem kam es nach Gabe von Mexiletin zu einem passageren spontanen höhergradigen AV-Block. Bei diesem Patienten mit einem Rechtsschenkelblock mit „überdrehtem" Linkstyp und grenzwertiger PQ-Zeit war die H-V-Zeit auf 75 ms ver-

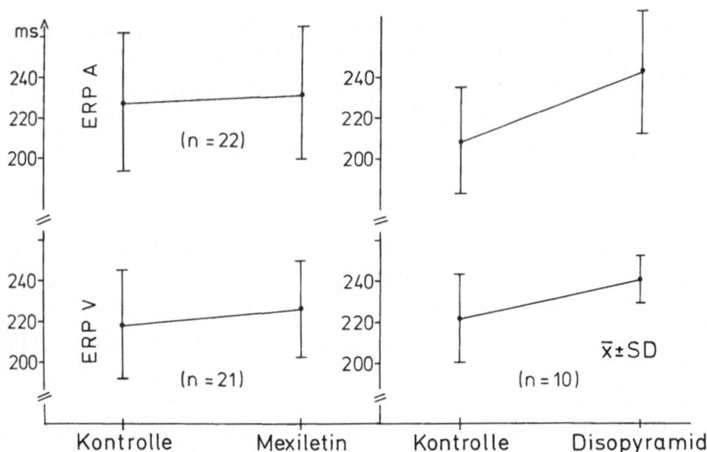

Abb. 7. Beeinflussung der effektiven Refraktärzeit (ERP) von Vorhof (A) und Ventrikel (V) durch Mexiletin und Disopyramid

längert. Bei der Kontrollstimulation wurde eine effektive Refraktärzeit des His-Purkinje-Systems mit 480 ms ermittelt bei einer Grundfrequenz von 100/min (Abb. 9a). Nach Gabe von Mexiletin trat bei Sinusrhythmus ein AV-Block II. Grades Typ II auf, der im His-Bündel-Elektrogramm distal des His-Potentials lokalisiert war. Nach 15 min kam es wieder zu einer 1:1-Überleitung, allerdings waren schon bei Stimulationsfrequenzen von 100/min wieder Blockierungen distal von H nachweisbar (Abb. 9b). Bei 2 von 4 Patienten mit frequenzabhängigem Linksschenkelblock trat nach Mexiletin das Blockbild schon bei deutlich längeren Kopplungsintervallen auf.

Disopyramid führte demgegenüber zu einer signifikanten Verlängerung der effektiven Refraktärzeit von Vorhof und Ventrikel. Die Werte für die ERP A betrugen bei der Kontrollstimulation 208,5 ± 25,8 ms und 244,0

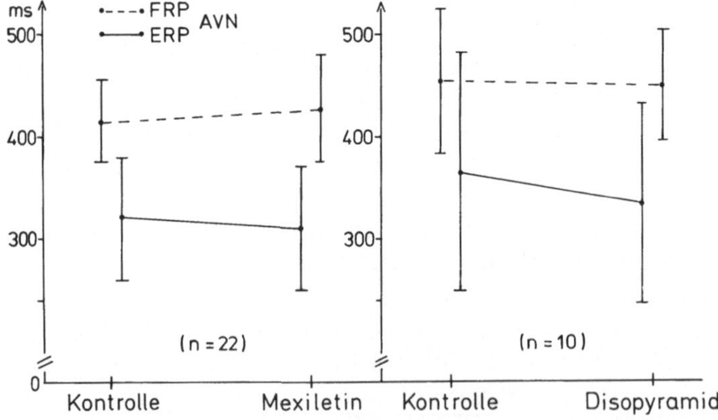

Abb. 8. Beeinflussung der funktionellen (FRP) und effektiven (ERP) Refraktärzeit des AV-Knotens (AVN) durch Mexiletin und Disopyramid

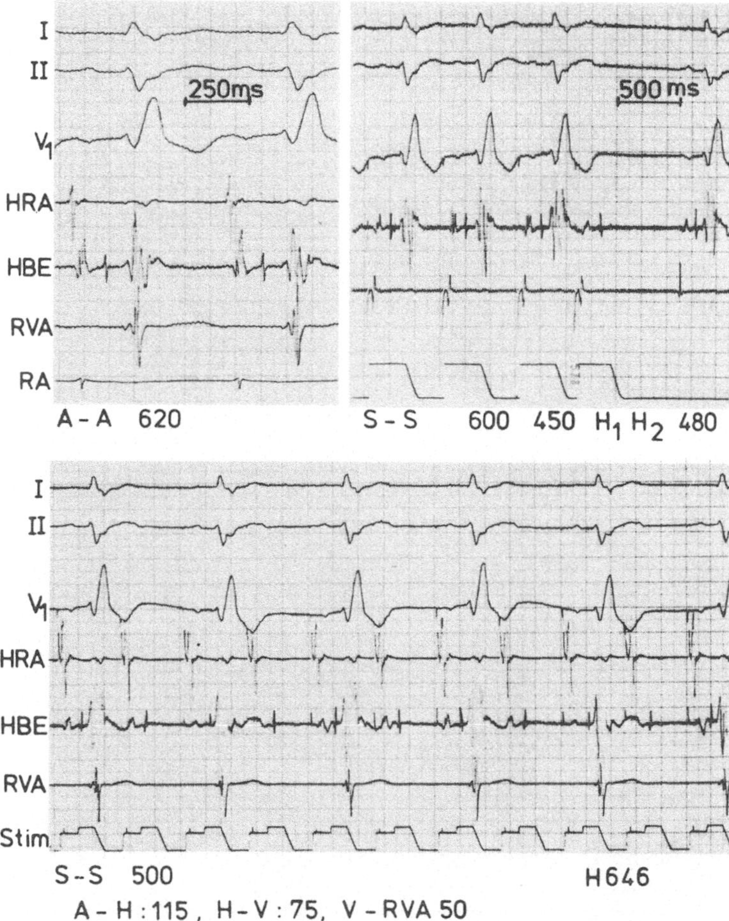

Abb. 9a. Kontrollstimulation bei einem Patienten mit sog. bifaszikulärem Block und grenzwertiger PQ-Zeit. Das H-V-Intervall ist auf 75 ms verlängert. Bei einer Grundstimulation von 100/min (S-S 600 ms) wird die effektive Refraktärzeit des His-Bündels bei 480 ms erreicht (oben). Bei Anhebung der atrialen Frequenz auf 120/min (S-S 500 ms) kommt es zu einem 2:1-Block mit Lokalisation distal des H-Potentials im His-Bündel-Elektrogramm (*HBE*). *HRA* = hoher rechter Vorhof, *RA* = mittlerer rechter Vorhof, *RVA* = Ableitung von der rechten Ventrikelspitze. Zusätzlich Extremitäten- und Brustwandableitungen

± 30,9 ms nach Medikamentenapplikation (p < 0,01). Die ERP V wurde von 221,7 ± 20,4 ms (Kontrolle) auf 240,8 ± 10,2 ms (Disopyramid) verlängert (p < 0,05) (Abb. 7). Im Bereich des AV-Knotens kam es sowohl zu Verkürzungen als auch Verlängerungen der Werte, wobei insgesamt keine gerichtete Beeinflussung erfolgte. Die funktionelle Refraktärzeit (FRP AVN) wurde bei der Kontrollstimulation mit 456,0 ± 71,3 ms ermittelt und nach Disopyramid mit 451,0 ± 57,7 ms. Die effektive Refraktärzeit (ERP AVN) verkürzte sich unter Disopyramid im Mittel gering von 368,3 ± 113,0 ms auf 335,0 ± 93,8 ms (Abb. 8). Bei einem Patienten mit „überdrehtem" Linkstyp

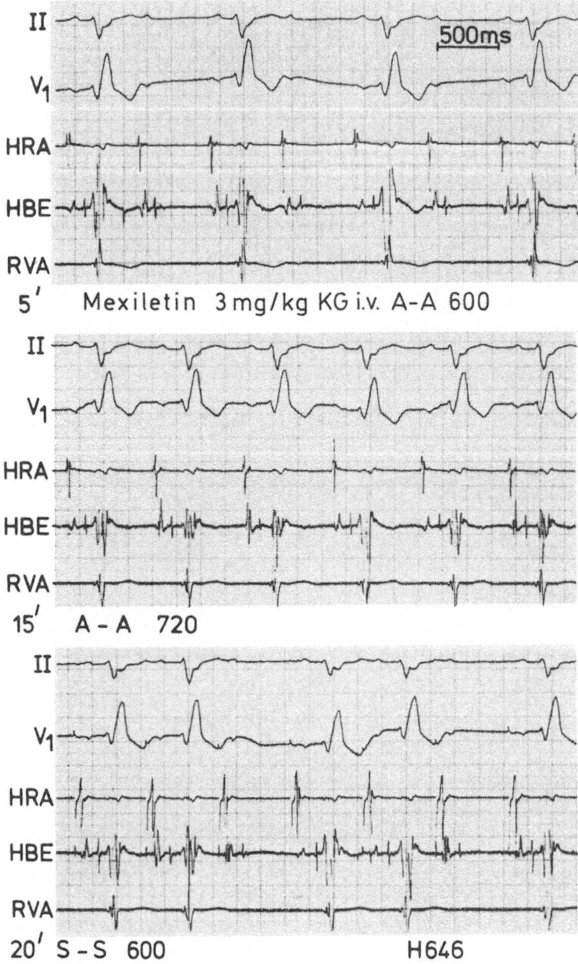

Abb. 9b. Nach Gabe von Mexiletin tritt ein spontaner 2:1-Block distal des His-Potentials auf. Nach 15 min kommt es wieder zu einer 1:1-Überleitung, bei Frequenzanhebung auf 100/min (S-S 600 ms) resultieren wieder intermittierende Blockierungen distal des H-Potentials

trat nach Disopyramid ein kompletter Linksschenkelblock auf. Bei einem zweiten Patienten, bei dem ein Linksschenkelblock nur bei extrem bradykardem Grundrhythmus (bei gleichzeitig bestehendem Sinusknotensyndrom) nachweisbar war, trat der Block nach Disopyramid sowohl bei niedrigen als auch bei hohen Frequenzen auf, so daß nur noch im Bereich eines relativ schmalen „Frequenzfensters" mit normalem QRS-Komplex übergeleitet wurde (Abb. 10).

Nach oraler Applikation von Mexiletin und Disopyramid ergaben sich im Prinzip gleichartige Beeinflussungen der effektiven Refraktärzeit des Ventrikels. Bei 7 untersuchten Patienten war nach Mexiletin keine Änderung der ERP V nachweisbar. Die Werte betrugen bei der Kontrolle

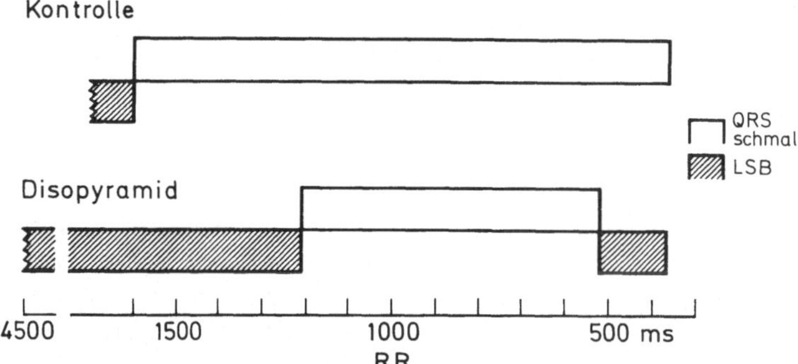

Abb. 10. Beeinflussung der Leitungseigenschaften des linken Schenkels durch Disopyramid bei einem Patienten mit intermittierendem Linksschenkelblock (*LSB*). Während der Kontrollperiode tritt der LSB nur bei sehr niedrigen Grundfrequenzen auf, bei höheren Frequenzen resultieren normale QRS-Komplexe. Nach Disopyramid ist ein LSB sowohl bei niedrigen Frequenzen (Periodendauer R-R über 1200 ms) als auch bei hohen Frequenzen (R-R über 480 ms) nachweisbar, so daß nur noch in einem mittleren Frequenzbereich normal geleitet wird

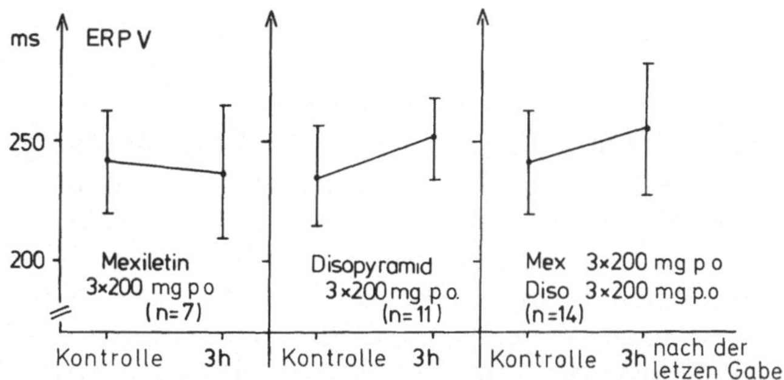

Abb. 11. Verhalten der effektiven Refraktärzeit des Ventrikels (*ERP V*) nach oraler Gabe von Mexiletin, Disopyramid und einer Kombination beider Substanzen im Vergleich zur Kontrollstimulation

241,4 ± 21,2 ms und unter Medikation 237,1 ± 27,5 ms. Bei 11 Patienten verlängerte sich die ERP V unter oraler Behandlung mit Disopyramid von 235,5 ± 20,7 ms (Kontrolle) auf 251,8 ± 16,6 ms (p < 0,025). Die Verlängerung der Refraktärzeit des Ventrikels unter gleichzeitiger Gabe von Mexiletin und Disopyramid p. o. lag in derselben Größenordnung. Die ERP V wurde von 231,4 ± 21,8 ms (Kontrolle) auf 255,4 ± 26,9 ms unter Mexiletin und Disopyramid verlängert (p < 0,01) (Abb. 11).

3 Diskussion

Mexiletin und Disopyramid zeigen beim Menschen recht unterschiedliche elektrophysiologische Effekte. Diese Aussage muß allerdings mit der prinzipiellen Einschränkung gemacht werden, daß direkte Vergleichsuntersuchungen bei demselben Patientenkollektiv nicht vorliegen. Dennoch sind für einige Parameter die Unterschiede so ausgeprägt, daß eine solche Schlußfolgerung erlaubt zu sein scheint.

Auf die Sinusknotenfunktion zeigt Mexiletin keine faßbaren depressiven Effekte. Dies gilt nicht nur für Patienten mit normaler Sinusknotenfunktion sondern auch für solche mit Sinusknotendysfunktion [12, 15, 19, 20, 23, 25, 28]. Dies ist um so erstaunlicher, als dieselbe Substanz sowohl am isolierten Präparat als auch am Ganztier depressiv auf die Sinusknotenfunktion wirkt [9, 26]. Allerdings werden auch fehlende Effekte auf den Sinusknoten beim Tier berichtet [30]. Möglicherweise beruhen diese unterschiedlichen experimentellen Befunde auf methodischen Ursachen wie beispielsweise Narkoseform. Untersuchungen beim Menschen nach autonomer Blockade (Atropin und Betablocker) könnten hierüber weitere Auskunft erbringen. Disopyramid hat auf den Sinusknoten von Normalpersonen entweder keinen Effekt oder führt sogar zu einer Akzeleration der Sinusknotenfunktion [1, 5, 7, 11, 13, 17, 25]. Daher wurde sogar empfohlen, dieses Antiarrhythmikum bei Patienten mit Bradykardie-Tachykardie-Syndrom einzusetzen [1, 11]. Untersuchungen bei Patienten mit Sinusknotendysfunktion haben allerdings gezeigt, daß die intravenöse Gabe von Disopyramid zu einer teilweise gefährlichen Depression der Sinusknotenautomatie führen kann [2, 22]. Eine der Erklärungsmöglichkeiten für den unterschiedlichen Effekt bei Patienten mit und ohne Sinusknotenfunktionsstörung liegt darin, daß die Substanz neben ihrer direkten depressiven Wirkung auf den Sinusknoten noch vagolytische Effekte aufweist, wie sich experimentell belegen läßt [6, 31]. Entsprechend tritt auch bei Normalpersonen nach Vagusblockade der depressive Effekt von Disopyramid auf den Sinusknoten zutage [2]. Normalerweise wird dieser depressive Effekt durch die gleichzeitige Vagolyse aufgehoben. Bei Patienten mit Sinusknotensyndrom ist aber die Ansprechbarkeit des Sinusknotens auf Änderungen des vegetativen Tonus herabgesetzt, so daß im Einzelfall der depressive Effekt der Substanz überwiegen kann. Eine andere Erklärungsmöglichkeit wäre eine Verbesserung der sinuatrialen Leitung durch Disopyramid über die Vagolyse und damit eine verstärkte Depolarisation der Schrittmacherzellen, die vorher durch den SA-Block geschützt waren, durch eine atriale Tachykardie [22]. Allerdings ließ sich bei indirekter Kalkulation der sinuatrialen Leitungszeit beim Menschen unter Disopyramid insgesamt keine gerichtete Veränderung nachweisen, wobei es in Einzelfällen sowohl zu Verkürzungen als auch deutlichen Verlängerungen kam [3].

Diese Kalkulation der sinuatrialen Leitungszeit ist allerdings mit erheblichen methodischen Problemen belastet, so daß hieraus bindende Schlüsse kaum gezogen werden können. Unabhängig von der Erklärung dieser Befunde kann die intravenöse Gabe von Disopyramid bei Patienten mit Sinusknotendysfunktion nicht empfohlen werden. Es sei abschließend betont, daß sich alle bisherigen Daten auf die intravenöse akute Applikation der Substanz beziehen. Ob auch bei oraler Therapie mit derartigen depressiven Effekten zu rechnen ist, wurde bisher nicht systematisch untersucht.

Die Leitungseigenschaften des AV-Knotens werden durch die Substanzen nicht wesentlich beeinflußt. In Einzelfällen wurde nach Mexiletin eine Verlängerung der Leitungs- oder Refraktärzeiten des AV-Knotens berichtet, insgesamt aber keine signifikanten Änderungen [12, 15, 19, 20, 23, 25, 28]. Beim Disopyramid überwiegen je nach Ausgangssituation (vegetativer Tonus, Schädigung des AV-Knotens) depressive oder leitungsbeschleunigende Effekte, ohne daß hierbei dramatische Veränderungen zu erwarten sind [1, 2, 5, 7, 11, 13, 17, 24].

Im Bereich von Vorhof- und Ventrikelmyokard sowie des His-Purkinje-Systems, also derjenigen Strukturen, deren Aktionspotential entscheidend über den schnellen Na-Kanal vermittelt wird, zeigen beide Substanzen deutliche Unterschiede. Mexiletin beeinflußt bei normaler Ausgangssituation die Leitungs- und Refraktärzeiten im Vorhof- und Ventrikelbereich praktisch nicht [10, 12, 15, 19, 20, 23, 25, 28]. Bei einer Schädigung des intraventrikulären Leitungssystems sind allerdings Verlängerungen der H-V-Zeit und Blockierungen distal des H-Potentials nach Mexiletin beschrieben worden [15, 20, 23, 25, 28]. Diese unterschiedlichen Effekte im normalen und geschädigten Gewebe sind nicht nur wegen potentieller Nebenwirkungen von Bedeutung sondern können für den antiarrhythmischen Effekt verantwortlich sein. Disopyramid wirkt dagegen im Vorhof und Ventrikelbereich leitungsverzögernd und refraktärzeitverlängernd, ein Effekt, der bei entsprechender Schädigung der Strukturen noch ausgeprägter ist. Zusätzlich kommt es zu einer Verbreiterung des QRS-Komplexes und der QT-Zeit. Blockierungen im His-Purkinje-System wurden in den entsprechenden Studien allerdings nicht beschrieben [1, 5, 7, 11, 13, 17, 24, 27]. Bei Patienten mit intermittierendem Schenkelblock wurde eine Verbreiterung des „Frequenzfensters" beobachtet, in dem aberrierend geleitet wird. Dies wird auch als Verlängerung der relativen Refraktärzeit eines Schenkels des Erregungsleitungssystems gedeutet, was insofern nicht ganz korrekt ist, als der Schenkelblock sowohl das Ergebnis einer Depression der Leitungsgeschwindigkeit als auch einer Verlängerung der Refraktärzeit sein kann.

Die Interpretation der Befunde ist in ihrer Aussagekraft insofern erheblich eingeschränkt, als es sich um Akutuntersuchungen nach intravenöser Bolusapplikation des Medikamentes handelt. Daher können diese Befunde nicht ohne weiteres auf die orale Langzeittherapie übertragen werden. Zwar lagen die Plasmaspiegel der Substanzen zu Beginn und am Ende der Untersuchung im therapeutischen Bereich (Abb. 1), doch haben Plasmaspiegelbestimmungen nach akuter intravenöser Applikation keine Bedeutung im Hinblick auf die momentanen Gewebsspiegel, die für die Wirkung verantwortlich sind. So konnte gezeigt werden, daß sich ein Antiarrhythmikum nach intravenöser Gabe zunächst in den stark durchbluteten Organen wie dem Herzen in sehr hohen Konzentrationen anreichert. In der folgenden Phase ist daher trotz abfallendem Plasmaspiegel die Konzentration im Myokard weiterhin sehr hoch. Erst nach längerer Zeit kommt es zu einem Ausgleich zwischen Plasma- und Myokardspiegeln [32]. Daher ist die entscheidende Frage, wieweit die Befunde trotz „therapeutischer" Plasmaspiegel auf die orale Langzeittherapie übertragen werden können. Hinzu kommt, daß aufgrund von tierexperimentellen Untersuchungen der maximale Effekt nach intravenöser Gabe von Disopyramid erst nach 30–40 min zu erwarten ist [8], während alle Akutstudien praktisch nach 15–20 min abgeschlossen sind. Dies schränkt die Aussagekraft der Akutstudien weiter ein. Zur Beantwortung dieser Frage wären Stimulationsuntersuchungen beim gleichen Patienten nach akuter i.v. Applikation und nach oraler Langzeittherapie mit demselben Antiarrhythmikum erforderlich. Solche Untersuchungen liegen bisher für diese Medikamente nicht vor. Dennoch ist es interessant, daß zumindestens die effektive Refraktärzeit des Ventrikels unter oraler Langzeittherapie von Mexiletin und Disopyramid bei Patienten mit ventrikulären Tachykardien sich im Prinzip gleichartig wie nach akuter i.v. Gabe der Medikamente verhalten: unter Mexiletin wird dieser Parameter praktisch nicht verändert, während Disopyramid zu einer Verlängerung führt. Auch bei einer Kombination beider Medikamente entspricht der Effekt auf die ventrikuläre Refraktärzeit demjenigen nach alleiniger Disopyramidapplikation. Trotz der methodischen Limitierung scheint es daher möglich, aus den Akutuntersuchungen gewisse Rückschlüsse auf die Effekte bei Langzeittherapie zu machen.

Zusammenfassend kann gesagt werden, daß aufgrund der klinisch-elektrophysiologischen Akutuntersuchungen beim Menschen Mexiletin eher dem Lidocain gleicht, während Disopyramid gleichartige Effekte wie Chinidin zeigt. Diese Feststellung hat insbesondere für potentielle Nebenwirkungen Bedeutung. So ist bei entsprechender Störung der intraventrikulären Erregungsausbreitung Disopyramid prinzipiell gefährlicher, nicht nur im Hinblick auf mögliche Überleitungsstörungen, sondern besonders im Hinblick auf die Induktion (!) gefährlicher ventrikulärer Arrhythmien. Solche ventrikulären „torsades de pointes" unter Disopyramid sind auch inzwischen in Einzelfällen beschrieben worden [4, 18]. Es sei aber betont, daß bei entsprechender Schädigung des intraventrikulären Leitungssystems auch unter Mexiletin zumindestens nach akuter intravenöser Gabe Blockierungen im His-Purkinje-System vorkommen können. Auf die potentielle Gefahr der akuten Gabe von Disopyramid bei Patienten mit Sinusknotenfunktionsstörung wurde schon hingewiesen.

Sehr viel schwieriger ist es, aufgrund der klinisch-elektrophysiologischen Studien eine Voraussage über den antiarrhythmischen Effekt der Substanzen zu machen. Natürlich kann man aufgrund der vorliegenden Befunde folgern, daß beide Substanzen nicht geeignet sind, die AV-Überleitung im AV-Knoten etwa bei supraventrikulären Tachyarrhythmien zu verlangsamen. Außerdem kann man sich die antiarrhythmischen Effekte von Disopyramid bei atrialen und ventrikulären Rhythmusstörungen aufgrund der Beeinflussung von Leitungs- und Refraktärzeit dieser Strukturen erklären. Die antiarrhythmischen Effekte von Mexiletin sind mit diesen Untersuchungen überhaupt nicht zu fassen. Hierbei ist sicher von entscheidender Bedeutung, daß diese Antiarrhythmika im geschädigten, insbesondere ischämischen Gewebe andere Effekte entfalten als am normalen Myokard. Dies wurde auch für Disopyramid schon nachgewiesen [16]. Entsprechende Untersuchungen für Mexiletin stehen noch aus, doch gibt es möglicherweise vergleichbare Befunde mit Lidocain [29]. Abgesehen von ganz wenigen generellen Grundregeln läuft es daher in der Praxis bei der Behandlung von Herzrhythmusstörungen auf ein „Ausprobieren" unter kontrollierten Bedingungen hinaus.

Literatur

1. Befeler B, Castellanos A, Wells DE, Vagueiro MC, Yeh BK (1975) Electrophysiological effects of the antiarrhythmic agent disopyramide phosphate. Am J Cardiol 35:282
2. Birkhead JS, Vaughan Williams EM (1977) Dual effect of disopyramide on atrial and atrioventricular conduction and refractory period. Br Heart J 39:657
3. Breithardt G, Seipel L, Höhfeld E, Both A, Loogen F (1975) Pharmakologische Beeinflussung der „sinu-atrialen Leitungszeit" und der Sinusknotenautomatie beim Menschen. Z Kardiol 64:895
4. Breithardt G, Seipel L, Haerten K (1980) Paradoxe Reaktionen nach Disopyramid und Chinidin. Z Kardiol 69:556
5. Caracta A (1975) The electrophysiology of Norpace. Angiol 26:120
6. Chiba S, Bobayashi M, Furukawa Y (1979) Effects of disopyramide on SA nodal pacemaker activity and contractility in the isolated blood-perfused atrium of the dog. Europ J Pharmacol 57:13
7. Desai JM, Scheinman M, Peters RW, Young JO (1979) Electrophysiological effects of disopyramide in patients with bundle branch block. Circulation 59:215
8. Edwards IR, Martin JF, Ward JW (1976) The effect of disopyramide on in vivo measurements of monophasic action potentials in canine heart muscle. J Int Med Res 4 [Suppl I]:26
9. Haap K, Antoni H (1978) Mexiletin – Tierexperimentelle Befunde über die antiarrhythmischen und elektrophysiologischen Effekte am Herzen. Klin Wochenschr 56:169
10. Harper RW, Olsson SB, Varnauskas E (1979) Effect of mexiletine on monophasic action potentials recorded from the right ventricle in man. Cardiovasc Res 13:303
11. Hombach V, Hespe I, Gil-Sanchez D, Freyland MD, Behrenbeck DW, Krüger H, Tauchert M, Hilger HH (1978) Elektrophysiologische Wirkungen von Disopyramid am menschlichen Reizleitungssystem. Z Kardiol 67:527
12. Jewitt D (1978) Clinical electrophysiological effects of mexiletine. In: Sandoe E, Julian DG, Bell JW (eds) Management of ventricular arrhythmias – role of mexiletine. Excerpta Medica, Amsterdam Oxford, p 237
13. Josephson ME, Caracta AR, Lau SM, Gallagher JJ, Damato AN (1973) Electrophysiological evelution of disopyramide in man. Am Heart J 86:771
14. LaBarre A, Strauss HC, Scheinman MM, Evans GT, Bashore T, Tiedeman JS, Wallace AG (1979) Electrophysiologic effects of disopyramide phosphate on sinus node function in patients with sinus node dysfunction. Circulation 59:226
15. Lang KF, Just H, Limbourg P (1975) Untersuchungen über die Einwirkung von Mexiletine (Kö 1173) auf die AV-Überleitungszeit und die Sinusimpulsautomatie bei Herzgesunden und Patienten mit Erkrankung des Reizleitungssystems. Z Kardiol 64:389
16. Levites R, Anderson GJ (1979) Electrophysiological effects of disopyramide phosphate during experimental myocardial ischemia. Am Heart J 98:339
17. Marrott PK, Ruttley MST, Winterbottam JT, Muir JR (1976) A study of the acute electrophysiological and cardiovascular action of disopyramide in man. Eur J Cardiol 4:303
18. Meltzer RS, Robert EW, McMorrow M (1978) Atypical ventricular tachycardia as a manifestation of disopyramide toxicity. Am J Cardiol 42:1049
19. Probst P, Joskowicz G (1976) Die Wirkung von Mexiletin auf die AV-Überleitung. Herz/Kreisl 8:81
20. Roos JC, Paalman ACA, Dunning AJ (1976) Electrophysiological effects of mexiletine in man. Br Heart J 38:1262

21. Seipel L (1978) His-Bündel Elektrographie und intrakardiale Stimulation. Thieme, Stuttgart
22. Seipel L, Breithardt G (1976) Sinus recovery time after disopyramide phosphate. Amer J Cardiol 37:1118
23. Seipel L, Breithardt G (1978) Electrophysiological effects of mexiletine in man: Influence on stimulus-induced ventricular arrhythmias. In: Sandoe E, Julian DG, Bell JW (eds) Management of ventricular tachycardia – role of mexiletine. Excerpta Medica, Amsterdam Oxford, p 219
24. Seipel L, Breithardt G, Both A (1975) Elektrophysiologische Effekte der Antiarrhythmika Disopyramid und Propafenon auf das menschliche Reizleitungssystem. Z Kardiol 64:731
25. Seipel L, Breithardt G, Schoerner U (1978) Die Wirkung des neuen Antiarrhythmikums Mexiletin auf Erregungsbildung und -leitung im menschlichen Herzen. Z Kardiol 67:766
26. Singh BN, Vaughan Williams EM (1972) Investigation of the mode of action of a new antidysrhythmic drug Kö 1173. Br J Pharmacol 44:1
27. Spurrell RAJ, Thoburn CW, Camm J, Sowton E, Deuchar DC (1975) Effects of disopyramide on electrophysiological properties of specialized conduction system in man and accessory atrioventricular pathway in Wolff-Parkinson-White syndrome. Br Heart J 37:861
28. Touboul P, Atallah G, Gressard A, Alexandre JM, Michelson G, Chatelain MT, Delahaye JP (1978) Etude électrophysiologique de la méxilétine chez l'homme avec référance à la relation dose-effet. Arch Mal Coeur 71:1430
29. Vaughan Williams EM (1978) Some factors that influence the activity of antiarrhythmic drugs. Br Heart J 40:52
30. Yamaguchi I, Singh BN, Mandel WJ (1979) Electrophysiological actions of mexiletine on isolated rabbit atria and canine ventricular muscle and Purkinje fibres. Cardiovasc Res 13:288
31. Yeh BK, Sung PK, Scherlag BJ (1973) Effects of disopyramide on electrophysiological and mechanical properties of the heart. J Pharmac Sci 62:1924
32. Zipes DP, Elharrar V, Gaum WE, Noble RJ, Foster PR, Fasola AF (1976) Cardiac electrophysiologic effects of aprindine in dogs. In: Seipel L, Breithardt G, Loogen F (eds) New aspects of antiarrhythmic therapy. Experiences with aprindine. Cantor, Aulendorf

Kontrolle der medikamentösen Arrhythmiebehandlung (Mexiletin, Amiodarone) durch programmierte Ventrikelstimulation bei Patienten mit chronisch rezidivierenden Kammertachykardien*

G. Steinbeck, M. Manz und B. Lüderitz

1 Einleitung

Chronisch rezidivierende Kammertachykardien stellen potentiell lebensbedrohliche Herzrhythmusstörungen dar. Trotz großer Fortschritte auf dem Gebiet der Antiarrhythmika ist die empirisch gewählte konventionelle antiarrhythmische Therapie sehr häufig ineffektiv und für den Patienten mit langen Krankenhausaufenthalten sowie der Gefahr des plötzlichen Herztodes verbunden [1, 15, 35].

In den letzten Jahren konnte gezeigt werden, daß sich bei Patienten mit chronisch rezidivierenden Kammertachykardien diese durch elektrophysiologische Stimulationsverfahren unter kontrollierten Bedingungen reproduzierbar auslösen und auch regelhaft unterbrechen lassen [30, 32].

Dabei ergab sich erstmals die Möglichkeit, die Wirksamkeit einer eingeschlagenen antiarrhythmischen Therapie im Einzelfall auf die Auslösbarkeit und die Frequenz der mittels programmierter Ventrikelstimulation induzierten Kammertachykardie direkt zu überprüfen; stellte sich bei dieser elektrophysiologischen Austestung ein Antiarrhythmikum oder eine Kombination verschiedener Substanzen als wirksam heraus, so bestätigte sich dies in der oralen Langzeittherapie [2, 7, 10, 13, 17].

Prinzipiell können Antiarrhythmika dadurch wirksam sein, daß sie

1. Extrasystolen oder eine Frequenzänderung (z. B. Sinustachykardie) als Auslöser von Tachykardien unterdrücken,
2. die Auslösung und Perpetuierung einer Kreiserregung als Pathomechanismus der persistierenden Ventrikeltachykardie erschweren oder unmöglich machen.

Die Methode der programmierten Ventrikelstimulation prüft die unter 2. genannte Wirkung eines Antiarrhythmikums, während der notwendige Trigger zur Tachykardieauslösung, z. B. die Extrasystolie, von der Methode selbst durch vorzeitige Einfach- und Doppelstimulation des Ventrikels initiiert wird [13, 18].

Die Beobachtung, daß einerseits eine vollständige Extrasystolieunterdrückung durch ein Antiarrhythmikum praktisch nicht erzielt werden kann, andererseits die orale Langzeitwirkung einer Substanz durch Austestung

* Mit Unterstützung der DFG (Ste 257/3, Lu 147/5)
Priv. Doz. Dr. G. Steinbeck, Dr. M. Manz, Prof. Dr. B. Lüderitz, Medizinische Klinik I der Universität, Klinikum Großhadern, Marchioninistraße 15, D-8000 München 70

mittels programmierter Ventrikelstimulation gut abzuschätzen ist, scheint dafür zu sprechen, daß die Effektivität eines Medikamentes eine erschwerende oder vollständig hemmende Wirkung auf die Auslösung oder Perpetuierung der Kreiserregung erfordert [13].

Dem ist entgegengehalten worden, daß auch über eine Modifikation der Extrasystolieneigung, z. B. Suppression oder lediglich späterer Einfall in der Diastole, eine antiarrhythmische Wirksamkeit zustande kommen mag [18].

In jedem Falle scheint jedoch für Patienten mit chronisch rezidivierenden Kammertachykardien die Auswertung der Vorläufer dieser Tachykardien, d. h. der Extrasystolie oder anderer komplexer Warnarrhythmien, mittels 24 h-Langzeit-EKG für die Therapiekontrolle von untergeordneter Bedeutung zu sein [12].

Mexiletin, ein oral wirksames Antiarrhythmikum, dessen elektrophysiologische Effekte dem Lidocain ähneln, wurde erstmals 1973 in England gegen verschiedene Herzrhythmusstörungen eingesetzt [4, 26, 27].

Amiodarone wurde ursprünglich zur Behandlung der Angina pectoris bei koronarer Herzkrankheit verwandt [28]. Abweichend von anderen Antiarrhythmika bestehen seine elektrophysiologischen Wirkungen neben einer nicht kompetitiven Blockade von Alpha- und Betarezeptoren in einer Abnahme der spontanen Sinusknotenfrequenz und einer ausgeprägten Verlängerung des Aktionspotentials an der Vorhof- und Kammermuskulatur sowie des spezifischen ventrikulären Reizleitungssystems [5, 8, 20, 21, 23]. Der bisherige klinische Einsatz von Amiodarone bei verschiedenen supraventrikulären und ventrikulären tachykarden Herzrhythmusstörungen ist außerordentlich vielversprechend [6, 14, 21, 33].

Wir haben seit April 1979 Patienten mit potentiell lebensbedrohlichen, chronisch rezidivierenden Kammertachykardien auf unserer Wachstation unter Kontrolle mittels programmierter Ventrikelstimulation antiarrhythmisch eingestellt. Über die mit chinidinähnlich wirkenden, primär leitungsverzögernd wirkenden Antiarrhythmika (z. B. Chinidin, Disopyramid, Procainamid) liegen bereits Erfahrungsberichte vor [2, 10, 13, 17].

Im folgenden berichten wir vornehmlich über unsere Erfahrungen und Behandlungsergebnisse mit *Mexiletin* und *Amiodarone* unter oraler Dauertherapie, über deren Wirksamkeit bei malignen, chronisch rezidivierenden Ventrikeltachykardien bisher wenig bekannt ist.

2 Methodik

2.1 Patientengut

Die programmierte Ventrikelstimulation wurde bei insgesamt 15 Patienten mit chronisch rezidivierenden Kammertachykardien im tachykardiefreien Intervall unter Kontrolle sowie Mexiletin- und/oder Amiodaroneeinwirkung vorgenommen. Es handelte sich um zwölf Männer und drei Frauen, das mittlere Alter betrug 54 Jahre (27–70 Jahre). Die kardiale Grunderkrankung bestand in einer koronaren Herzkrankheit in neun Fällen (davon vier mit Herzwandaneurysma), einer Kardiomyopathie vom kongestiven Typ in fünf Fällen und einem Zustand nach Myokarditis in einem Falle. Der klinische Schweregrad entsprechend der Klassifikation nach der New York Heart Association betrug I in einem Falle, II in sieben Fällen, III in sechs Fällen, sowie IV in einem Falle. Die Tachykardiefrequenz unter Kontrolle betrug im Mittel 198/min (140–280/min). Die Anzahl der Tachykardieanfälle belief sich im Mittel auf 28 pro Patient (2–80), und die mittlere Zahl der DC-Kardioversionen 10 pro Patient (0–45), bevor sie in diese Studie aufgenommen wurden.

2.2 Methodik

Die Methode ist in Abb. 1 erläutert. Über einen in die Spitze des rechten Ventrikels plazierten Elektrodenkatheter wird nach jeder 8.–10. Basisstimulation des rechten Ventrikels eine vorzeitige Kammererregung induziert. Die Reizung erfolgt bipolar und mit der doppelten Schwellenreizstromstärke. Es wird zunächst mit einem langen Kopplungsintervall (Intervall zum vorangegangenen Grundrhythmus) begonnen, so daß der vorzeitige Impuls spät in die ventrikuläre Diastole einfällt. Daraufhin wird das Kopplungsintervall in konsekutiven Stimulationsversuchen in 5–10 ms-Schritten verkürzt, bis der Extrareiz in die Refraktärphase des rechten Ventrikels fällt (effektive Refraktärzeit 220 ms, siehe dritte Registrierung in Abb. 1). Die vorzeitige Einfachstimulation wird bei der Basisfrequenz von 100, 120 und 150/min vorgenommen. Ist damit eine Tachykardieauslösung nicht möglich, wird, wiederum mit der niedrigsten Basisstimulationsfrequenz beginnend, an einen ersten kritisch einfallenden Impuls, der noch von der Kammer übernommen wird, ein zweiter Impuls angekoppelt, dessen Vorzeitigkeitsintervall ebenfalls in 5–10 ms-Schritten verkürzt wird (vorzeitige Doppelstimulation, s. die drei unteren Registrierungen der Abb. 1). Wurde durch eine der genannten Maßnahmen eine ventrikuläre Tachykardie induziert, war nach deren Terminierung das Stimulationsprotokoll beendet.

2.3 Medikamente und Dosierung

Nach Durchführung der Kontrollstimulation wurde mit einer oralen Therapie mit Mexiletin in einer Dosierung von 4×200 mg p.o./die begonnen. In den meisten Fällen wurde der Stimulationskatheter an gleicher Stelle im rechten Ventrikel belassen. Nach einer Therapiedauer von mindestens 4 Tagen erfolgte – gewöhnlich am Ende eines Dosierungsintervalls – die Wiederholung der programmierten Ventrikelstimulation unter Mexiletineinfluß. Die Wirkung von Amiodarone wurde gleichermaßen nach einer Mindesttherapiedauer von 7 Tagen in einer Dosierung von 3×200 mg/die

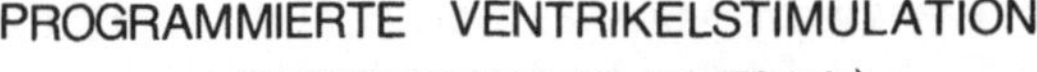

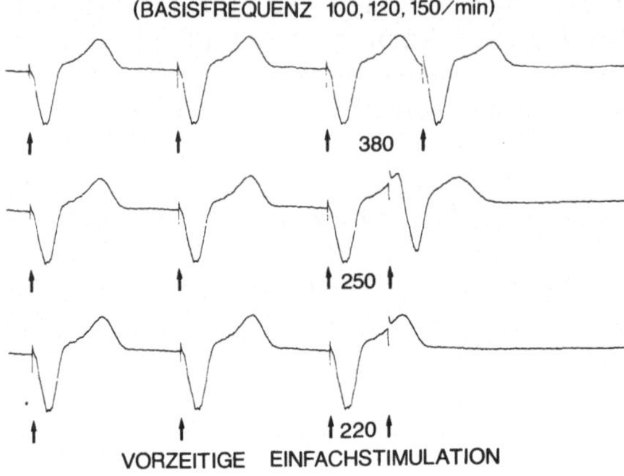

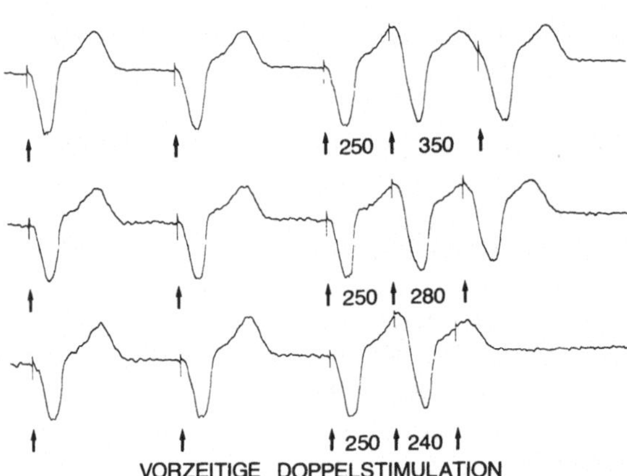

Abb. 1. Vorgehen bei programmierter Ventrikelstimulation zur Auslösung ventrikulärer Tachykardien. Registriert ist jeweils V_1. *Drei obere Registrierungen:* vorzeitige Einfachstimulation. *Drei untere Registrierungen:* vorzeitige Doppelstimulation. Einfach- und Doppelstimulation wurden bei einem stimulierten Grundrhythmus der rechten Kammer von 100, 120 und 150/min vorgenommen

analysiert. Zur Durchführung der Stimulation unter Amiodarone wurde gewöhnlich ein Elektrodenkatheter neu im rechten Ventrikel plaziert. Zusätzlich wurden, wenn Zeichen der manifesten oder latenten Herzinsuffizienz bestanden, alle Patienten neben den genannten Antiarrhythmika digitalisiert bzw. eine Digitalisbehandlung wurde fortgeführt, und eine Therapie mit Propranolol, wenn es der Schweregrad der Herzinsuffizienz zuließ, in einer Dosierung von 30–60 mg p.o./die entweder eingeleitet oder fortgeführt.

3 Ergebnisse und Diskussion

Die Wirkungen der Pharmaka Mexiletin und Amiodarone sollen getrennt hinsichtlich ihrer Effekte auf die Auslösbarkeit und Frequenz der mittels programmierter Ventrikelstimulation induzierten Ventrikeltachykardien beschrieben werden.

3.1 Wirkung von Mexiletin und Amiodarone auf die Auslösbarkeit ventrikulärer Tachykardien

Nach Pharmakongabe kann eine Ventrikeltachykardie durch programmierte Stimulation überhaupt nicht mehr auslösbar, erschwert, unverändert oder leichter auslösbar sein. Als erschwerte Auslösung klassifizierten wir, wenn eine Tachykardie nur durch zwei vorzeitige Impulse induzierbar war, verglichen mit einem vorzeitigen Impuls unter Kontrolle, oder verglichen mit wiederholt während eines Tages spontan auftretenden Kammertachykardien. Sinngemäß wurde eine erleichterte und unveränderte Auslösbarkeit definiert. Die jeweilige Grundfrequenz (100, 120 oder 150/min), bei der die Tachykardien induzierbar waren, wurde nicht für diese Beurteilung berücksichtigt.

Die Wirkung von *Mexiletin* wurde bei 15 Patienten untersucht. Das Ergebnis:

3/15 Pat.: keine Tachykardie mehr auslösbar,

5/15 Pat.: Auslösbarkeit erschwert,

4/15 Pat.: Auslösbarkeit unverändert,

3/15 Pat.: Persistenz spontaner Kammertachykardien.

In den drei Fällen, in denen spontane Ventrikeltachykardien persistierten, wurde keine programmierte Ventrikelstimulation durchgeführt. Inwieweit die elektrische Instabilität bei diesen Patienten durch das Pharmakon sogar gesteigert wurde, ist bei der Variabilität der Rhythmusstörung im Einzelfall nicht zu entscheiden, jedoch möglich.

Abbildung 2 illustriert ein repräsentatives Beispiel einer Mexiletinaustestung. Unter Kontrolle (oben) löst ein vorzeitiger Impuls bei einem Basisstimulationsintervall von 600 ms eine persistierende Kammertachykardie mit einer Zykluslänge von 370 ms aus. Nach einer Therapiedauer von 4 Tagen mit Mexiletin 800 mg p.o./die (unten) induzieren zwei vorzeitige Impulse bei einem Basisintervall von 500 ms eine Kammertachykardie gleicher QRS-Konfiguration wie oben mit einer Zykluslänge von 400 ms. Während also Mexiletin die Auslösbarkeit erschwert, hat es nur einen gering senkenden Effekt auf die Tachykardiefrequenz.

Die Wirkung von *Amiodarone* wurde bei zehn Patienten untersucht. Das Ergebnis:

1/10 Pat.: keine Tachykardie auslösbar,

5/10 Pat.: Auslösbarkeit erschwert,

1/10 Pat.: Auslösbarkeit unverändert,

2/10 Pat.: Auslösbarkeit erleichtert,

1/10 Pat.: Persistenz spontaner Kammertachykardien.

Was den *direkten Vergleich* zwischen Mexiletin und Amiodarone betrifft, so ist zu berücksichtigen, daß die drei Patienten, bei denen Tachykardien unter Mexiletin, dem zuerst gegebenen Pharmakon, nicht mehr auslösbar waren, ohne weitere Austestung oral mit Mexiletin auf Dauer eingestellt wurden und somit im Amiodaronekollektiv nicht mehr enthalten sind.

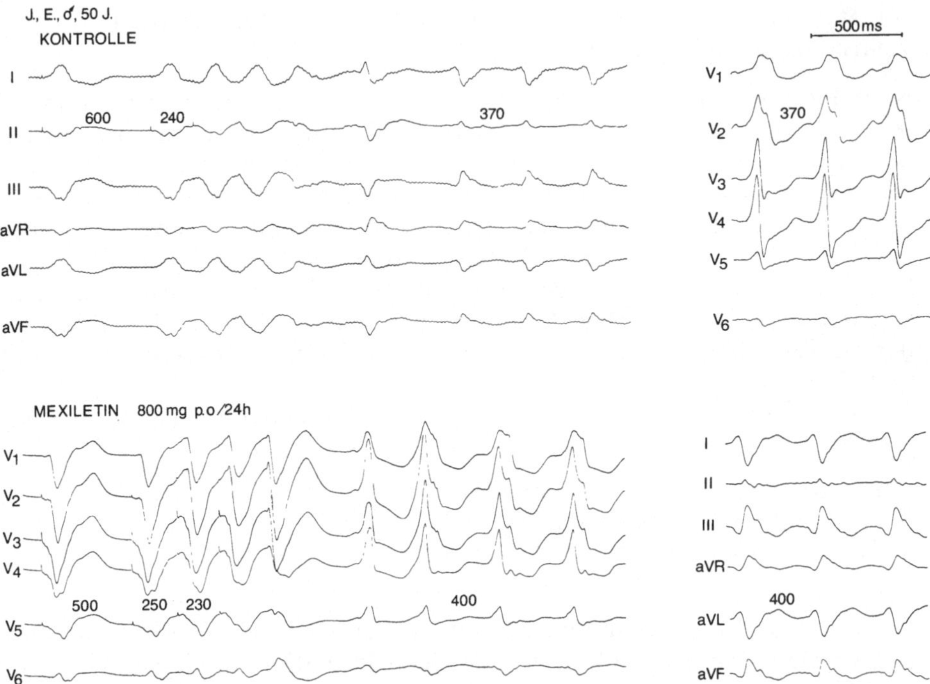

Abb. 2. Repräsentatives Beispiel der Mexiletinwirkung auf Auslösbarkeit und Frequenz einer mittels programmierter Ventrikelstimulation induzierten Kammertachykardie. 50jähriger Patient mit chronisch rezidivierender Kammertachykardie auf dem Boden einer koronaren Herzkrankheit, Zustand nach Hinterwandinfarkt sowie ausgedehntem Hinterwandaneurysma. Registriert sind unter Kontrolle und Mexiletineinfluß (4 Tage später) die 12 Standardableitungen während der Tachykardieauslösung

Bei neun Patienten konnte die Auslösbarkeit unter Mexiletin mit der unter Amiodarone verglichen werden. Dabei war die Induzierbarkeit unverändert in fünf Fällen, leichter unter Mexiletin im Vergleich zu Amiodarone in einem Fall, und leichter unter Amiodarone im Vergleich zu Mexiletin bei drei Patienten.

Zusammengefaßt ist die Auslösbarkeit rezidivierender Kammertachykardien durch programmierte Ventrikelstimulation unter Mexiletin oder Amiodarone im Vergleich zur Kontrolle ohne Pharmakoneinfluß in etwa der Hälfte der Patienten vollständig supprimiert oder erschwert. Im direkten Vergleich scheint sich eine etwas bessere Wirksamkeit dieses Parameters von Mexiletin gegenüber Amiodarone abzuzeichnen. Etwas abweichend von unseren Ergebnissen waren nach intravenöser Injektion von 3 mg/kg KG Mexiletin innerhalb von 5 min stimulusinduzierte ventrikuläre Arrhythmien nur bei 4 von 13 Patienten erschwert auslösbar oder durch das Pharmakon vollständig supprimiert [22]. Möglicherweise beruht dieser Unterschied auf unterschiedlichen Gewebespiegeln der Substanz nach akut intravenöser bzw. oraler Therapie. Nur eine programmierte Ventrikelstimulation unter oraler Antiarrhythmikagabe kann u. E. und der Ansicht anderer

Autoren nach [31, 34] die zu erwartende Langzeitwirkung eines Pharmakons abschätzen.

3.2 Wirkung von Mexiletin und Amiodarone auf die Zykluslänge von Ventrikeltachykardien

War eine Tachykardie durch programmierte Ventrikelstimulation auslösbar oder spontan vorhanden, so wurde eine mittlere Zykluslänge (RR-Intervall) aus fünf bis zehn Einzelwerten bestimmt. Die Wirkung von *Mexiletin* auf die Zykluslänge der Ventrikeltachykardie (spontan oder stimulusinduziert) im Vergleich zur Kontrolle konnte bei neun Patienten beurteilt werden, wobei nur Tachykardien gleicher QRS-Morphologie vor und nach Pharmakongabe ausgewertet wurden. Dabei nahm die Zykluslänge von 293 ms ± 53 (± SD) auf 327 ms ± 39 zu (p < 0,01), entsprechend einer Abnahme der mittleren Kammerfrequenz von 205/min auf 183/min. Diese geringe Zunahme der Zykluslänge war bis auf einen Fall, bei dem sie konstant blieb, bei allen Patienten, also acht von neun, vorhanden.

Die Wirkung von *Amiodarone* auf die Zykluslänge der Ventrikeltachykardie im Vergleich zur Kontrolle konnte bei zehn Patienten beurteilt werden. Dabei nahm die Zykluslänge von 295 ms ± 50 auf 360 ms ± 79 deutlich zu (p < 0,01) entsprechend einer Abnahme der mittleren Kammerfrequenz von 203/min auf 167/min. Alle zehn Patienten zeigten eine Veränderung in dieser Richtung.

Ein *direkter Vergleich* der Wirkung von *Mexiletin* und *Amiodarone* auf die Zykluslänge der Ventrikeltachykardie war möglich bei neun Patienten (siehe Abb. 3). Unter Mexiletin betrug die mittlere Zykluslänge der Ventrikeltachykardie 327 ms ± 39, unter Amiodarone 359 ms ± 84, entsprechend einer mittleren Kammerfrequenz von 184/min bzw. 167/min. Dabei war die Zykluslänge in sieben Fällen unter Amiodarone länger als unter Mexiletin, in zwei Fällen kürzer. Insgesamt ergibt sich eine Tendenz zu einer stärkeren Zunahme der Zykluslänge bzw. Abnahme der Frequenz für Amiodarone, die jedoch nicht statistisch signifikant ist (Abb. 3).

Zusammengefaßt fällt das Ausmaß der mit Mexiletin erreichbaren Senkung der Kammertachykardiefrequenz in unserem Patientenkollektiv gering aus und bleibt hinter der mit Antiarrhythmika vom Chinidintyp erreichbaren Frequenzsenkung (Chinidin, Procainamid, Disopyramid) zurück [2, 10, 13, 17]. Damit bestätigen unsere mittels programmierter Ventrikelstimulation gewonnenen Ergebnisse [16] die Befunde von Heger et al., die mit Hilfe von 24-h-EKG-Analysen bei 15 Patienten mit gegen konventionelle Antiarrhythmika therapieresistenten Ventrikeltachykardien oder Kammerflimmern ebenfalls eine geringe antiarrhythmische Wirksamkeit von Mexiletin feststellten [11]. Während die Wirkung von Mexiletin vornehmlich auf eine erschwerte Auslösbarkeit der Tachykardien ausgerichtet zu sein scheint, ist mit Amiodarone eine stärkere tachykardiefrequenzsenkende Wirkung zu erwarten. Möglicherweise läßt sich ein noch stärkerer Effekt bei höherer Dosierung oder längerer Therapiedauer erzie-

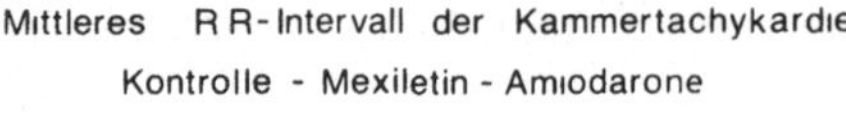

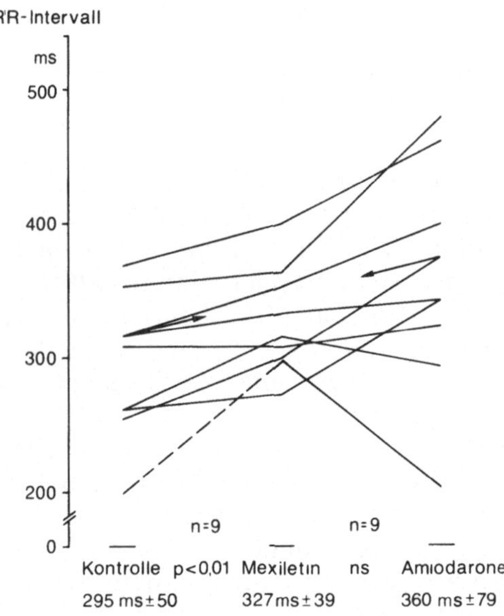

Abb. 3. Wirkung von Mexiletin und Amiodarone auf die mittlere Zykluslänge (RR-Intervall) spontaner oder stimulus-induzierter Ventrikeltachykardien. Kontrollgruppe (links): n = 10; mexiletinbehandelte Gruppe: n = 9; amiodaronebehandelte Gruppe: n = 10. Bei einem Patienten lag unter Kontrolle kein vollständiges EKG mit den 12 Standardableitungen, sondern nur ein Rhythmusstreifen vor (*gestrichelte Linie*)

len [21]. Aufgrund unserer Untersuchungsbefunde und der pharmakokinetischen Eigenschaften der Substanz halten wir Amiodarone für ein für die Langzeittherapie chronisch rezidivierender Ventrikeltachykardien sehr gut geeignetes Pharmakon, das dann allein oder zusätzlich gegeben werden sollte, wenn mit einem Antiarrhythmikum vom Chinidintyp und Betablokkern allein keine ausreichende Wirkung erzielt werden kann.

3.3 Antiarrhythmischer Therapieplan bei Entlassung

Neben der antiarrhythmischen Wirksamkeit spielt für die Dauertherapie die Verträglichkeit eines Präparates eine entscheidende Rolle. Bei 13 von insgesamt 16 antiarrhythmisch eingestellten Patienten mit chronisch rezidivierender Kammertachykardie wurde Propranolol gegeben, in ebenfalls 13 Fällen herzaktive Glykoside. Um zu einer richtigen Wertung der Häufigkeit des Einsatzes der verschiedenen Antiarrhythmika zu kommen, ist zu erwähnen, daß die Austestung bei jedem Patienten mit Mexiletin oder Disopyramid begonnen wurde, und erst bei Therapieresistenz auf andere Antiarrhythmika übergegangen wurde. Bei nachgewiesener Wirksamkeit einer Substanz wurde die Austestung abgeschlossen und der Patient mit dem Präparat langzeitbehandelt. Insgesamt wurden bei den 16 Patienten eingesetzt:

Mexiletin, n = 6; Disopyramid, n = 6; Ajmalin, n = 3; Amiodarone, n = 2; Aprindin, n = 2; Propafenon, n = 1.

Mexiletin erwies sich bei der Langzeitanwendung gegenüber den chinidinähnlichen Substanzen Disopyramid, Ajmalin und Aprindin als besser verträglich. Bei je einem Patienten muße Mexiletin bzw. Ajmalin wegen eines Transaminasenanstieges abgesetzt werden. Das Auftreten einer Hyperthyreose wurde bei einem Patienten unter Amiodarone beobachtet. Disopyramid führte in einem Falle bei einer mittleren Dosierung von 600 mg p. o./die zu einem schweren „Low-output-Syndrom" bei zugrundeliegender koronarer Herzkrankheit, das nur durch Dobutamindauerinfusion beherrscht werden konnte. Bei einem weiteren Patienten kam es unter dem Pharmakon während einer Kammertachykardie zu einer ausgeprägten Linksherzinsuffizienz, die zuvor bei höherer Kammertachykardiefrequenz nicht vorgelegen hatte. Ähnlich drastische negativ inotrope Nebenwirkungen wurden kürzlich für Disopyramid von anderen Autoren beschrieben [19, 29]. Die Vielzahl der eingesetzten Medikamente macht deutlich, daß für dieses Patientengut mit schwersten, malignen Kammerarrhythmien keine generelle Therapieempfehlung gegeben werden kann, sondern diese individuell erfolgen muß.

Bei 9 unserer 16 Patienten entschlossen wir uns nach Festlegung der oralen antiarrhythmischen Langzeittherapie zu einer Schrittmacherimplantation, davon in vier Fällen mit atrialer Sondenlage. Die Indikation dazu bestand in zusätzlich bestehenden medikamentenunabhängigen Störungen der Sinusknotenfunktion, in schwerer, nach Sistieren von Ventrikeltachykardien apparenter Sinusknotendepression; oder die Indikation war relativ, wenn es unter oraler Antiarrhythmikagabe, gewöhnlich in Kombination mit Betablockern und Digoxin, zu einem Abfall des Sinusrhythmus auf Frequenzen zwischen 50 und 60/min gekommen war. Möglicherweise ist dabei die Vermeidung bradykarder Phasen und Anhebung der Grundfrequenz allein bereits als antiarrhythmisch wirkende Maßnahme anzusehen [9].

3.4 Verlauf

Tabelle 1 gibt den Verlauf der 16 Patienten mit chronisch rezidivierenden Ventrikeltachykardien für eine mittlere Beobachtungsdauer von 8 Monaten (3–13 Monate) wieder. Alle Patienten konnten durch ein Antiarrhythmikum oder die Kombination verschiedener Substanzen gebessert, was die Frequenz der Tachykardien und die Anfallshäufigkeit betraf, nach Hause entlassen werden. Mit Hilfe der programmierten Ventrikelstimulation scheint der weitere Verlauf dieser Patienten abzuschätzen zu sein. So trat bei fünf Patienten, bei denen unter Antiarrhythmikagabe keine Tachykardien mehr auslösbar waren, bisher kein spontanes Rezidiv auf. Von zehn Fällen mit noch induzierbarer Tachykardie wurde sechsmal das spontane Wiederauftreten von Tachykardien beobachtet; bei allen diesen Patienten wurde jedoch ein Teilerfolg durch Senkung der Tachykardiefrequenz und deutliche Reduktion der Anfallshäufigkeit erzielt. Einer dieser Patienten verstarb 3 Monate nach Krankenhausentlassung am plötzlichen

Tabelle 1. 16 Patienten mit chronisch rezidivierenden Ventrikeltachykardien (VT)

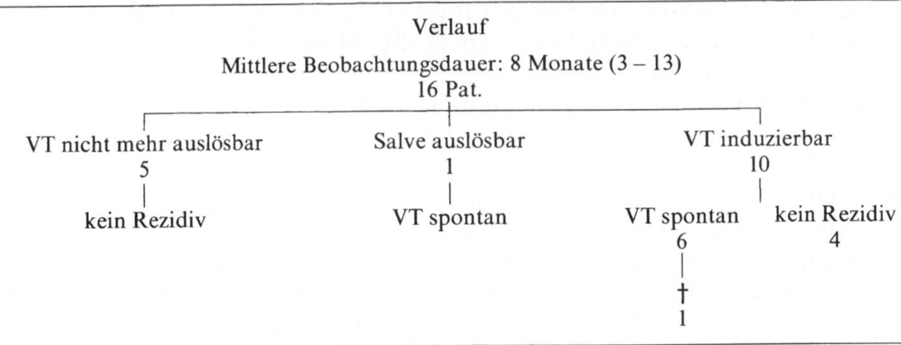

Herztod. In vier Fällen mit noch induzierbarer Tachykardie ist bisher kein Rezidiv aufgetreten. Bei ihnen war durch Antiarrhythmikagabe eine Erschwerung der Auslösbarkeit erzielt worden, so daß diesem Parameter ebenfalls eine gewisse prognostische Aussage zukommen dürfte. In Übereinstimmung mit anderen Autoren [2, 3, 7, 10, 13] bestätigte sich die Wirksamkeit eines Medikamentes bei der elektrophysiologischen Austestung in der bisherigen Langzeittherapie. Die Durchführung der programmierten Ventrikelstimulation ist für den Patienten mit potentiellen Risiken wie der Notwendigkeit der DC-Kardioversion ausgelöster Kammertachykardien oder -flimmern verknüpft [17, 24]; hierauf wird an anderer Stelle in diesem Buch eingegangen (S. 344 ff.) [25]. Die dadurch mögliche, kontrollierte individuelle Therapieeinstellung und der bisherige Verlauf dieser Patienten rechtfertigt jedoch den Einsatz dieser Methode, so daß die programmierte Ventrikelstimulation einen festen Platz zur antiarrhythmischen Therapiekontrolle bei Patienten mit potentiell lebensbedrohlichen, chronisch rezidivierenden Ventrikeltachykardien einnehmen dürfte.

4 Zusammenfassung und Schlußfolgerungen

Es wird berichtet über unsere Erfahrungen und Behandlungsergebnisse mit Mexiletin und Amiodarone bei 15 Patienten mit chronisch rezidivierenden Kammertachykardien, bei denen mittels programmierter Ventrikelstimulation eine auf den Einzelfall abgestimmte, wirksame antiarrhythmische Therapie angestrebt wurde. Mexiletin (800 mg p.o./die für 4 Tage) und Amiodarone (600 mg p.o./die für 7 Tage) supprimierte vollständig oder erschwerte die Auslösbarkeit der Ventrikeltachykardien in etwa der Hälfte der Patienten. Dagegen fiel die Zunahme der RR-Zykluslänge der Ventrikeltachykardie unter Amiodarone stärker aus als unter Mexiletin (Kontrolle: 295 ms ± 50; Mexiletin 327 ms ± 39; Amiodarone 359 ms ± 84; n = 9).

Insbesondere Amiodarone scheint für die Langzeittherapie chronisch rezidivierender Ventrikeltachykardien gut geeignet und sollte dann eingesetzt werden, wenn mit einem Antiarrhythmikum vom Chinidintyp und Betablockern keine ausreichende Wirkung erzielt werden kann. Nach endgültiger antiarrhythmischer Therapieeinstellung wurden die Patienten verlaufsbeobachtet (mittlere Beobachtungsdauer 8 Monate). War ein Medikament effektiv bei der elektrophysiologischen Austestung, so bestätigte sich diese Wirkung in der bisherigen Langzeittherapie. Ist die Methode der programmierten Ventrikelstimulation auch mit potentiellen Risiken für den Patienten behaftet, so dürfte sie dennoch einen festen Platz zur antiarrhythmischen Therapiekontrolle bei Patienten mit potentiell lebensbedrohlichen, chronisch rezidivierenden Ventrikeltachykardien einnehmen.

Literatur

1. Armbrust CA, Levine SA (1950) Paroxysmal ventricular tachycardia: a study of one hundred and seven cases. Circulation 1:28
2. Benditt DG, Pritchett ELC, Wallace AG, Gallagher JJ (1979) Recurrent ventricular tachycardia in man: evaluation of disopyramide therapy by intracardiac electrical stimulation. Eur J Cardiol 9:255
3. Breithardt G, Seipel L, Abendroth RR, Loogen F (1980) Serial electrophysiological testing of antiarrhythmic drug efficacy in patients with recurrent ventricular tachycardia. Eur Heart J 1:11
4. Campbell NPS, Kelly JG, Shanks RG, Chaturvedi NC, Strong JE, Pantridge JF (1973) Mexiletine (Kö 1173) in the management of ventricular dysrhythmias. Lancet 2:404
5. Charlier R (1970) Cardiac actions in the dog of a new antagonist of adrenergic excitation which does not produce competitive blockade of adrenoceptors. Br J Pharmacol 39:668
6. Dreifus LS, Ogawa S (1977) Quality of the ideal antiarrhythmic drug. Am J Cardiol 39:466
7. Fisher JD, Cohen HL, Mehra R, Altschuler H, Escher DJW, Furman S (1977) Cardiac pacing and pacemakers. II. Serial electrophysiologic-pharmacologic testing for control of recurrent tachyarrhythmias. Am Heart J 93:658
8. Goupil N, Lenfant J (1976) The effects of amiodarone on the sinus node activity of the rabbit heart. Eur J Pharmacol 39:23
9. Han J, Millet D, Chizzonitti D, Moe GK (1966) Temporal dispersion of recovery of excitability in atrium and ventricle as a function of heart rate. Am Heart J 71:481
10. Hartzler GO, Maloncy JD (1977) Programmed ventricular stimulation in management of recurrent ventricular tachycardia. Mayo Clin Proc 52:731
11. Heger JJ, Nattel S, Rinkenberger RL, Zipes DP (1980) Mexiletine therapy in 15 patients with drug-resistant ventricular tachycardia. Am J Cardiol 45:627
12. Herling IM, Horowitz LN, Josephson ME (1980) Ventricular ectopic activity after medical and surgical treatment for recurrent sustained ventricular tachycardia. Am J Cardiol 45:633
13. Horowitz LN, Josephson ME, Farshidi A, Spielmann SR, Michelson EL, Greenspan AM (1978) Recurrent sustained ventricular tachycardia. 3. Role of the electrophysiologic study in selection of antiarrhythmic regimens. Circulation 58:986
14. Leak D, Eydt JN (1979) Control of refractory cardiac arrhythmias with amiodarone. Arch Intern Med 425
15. Lown B, Graboys TB (1977) Management of patients with malignant ventricular arrhythmias. Am J Cardiol 39:910

16. Manz M, Steinbeck G, Lüderitz B (1980) Mexiletin und Amiodarone bei rezidivierender Kammertachykardie – Untersuchung mit programmierter Ventrikelstimulation (Abstr). Z Kardiol 69:204
17. Mason JW, Winkle RA (1978) Electrode-catheter arrhythmia induction in the selection and assessment of antiarrhythmic drug therapy for recurrent ventricular tachycardia. Circulation 58:971
18. Pedersen DH, Zipes DP, Foster PR, Troup PJ (1979) Ventricular tachycardia and ventricular fibrillation in a young population. Circulation 60:988
19. Podrid PJ, Schoeneberger A, Lown B (1980) Congestive heart failure caused by oral disopyramide. N Engl J Med 302:614
20. Polster P, Broekhuyen J (1976) The adrenergic antagonism of amiodarone. Biochem Pharmacol 25:131
21. Rosenbaum MB, Chiale PA, Halpern MS, Nau GJ, Przybylski J, Levi RJ, Lazzari JO, Elizari MV (1976) Clinical efficacy of amiodarone as an antiarrhythmic agent. Am J Cardiol 38:934
22. Seipel L, Breithardt G (1978) Electrophysiological effects of mexiletine in man: influence on stimulus-induced ventricular arrhythmias. In: Sandøe E, Julian DG, Bell JW (eds) Management of ventricular tachycardia – role of mexiletine. Excerpta Medica, Amsterdam Oxford, p 219
23. Singh BN, Vaughan Williams EM (1970) The effect of amiodarone, a new anti-anginal drug, on cardiac muscle. Br J Pharmacol 39:657
24. Steinbeck G, Manz M, Lüderitz B (1980) Möglichkeiten und Risiken der programmierten Ventrikelstimulation bei rezidivierenden Kammertachykardien (Abstr). Z Kardiol 69:211
25. Steinbeck G, Manz M, Lüderitz B (1981) Elektrostimulation bei tachykarden Herzrhythmusstörungen – Pathophysiologie und klinische Anwendung. Dieses Buch S. 344
26. Talbot RG, Nimmo J, Julian DG, Clark RA, Neilson JMM, Prescott LF (1973) Treatment of ventricular arrhythmias with mexiletine (Kö 1173). Lancet 2:399
27. Talbot RG, Julian JG, Prescott LF (1976) Long-term treatment of ventricular arrhythmias with oral mexiletine. Am Heart J 91:58
28. Vastesaeger M, Gillot P, Rasson G (1967) Etude clinique d'une nouvelle médication antiangoreuse. Acta Cardiol (Brux) 22:483
29. Vismara LA, Vera Z, Miller RR, Mason DT (1977) Efficacy of disopyramide phosphate in the treatment of refractory ventricular tachycardia. Am J Cardiol 39:1027
30. Wellens HJJ, Schuilenburg RM, Durrer D (1972) Electrical stimulation of the heart in patients with ventricular tachycardia. Circulation 46:216
31. Wellens HJJ, Düren DR, Liem KL, Lie KI (1975) Effect of digitalis in patients with paroxysmal atrioventricular nodal tachycardia. Circulation 52:779
32. Wellens HJJ, Düren DR, Lie KI (1976) Observations on mechanisms of ventricular tachycardia in man. Circulation 54:237
33. Wellens HJJ, Lie KI, Bär FW, Wesdorp JC, Dohmen HJ, Düren DR, Durrer D (1976) Effect of amiodarone in the Wolff-Parkinson-White-Syndrome. Am J Cardiol 38:189
34. Wellens HJJ, Bär FW, Lie KI, Düren DR, Dohmen HJ (1977) Effect of procainamide, propranolol and verapamil on mechanism of tachycardia in patients with chronic recurrent ventricular tachycardia. Am J Cardiol 40:579
35. Winkle RA, Alderman EL, Fitzgerald JW, Harrison DC (1976) Treatment of recurrent symptomatic ventricular tachycardia. Ann Intern Med 85:1

Orale Mexiletintherapie

K. Steinbach, W. Ebm, D. Glogar, M. Klicpera, G. Joskowicz,
W. Scheibelhofer, H. Weber und F. Kaindl

Derzeit existieren keine etablierten Methoden, um den Langzeiteffekt von
Antiarrhythmika zu beurteilen. In der vorliegenden Untersuchung sollen
am Beispiel eines Patientenkollektivs unter oraler Mexiletintherapie Möglichkeiten und methodische Probleme der Evaluation der Wirksamkeit einer oralen antiarrhythmischen Dauerbehandlung dargestellt werden.

1 Patientengut

31 Patienten im Alter von 24 bis 69 Jahren mit einer ventrikulären Extrasystoliehäufigkeit von mehr als 1% über 24 h wurde täglich 3×200 mg Mexiletin (Gruppe A 19 Patienten), bei einem Teil der Patienten am 1. Tag zusätzlich eine „Loadingdosis" von 400 mg (Gruppe B 12 Patienten) verabreicht. Außer bei Patienten mit Angina-pectoris-Symptomatik, die weiterhin Nitrate erhielten, wurden alle anderen Medikamente abgesetzt.

2 Methodik

Die Arrhythmiehäufigkeit wurde durch die Bandaufzeichnung des EKGs
während 24 h vor Therapiebeginn und nach mindestens 7tägiger Mexiletintherapie beurteilt. Die Analyse der Bänder wurde mit dem sog. Multi-
pass-Scanning-System einem an der Kardiologischen Universitätsklinik
Wien entwickelten Auswertungssystem durchgeführt. Die Analyse erfolgt
dabei in mehreren Analyseschritten, wobei nach Beurteilung des Einzel-
schlages, Bildung der Schlagfamilien und zweimaliger Artefaktdetektion
die Ergebnisse sowohl numerisch als auch in Trendhistogrammen ausgegeben werden [3]. Alle Patienten wurden ambulant behandelt und hielten ihren normalen Tagesablauf ein (Tabelle 1).

3 Ergebnisse

Bei 22 Patienten konnten die Studien abgeschlossen werden. Bei vier Patienten mußte die Behandlung wegen gastrointestinaler Nebenwirkungen

Prof. Dr. K. Steinbach, Wilhelminenspital der Stadt Wien, III. Interne Abteilung, Montlearstr.
37, A-1171 Wien, Dr. W. Ebm, Dr. D. Glogar, Dr. M. Klicpera, Doz. Dr. G. Joskowicz, Dr. W.
Scheibelhofer, Dr. H. Weber, Prof. Dr. F. Kaindl, Kardiologische Universitätsklinik, Garnisongasse 13, A-1097 Wien

Tabelle 1. Übersicht über das Patientenkollektiv: Änderungen der
Extrasystoliehäufigkeit und Anteil an Nebenwirkungen

Beginn der Studie	31 Patienten
Ausgeschieden wegen Nebenwirkungen	4 + 2?
Ausgeschieden wegen technischer Probleme	3
Ausgewertet	22 Patienten
Reduktion der ES-Häufigkeit < 1%	4
Reduktion um 18 – 73 Rel.%	10
Keine Änderung	3
Zunahme um 18 – 154 Rel.%	5

abgebrochen werden, zwei Patienten brachen die Studie selbständig aus
nicht eindeutig zu klärender Ursache ab. Soweit erhebbar war, traten auch
bei ihnen Nebenwirkungen von seiten des Magen-Darm-Traktes auf. Bei
drei Patienten konnte wegen technischer Probleme der Therapieerfolg nicht
beurteilt werden.

4 Gruppe A

Die durchschnittliche Extrasystoliehäufigkeit vor Therapiebeginn betrug
10,2% (1,4 bis 41%). Bei neun Patienten nahm die Extrasystoliehäufigkeit
um 18–87 Relativprozent ab, zwei Patienten wiesen keine Änderung auf,
bei einem Patienten fand sich eine geringgradige Zunahme.

5 Gruppe B

Die durchschnittliche Extrasystoliehäufigkeit vor Therapiebeginn betrug
9,7% (1,1–44%). Bei fünf Patienten nahm die Extrasystoliehäufigkeit um
45–100 Relativprozent ab, bei einem Patienten blieb der Anteil der ventrikulären Extrasystolen konstant und bei vier Patienten fand sich eine Zunahme von 18–154 Relativprozent. Die bei den Patienten dieser Gruppe
durchgeführte Bestimmung der Mexiletinkonzentration im Serum ergab bei
acht Patienten im therapeutischen Bereich liegende Konzentrationen, wobei bei vier Patienten mit einer Serumkonzentration zwischen 962 und
1746 ng/ml eine Reduktion, bei vier Patienten mit einer Serumkonzentration zwischen 850 und 1091 ng/ml eine Zunahme der Extrasystoliehäufigkeit gefunden wurde. Bei zwei Patienten war im Serum Mexiletin nicht
nachweisbar. Bei dem einen dieser Patienten blieb die Extrasystoliehäufig-

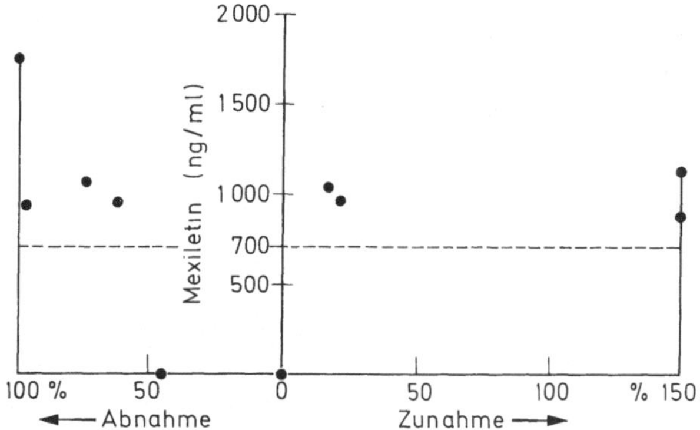

Abb. 1. Beziehung zwischen Änderung der Extrasystoliehäufigkeit und Plasmakonzentration

keit unverändert, bei dem zweiten Patienten nahm sie von 5,4 auf 3,1% (45 Relativprozent) geringfügig ab (Abb. 1).

Als häufigste Nebenwirkung waren bei der Hälfte der Patienten gastrointestinale Symptome, wie Schmerzen in der Oberbauchgegend, Übelkeit, Sodbrennen und Mundtrockenheit zu beobachten; drei Patienten klagten über Schwindelgefühl, Ohrensausen und nicht näher zu definierendes Unwohlsein.

6 Diskussion

Die Wirksamkeit einer antiarrhythmischen Therapie kann durch klinische Beobachtung, EKG-Überwachung des Patienten und Bestimmung der Plasmakonzentration des oral verabreichten Präparates beurteilt werden.

6.1 Klinische Beobachtung

Diese beschränkt sich v. a. auf die Feststellung von Nebenwirkungen, kann aber bei Fällen, in denen die Arrhythmie vom Patienten selbst wahrgenommen wird, zur wenn auch groben Beurteilung eines Therapieerfolges verwendet werden.

Eine orale antiarrhythmische Dauertherapie ist in einem hohen Prozentsatz durch Nebenwirkungen belastet. In der vorliegenden Untersuchung konnte von 20% der Patienten die Medikation nicht bis zur Anlage des Kontrollbandes eingehalten werden. Bei der Hälfte der Patienten, bei denen die Therapiekontrolle eine Reduktion der Extrasystolie ergab, mußte in weiterer Folge ebenfalls die Behandlung wegen Nebenwirkungen abgebrochen werden.

Einen wichtigen Beitrag könnte die klinische Beobachtung in Kombination mit regelmäßigen Langzeit-EKG-Aufzeichnungen durch Beurteilung der Überlebenszeit bei Patienten mit Rhythmusstörungen liefern. Die derzeit vorliegenden Erfahrungen erlauben noch keine prognostische Beurteilung, abhängig von Häufigkeit und Art der Rhythmusstörungen.

6.2 EKG-Langzeitüberwachung

Die Registrierung des Elektrokardiogramms über 24 h und länger mit computerunterstützter Auswertung hat zweifellos die qualitative und quantitative Erfassung von Rhythmusstörungen und die Beurteilung eines Therapieeffektes durch Antiarrhythmika verbessert. Dieser methodische Fortschritt hat aber gleichzeitig neue Perspektiven zur Beurteilung der Arrhythmieverteilung, z. B. abhängig von der Grundfrequenz, Tag- und Nachtschwankungen und der Spontanvariabilität eröffnet. Diese Faktoren sind insbesondere bei Patienten mit geringer Arrhythmiehäufigkeit zu berücksichtigen [2, 7]. Bei zehn Patienten, bei denen die EKG-Aufzeichnung durchschnittlich 45 h pro Patient, maximal bis zu 93 h erfolgte, findet sich bei Patienten mit monomorpher ventrikulärer Extrasystolie, während 30% der Aufnahmezeit eine Arrhythmiehäufigkeit unter 1%. Dementsprechend findet sich auch eine hohe Variabilität der nach Stunden aufgeschlüsselten Extrasystoliefrequenz. Bei Patienten mit einer mittleren Extrasystoliehäufigkeit von 6% beträgt die mittlere Variabilität 93% und die Standardabweichung 67%. Die mittlere Variabilität und Standardabweichung liegt bei einer Extrasystoliehäufigkeit von 14% noch immer bei 67 bzw. 37% [7]. Zwischen den einzelnen Bändern konnte eine Variabilität von 66% gefunden werden. Diese Unterschiede könnten z. B. durch eine Korrelation zwischen Extrasystoliehäufigkeit und Änderung der Herzfrequenz erklärt werden.

Die Patienten, bei denen vor Einleitung der Therapie und unter Therapie jeweils während 2×24 h die Extrasystolievariabilität untersucht wurde, zeigten während der Nachtstunden eine wesentlich höhere Variabilität (Gesamt 0,66±0,38%; Tag 0,42±0,33%; Nacht 0,74±0,44%). Bei Vergleich identischer Tag- oder Nachtphasen (8 h) lag die Variabilität in der gleichen Größenordnung wie für die gesamte Beobachtungszeit. Dies weist darauf hin, daß der Vergleich identischer Zeitsegmente an verschiedenen Tagen insbesondere dann von Bedeutung ist, wenn eine Verkürzung der Aufnahmedauer angestrebt wird.

Der Einfluß von Schwankungen der Extrasystoliehäufigkeit läßt sich auch bei Patienten mit der gleichen mittleren Extrasystoliehäufigkeit mit und ohne Zirkadianverhalten zeigen. Bei Berücksichtigung identischer Zeitsegmente während der Tag- oder Nachtstunden liegt die geforderte Abnahme für einen statistisch zu sichernden Therapieerfolg bei 55%; im Gegensatz dazu bei ungezielter Aufnahme, bei 78%. Bei Patienten ohne Zirkadianrhythmus der Extrasystolie spielt dagegen die Wahl des Aufnahmezeitpunktes keine Rolle. Der Zusammenhang der Extrasystoliehäufigkeit mit der Grundfrequenz kann anhand der Ergebnisse bei 55 Patienten demonstriert werden, bei denen jeweils für ein Stundensegment die Extrasystoliefrequenz abhängig von der Grundfrequenz beurteilt wurde. Dabei fand sich bei 16 Patienten eine positive, bei 11 Patienten eine negative und bei 28 Patienten kein Zusammenhang zwischen Häufigkeit der Extrasystolie und Änderung der Herzfrequenz. Diese Befunde haben für die medikamentöse Therapie möglicherweise praktische Bedeutung [1]. Dies kann durch den Vergleich von Antiarrhythmika (Acebutolol, Disopyramid, Mexiletin und Propafenon) gezeigt werden, deren Wirksamkeit statistisch signifikant unterschiedlich von der Grundfrequenz abhängt [2, 6].

Ungeklärt ist derzeit, inwieweit das Kupplungsintervall bei ventrikulären Extrasystolen für die Arrhythmiehäufigkeit und einen eventuellen Therapieerfolg eine Rolle spielt. In eigenen Untersuchungen konnte gezeigt werden, daß bei 13 von 18 Patienten eine statistisch gesicherte Korrelation zwischen Herzfrequenz und Kupplungsintervall besteht; weiterhin, daß bei diesem Patientenkollektiv monomorphe ventrikuläre Extrasystolenschwankungen des Kupplungsintervalls bis zu 30% aufweisen. Diese Beobachtung widerspricht den von anderen Autoren mitgeteilten Befunden, die, allerdings bei wesentlich kürzerer Aufnahmezeit, ein fixes Kupplungsintervall bei den einzelnen Patienten gefunden haben [4].

Schließlich ist die Klassifizierung von Arrhythmien derzeit noch immer unzureichend. Die von Lown angegebene Einteilung, die überwiegend verwendet wird, stellt eine Kombination aus quantitativer und qualitativer Beurteilung dar (vgl. S. 178). Die Problematik dieser Arrhythmieklassifizierung geht daraus hervor, daß eine quantitative Abnahme der Arrhythmiehäufigkeit mit dem Auftreten von zunächst nicht nachweisbaren potentiell gefährlichen Arrhythmien einhergehen kann. In solchen Fällen steht ein die quantitative Häufigkeit betreffender positiver Therapieerfolg einem qualitativ negativen gegenüber [6].

6.3 Plasmakonzentration

Die Bestimmung der Plasmakonzentration eines oral verabreichten Medikaments gibt eine Information darüber, ob der Patient das vorgeschriebene Medikament eingenommen hat und dieses Präparat im Magen-Darm-Trakt resorbiert wurde. Die Untersuchung der Wirksamkeit einer oralen Dauertherapie sollte jedenfalls obligat die Bestimmung dieses Parameters einschließen. Ebenso wäre diese Bestimmung bei Patienten mit malignen Rhythmusstörungen, insbesondere wenn sie unter einer Kombinationsbehandlung stehen, zu fordern. Dies scheitert derzeit daran, daß diese methodisch aufwendigen Untersuchungen nur von wenigen Speziallaboratorien durchgeführt werden können.

In der vorliegenden Studie konnte durch Bestimmung der Plasmakonzentration bei 20% als Ursache des Therapieversagens die mangelnde Kooperation oder eine nicht entsprechende Resorption nachgewiesen werden. Die durchschnittliche Plasmakonzentration von 1137 ng/ml (850–1798 ng/ml) lag im therapeutischen Bereich und unterhalb der toxischen Konzentration. Die zu kleine Fallzahl läßt keine Schlüsse zu, ob bei Patienten, bei denen ein Therapieerfolg vorlag, eine Korrelation zwischen Plasmakonzentration und Ausmaß der Abnahme der Extrasystoliehäufigkeit besteht.

Die Probleme der Beurteilung einer oralen Langzeittherapie von Rhythmusstörungen lassen sich wie folgt zusammenfassen:

a) Eine globale Beurteilung der Effektivität eines Antiarrhythmikums ist deshalb problematisch, weil Auswahlkriterien für Patienten zur Aufnahme in eine derartige Studie, wie z. B. Grundkrankheit, Ventrikelfunktion, Art der Rhythmusstörung, Charakteristika der Rhythmusstörung und Relation zum Grundrhythmus, Kupplungsintervall sowie Spontanvariabilität, nicht existieren.

b) Ein individueller Therapieerfolg kann jedenfalls angenommen werden, wenn die Arrhythmiehäufigkeit unter 1% absinkt. Dies war in der vorliegenden Studie bei 4 Patienten der Fall.

c) Bei Therapieversagen liefert die Bestimmung der Plasmakonzentration eine Information über die Einnahme des Präparates und eine ausreichende enterale Resorption. Über die Konzentration an der Herzmuskelzelle als Erfolgsorgan ist aber eine Aussage nicht möglich.

d) Eine quantitative Beurteilung der Arrhythmiehäufigkeit erfordert eine rechnerunterstützte Auswertung des Langzeit-EKGs mit entsprechend hoher Spezifität und Sensitivität.

Literatur

1. Ebm W, Glogar D, Joskowicz G, Steinbach K, Weber H (1979) Abhängigkeit monotoper ventrikulärer Extrasystolen von der Herzfrequenz. Z Kardiol 63:214
2. Glogar D, Joskowicz G, Weber H, Steinbach K (1979) New criteria in the evaluation of antiarrhythmic therapy by long term ECG analysis. ISAM 51
3. Joskowicz G, Weber H, Glogar D, Steinbach K (1978) A method for flexible data presentation in ECG processing. Comp Cardiol 401
4. Lepeschkin E, Rosenbaum MB (1957) XI. Coupling intervals of ventricular extrasystoles in relation to the heart rate, the U wave, and the supernormal phase of excitability. Circulation 15:82
5. Scheibelhofer W, Ebm W, Glogar D, Joskowicz G, Weber H, Steinbach K (1979) Frequenzabhängigkeit des Kupplungsintervalls ventrikulärer Extrasystolen. Z Kardiol 69:226
6. Steinbach K, Glogar D, Weber H, Kinast H, Joskowicz G, Kaindl F (1978) Klinische Wertigkeit der rechnerunterstützten Arrhythmieanalyse. Fortschr Klin Pharmakol 16:153
7. Weber H, Steinbach K, Glogar D, Joskowicz G (1979) Pitfalls in longterm ECG in evaluation of PVC treatment. ISAM 9

Mexiletin bei ventrikulären Arrhythmien

H. ESSER und D. KIKIS

Die ersten umfangreichen klinischen Studien mit Mexiletin wurden in England durchgeführt. Die dabei gewonnenen Behandlungsergebnisse bei Patienten mit ventrikulären Rhythmusstörungen wurden erstmals 1973 veröffentlicht [1, 8]. Unsere ersten klinischen Erfahrungen mit Mexiletin stammen aus dem Jahre 1975 [2], und seitdem fand die Substanz zur Akut- und Langzeitbehandlung bei einer größeren Patientenzahl Anwendung.

1 Patienten und Methode

Von den bisher mit Mexiletin behandelten Patienten war die Auswertung der Daten bei 145 Patienten möglich. Es handelte sich um 98 Männer und 47 Frauen im Alter zwischen 23 und 87 Jahren. Wegen Herz- oder Lungenerkrankungen waren die Patienten auf die Intensivstation der Medizinischen Universitätspoliklinik Bonn eingewiesen worden. Für die Behandlung mit Mexiletin fanden nur Patienten mit ventrikulären Rhythmusstörungen Berücksichtigung. Bei den zugrundeliegenden Rhythmusstörungen handelte es sich um a) ventrikuläre Extrasystolen, die polytop, salvenförmig, mit einer Häufigkeit von > 5/min oder mit einem R auf T-Phänomen in Erscheinung traten (n = 107); b) Kammertachykardie (n = 12); c) durch Defibrillation beseitigtes Kammerflimmern (n = 26). Den Rhythmusstörungen lagen folgende Erkrankungen zugrunde: frischer transmuraler Myokardinfarkt, Koronarsklerose, korrigierte und nicht korrigierte Doppelklappenvitien, chronisch obstruktive Ventilationsstörung mit Ausbildung eines Cor pulmonale und eine Digitalisüberempfindlichkeit. Bei 3 Patienten ließ sich eine für die Rhythmusstörung verantwortliche Ursache nicht nachweisen. Um eine spontane Rückbildung von ventrikulären Extrasystolen auszuschließen, wurde zunächst bei der überwiegenden Zahl der Patienten eine EKG-Aufzeichnung über einen Zeitraum von etwa 10 min vorgenommen. Bei Persistieren der Extrasystolie wurden dann 50–250 mg Mexiletin innerhalb von 3–10 min intravenös appliziert. Die anschließende Dauerinfusion erfolgte nach einem festgelegten Schema (zu Beginn der Infusion 250 mg in 1 h, dann 250 mg in 2,5 h und anschließend 1 mg/min als Dauerdosis).

Prof. Dr. H. Esser, Dr. D. Kikis, Medizinische Poliklinik der Universität, Wilhelmstr. 35/37, D-5300 Bonn

Die Behandlung bei Kammertachykardie erfolgte unmittelbar nach Diagnosestellung mit einem initialen Bolus von 125–250 mg Mexiletin; zur Verhinderung eines Rezidivs wurde eine Dauerinfusion über mindestens 24 h angeschlossen. Die bisher von uns durchgeführte längste Dauerinfusion erstreckte sich über 25 Tage. Wie bei Patienten mit Kammertachykardie, wurde Mexiletin nach erfolgreicher Defibrillation von Kammerflimmern nach dem bereits erwähnten Infusionsschema verabreicht.

Zur Dokumentation eines initialen Therapieerfolges wurde während der Bolusinjektion von Mexiletin und zu Beginn der anschließenden Dauerinfusion eine kontinuierliche EKG-Aufzeichnung vorgenommen. Zur Dauerüberwachung wurden die Patienten an die Überwachungseinheit der Intensivstation angeschlossen. Bei der Umstellung auf eine orale Weiterbehandlung mit Mexiletin wurde neben der kardialen Situation auch der Gesamtzustand der Patienten berücksichtigt.

Die orale Therapie wurde von sieben Ausnahmen abgesehen mit 3mal 200 mg Mexiletin in etwa 8stündigem Intervall durchgeführt; bei 3 Patienten reichten 3mal 100 mg zur Rhythmusstabilisierung und bei einem Patienten war eine Dosissteigerung auf 3mal 300 mg erforderlich. Bei 3 weiteren Patienten mußte die abendliche Dosis auf 300 mg erhöht werden. Während der Langzeittherapie mit Mexiletin, die 8 Tage bis 60 Monate betrug (im Durchschnitt 8,9 Monate), wurden bei 17 Patienten folgende Laborparameter bestimmt: rotes und weißes Blutbild mit Differentialblutbild, Thrombozyten, SGOT, SGPT, alkalische Phosphatase, Bilirubin, Elektrophorese, Cholesterin, Serumnatrium und -kalium, Kreatinin und Urinstatus. Außerdem wurde ein Gerinnungsstatus angefertigt; bestimmt wurden die Gerinnungsfaktoren II, V und X und die Thrombinzeit sowie die zu einem Thrombelastogramm gehörende Reaktionszeit, Gerinnselbildungszeit und die maximale Thrombuselastizität. Bei 5 dieser 17 Patienten wurden zusätzlich die Thrombozytenretention und die Thrombozytenaggregation untersucht. Während der oralen Langzeittherapie wurden bei 10 Patienten nach einer durchschnittlichen Behandlungsdauer von 29,3 Monaten Mexiletinserumspiegelbestimmungen durchgeführt. Die Blutentnahme erfolgte 2 h nach Einnahme der morgendlichen Dosis; die Patienten wurden erst unmittelbar vor der Blutentnahme über den Zweck der Untersuchung informiert. Neun Patienten standen unter einer Dauermedikation von 3mal 200 mg und ein Patient erhielt tgl. 3mal 100 mg Mexiletin.

2 Ergebnisse

2.1 Intravenöse Therapie

Bei 131 Patienten wurde Mexiletin intravenös verabreicht. Die für einen initialen Therapieerfolg erforderliche Dosis betrug 50–250 mg bei Patienten mit ventrikulären Extrasystolen oder Kammertachykardie. Eine vollständi-

Tabelle 1. Art der behandelten ventrikulären Rhythmusstörungen und Behandlungsergebnisse bei intravenöser Mexiletintherapie. (Gesamtzahl der Patienten 131; n = Patientenzahl, + = volle Wirksamkeit von Mexiletin, (+) = partielle Beseitigung der Rhythmusstörung, – = keine Wirkung von Mexiletin)

Rhythmusstörung	Grunderkrankung		Wirkung
Ventrikuläre Extrasystolie	Myokardinfarkt	n = 47	+ n = 45
			(+) n = 2
	Koronarsklerose	n = 27	+ n = 19
			(+) n = 5
			– n = 3
	Korrigierte Doppelklappenvitien	n = 11	+ n = 11
	Chron. obstruktive Ventilationsstörung	n = 4	+ n = 4
	Verschiedenes	n = 4	+ n = 2
			(+) n = 1
			– n = 1
Kammertachykardie	Myokardinfarkt	n = 9	+ n = 8
			– n = 1
	Koronarsklerose	n = 3	+ n = 2
			– n = 1
Durch Defibrillation beseitigtes Kammerflimmern	Myokardinfarkt	n = 21	+ n = 21
	Koronarsklerose	n = 3	+ n = 3
	nicht korrigierte Vitien	n = 2	+ n = 1
			– n = 1

ge Beseitigung der ventrikulären Rhythmusstörungen bzw. die Verhinderung eines Flimmerrezidivs konnte bei 116 von 131 Patienten erzielt werden. Daraus ergibt sich ein Therapieerfolg von 89%. Ein Therapieversagen mußte bei insgesamt 7 Patienten festgestellt werden; im einzelnen handelte es sich um 4 Patienten mit ventrikulären Extrasystolen, um 2 Patienten mit Kammertachykardie und um einen Patienten mit durch Defibrillation beseitigtes Kammerflimmern, das unter der Mexiletindauerinfusion erneut auftrat. Ein partieller Therapieerfolg ließ sich bei 8 Patienten mit ventrikulärer Extrasystolie erzielen. Die zur Terminierung von Kammertachykardien erforderliche Dosis betrug 125–250 mg. Die behandelten Rhythmusstörungen, die Grunderkrankungen und die Behandlungsergebnisse bei intravenöser Mexiletintherapie sind in Tabelle 1 zusammengestellt.

2.2 Orale Therapie

Im Anschluß an die Infusionsbehandlung wurde Mexiletin bei 48 Patienten in oraler Form verabreicht. Außerdem wurde bei 14 Patienten ohne vorherige intravenöse Gabe von Mexiletin eine orale Therapie wegen ventrikulärer Extrasystole durchgeführt. Daraus ergibt sich eine Gesamtzahl von

62 Patienten, die mit Mexiletin in oraler Form über einen Zeitraum von 8 Tagen bis zu 60 Monaten behandelt wurden. Eine volle Wirksamkeit konnte bei 53 von 62 Patienten (84%) nachgewiesen werden. Bei 2 Patienten mit ventrikulären Extrasystolen konnte nur ein Teilerfolg erzielt werden, da unter der oralen Therapie ein erneutes Auftreten der Extrasystolen in reduzierter Häufigkeit festzustellen war. Unwirksam war die orale Behandlung bei 6 Patienten mit ventrikulären Extrasystolen, die vorher durch intravenöse Mexiletingabe beseitigt worden waren. Außerdem trat bei einem Patienten unter oraler Therapie ein Rezidiv von Kammerflimmern auf. Bisher kam es bei 10 Patienten, die eigenmächtig eine Behandlungsunterbrechung vorgenommen hatten, erneut zum Auftreten von ventrikulären Extrasystolen, die nach Wiederbeginn der oralen Therapie rasch beseitigt waren. Mit der bisher längsten Behandlung über 60 Monate bei einem Patienten mit Ebstein-Syndrom und rezidivierender Kammertachykardie und Kammerflimmern vor der Verabreichung von Mexiletin konnte ein Rezidiv dieser bedrohlichen Rhythmusstörungen verhindert werden. Die Behandlungsergebnisse unter oraler Langzeittherapie sind in Tabelle 2 wiedergegeben.

Tabelle 2. Art der behandelten ventrikulären Rhythmusstörungen und Behandlungsergebnisse bei oraler Mexiletinlangzeittherapie. (Gesamtzahl der Patienten 62; n = Patientenzahl, + = volle Wirksamkeit von Mexiletin, (+) = partielle Beseitigung der Rhythmusstörung, – = keine Wirkung von Mexiletin)

Rhythmusstörung	Grunderkrankung		Wirkung	
Ventrikuläre Extrasystolie	Myokardinfarkt	n = 13	+ n = 11 (+) n = 1 – n = 1	
	Koronarsklerose	n = 18	+ n = 15 (+) n = 1 – n = 2	
	Korrigierte Doppelklappenvitien	n = 3	+ n = 2 – n = 1	
	Chron. obstruktive Ventilationsstörung	n = 6	+ n = 5 – n = 1	
	Verschiedenes	n = 5	+ n = 4 – n = 1	
Durch Mexitil i.v. beseitigte Kammertachykardie	Myokardinfarkt	n = 1	+ n = 1	
	Koronarsklerose	n = 2	+ n = 2	
Durch Defibrillation beseitigtes Kammerflimmern	Myokardinfarkt	n = 1	+ n = 10 – n = 1	
	Koronarsklerose	n = 3	+ n = 3	

2.3 Serumspiegel

Die während der oralen Langzeitbehandlung bei 10 Patienten durchgeführten Serumspiegelbestimmungen ergaben Werte zwischen 0,57 und 2,90 µg/ml. Die Einzelwerte der 10 Patienten sind in Abb. 1 dargestellt.

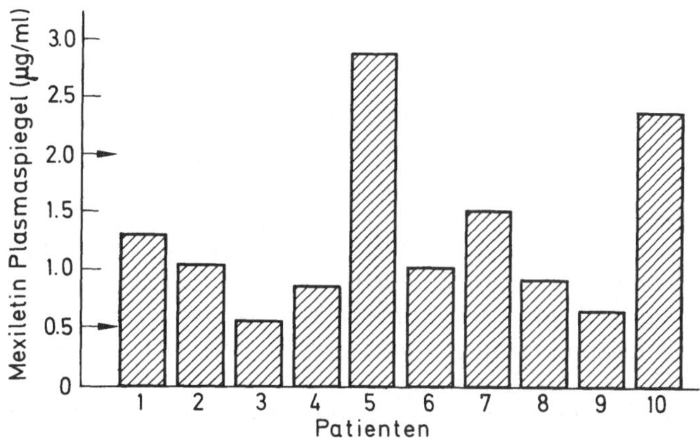

Abb. 1. Mexiletinplasmaspiegel 2 h nach oraler Gabe von Mexiletin. Patient 8 stand unter einer Dauermedikation mit 3mal 100 mg tgl. und die übrigen 9 Patienten erhielten tgl. 3mal 200 mg Mexiletin. Die *Pfeile* markieren den therapeutischen Bereich für Mexiletin

2.4 Nebenwirkungen

Bei insgesamt 15 von 131 Patienten (11,4%), die Mexiletin mittels Bolus und Infusion erhielten, wurden Nebenwirkungen beobachtet. Dabei standen zentralnervöse Nebenwirkungen wie Übelkeit, Desorientierung, Kribbelparästhesien und Erbrechen im Vordergrund. Bei 2 Patienten kam es zu einer Sinusbradykardie mit Blutdruckabfall. Bei 2 weiteren Patienten wurde unter der Dauerinfusion ein Blutdruckanstieg beobachtet, der nach Therapieunterbrechung keiner zusätzlichen Behandlung bedurfte. Ein Patient mit einem frischen Vorderwandinfarkt entwickelte nach etwa 4stündiger Dauerinfusion zunächst einen Linksschenkelblock und kurze Zeit später einen totalen AV-Block, der eine passagere Elektrostimulation erforderlich machte.

Bei der oralen Gabe von Mexiletin wurden von 3 der 62 Patienten (4,8%) nach einer Behandlungsdauer von 3 Wochen bis zu 4 Monaten gastrointestinale Nebenwirkungen geklagt, die zum Absetzen der Therapie Anlaß gaben. Weitere 12 Patienten gaben nach intensivem Befragen ebenfalls Nebenwirkungen an, die aber meist nur kurzdauernd und wenig ausgeprägt waren; ein Abbruch der Mexiletintherapie war nicht erforderlich. Die unter der Langzeittherapie bei 17 Patienten vorgenommenen umfangreichen Laboruntersuchungen ergaben bei keinem Patienten einen pathologischen Befund. Lediglich bei einem Patienten, der unter einer Dauerdosis von 3mal 100 mg Mexiletin stand, wurde bei wiederholten Kontrolluntersuchungen eine leichte Erhöhung von SGOT und SGPT festgestellt. Allerdings bestanden schon vor dem prothetischen Doppelklappenersatz deutliche Transaminasenerhöhungen.

5 Diskussion

Die sofortige und vollständige Beseitigung von ventrikulären Rhythmusstörungen bzw. die Verhinderung eines Flimmerrezidivs konnte durch die intravenöse Verabreichung von Mexiletin bei 89% der Patienten erreicht werden. Diese relativ hohe Erfolgsquote, die auch von anderen Autoren bestätigt wurde [8], spricht für die zuverlässige Wirkung dieser Substanz. Als besonders wirksam hat sich Mexiletin bei der Behandlung von ventrikulären
Extrasystolen im Rahmen des akuten Herzinfarktes erwiesen. Ein echtes
Therapieversagen konnten wir in dieser Patientengruppe nicht beobachten.
Die rasche Terminierung einer Kammertachykardie bei 10 von 12 Patienten gestattet bei der kleinen Patientenzahl nur eine vorsichtige Aussage;
dennoch meinen wir, daß Mexiletin neben Lidocain das Mittel der Wahl ist
bei der Behandlung dieser bedrohlichen Rhythmusstörung. Ob Lidocain in
den 2 Fällen mit Therapieversagen die Beseitigung der Kammertachykardie hätte bewirken können, muß offen bleiben. Die zunehmende Verschlechterung der Herz-Kreislauf-Situation gestattete keinen weiteren medikamentösen Therapieversuch, sondern zwang zur unverzüglichen Durchführung einer Elektrokardioversion. Der Beweis für die Wirksamkeit eines
Antiarrhythmikums zur Verhinderung eines Rezidivs von Kammerflimmern ist kaum zu führen. Diese Tatsache wirft daher auch immer wieder
die Frage nach der Notwendigkeit einer antiarrhythmischen Therapie nach
beseitigtem Kammerflimmern auf. Und diese Frage wird nicht einheitlich
beantwortet. Einer generellen Ablehnung einer Flimmerprophylaxe nach
erfolgreicher Beseitigung von Kammerflimmern können wir uns jedoch
nicht anschließen.
   Die Umstellung von der intravenösen auf die orale Therapie mit Mexiletin erschien uns bei 48 von 131 Patienten indiziert. Die Indikationsstellung
für eine orale Dauertherapie wurde bei der überwiegenden Zahl der Patienten dadurch erleichtert, daß im Anschluß an die Akutphase eine kurzdauernde Therapieunterbrechung vorgenommen wurde und ein erneutes Auftreten von ventrikulären Extrasystolen zu beobachten war. Die Aufrechterhaltung eines stabilen Sinusrhythmus und die Beseitigung von ventrikulären Extrasystolen mit oraler Medikation gelang bei 53 von 62 Patienten. Zu
diesem Behandlungserfolg ist jedoch eine kritische Anmerkung erforderlich: Nach Verlegung der Patienten von der Intensivstation auf die Allgemeinstationen war eine kontinuierliche Überwachung nicht mehr möglich;
die Effektivität von Mexiletin ließ sich lediglich mit Hilfe einer täglich vorgenommenen und 10–15 min dauernden EKG-Registrierung belegen. Die
späteren ambulanten Kontrollen erfolgten zunächst wöchentlich und dann

in größeren Abständen. Dadurch wird natürlich die Aussage bezüglich des Therapieerfolgs bei der oralen Langzeitmedikation eingeschränkt. Bekanntlich stellen chronische ventrikuläre Extrasystolen einen Risikofaktor für das Auftreten des Herztodes und insbesondere des plötzlichen Herztodes dar [3, 6, 7, 9]. Dies trifft v. a. bei Patienten mit koronarer Herzerkrankung zu [4]. Das Ziel einer antiarrhythmischen Dauertherapie wäre im Idealfall die vollständige und dauernde Unterdrückung von Ektopien, was sich allerdings wohl kaum erreichen läßt. Das Hauptanliegen einer Langzeitbehandlung ist die Verhinderung von lebensbedrohlichen Rhythmusstörungen. Und dieses Ziel konnte bei 61 von 62 Patienten während einer Langzeitbehandlung von durchschnittlich 8,9 Monaten erreicht werden. Ein Patient verstarb noch während der stationären Behandlung infolge eines Rezidivs von Kammerflimmern. In diesem Zusammenhang soll auf die immer noch offene Frage hingewiesen werden, ob und in welchem Grad eine medikamentöse Unterdrückung von ventrikulären Extrasystolen das Auftreten von letalen Rhythmusstörungen verhindern kann. Myerburg et al. haben sich mit diesem Problem besonders intensiv auseinandergesetzt [5]. Bei Patienten mit chronischen ventrikulären Extrasystolen wurde eine antiarrhythmische Langzeitbehandlung durchgeführt. Neben Serumspiegelbestimmungen der Antiarrhythmika wurde mehrfach ein 24-h-Holter-Monitoring vorgenommen; 8 Patienten überlebten länger als 12 Monate und 6 Patienten erlagen einem plötzlichen Herztod; 2 Patienten mit Kammerflimmern konnten erfolgreich reanimiert werden. Bei der Analyse der gespeicherten Extrasystolen stellte sich heraus, daß der Unterschied der Extrasystolenhäufigkeit/h zwischen der Gruppe der Überlebenden und der Verstorbenen nicht signifikant war. Beim Vergleich der Serumspiegel der Antiarrhythmika fiel jedoch auf, daß alle 8 Patienten mit Kammerflimmern subtherapeutische Spiegel aufwiesen, während die 8 Patienten ohne Kammerflimmern von 2 Ausnahmen abgesehen einen Serumspiegel hatten, der im therapeutischen Bereich lag. Aus diesen Beobachtungen zogen die Autoren die vorsichtige Schlußfolgerung, daß ein therapeutischer Wirkspiegel eines Antiarrhythmikums zur Verhinderung von letalen Rhythmusstörungen ausschlaggebend ist, und zwar unabhängig von der Wirkung auf chronische ventrikuläre Extrasystolen. Die von uns an einer kleinen Patientenzahl vorgenommenen Mexiletinspiegelbestimmungen lassen erkennen, daß sich zum Zeitpunkt der Untersuchung kein Patient unterhalb des therapeutischen Bereichs befand. Für die Serumspiegel oberhalb 2,0 µg/ml bei 2 Patienten kann augenblicklich keine ausreichende Erklärung gegeben werden. Möglicherweise ist bei Patient 10 eine leichte Niereninsuffizienz dafür verantwortlich. Wichtig ist jedoch der Hinweis, daß trotz überhöhter Serumspiegel von keinem der beiden Patienten über Nebenwirkungen geklagt wurde.

Die bei dieser einmaligen Bestimmung nachgewiesenen therapeutischen Wirkspiegel gestatten wohl kaum einen Vergleich mit den Untersuchungsergebnissen von Myerburg, sie machen aber zumindest deutlich, daß nach einer durchschnittlichen Behandlungsdauer von 29,3 Monaten die Bereitschaft zur Medikamenteneinnahme nicht nachgelassen hat.

Die durch Mexiletin sowohl bei der intravenösen als auch bei der oralen Therapie verursachten Nebenwirkungen halten sich in vertretbaren Grenzen. Die zentralnervösen Nebenerscheinungen bei der intravenösen Therapie sind sicherlich bei einigen Patienten durch eine zu rasche Injektion und möglicherweise durch eine zu hohe Initialdosis zu erklären.

Die bei der oralen Langzeittherapie beobachteten gastrointestinalen Beschwerden können im Einzelfall zum Abbruch der Therapie zwingen. Was aber bei einer Langzeitbehandlung besonders berücksichtigt werden muß, ist das Auftreten irreversibler Schädigungen. Die von uns vorgenommenen Laboruntesuchungen gestatten die vorläufige Feststellung, daß Mexiletin derartige Organschäden nicht verursacht.

Literatur

1. Campbell NPS, Kelly JG, Shanks RG, Chatuverdi NC, Strong JE, Pantridge JF (1973) Mexiletine (Kö 1173) in the management of ventricular dysrhythmias. Lancet 2:404
2. Esser H, Kikis D (1977) Behandlung von Rhythmusstörungen ventrikulären Ursprungs. Med Klin 72: 1386
3. Kotler MN, Tabatznik B, Mower MM, Taminaza S (1973) Prognostic significance of ventricular ectopic beats with respect to sudden death in the late postinfarction period. Circulation 47:959
4. Moss AJ, Davis HT, Camilla J de, Bayer LW (1979) Ventricular ectopic beats and their relation to sudden and nonsudden cardiac death after myocardial infarction. Circulation 60:998
5. Myerburg RJ, Conde C, Sheps D, Appel R, Kiem I, Sung RJ, Castellanos A (1979) Antiarrhythmic drug therapy in survivors of prehospital cardiac arrest: comparison of effects on chronic ventricular arrhythmias and recurrent cardiac arrest. Circulation 59:855
6. Oliver GC, Nolle FM, Tiefenbrunn AJ, Kleiger RE, Martin TF, Krome RJ, Miller JP, Cox JR (1974) Ventricular arrhythmias associated with sudden death in survivors of acute myocardial infarction. Am J Cardiol 33:160
7. Ruberman W, Weinblatt E, Goldberg JD, Frank CW, Shapiro S (1977) Ventricular premature beats and mortality after myocardial infarction. N Engl J Med 297:750
8. Talbot RG, Nimmo J, Julian DG, Clark RA, Neilson JMM, Prescott LF (1973) Treatment of ventricular arrhythmias with mexiletine (Kö 1173). Lancet 2:399
9. Vismara LA, Amsterdam EA, Mason DT (1975) Relationship of ventricular arrhythmias in the late hospital phase of acute myocardial infarction to sudden death after hospital discharge. Am J Med 59:6

Mexiletin beim akuten Myokardinfarkt

W. Merx

Mexiletin ist ein neues, membranstabilisierendes Antiarrhythmikum, welches auf der Suche nach einer dem Lidocain in der Wirksamkeit und Verträglichkeit vergleichbaren, jedoch enteral resorbierbaren Substanz eingeführt wurde. Neben der guten enteralen Resorption besitzt es im Gegensatz zu Lidocain eine lange Halbwertszeit von im Mittel 8–13 h.

In der folgenden Untersuchung soll beantwortet werden, ob Mexiletin bei Patienten mit akutem Myokardinfarkt ventrikuläre Rhythmusstörungen unterdrückt. Zusätzlich soll geprüft werden, welche Serumspiegel hierfür notwendig sind, und schließlich, welche Nebenwirkungen erwartet werden müssen.

1 Methode

Insgesamt 84 Patienten mit akutem Myokardinfarkt wurden untersucht, alle kamen innerhalb der ersten 24 h nach Beginn der akuten Symptomatik zur Aufnahme. Die elektrokardiographischen und enzymatischen Kriterien waren eindeutig. Die Randomisierung erfolgte nach dem Geburtsdatum, 40 Patienten fielen in die mit Mexiletin behandelte Gruppe, 44 Patienten in die Kontrollgruppe. Ausgeschlossen wurden Patienten, die bereits bei der Aufnahme lebensbedrohende Tachyarrhythmien zeigten, wie z. B. Kammerflimmern oder persistierende ventrikuläre Tachykardien. An bradykarden Rhythmusstörungen führten eine Sinusbradykardie unter 60/min, ein sinuaurikulärer Block oder ein höhergradiger AV-Block zum Ausschluß. Ebenso wurden Patienten mit schwerer Herzinsuffizienz nicht in die Studie aufgenommen, d. h. Patienten mit klinisch eindeutigen Zeichen der Linksherzinsuffizienz oder einer Erhöhung des enddiastolischen Pulmonalarteriendrucks über 21 mm Hg oder Erniedrigung des *Cardiac index* unter 2,2 l/min × m².

Nach einer initialen intravenösen Dosis von 2 mg/kg KG folgte 2 h später eine perorale Dosis von 200 bis 400 mg, anschließend wurde Mexiletin alle 6 h in einer Dosis von 200 mg weiter verabreicht. Zur Auswertung wurden über eine Bandspeicheranlage alle Rhythmusstörungen in den ersten 48 h ausgewertet, daneben wurde die Mexiletinserumkonzentration nach 1, 6, 14, 22, 30, 38 und 46 h gaschromatographisch bestimmt.

Prof. Dr. W. Merx, Abteilung Innere Medizin I an der Med. Fakultät der R.W.T.H., Goethestraße 27/29, D-5100 Aachen

Traten nach Beginn der Untersuchung maligne ventrikuläre Rhythmusstörungen auf, wurde sowohl in der Kontroll- wie in der Mexiletingruppe auf eine Lidocainbehandlung übergegangen. Als eine derartige maligne Rhythmusstörung wurden Kammerflimmern oder ventrikuläre Tachykardien, gehäufte ventrikuläre Salven, gehäufte polytope ventrikuläre Extrasystolen oder kurz angekoppelte Extrasystolen mit einem Vorzeitigkeitsindex unter 0,8 gewertet.

2 Ergebnisse

Bei insgesamt 15 Patienten traten Rhythmusstörungen auf, die nach den angegebenen Kriterien eine Lidocainbehandlung notwendig machten: 5 in der mit Mexiletin behandelten Gruppe, 10 in der Kontrollgruppe. Der Unterschied ist statistisch nicht signifikant, dennoch kann das Ergebnis nicht als zufällig betrachtet werden, wenn man die Mexiletinserumspiegel der Patienten, die unter Mexiletin maligne Rhythmusstörungen zeigten, betrachtet (Tabelle 1). In allen Fällen lag die Mexiletinserumkonzentration unter oder an der unteren Grenze des therapeutischen Bereiches, der bei 0,5 bis 0,7 µg/ml beginnt.

Nach Abzug der Patienten, bei denen auf eine Lidocainbehandlung übergegangen wurde, blieben 35 Patienten in der mit Mexiletin behandelten und 34 Patienten in der Kontrollgruppe, Abb. 1 zeigt bei diesen Patienten den Einfluß von Mexiletin auf die Extrasystolenzahlen. Während die Extrasystolenhäufigkeit in den ersten 18 h in beiden Gruppen praktisch gleich ist, zeichnet sich am Ende des ersten Tages ein Auseinanderscheren der Häufigkeitskurven ab. Diese Tendenz setzt sich am 2. Tage verstärkt fort. Hierzu paßt, daß die Mexiletinserumspiegel im Mittel in den ersten 18 h noch nicht im Wirkbereich liegen, am Ende des 1. Tages stärker ansteigen und während des 2. Tages mit Werten um 1 µg/ml schließlich im therapeutischen Bereich liegen. Die Unterschiede am 2. Tag, getestet mit dem 4-

Tabelle 1. Mexiletinserumkonzentrationen bei 5 Patienten mit bedrohlichen ventrikulären Tachyarrhythmien

Patient	Ventrikuläre Tachyarrhythmien	Mexiletinserumkonzentrationen
J. K.	14.00: ventrikul. Tachykardie	13.30: 0,5 µg/ml
G. B.	2.00: gehäuft ventrikul. Salven	23.30: 0,4 µg/ml 4.30: 0,2 µg/ml
St. G.	3.00: gehäuft ventrikul. Salven	2.00: 0,1 µg/ml
H. S.	2.30: ventrikul. Tachykardie	22.00: 0,3 µg/ml
J. L.	2.10: Kammerflattern	22.45: 0,2 µg/ml 3.45: 0,7 µg/ml

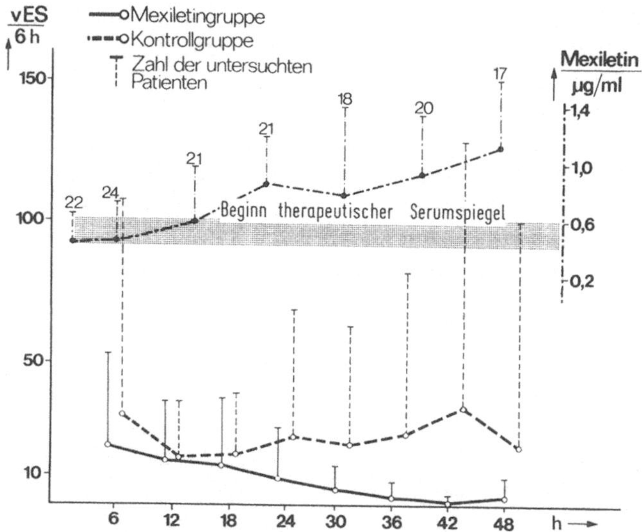

Abb. 1. Mittlere Extrasystolenzahlen mit Standardabweichungen in der mit Mexiletin behandelten sowie in der Kontrollgruppe. Zusätzliche Darstellung der mittleren Mexiletinserumspiegel. Einzelheiten s. Text

Feldertest, sind signifikant (Abb. 2). Betrachtet man das Verhältnis der Patienten mit im Mittel mehr als 2 Extrasystolen/h gegenüber denjenigen mit weniger Extrasystolen, so lag dieses Verhältnis zum Beispiel von der 24. bis zur 36. Stunde in der Mexiletingruppe bei 1:10, in der Kontrollgruppe dagegen bei 1:2.

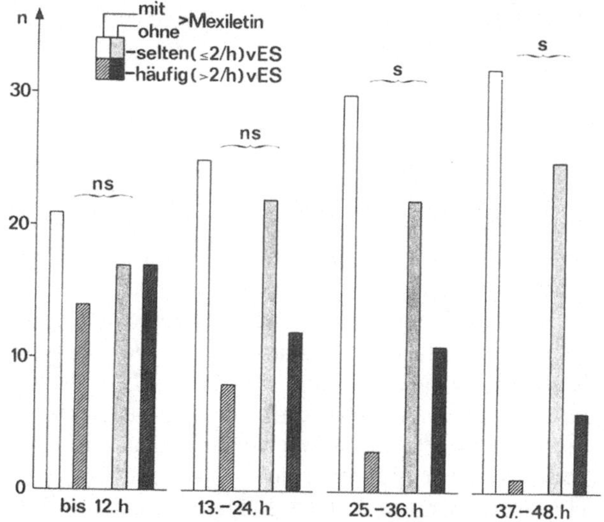

Abb. 2. Stärkerer Rückgang der Patienten mit häufigen ventrikulären Extrasystolen in der mit Mexiletin behandelten Gruppe im Vergleich zur Kontrollgruppe. Einzelheiten s. Text

An Nebenwirkungen wurden gelegentlich Übelkeit und Erbrechen registriert. In der Mexiletingruppe trat es 10mal und in der Kontrollgruppe 6mal auf, ein Unterschied, der ebenfalls nicht signifikant ist. Dennoch ist auch hier bei Berücksichtigung der klinischen Gesamtsituation der Unterschied nicht zufällig, da in der Mexiletingruppe das Erbrechen überwiegend unmittelbar nach der initialen intravenösen Applikation auftrat. Dies war besonders bei den ersten 20 Patienten der Fall, bei denen die Initialdosis innerhalb von 5 min verabreicht wurde, später bei einer Verteilung der Dosis über 15 min wurde nur noch ganz vereinzelt Erbrechen beobachtet.

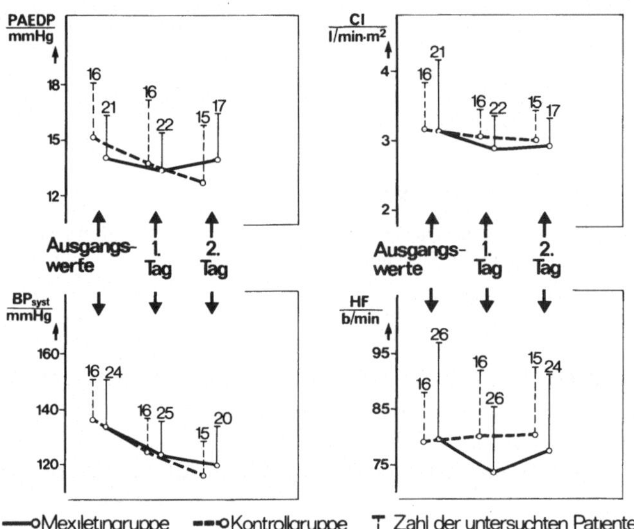

Abb. 3. Hämodynamische Veränderungen in der mit Mexiletin behandelten sowie in der Kontrollgruppe am 1. und 2. Tag im Vergleich zu den Ausgangswerten. *PAEDP* = enddiastolischer Pulmonalarteriendruck; *CI* = Cardiac index; *BP syst* = systolischer arterieller Druck; *HF* = Herzfrequenz. Einzelheiten s. Text

Bei 32 Patienten in der mit Mexiletin behandelten Gruppe und 30 Patienten der Kontrollgruppe wurde eine hämodynamische Überwachung mittels Swan-Ganz-Katheter durchgeführt, so daß ein möglicher negativinotroper Effekt an einem größeren Kollektiv untersucht werden konnte. Abbildung 3 zeigt die Ergebnisse hinsichtlich des enddiastolischen Pulmonalarteriendruckes, des *Cardiac index,* des systolischen Blutdrucks und der Herzfrequenz. Die Ausgangswerte vor Beginn der Behandlung oder der Kontrollperiode werden mit den Mittelwerten des 1. und 2. Tages verglichen. Man erkennt, daß keine großen Unterschiede auftreten. Der enddiastolische Pulmonalarteriendruck ist am 2. Tag in der mit Mexiletin behandelten Gruppe in der Tendenz etwas erhöht, auch liegt die mittlere Herzfrequenz am 1. und 2. Tag in der Mexiletingruppe etwas niedriger im Vergleich zur Kontrollgruppe, ohne daß diese Unterschiede jedoch signifikant werden (s. o.). Man kann also sagen, daß zumindest, wenn wie in der vorliegenden Untersuchung Patienten mit schwerer Herzinsuffizienz ausgeschlossen werden, kein oder nur allenfalls ein geringfügiger negativ-inotroper Effekt bei den beobachteten Mexiletinspiegeln zu erwarten ist.

Zusammenfassend kann festgestellt werden, daß ventrikuläre Extrasystolen beim akuten Myokardinfarkt durch Mexiletin wirksam unterdrückt werden und bedrohliche ventrikuläre Tachyarrhythmien unter einer effektiven Mexiletinkonzentration seltener auftreten. Wirksame Serumkonzentrationen liegen in Übereinstimmung mit den Untersuchungen anderer Autoren zwischen 0,5 und 2 µg/ml. Ernste Nebenwirkungen sind bei diesen Wirkspiegeln auch beim akuten Infarkt nicht zu erwarten. Dies gilt zumindest für Patienten, bei denen eine schwere Herzinsuffizienz ausgeschlossen werden kann. Gastrointestinale Nebenwirkungen, die bei rascher Injektion der Initialdosis über 5 min relativ häufig beobachtet werden, können durch langsamere Infusion über 15 min weitgehend vermieden werden.

Literatur

1. Harrison DC, Meffin PJ, Winkle RA (1977) Clinical pharmacokinetics of antiarrhythmic drugs. Prog Cardiovasc Dis 20:217
2. Zipes DP, Troup PJ (1978) New antiarrhythmic agents. Amiodarone, aprindine, disopyramide, ethmozin, mexiletine, tocainide, verapamil. Am J Cardiol 41:1005

Lorcainid

Lorcainid – Pharmakokinetik und Pharmakodynamik

T. Meinertz, H. Just und E. Jähnchen

1 Einleitung

Nutzen und Notwendigkeit der heute praktizierten antiarrhythmischen Therapie sind umstritten. Gerade lebensbedrohliche Arrhythmien erweisen sich einer Standardtherapie mit konventionellen Antiarrhythmika gegenüber häufig als refraktär, während eine erfolgreiche Therapie mit z. T. erheblichen Nebenwirkungen erkauft werden muß. Eine Verbesserung des Therapieerfolges erhofft man sich sowohl aus der Innovation neuer, wirksamerer und nebenwirkungsärmerer Antiarrhythmika, als auch aus der Änderung der therapeutischen Strategie (Ersatz der Standardtherapie durch eine individuell angepaßte Dosierung).

Lorcainid ist ein neues Antiarrhythmikum mit lokalanästhetischen Eigenschaften, das nach elektrophysiologischen Befunden am Menschen der Klasse IA (nach Vaughan Williams) angehört [3, 6]. In dieser Arbeit wird die Pharmakokinetik und Pharmakodynamik von Lorcainid beschrieben.

2 Ergebnisse

2.1 Pharmakokinetik

Nach i.v. Gabe von Lorcainid (2 mg/kg KG) erfolgte die Abnahme der Plasmakonzentration biexponentiell. Zwischen den Patienten bestanden ausgeprägte interindividuelle Unterschiede im Plasmakonzentrations-Zeit-Verlauf mit ebenfalls großen Unterschieden in der Halbwertszeit der Betaphase. Diese betrug im Mittel 7,7 h. Es errechnete sich ein ausgesprochen großes Verteilungsvolumen zwischen 400 und 1300 l. Ebenfalls ausgeprägte interindividuelle Unterschiede fanden sich in der totalen Clearance von Lorcainid. Diese betrug minimal 0,52 und maximal 3,7 l/min. Der berechnete Mittelwert für die Clearance aller Patienten lag bei 1,6 l/min und entspricht damit praktisch der Größe des normalen Leberblutflusses.

Prof. Dr. T. Meinertz, Prof Dr. E. Jähnchen, II. Medizinische Klinik der Universität, Langenbeckstraße 1, D-6500 Mainz
Prof. Dr. H. Just, Medizinische Universitätsklinik, Hugstetter Straße 55, D-7900 Freiburg/Br.

Nach oraler Gabe von Lorcainid (150 mg) fand sich nur eine geringe ($<$30%) systemische Verfügbarkeit. Mit Steigerung der Lorcaniddosis kam es jedoch zu einer überproportionalen Zunahme der Fläche unter der Plasmakonzentrations-Zeit-Kurve (die Größe der Fläche unter der Plasmakonzentrations-Zeit-Kurve ist ein direktes Maß für die systemische oder Bioverfügbarkeit).

Bei den einzelnen Patienten war diese Zunahme der systemischen Verfügbarkeit mit steigender Lorcaniddosis interindividuell sehr unterschiedlich.

Die systemische Verfügbarkeit von Lorcainid wurde bei vier Patienten während chronischer intravenöser und oraler Behandlung mit Lorcainid bestimmt. Diese Patienten erhielten im Cross-over-Versuch sowohl intravenös als auch oral täglich jeweils 3×100 mg Lorcainid. Wenn die bei diesen Patienten durchgeführte chronische intravenöse Therapie durch eine orale Behandlung mit gleichem Dosierungsschema ersetzt wurde, nahm die minimale Steady-state-Plasmakonzentration (C_{min}) nur um ungefähr 25% ab. Die Bioverfügbarkeit von Lorcainid war unter diesen Bedingungen also fast vollständig. Während der intravenösen Behandlungsperiode wurden nur Spuren des N-desalkylierten Metaboliten von Lorcainid (Norlorcainid) im Plasma der Patienten gefunden. Nach Umsetzen auf die orale Therapie jedoch kam es zu einem ausgeprägten und schnellen Anstieg dieses Metaboliten im Plasma.

Bei zwei Patienten wurde die Plasmakonzentration von Lorcainid in der Aorta und in der Lebervene nach intravenöser Gabe gemessen. Bei einem Patienten wurde der gleiche Versuch außerdem unter chronischer Therapie mit Lorcainid wiederholt. Bei dieser zweiten Versuchsserie wurde diesem Patienten zusätzlich zu seiner Dauermedikation Lorcainid in einer Dosis von 1 mg/kg KG intravenös verabreicht. Die bei einem der Patienten erhaltenen Versuchsergebnisse sind in Abb. 1 a dargestellt. Während die in der Aorta gemessenen Plasmakonzentrationen im erwarteten Konzentrationsbereich lagen, enthielten die gleichzeitig aus der Lebervene entnommenen Blutproben nur geringste Mengen von Lorcainid. Selbst 15–30 min nach Ende der Injektionsperiode bestanden noch 5fache Konzentrationsdifferenzen zwischen Aorta und Lebervene. Diese Konzentrationsdifferenz zwischen Aorta und Lebervene weist auf eine ausgeprägte hepatische Extraktion von Lorcainid hin. Die Konzentrationen von Lorcainid in Aorta und Lebervene wurden auch unter Steady-state-Bedingungen gemessen. Jetzt fanden sich keine Konzentrationsdifferenzen zwischen Aorta und Lebervene mehr. Dieses Versuchsergebnis weist auf eine niedrige hepatische Extraktion für Lorcainid unter diesen Bedingungen hin. Die zusätzliche Gabe von Lorcainid bei diesem unter Dauertherapie mit Lorcainid stehenden Patienten (1 mg/kg KG i.v.) bewirkte jetzt einen Anstieg der Arzneimittelkonzentration in der Lebervene. 15–30 min nach Injektionsende unterschieden sich die Lorcainidkonzentrationen in Lebervene und Aorta nicht mehr.

Die Frage, ob Lorcainid nicht nur durch die Leber, sondern auch durch die Lungen extrahiert wird, wurde bei zwei Patienten untersucht (Abb. 1 b).

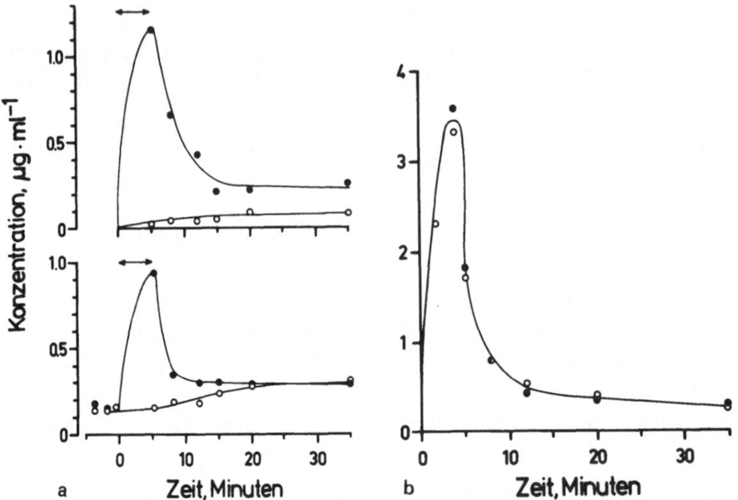

Abb. 1. *a* Plasmakonzentrationen von Lorcainid in der Aorta (*geschlossene Kreise*) und in der Lebervene (*offene Kreise*) bei Patient 14. Die im *oberen Teil* der Abb. dargestellten Plasmakonzentrationen wurden nach intravenöser Gabe von 2 mg/kg KG Lorcainid in eine periphere Vene gemessen. Die im *unteren Teil* der Abb. dargestellten Plasmakonzentrationen wurden unter chronischer Dauertherapie sowie nach zusätzlicher Gabe von 1 mg/kg KG Lorcainid intravenös gemessen. *b* Plasmakonzentrationen von Lorcainid in der A. pulmonalis (*offene Kreise*) und in der Aorta (*geschlossene Kreise*) nach intravenöser Gabe von 2 mg/kg KG in eine periphere Vene bei Patient 13

Bis zu 30 min nach Infusionsende (2 mg/kg KG) wurden diesen Patienten simultan Blutproben aus der A. pulmonalis und der Aorta entnommen. Es fanden sich keine Konzentrationsdifferenzen von Lorcainid zwischen Pulmonalarterie und Aorta.

2.2 Pharmakodynamik

Bei zwölf Patienten mit einer ausgeprägten und chronischen ventrikulären Extrasystolie wurde der antiarrhythmische Effekt einer Lorcainiddauertherapie mittels Langzeit-EKG-Aufzeichnung geprüft.

Die orale Gabe von Lorcainid (200–600 mg/die) führte bei drei der zwölf Patienten zu einer vollständigen Unterdrückung der ventrikulären Extrasystolen. Bei acht der verbleibenden Patienten zeigte sich ein ebenfalls guter Therapieerfolg (mehr als 90%ige Unterdrückung der ventrikulären Extrasystolen), während ein Patient keine Verminderung der ventrikulären Extrasystolie zeigte. Bei sechs der zwölf Patienten wurde die Lorcainidtherapie im Sinne eines Auslaßversuchs unterbrochen. Dies führte bei allen Patienten zu einem erneuten Auftreten der ventrikulären Extrasystolen. Sieben der zwölf mit Lorcainid behandelten Patienten klagten über Nebenwirkungen wie Schlaflosigkeit und nächtliche Schweißausbrüche. Diese Nebenwirkungen zeigten etwa 1 Woche nach Behandlungsbeginn bei allen Pa-

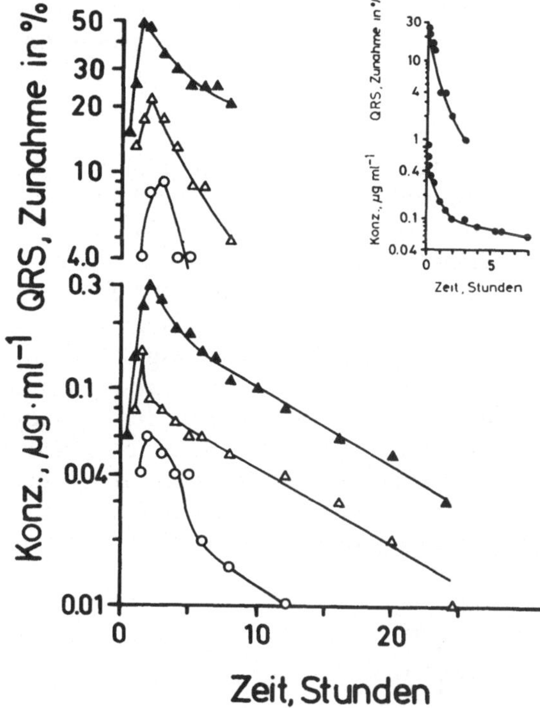

Abb. 2. Beziehung zwischen der Zunahme der QRS-Breite (*oben*) und der Plasmakonzentration (*unten*) nach 3 oralen Dosen von Lorcainid (150, 300 und 500 mg oral) und 2 mg/kg KG i.v. (Inset) bei Patient 8

tienten eine Tendenz zur Rückbildung trotz Fortsetzung der Therapie mit unveränderter Dosierung.

Bei elf Patienten wurde die Wirkung von Lorcainid auf die Zeitintervalle des Oberflächen-EKGs untersucht. Lorcainid (2 mg/kg KG i.v. und 300 mg oral) führte zu einer Verbreiterung der P-Welle, zu einer Verlängerung der PQ-Zeit, zu einer Verbreiterung des Kammerkomplexes und zu einer Verlängerung der frequenzkorrigierten QT-Zeit. Die Wirkungen von Lorcainid auf die Herzfrequenz und auf das QT_c-Intervall waren nur gering.

In Abb. 2 werden die Veränderung der Kammerkomplexbreite nach drei oralen und einer intravenösen Lorcainiddosis mit den Veränderungen der entsprechenden Plasmakonzentrationen verglichen. Aus der Abbildung geht hervor, daß die Veränderungen der Kammerkomplexbreite in etwa die Veränderungen der Plasmakonzentrationen von Lorcainid reflektierten.

Wenn man – beim gleichen Patienten – die Verbreiterung des Kammerkomplexes gegen die Plasmakonzentration (logarithmischer Maßstab) aufträgt, findet sich sowohl nach intravenöser als auch nach oraler Gabe von Lorcainid eine formal log-lineare Beziehung zwischen Plasmakonzentration und Verbreiterung des Kammerkomplexes. Die Plasmakonzentrations-Wirkungs-Beziehungen nach intravenöser und oraler Gabe von Lorcainid verlaufen jedoch unterschiedlich. Nach oraler Gabe von Lorcainid wird die gleiche Verbreiterung des Kammerkomplexes schon bei niedrigeren Plasmakonzentrationen erreicht als nach intravenöser Gabe. Eine solche Beziehung zwischen der Plasmakonzentration und der Verbreiterung des Kammerkomplexes fand sich bei jedem der untersuchten Patienten. Zwischen den einzelnen Patienten bestanden jedoch erhebliche Unterschiede im Verlauf dieser Plasmakonzentrations-Wirkungs-Beziehungen.

Zwei Patienten, beide mit einer ausgeprägten und reproduzierbaren ventrikulären Extrasystolie, erhielten eine Lorcainidinfusion mit langsamer Infusionsgeschwindigkeit. 4,5 h nach Beginn der ersten Infusion erhielt einer der Patienten eine erneute Lorcainidinfusion mit gleicher Infusionsgeschwindigkeit. Der andere Patient dagegen erhielt 4 Tage nach der ersten Lorcainidinfusion eine Infusion des N-desalkylierten Metaboliten von Lorcainid mit gleicher Infusionsgeschwindigkeit. Die während dieser Versuche gemessenen Plasmakonzentrationen sind im unteren Teil der Abb. 3 und 4 dargestellt; im oberen Teil der Abbildungen jeweils der zeitliche Verlauf des antiarrhythmischen Effektes und die Veränderungen in der Breite des Kammerkomplexes. Während der Infusion von Lorcainid kam es zu einer zunehmenden Unterdrückung der ventrikulären Extrasystolen und zu einer gleichzeitigen Verbreiterung des Kammerkomplexes (Abb. 3). Während

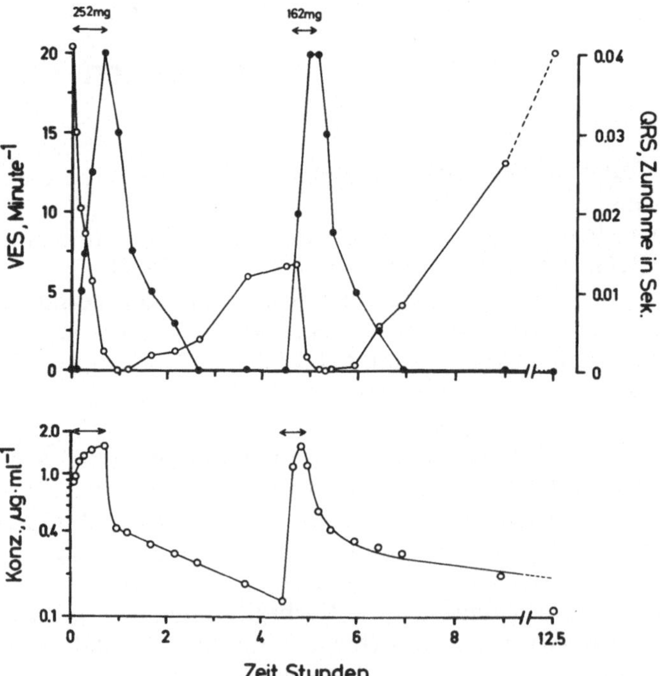

Abb. 3. Wirkung von Lorcainid auf die Anzahl der ventrikulären Extrasystolen (*VES, offene Kreise*) und die Breite des Kammerkomplexes (*geschlossene Kreise*) bei einem Patienten. Lorcainid wurde während einer ersten Infusionsperiode mit einer Infusionsgeschwindigkeit von 6 mg/min bis zu einer Gesamtdosis von 252 mg und während einer zweiten Infusionsperiode mit gleicher Infusionsgeschwindigkeit bis zu einer Gesamtdosis von 162 mg infundiert. Plasmakonzentrations-Zeit-Verlauf im *unteren Teil* der Abb.

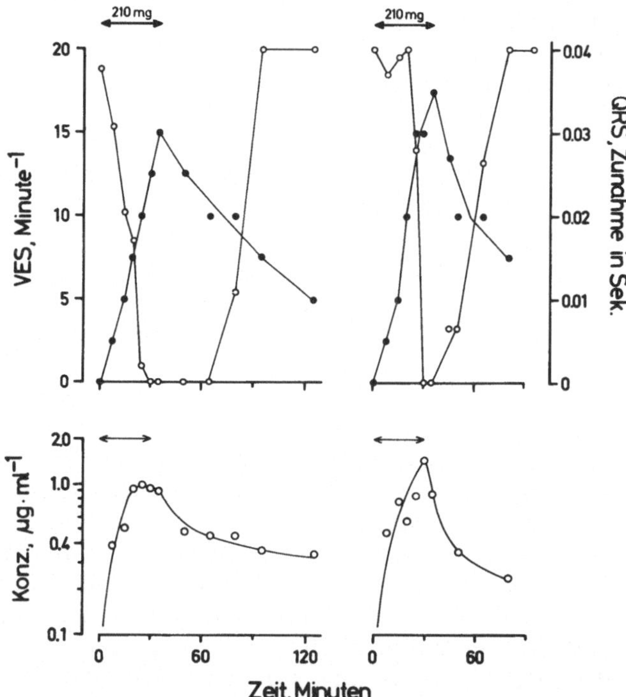

Abb. 4. Die Wirkung von Lorcainid (*links*) und Norlorcainid (*rechts*) auf die Häufigkeit der ventrikulären Extrasystolen (*linke Ordinate, offene Kreise*) und die QRS-Breite (*rechte Ordinate, geschlossene Kreise*) bei einem Patienten. Lorcainid wurde mit langsamer Infusionsgeschwindigkeit (6 mg/min) bis zu einer Gesamtdosis von 210 mg verabreicht. Vier Tage später wurde Norlorcainid mit der gleichen Infusionsgeschwindigkeit ebenfalls bis zu einer Gesamtdosis von 210 mg verabreicht. Plasmakonzentrations-Zeit-Verläufe im *unteren Teil* der Abb.

der Postinfusionsperiode – nach Erreichen des therapeutischen Effektes – kam es zu einer schrittweisen Rückbildung der Kammerkomplexverbreiterung. Zwei Stunden nach Infusionsende hatte sich die Kammerkomplexbreite wieder normalisiert, während die Extrasystolen noch nahezu vollständig unterdrückt waren. Als etwa 30% der ventrikulären Extrasystolen der Präinfusionsperiode wieder aufgetreten waren, wurde Lorcainid erneut mit gleicher Infusionsgeschwindigkeit infundiert. Während dieser zweiten Versuchsperiode konnte das Ergebnis des ersten Versuches reproduziert werden.

Wenn die bei diesem Versuch gewonnenen Daten gegen die Plasmakonzentration (logarithmischer Maßstab) im Sinne einer Konzentrations-Wirkungs-Beziehung aufgetragen werden, ergibt sich folgendes: Es besteht eine formal log-lineare Beziehung zwischen der Plasmakonzentration einerseits und der Verbreiterung des Kammerkomplexes sowie dem antiarrhythmischen Effekt andererseits. Die während der Lorcainidinfusion erhaltene Konzentrations-Wirkungs-Beziehung wird für beide Parameter durch eine gemeinsame Funktion beschrieben. Während der Postinfusionsperiode sind die Konzentrations-Wirkungs-Beziehungen für beide Parameter nach links, d. h. zu niedrigeren Plasmakonzentrationen von Lorcainid hin verschoben. Diese Linksverschiebung der Konzentrations-Wirkungs-Beziehung ist für die ventrikulären Extrasystolen noch ausgeprägter als für die Verbreiterung des Kammerkomplexes. Während der Postinfusionsperiode sind die ventrikulären Extrasystolen bezogen auf die Plasmakonzentration „empfindlicher" als die Kammerkomplexbreite.

Wenn beim gleichen Patienten die Plasmakonzentrationsdaten von Lorcainid (logarithmischer Maßstab) in gleicher Weise gegen die Verlängerung des PQ-Intervalls aufgetragen werden, ergibt sich ebenfalls eine log-lineare Beziehung zwischen der Plasmakonzentration und den Veränderungen des PQ-Intervalls.

Ein Patient erhielt sowohl Lorcainid als auch den desalkylierten Metaboliten der Muttersubstanz (Norlorcainid) mittels einer Infusion. Die während dieser Versuchsperioden erhaltenen Plasmakonzentrationsdaten und Änderungen der QRS-Breite sind in Abb. 4 dargestellt. Während der Infusion von Lorcainid (linker Teil der Abbildung) kam es zu einer allmählichen Unterdrückung der ventrikulären Extrasystolen und zu einer gleichzeitig zunehmenden Verbreiterung des Kammerkomplexes. Nach Beendigung der Infusionsperiode bildete sich der antiarrhythmische Effekt innerhalb von 60 min zurück. Gleichzeitig kam es zu einer Normalisierung der QRS-Verbreiterung auf den Ausgangswert vor Substanzzugabe. Im Gegensatz zu dem in Abb. 3 dokumentierten Befund kam es bei diesen Patienten zu einem erneuten Wiederauftreten der ventrikulären Extrasystolen, obwohl die Veränderungen des Kammerkomplexes noch nicht vollständig normalisiert waren. Erstaunlicherweise zeigte auch Norlorcainid einen ausgeprägten antiarrhythmischen Effekt bei diesem Patienten (rechter Teil von Abb. 4). Während der Infusion kam es ebenfalls zu einem gleichzeitigen Auftreten von antiarrhythmischem Effekt und Kammerkomplexverbreiterung. Wie bei der Muttersubstanz kam es auch bei Norlorcainid am Ende der Infusionsperiode zu einer vollständigen Unterdrückung der ventrikulären Extrasystolen. Im Vergleich zur Muttersubstanz traten diese jedoch schon rascher nach Infusionsende wieder auf. Nach Infusionsende kam es auch bei Norlorcainid zu einer Rückbildung der im Oberflächen-EKG beobachteten Veränderungen. Ähnlich wie Lorcainid bewirkte auch Norlorcainid eine Verlängerung der PQ-Zeit (Ergebnisse hier nicht dargestellt). Insgesamt gesehen schien der antiarrhythmische Effekt von Norlorcainid zumindest bei diesem Patienten geringer als der der Muttersubstanz zu sein, da er zu einem späteren Zeitpunkt während der Infusionsperiode eintrat und früher nach Absetzen der Infusion wieder verschwand.

Bei fünf Patienten wurde eine orale Dauertherapie mit Lorcainid (Behandlungsperiode für jede Dosis wenigstens 4 Tage) durchgeführt. Es wurden die Steady-state-Plasmakonzentrationen von Lorcainid und von dessen desalkylierten Metaboliten vor Einnahme der nächsten Dosis (C_{min}) gemessen. Zum gleichen Zeitpunkt und 60–120 min nach Substanzgabe wurden jeweils die Veränderungen im Oberflächen-EKG und der antiarrhythmische Effekt registriert. Bei vier der Patienten wurde der gewünschte antiarrhythmische Effekt mit einer Dosis von 3×100 mg Lorcainid täglich erreicht. Lediglich bei einem Patienten mußte die tägliche Lorcainiddosis auf 400 mg erhöht werden, während bei einem anderen Patienten eine tägliche Lorcainiddosis von 200 mg zur Erreichung des antiarrhythmischen Effektes ausreichend war. Die unter Therapie mit 300 mg Lorcainid täglich beobachteten Veränderungen der Kammerkomplexbreite und der PQ-Zeit (60–120 min nach Substanzverabreichung) waren nur gering ausgeprägt. Die sorgfältige Vermessung der Veränderungen im Oberflächen-EKG bei jedem Patienten zeigte jedoch eine geringe Zunahme der PQ-Zeit (mittlere Zunahme 9%). Bei den beiden ebenfalls mit 200 mg täglich behandelten Patienten zeigten sich demgegenüber keine Veränderungen im Oberflächen-EKG. Bei jedem dieser Patienten nahmen mit steigender Plasmakonzentration von Lorcainid bzw. Norlorcainid die Veränderungen im Oberflächen-EKG zu.

3 Diskussion

Lorcainid ist eine neue antiarrhythmisch wirksame Substanz mit lokalanästhetischen Eigenschaften der Klasse IA (nach Vaughan Williams). In seiner chemischen Struktur zeigt es keine besondere Ähnlichkeit zu anderen antiarrhythmisch wirksamen Substanzen. Seine elektrophysiologischen Eigenschaften sind sowohl an isolierten Herzstrukturen als auch an Arrhythmiemodellen untersucht worden [1]. Erste klinische Beobachtungen sprechen dafür, daß Lorcainid gute antiarrhythmische Wirksamkeit gegenüber ventrikulären Arrhythmien besitzt [2, 4, 5, 7].

Ziel dieser Untersuchung war es, die Pharmakokinetik und Pharmakodynamik von Lorcainid zu beschreiben.

Wie andere Antiarrhythmika, kann Lorcainid vom pharmakokinetischen Standpunkt aus als eine Substanz mit einer großen hepatischen Extraktion klassifiziert werden. Bei Pharmaka dieses Typs kann eine erhebliche präsystemische Elimination erwartet werden. Die hepatische Clearance einer solchen Verbindung ist im wesentlichen durch die Blutflußgeschwindigkeit durch die Leber bestimmt.

Die systemische Verfügbarkeit von Lorcainid nach einer oralen Einzeldosis von 150 mg war bei den meisten Patienten niedrig. Bei Steigerung der oralen Dosis von 150 auf 300 mg nahm die systemische Verfügbarkeit von Lorcainid bei allen Patienten zu. Diese Ergebnisse sprechen dafür, daß die präsystemische Elimination von Lorcainid keine lineare Funktion der Dosis, sondern ein nichtlinearer Prozeß ist, der sich nach hohen oralen Dosen und während der Dauertherapie sättigen läßt. Ein weiterer Untersuchungsbefund spricht für eine präsystemische Elimination von Lorcainid: Das Plasmakonzentrations-Zeit-Profil des N-desalkylierten Metaboliten wird ganz entscheidend durch die Form der Verabreichung der Muttersubstanz bestimmt. Während unter intravenöser Dauertherapie von Lorcainid nur Spuren des Metaboliten im Plasma erscheinen, kommt es nach Umstellung auf eine orale Dauertherapie zu einem raschen Anstieg der Plasmakonzentration von Norlorcainid. Unter dieser Bedingung – im Gegensatz zur intravenösen Dauertherapie – übersteigt die Bildungsgeschwindigkeit des Metaboliten dessen Eliminationsgeschwindigkeit.

Die oben diskutierten Versuchsergebnisse weisen auf die Bedeutung der Leber beim Zustandekommen des „First-pass-Effektes" von Lorcainid hin. Zur direkten, d. h. experimentellen Bestimmung der Bedeutung der Leber beim Zustandekommen dieses Effektes wurden die Plasmakonzentrationen von Lorcainid im einfließenden und ausfließenden Leberblut bestimmt. Durch diese Versuche konnte direkt nachgewiesen werden, daß die Leber ein außerordentliches Extraktionsvermögen für Lorcainid besitzt. Unter Steady-state-Bedingungen ist dieses Extraktionsvermögen erschöpft: Die zuvor gezeigten Konzentrationsunterschiede zwischen Aorten- und Lebervenenblut sind verschwunden. Im Gegensatz zur Leber scheint die Lunge unter diesen experimentellen Bedingungen keine meßbaren Mengen von Lorcainid zu extrahieren.

Zusammenfassend läßt sich sagen, daß Lorcainid einem ausgeprägten „First-pass"-Metabolismus durch die Leber unterliegt, der sich nach wiederholter oraler Gabe der Substanz sättigen läßt. Diese Eigenschaft zusammen mit der relativ langen Eliminationshalbwertszeit macht die Substanz vom pharmakokinetischen Standpunkt aus zur oralen Dauertherapie geeignet.

Die gute antiarrhythmische Wirksamkeit von Lorcainid bei oraler Dauertherapie konnte an einem Patientenkollektiv mit ausgeprägten ventrikulären Herzrhythmusstörungen nachgewiesen werden. Die erforderliche Dosis von Lorcainid lag zwischen 200 und 600 mg täglich. Bei allen Patienten, mit Ausnahme von einem, kam es unter der Lorcainidtherapie zu einer drastischen Abnahme der Anzahl der ventrikulären Extrasystolen. Dies ist um so bemerkenswerter, als es sich zumeist um Patienten handelte, bei denen die bisherige antiarrhythmische Therapie nicht erfolgreich war oder wegen intolerabler Nebenwirkungen abgesetzt werden mußte.

In der pharmakokinetischen Studie wurde gezeigt, daß zwischen verschiedenen Patienten erhebliche Unterschiede in der Disposition von Lorcainid bestehen. Es ist daher zu erwarten, daß ähnlich wie bei den meisten anderen Antiarrhythmika die gleiche Dosis dieser Substanz bei verschiedenen Patienten zu unterschiedlichen Plasmakonzentrationen führt. In dieser Situation kann die Bestimmung der Plasmakonzentration die Entscheidung erleichtern, ob ein therapeutischer Mißerfolg auf pharmakokinetischen Ursachen beruht. In der konkreten klinischen Situation ist es jedoch häufig nicht möglich, die Plasmakonzentration dieses (und anderer Antiarrhythmika) überhaupt – oder mit vertretbarem Zeitaufwand – zu bestimmen. Es lag daher nahe, nach Parametern zu suchen, die einen Hinweis auf die Höhe der Plasmakonzentration geben können. Anhand dieser Parameter sollte beim einzelnen Patienten die Entscheidung getroffen werden können, ob die Dosis von Lorcainid ohne Risiko für den Patienten weiter gesteigert werden kann.

Veränderungen von Parametern des Oberflächen-EKGs wurden als unerwünschte Nebenwirkungen bei zahlreichen Antiarrhythmika beschrieben. Während erhebliche Verbreiterungen des Kammerkomplexes und

Verlängerungen der QT-Zeit als gefährliche und lebensbedrohliche EKG-Veränderungen gelten, werden geringe Veränderungen dieser Parameter auch bei normaler Dosierung verschiedener Antiarrhythmika beobachtet. Es lag daher nahe, die Beziehung dieser Veränderungen zur jeweiligen Plasmakonzentration und zum antiarrhythmischen Effekt von Lorcainid mit der Fragestellung zu untersuchen, ob bestimmte Veränderungen im Oberflächen-EKG ein Indikator für die Höhe der Plasmakonzentration sind. Es zeigte sich, daß die Veränderungen im Oberflächen-EKG tatsächlich zeit- und dosisabhängig die Plasmakonzentration reflektieren. Zwischen beiden Größen fand sich eine formal log-lineare Beziehung, deren Verlauf von der Art der Substanzapplikation abhing. Nach oraler Gabe der Substanz waren erheblich niedrigere Plasmakonzentrationen zur Erreichung des gleichen Ausmaßes an QRS-Verbreiterung notwendig als nach intravenöser Gabe. Dieser unterschiedliche Verlauf der Konzentrations-Wirkungs-Beziehungen ist am wahrscheinlichsten auf zeitabhängige Unterschiede in der Verteilung von Lorcainid zurückzuführen. Denn nach intravenöser Verabreichung der Substanz wurden die Veränderungen des QRS-Komplexes lediglich bis zu 120 min nach Substanzapplikation, nach oraler Gabe dagegen bis zu 8 h nach Substanzgabe beobachtet. Man darf annehmen, daß nach einer intravenösen Dosis das Verteilungsgleichgewicht zwischen Plasma und Wirkstoff der Substanz nicht erreicht ist, während nach oraler Verabreichung der Substanz die Bedingungen eines Pseudoäquilibriums eher erfüllt sind.

Auch für alle anderen untersuchten Patienten ließ sich eine derartige Beziehung zwischen Plasmakonzentration und QRS-Verbreiterung nach intravenöser Gabe von Lorcainid nachweisen. Zwischen den einzelnen Patienten bestanden erhebliche Unterschiede im Verlauf dieser Konzentrations-Wirkungs-Beziehung (z. B. Steilheit). Bei den meisten Patienten jedoch traten die wesentlichen Veränderungen der Kammerkomplexbreite im Konzentrationsbereich zwischen 0,1 und 1,0 µg/ml auf. Die Steilheit der Konzentrations-Wirkungsbeziehungen der einzelnen Patienten stand in keiner Beziehung zu der beim Einzelpatienten vor Substanzapplikation gemessenen QRS-Breite. Dies bedeutet, daß das Ausmaß der Veränderungen im Oberflächen-EKG nicht durch die vor Substanzapplikation vorhandenen QRS-Ausgangswerte bestimmt wird. Aus dem Gesagten läßt sich folgern, daß die Möglichkeit besteht, aus Veränderungen im Oberflächen-EKG intraindividuell Information über die Höhe und den zeitlichen Verlauf der Plasmakonzentration zu erhalten. Andererseits läßt sich für alle Patienten (interindividuell) aus den Veränderungen im Oberflächen-EKG in etwa die Größenordnung der Plasmakonzentration von Lorcainid abschätzen. Allerdings muß bei solchen Rückschlüssen von Veränderungen des Oberflächen-EKGs auf die Höhe der Plasmakonzentration stets berücksichtigt werden, zu welchem Zeitpunkt nach Substanzapplikation und nach welcher Art der Substanzapplikation die Registrierung der EKG-Veränderungen erfolgte.

Eine Beziehung zwischen Plasmakonzentration und Veränderungen im Oberflächen-EKG ist für mehrere Antiarrhythmika, z. B. für Chinidin, Procainamid, Verapamil und Propafenon beschrieben. Da bei diesen Untersuchungen jedoch solche Korrelationen meist zwischen Gruppen von Patienten und den entsprechenden Veränderungen und nicht die individuellen Konzentrations-Wirkungs-Beziehungen aufgestellt wurden, ergab sich meist nur eine relativ schwache Korrelation.

Eine ähnliche log-lineare Beziehung zwischen Plasmakonzentration und Veränderungen im Oberflächen-EKG, wie sie nach Injektion von Lorcainid aufgestellt werden konnte, ergab sich auch, wenn die Substanz mit langsamer Infusionsgeschwindigkeit verabreicht wurde. In diesen Versuchen wurde die Konzentrations-Wirkungs-Beziehung während der Postinfusionsperiode im Vergleich zu der Infusionsperiode deutlich nach links verschoben. Diese Linksverschiebung der Plasmakonzentrations-Wirkungs-Kurve kann in Analogie zu dem o.g. leicht unter der Annahme erklärt werden, daß zu unterschiedlichen Zeitpunkten nach Beginn der Substanzinfusion unterschiedliche Verteilungszustände zwischen Plasma und Wirkort herrschen.

Daß die Veränderungen im Oberflächen-EKG die Plasmakonzentration von Lorcainid reflektieren, scheint um so bedeutungsvoller, als auch der antiarrhythmische Effekt der Substanz in einem ähnlichen Plasmakonzentrationsbereich beobachtet wird. Daher war es ein anderes Anliegen dieser Untersuchung, die elektrokardiographischen und antiarrhythmischen Effekte dieser Substanz beim gleichen Patienten hinsichtlich der Plasmakonzentration zu vergleichen. Ähnlich wie für die elektrokardiographischen Veränderungen konnte auch für den antiarrhythmischen Effekt eine formal log-lineare Beziehung zwischen Plasmakonzentration und Unterdrückung der ventrikulären Extrasystolen aufgestellt werden. Der Verlauf dieser Beziehungen war ebenso wie der der elektrokardiographischen Veränderungen abhängig von dem Zeitpunkt nach Substanzapplikation. Während der Postinfusionsperiode fand eine deutliche Verschiebung der Plasmakonzentrations-Wirkungs-Beziehung nach links statt. Antiarrhythmischer Effekt und elektrokardiographische Veränderungen traten während der Infusionsperiode von Lorcainid praktisch gleichzeitig auf, so daß die Konzentrations-Wirkungs-Beziehungen für beide Parameter nicht voneinander unterscheidbar waren. Im Gegensatz dazu kam es während der Postinfusionsperiode zu einer deutlichen Dissoziation dieser beiden Konzentrations-Wirkungs-Beziehungen. Unter diesen Bedingungen waren die ventrikulären Extrasystolen bezogen auf die Plasmakonzentration erheblich „empfindlicher" als die Veränderungen des Oberflächen-EKGs. Die Linksverschiebung der Plasmakonzentrations-Wirkungs-Beziehung des antiarrhythmischen Effektes kann wiederum in Analogie zu dem o. g. durch Unterschiede im Erreichen des Verteilungsgleichgewichtes zwischen Infusionsperiode und Postinfusionsperiode erklärt werden.

Bei einigen Patienten (Beispiel s. Abb. 3) konnte eine vollständige Unterdrückung der ventrikulären Extrasystolen in einem kleinen Konzentrationsbereich ohne wesentliche Veränderungen im Oberflächen-EKG erreicht werden. Bei anderen Patienten (Beispiel s. Abb. 4) wurde eine vollständige Unterdrückung der ventrikulären Extrasystolen jeweils nur erreicht, wenn gleichzeitig deutliche Veränderungen des Oberflächen-EKGs in Kauf genommen wurden. Dieses unterschiedliche Verhalten von Patienten ist auf die unterschiedliche Empfindlichkeit ihrer Arrhythmien gegenüber Lorcainid zurückzuführen. Auch unter oraler Dauertherapie unterschieden sich Patienten in der Empfindlichkeit gegenüber Lorcainid. Auch hier konnten die antiarrhythmischen und elektrokardiographischen Effekte bei einigen Patienten dissoziiert werden, während bei anderen Patienten Veränderungen des Oberflächen-EKGs in Kauf genommen werden mußten, wenn ein ausreichender antiarrhythmischer Effekt erreicht werden sollte.

4 Schlußfolgerung

Die sorgfältige Vermessung von Parametern des Oberflächen-EKGs unter antiarrhythmischer Therapie, z. B. mit Lorcainid, kann die Entscheidung erleichtern, ob pharmakokinetische Ursachen für das „Refraktärsein" einer Arrhythmie verantwortlich sind. Tritt ein refraktäres Verhalten ohne entsprechende EKG-Veränderungen auf, so sind aus pharmakokinetischen – und damit therapeutisch behebbaren – Gründen keine antiarrhythmisch wirksamen Plasmakonzentrationen vorhanden. Unter solchen Umständen kann die Dosis so lange gesteigert werden, bis (tolerable!) Veränderungen im Oberflächen-EKG sichtbar werden. Die Empfindlichkeit der Arrhythmie des Einzelpatienten gegenüber diesem Antiarrhythmikum läßt sich aus dem Abstand der Plasmakonzentrations-Wirkungs-Kurven von antiarrhythmischem Effekt und QRS-Verbreitung abschätzen.

Literatur

1. Carmeliet E, Janssen PAJ, Marsboom R, van Nueten JM, Xhonneux R (1978) Antiarrhythmic, electrophysiologic and hemodynamic effects of lorcainide. Arch Int Pharmacodyn Ther 231:104
2. Cocco G, Strozzi C (1978) Initial clinical experience of lorcainide, a new antiarrhythmic agent. Eur J Clin Pharmacol 14:105
3. Kasper W, Meinertz T, Kersting F, Löllgen H, Lang K, Just H (1979) Electrophysiological actions of lorcainide in patients with cardiac disease. J Cardiovasc Pharmacol 1:343
4. Kesteloot H, Stroobandt R (1977) Clinical experience with lorcainide (R 15889) a new antiarrhythmic drug. Arch Int Pharmacodyn Ther 230:225
5. Klotz U, Müller-Seydlitz P, Heimburg P (1979) Disposition and antiarrhythmic effect of lorcainide. Int J Clin Pharmacol Biopharm 17:152
6. Manz M, Steinbeck G, Lüderitz B (1979) Wirkung von Lorcainid (R 15889) auf Sinusknotenfunktion und intrakardiale Erregungsleitung. Herz Kreisl 11:192
7. Meinertz T, Kasper W, Kersting F, Just H, Bechtold H, Jähnchen E (1979) Lorcainide II. Plasma concentration-effect relationship. Clin Pharmacol Ther 26:196

Elektrophysiologie von Lorcainid*

M. Manz, G. Steinbeck und B. Lüderitz

Lorcainid (N-4-chlorophenyl)-N-[1-(1-methyläthyl)-4-piperidinyl]-benzen-azetamid Monohydrochlorid) ist ein neues Antiarrhythmikum vom lokal-anästhetischen Typ. In klinisch-experimentellen Studien erwies sich Lor-cainid als wirksam in der Behandlung von ventrikulären Rhythmusstö-rungen. Die Erfahrungen hinsichtlich supraventrikulärer Rhythmusstö-

Tabelle 1. Sinusknotenfunktion unter dem Einfluß von Lorcainid. Alter, Geschlecht, klinische Diagnose und Ruhe-EKG des Normalkollektivs (Pat. 1–13) und der Patienten mit Sinuskno-tensyndrom (Pat. 14–20). (LAH linksanteriorer Hemiblock, RSB Rechtsschenkelblock, LSB Linksschenkelblock, ES Extrasystole, CVI chronische zerebrovaskuläre Insuffizienz, KHK ko-ronare Herzkrankheit)

Patient	Alter, Geschlecht	Ruhe-EKG	Klinische Diagnose	Frequenz (min^{-1})
1	51 J., m.	Normal	Carotissinussyndrom	55
2	49 J., w.	Normal	Vorhofseptumdefekt	54
3	67 J., w.	Ventr. ES	CVI	75
4	69 J., m.	Normal	CVI	65
5	79 J., m.	Normal	Rez. Schwindel	65
6	49 J., m.	LSB	KHK	86
7	69 J., m.	Normal	CVI	60
8	57 J., m.	AV-Block I	Zustand nach Diphtherie	62
9	70 J., m.	RSB, LAH, AV-Bl. I	KHK	56
10	40 J., m.	LSB	Zustand nach Myokarditis	89
11	72 J., m.	LSB	KHK	57
12	65 J., m.	Normal	KHK	66
13	55 J., m.	AV-Block I	KHK	75
Mittelwert ± SD				66 ± 11
14	28 J., m.	AV-Block I	Zustand nach Myokarditis	61
15	54 J., m.	AV-Block I	KHK	68
16	75 J., m.	AV-Block I, LSB	KHK	71
17	54 J., w.	AV-Block I, LAH, SA-Block II	Zustand nach Myokarditis	54
18	50 J., w.	LSB, SA-Block II	KHK	56
19	54 J., w.	Normal	KHK	63
20	66 J., m.	Normal	KHK	68
Mittelwert ± SD				63 ± 6

* Mit Unterstützung der Deutschen Forschungsgemeinschaft
Dr. M. Manz, Priv. Doz. Dr. G. Steinbeck, Prof. Dr. B. Lüderitz, Medizinische Klinik I der Universität, Klinikum Großhadern, Marchioninistraße 15, D-8000 München 70

rungen sind uneinheitlich und begrenzt; Vorhofflimmern läßt sich durch Lorcainid nicht beeinflussen [1, 2, 4, 5, 7, 8, 18]. In der vorliegenden Untersuchung wurde der Frage nachgegangen, welche Wirkung Lorcainid auf die Reizbildung und Erregungsleitung des Menschen entfaltet unter besonderer Berücksichtigung des Sinusknotensyndroms und des Präexzitationssyndroms.

1 Patienten und Methodik

Die Untersuchung wurde an 35 Patienten (23 Männer, 12 Frauen) im Rahmen diagnostischer Herzkatheterisierungen vorgenommen. Bei der Kontrollgruppe (Tabelle 1, Patient 1–13) bestanden keine Zeichen einer Sinus-

Tabelle 1 (Fortsetzung)

		Lorcainid		
Sinusknoten-erholungszeit (ms)	Sinuatriale Leitungszeit (ms)	Frequenz (min^{-1})	Sinusknoten-erholungszeit (ms)	Sinuatriale Leitungszeit (ms)
262	54	69	366	130
230	[a]	54	406	121
268	104	81	261	62
389	136	77	416	125
434	78	70	486	70
433	52	100	122	Sinusknoteneintrittsblock
483	176	73	459	Sinusknoteneintrittsblock
498	134	67	437	89
406	137	62	340	97
241	113	105	239	97
495	132	67	435	78
163	63	70	168	86
460	–	80	400	–
366±116	107±11	75±14	348±115	95±23
2 170	165	44	7 940	SA-Block II
926	109	72	3 215	Sinusknoteneintrittsblock
3 294[b]	146	74	5 384[c]	–
14 040[b]	SA-Block II	48	17 070	SA-Block II
8 730[b]	SA-Block II	76	9 890	SA-Block II
950	133	78	1 390	Sinusknoteneintrittsblock
1 848	92	49	1 846	SA-Block II
4 442±5 014	–	63±15	6 678±5 548	–

[a] wegen ausgeprägter Sinusarrhythmie sinuatriale Leitungszeit nicht bestimmbar
[b] AV-Dissoziation mit ventrikulärem Ersatzrhythmus
[c] retrograde Vorhoferregung, von einem suprabifurkalen Ersatzrhythmus ausgehend

knotenerkrankung. Sieben Patienten (Tabelle 1, Patient 14–20) wiesen klinisch sowie elektrokardiographisch ein Sinusknotensyndrom auf. Von den Patienten mit Präexzitationssyndrom hatten 13 ein Wolff-Parkinson-White-Syndrom (achtmal Typ A, dreimal Typ B, zweimal sog. verborgenes WPW) und zwei ein Lown-Ganong-Levine-Syndrom.

Eine schriftliche Einverständniserklärung lag in allen Fällen vor. Zum Zeitpunkt der Untersuchung bestand bei allen Patienten Sinusrhythmus.

Die Elektroden wurden über die rechte V. femoralis und über die linke V. basilica eingeführt und im rechten Vorhof, im rechten Ventrikel, am His-Bündel und beim Präexzitationssyndrom zusätzlich im linken Vorhof bzw. im Sinus coronarius positioniert [14].

Sinusknotenerholungszeit: Nach der Stimulation des rechten Vorhofs von 1 min Dauer, beginnend mit Frequenzen gerade oberhalb des Eigenrhythmus, wurde das poststimulatorische Intervall bestimmt. Das längste poststimulatorische Intervall, das nach Steigerung der Stimulationsfrequenz in Schritten von 10 Schlägen/min bis 180/min beobachtet wurde, entspricht der maximalen Sinusknotenerholungszeit [9]. Zur Frequenzkorrektur wird von der maximalen Sinusknotenerholungszeit das Intervall bei Sinusrhythmus subtrahiert [12].

Sinuatriale Leitungszeit: Die sinuatriale Leitungszeit wurde nach der Methode von Strauss [17] bestimmt, wobei die postextrasystolischen Intervalle a_2a_3 als Funktion der extrasystolischen a_1a_2-Intervalle dargestellt werden, dividiert durch den spontanen Vorhofzyklus a_1a_1. Am Übergang von der kompensatorischen Pause zur nicht-kompensatorischen Pause setzt sich das postextrasystolische Intervall zusammen aus dem Sinusgrundzyklus sowie der Summe aus retrograder und antegrader sinuatrialer Leitungszeit. Die Hälfte der Differenz aus postextrasystolischem Intervall und basalem Vorhofzyklus ergibt somit rechnerisch die „einfache sinuatriale Leitungszeit" [15–17]. Die Bestimmung der intrakardialen Leitungszeiten sowie der Refraktärzeiten erfolgte bei der Stimulationsfrequenz 100/min oder 110/min. War die Refraktärzeit der akzessorischen Bahn kürzer als die Refraktärzeit von Vorhof- oder Ventrikelmuskulatur, so wurde das kürzeste gemessene Intervall angegeben. Als Echozone wurde das Intervall bezeichnet, innerhalb dessen durch einen Extrastimulus ein Echo oder eine Tachykardie ausgelöst werden kann [19].

Lorcainid wurde in einer Dosierung von 2 mg/kg KG innerhalb von 10 min infundiert.

Die statistische Analyse erfolgte mit dem zweiseitigen Wilcoxon-Test für paarige Werte.

2 Ergebnisse

2.1 Sinusknotenfunktion

Beim Kontrollkollektiv führte Lorcainid zu einer Zunahme der spontanen Sinusfrequenz von im Mittel 66/min ± 11 auf 75/min ± 14 (± SD; p < 0,01).

Vier der Patienten mit Sinusknotensyndrom verhielten sich wie das Normalkollektiv und zeigten ebenfalls eine Zunahme der Sinusfrequenz, während bei drei Patienten die Sinusfrequenz unter 50/min abfiel (Tabelle 1). Bei zwei dieser Patienten nahm das Basisintervall ab wie bei der Kontrollgruppe; die Frequenzsenkung resultierte aus dem Auftreten sinuatrialer Blockierungen zweiten Grades.

Unter dem Einfluß von Lorcainid änderte sich die maximale frequenzkorrigierte Sinusknotenerholungszeit des Normalkollektivs nicht (Mittelwert bei Kontrolle 366 ms ± 116, nach Lorcainid 348 ms ± 115). Beim Sinusknotensyndrom kam es unter Lorcainid zu einer weiteren Verlängerung der maximalen Sinusknotenerholungszeit (Abb. 1) sowie der frequenzkorrigierten Sinusknotenerholungszeit von im Mittel 4442 ms ± 5014 auf 6678 ms ± 5548 (p < 0,02).

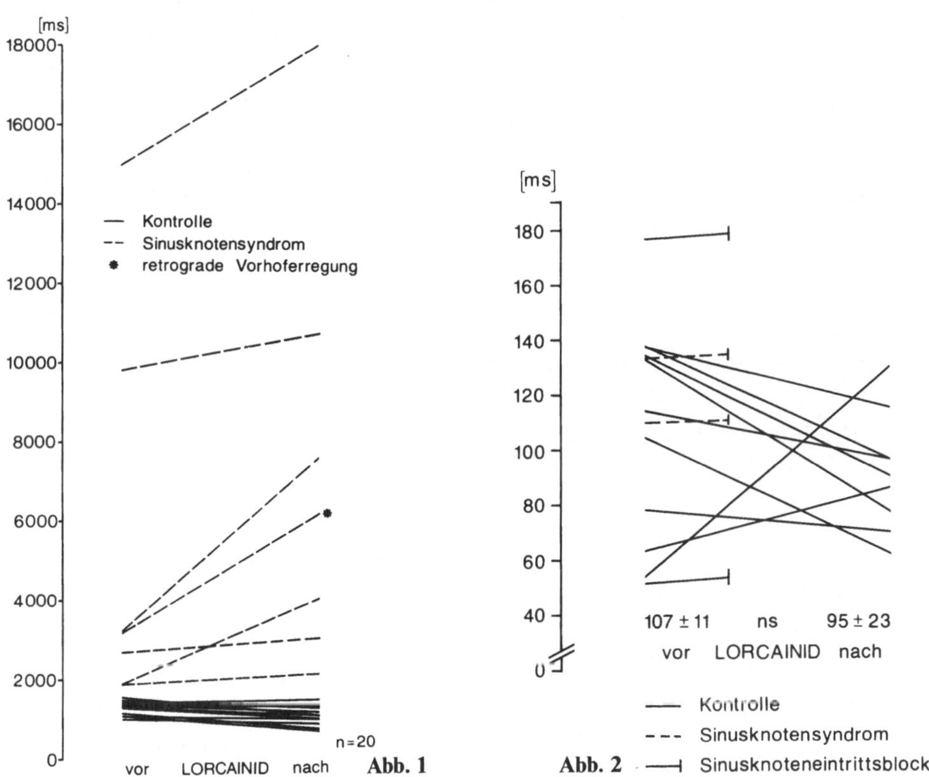

Abb. 1. Wirkung von Lorcainid auf die maximale Sinusknotenerholungszeit. Während beim Kontrollkollektiv keine Veränderung beobachtet wird, führt Lorcainid beim Sinusknotensyndrom zu einer deutlichen Verlängerung der Sinusknotenerholungszeit

Abb. 2. Einfluß von Lorcainid auf die sinuatriale Leitungszeit. Bei den Patienten, bei denen die einfache sinuatriale Leitungszeit nach der Methode von Strauss [17] bestimmt werden konnte, fand sich keine gerichtete Veränderung; bei vier Patienten wurde jedoch ein Sinusknoteneintrittsblock nach Lorcainid beobachtet

Die sinuatriale Leitungszeit zeigte bei der Kontrollgruppe keine gerichtete Veränderung (Tabelle 1). Bei vier Patienten, zwei des Normalkollektivs und zwei mit Sinusknotensyndrom, war nach Lorcainid keine Plateauzone mehr nachweisbar als Ausdruck eines Sinusknoteneintrittsblocks (Abb. 2). Bei vier Patienten mit Sinusknotensyndrom konnte die sinuatriale Leitungszeit wegen sinuatrialer Blockierungen II. Grades nicht bestimmt werden.

2.2 Intrakardiale Leitungszeiten und Refraktärzeiten

Während das AH-Intervall bei konstanter Vorhofstimulation sich unter Lorcainid nicht änderte, kam es distal des His-Bündels zu einer Verzögerung der Erregungsleitung unter Lorcainideinwirkung (Abb. 3). Das HQ-Intervall erfuhr eine Verlängerung von 57 ms ± 14 auf 68 ms ± 16, das QRS-Intervall von 104 ms ± 24 auf 120 ms ± 35 und das QT-Intervall von 353 ms ± 25 auf 375 ms ± 35 (p < 0,01). Bei insgesamt vier Patienten trat unter Lorcainid ein reversibler Rechtsschenkelblock auf. – Die effektive Refraktärzeit des rechten Atriums (Kontrollwert 210 ms ± 41, nach Lorcainid 220 ms ± 42, n = 25), des AV-Knotens (Kontrollwert 369 ms ± 106, nach Lorcainid 357 ms ± 89, n = 14) und des rechten Ventrikels (Kontrollwert 218 ms ± 15, nach Lorcainid 220 ms ± 15, n = 7) änderten sich unter dem Einfluß des Pharmakons nicht.

2.3 Präexzitationssyndrom

Der Einfluß von Lorcainid auf die akzessorische Leitungsbahn konnte bei elf Patienten beurteilt werden; bei zwei Patienten bestand ein sog. verborgenes WPW. Nach Substanzapplikation kam es bei sechs der elf Patienten zu einer Blockierung der akzessorischen Bahn in antegrader Richtung; die effektive Refraktärzeit dieser Patienten erstreckte sich von 240 ms bis 350 ms. Bei den übrigen fünf Patienten wurde die effektive Refraktärzeit von 272 ms ± 27 auf 300 ms ± 40 verlängert (p < 0,01). Die effektive Refraktärzeit der ventrikuloatrialen Leitung wurde bei acht Patienten bestimmt. Unter dem Einfluß von Lorcainid kam es zu einer Zunahme der effektiven Refraktärzeit von 265 ms ± 51 auf 323 ms ± 91 (p < 0,01).

Persistierende Reentry-Tachykardien konnten bei elf Patienten initiiert werden; bei einem weiteren Patienten waren nur Echoschläge auslösbar. Bei den übrigen drei Patienten wurde rezidivierend Vorhofflimmern ausgelöst. Die Induktion der Reentry-Tachykardien erfolgte 10mal durch atriale Einzelstimulation und einmal durch mechanischen Reiz beim Katheterlegen. – Nach der Lorcainidapplikation war die Auslösbarkeit der Kreiserregung bei drei Patienten vollständig unterdrückt. Die Auslösbarkeit wurde bei zwei Patienten erschwert durch Verkleinerung der Echozone und blieb von der Substanz unbeeinflußt in weiteren drei Fällen. Bei vier Patienten

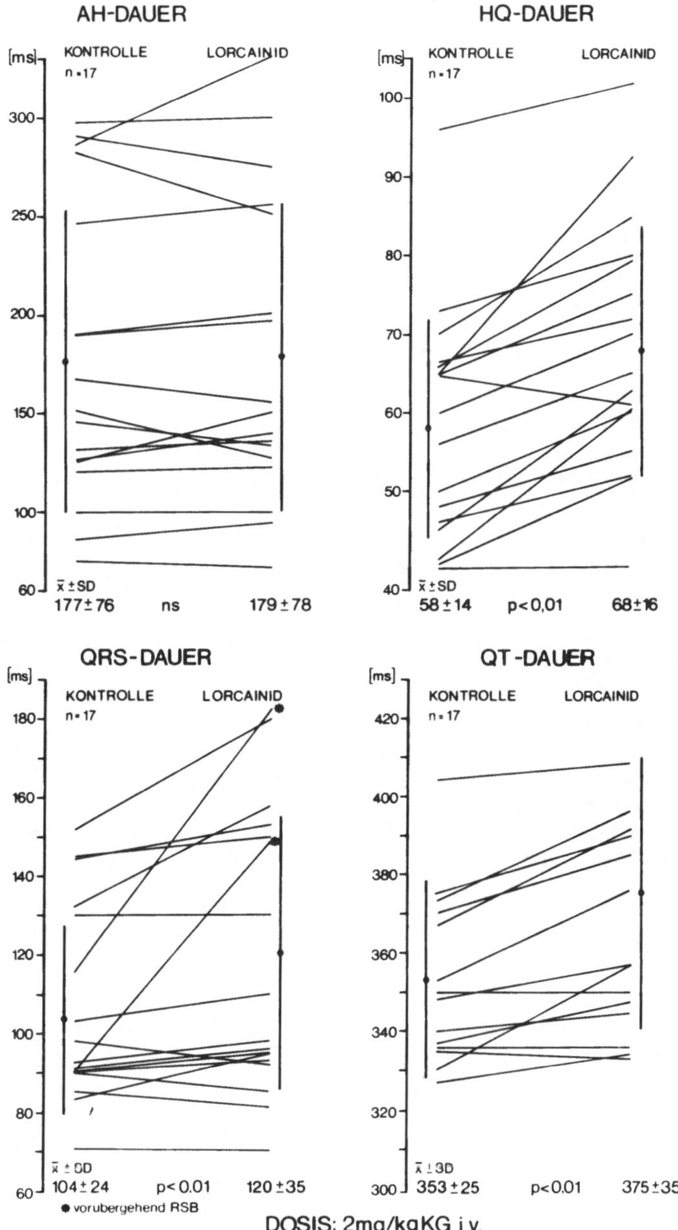

Abb. 3. Wirkung von Lorcainid auf die intrakardialen Leitungszeiten, bestimmt bei denselben Stimulationsfrequenzen. Im Bereich des AV-Knotens ist keine Änderung unter der Substanz nachweisbar, während es distal des His-Bündels zu einer deutlichen Verzögerung der Erregungsleitung kommt (RSB = Rechtsschenkelblock)

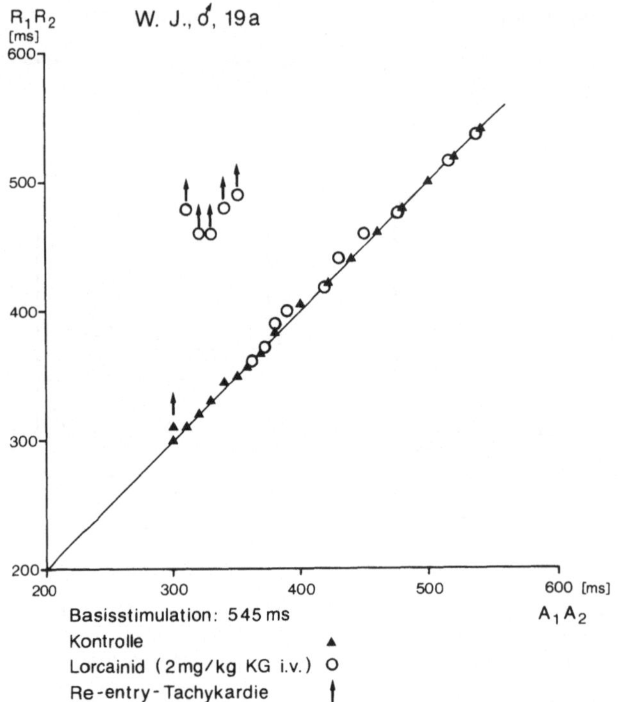

Abb. 4. Verbreiterung der Echozone unter dem Einfluß von Lorcainid. Während der Kontroll-stimulation kommt es infolge einer Leitungsblockierung im AV-Knoten zu einer Kreiserre-gung, die antegrad via akzessorisches Bündel geleitet wird. Nach Pharmakongabe ist die Re-fraktärzeit der akzessorischen Bahn bereits beim Stimulationsintervall von 350 ms erreicht, die antegrade Leitung via AV-Knoten weiterhin möglich, so daß eine Reentry-Tachykardie in Gang kommt

wurde die Induktion der Reentry-Tachykardien erleichtert. In Abb. 4 ist die erleichterte Auslösbarkeit der Tachykardie eines Patienten dargestellt. Während der Kontrollstimulation kommt es infolge einer Leitungsverzögerung im AV-Knoten zu einer Kreiserregung, die antegrad via akzessorisches Bündel geleitet wird. Nach Pharmakongabe ist die Refraktärzeit der akzessorischen Bahn bereits bei dem Stimulationsintervall von 350 ms erreicht, die antegrade Leitung via AV-Knoten weiterhin möglich, so daß eine Reentry-Tachykardie entsteht. Diese Dissoziation von akzessorischer Bahn und AV-Knoten unter Lorcainid war dadurch möglich, daß Lorcainid in der akzessorischen Bahn zu einer ausgeprägten Leitungsverzögerung führte, den AV-Knoten jedoch nahezu unbeeinflußt ließ. Die Frequenz der Reentry-Tachykardien wurde durch Lorcainid von im Mittel 179/min ± 25 auf 158/min ± 20 gesenkt (n = 7, p < 0,01).

3 Diskussion

An isolierten Strukturen des Vorhofs (Meerschweinchen), des Purkinje-Fadens und des Papillarmuskels (Hund) konnten Carmeliet u. Mitarb. [3] eine

Abnahme der Anstiegsgeschwindigkeit des Aktionspotentials sowie eine Verlangsamung der Erregungsausbreitung nachweisen. Die effektive Refraktärperiode dieser Strukturen wurde durch Lorcainid verlängert; zusätzlich fand sich eine geringe Zunahme der Aktionspotentialdauer. An spontan aktiven Präparaten (Vorhof des Meerschweinchens und Purkinje-Faden des Hundes) bewirkte Lorcainid eine Frequenzsenkung durch Verlangsamung der diastolischen Depolarisation.

Dieser negativ chronotrope und dromotrope Effekt von Lorcainid war an Strukturen, die durch das vegetative Nervensystem innerviert sind, beim Menschen nicht nachweisbar [5, 10, 13]; so stieg die Sinusfrequenz gering an, die Sinusknotenerholungszeit der Kontrollgruppe zeigte keine Änderung, ebenso die Leitungszeiten des AV-Knotens. Als Ursache dieser Befunde kommt eine reaktive Aktivierung des sympathischen Nervensystems oder eine anticholinerge Wirkung von Lorcainid in Betracht. Da unter der gleichen Dosierung von Lorcainid keine Abnahme des peripheren Widerstandes gefunden wurde [6], erscheint eine anticholinerge Wirkung wahrscheinlicher, wenngleich Untersuchungen hierzu bisher nicht vorliegen.

Beim Sinusknotensyndrom trat die Membranwirkung von Lorcainid in den Vordergrund mit einer weiteren Verlängerung der Sinusknotenerholungszeit und einer Frequenzsenkung bei einigen Patienten. Beide Befunde könnten sowohl durch eine Verzögerung der Reizentstehung wie Verlangsamung der Erregungsleitung zustande kommen. Bei Lorcainid scheint der leitungsverzögernde Effekt im Vordergrund zu stehen: Bei vier Patienten wurde ein Sinusknoteneintrittsblock beobachtet als Ausdruck einer Leitungsverzögerung zwischen Sinusknoten und Atrium, während die Zykluslänge des Sinusknotens verkürzt wurde. Die Frequenzverlangsamung kam durch Zunahme sinuatrialer Blockierungen zustande bei gleichzeitiger Abnahme der Grundzykluslänge. Die leitungsverzögernde Wirkung von Lorcainid war vornehmlich distal des His-Bündels und an akzessorischen Muskelbrücken nachweisbar. Die akzessorischen Verbindungen des WPW-Syndroms können dabei als „semi-isolierte" Muskelbrücken betrachtet werden, die zusammen mit dem spezifischen Erregungsleitungssystem, Vorhof- und Ventrikelmyokard einen anatomischen Erregungskreis mit im Einzelfalle reproduzierbaren Kreiserregungen darstellen. Die Verlangsamung der Erregungsleitung kam durch die Frequenzsenkung der Reentry-Tachykardien zum Ausdruck, die Verzögerung der Wiedererregbarkeit durch Verlängerung der Refraktärzeiten der akzessorischen Muskelbrücke.

Die therapeutische Wirkung von Lorcainid beruht nach den vorliegenden Ergebnissen vornehmlich auf diesen beiden Wirkprinzipien; durch Verzögerung der Wiedererregbarkeit kann so die erregbare Lücke eines Reentry-Kreises geschlossen werden, wie bei einem Teil der Patienten mit Präexzitationssyndrom gezeigt werden konnte [11]. Andererseits ist die Verlangsamung der Erregungsleitung eine der Voraussetzungen für eine Kreiserregung. Eine paradoxe Wirkung der Substanz durch Erleichterung der Tachykardieauslösung ist demnach möglich. Dies kann um so leichter eintreten, wenn Teile des Erregungskreises in unterschiedlicher Weise durch das Pharmakon beeinflußt werden, wie AV-Knoten und akzessorische

Bahn im Falle des WPW-Syndroms. Dies dürfte ein Grund dafür sein, daß die Wirkung eines Antiarrhythmikums im Einzelfall nicht vorausgesagt werden kann, und andererseits das Versagen einer Substanz nicht zwingend den Mißerfolg einer zweiten Substanz derselben Gruppe beinhaltet.

4 Zusammenfassung und Schlußfolgerungen

Die nach den intrazellulären Potentialableitungen mögliche negativ chronotrope und negativ dromotrope Wirkung von Lorcainid war an den durch das vegetative Nervensystem innervierten Strukturen des Herzens beim Menschen nicht nachweisbar. Bei Patienten mit Sinusknotensyndrom kann es zu einer ausgeprägten Depression der Sinusknotenfunktion kommen. Lorcainid entfaltet seine antiarrhythmische Wirkung hauptsächlich durch eine Verzögerung der ventrikulären Erregungsleitung und dürfte vorwiegend im Bereich dieser Strukturen wirksam sein. In einzelnen Fällen kann Lorcainid eine Erweiterung der Therapie des Präexzitationssyndroms darstellen.

Literatur

1. Bär F, Farré J, Gorgels A, Wellens HJJ (1978) Electrophysiological effects of Lorcainide, a new antiarrhythmic drug, in man. Circulation 58 [Suppl II]:248
2. Bödigheimer K, Nowak FG (1980) Lorcainide versus Lidocain – Eine vergleichende klinische Prüfung. Herz/Kreislauf 12:323
3. Carmeliet E, Janssen PAJ, Marsboom R, van Nuetten JM, Xhennoux R (1978) Antiarrhythmic, electrophysiologic and hemodynamic effects of Lorcainide. Arch Int Pharmacodyn Ther 231:104
4. Cocco G, Strozzi C (1978) Initial clinical experience with Lorcainide, a new antiarrhythmic agent. Eur J Clin Pharmacol 14:105
5. Kasper W, Meinertz T, Kersting F, Löllgen H, Lang K, Just H (1979) Electrophysiological actions of Lorcainide in patients with cardiac disease. J Cardiovasc Pharmacol 1:343
6. Kersting F, Kasper W, Meinertz T, Just H, Jähnchen E (1978) Kardiovaskuläre Effekte von Lorcainid, einer neuen antiarrhythmischen Substanz. Verh Dtsch Ges Inn Med 84:687
7. Kesteloot H, Stroobandt R (1977) Clinical experience with Lorcainide (R 15889), a new antiarrhythmic drug. Arch Int Pharmacodyn Ther 230:225
8. Klotz U, Müller-Seydlitz P, Heimburg P (1979) Disposition and antiarrhythmic effect of Lorcainide. Int J Clin Pharmacol 17:152
9. Mandel WJ, Hayakawa H, Danzig R, Marcus HS (1971) Evaluation of sino-atrial node function in man by overdrive suppression. Circulation 44:59
10. Manz M, Steinbeck G, Lüderitz B (1979) Wirkung von Lorcainid (R 15889) auf Sinusknotenfunktion und intrakardiale Erregungsleitung. Herz/Kreisl 4:192
11. Manz M, Steinbeck G, Lüderitz B (1979) Wirkung von Lorcainid beim Präexzitations-Syndrom. Verh Dtsch Ges Inn Med 85:845

12. Narula OS, Samet P, Javier RP (1972) Significance of sinus node recovery time. Circulation 45:140
13. Ng CK, Gstöttner M, Gmeiner R (1979) Intracardiac electrophysiological effects of Lorcainide in man. Eur J Clin Pharmacol 15:241
14. Scherlag BJ, Lau SH, Helfant RH, Berkowitz WD, Stein E, Damato AN (1969) Catheter technique for recording His bundle activity in man. Circulation 39:13
15. Steinbeck G, Körber HJ, Lüderitz B (1974) Die Bestimmung der sinuatrialen Leitungszeit beim Menschen durch gekoppelte atriale Einzelstimulation. Klin Wochenschr 52:1151
16. Steinbeck G, Lüderitz B (1975) Comparative study of sinoatrial conduction time and sinus node recovery time. Br Heart J 37:956
17. Strauss HC, Saroff AL, Bigger JT, Giardiana EGV (1973) Premature atrial stimulation as a key to the understanding of sinoatrial conduction time in man. Circulation 47:88
18. Van Durme JP, Bogaert M, Weyne A, Pannier R (1977) Comparison of the antiarrhythmic efficacy of mexiletine, isocainide (R 15889) and placebo. Circulation 55 [Suppl III]:681
19. Wellens HJJ, Durrer D (1975) The role of an accessory atrioventricular pathway in reciprocal tachycardia. Circulation 52:58

Wirkung von Lorcainid, Procainamid, Verapamil und Propranolol bei Patienten mit rezidivierenden ventrikulären Tachykardien

H. J. J. WELLENS, F. W. BÄR, E. J. VANAGT und P. BRUGADA

Bei Patienten, bei denen eine ventrikuläre Tachykardie durch programmierte elektrische Stimulation des Herzens reproduzierbar auszulösen und zu beenden ist, kann die Wirkung verschiedener Medikamente auf den Mechanismus der Tachykardie untersucht werden.

Unter Verwendung der Technik der programmierten elektrischen Stimulation haben wir bei 36 Patienten mit langanhaltender ventrikulärer Tachykardie die Wirkung von Lorcainid (5 Patienten), Procainamid (15 Patienten), Verapamil (8 Patienten) und Propranolol (8 Patienten) geprüft.

Tabelle 1 gibt das Alter bzw. die klinische Diagnose dieser Patienten an.

Bei allen Patienten wurde vor Verabreichung der Medikamente die Art der Auslösung und der Beendigung der Tachykardie sorgfältig dokumentiert.

Unsere Methoden der Registrierung, der Stimulation und Analyse sind an anderer Stelle beschrieben [3].

Dosierung und Applikationsweise sowie der Zeitraum, innerhalb dessen die verschiedenen Medikamente verabreicht wurden, sind in Tabelle 2 wiedergegeben. Allen Patienten wurde das Medikament während der Tachykardie intravenös infundiert.

Tabelle 1. Alter und Diagnose der untersuchten Patienten. (KHK koronare Herzkrankheit)

	Alter (Jahre)	Diagnose			Gesamtzahl
		KHK	Idio- pathisch	Andere	
Procainamid	24–72	9	4	2	15
Propranolol	29–70	6	2	–	8
Verapamil	23–60	3	2	3	8
Lorcainid	22–69	2	3	–	5

Tabelle 2. Dosierung und Applikationsart der eingesetzten Medikamente

Medikament	Dosierung	Applikationsart	Applikationsdauer (min)
Procainamid	10 mg/kg KG	i.v.	5
Propranolol	0,1 mg/kg KG	i.v.	10
Verapamil	10 mg	i.v.	2
Lorcainid	2 mg/kg KG	i.v.	5

Prof. Dr. H. J. J. Wellens, F. W. Bär, M. D., E. J. Vanagt, M. D., P. Brugada, M. D., Dept. of Cardiology, Annadal Hospital, University of Limburg, NL-6200 MD Maastricht

1 Lorcainid

Bei allen 5 Patienten trat eine Verlangsamung der Tachykardiefrequenz während der Infusion des Medikamentes ein, wobei das RR-Intervall um 71 ± 30 ms anstieg. Bei 4 der 5 Patienten folgte hierauf die Beendigung der Tachykardie (Abb. 1). Nach Beendigung der Tachykardie konnte die Tachykardie bei 3 von 4 Patienten erneut ausgelöst werden. Keine Veränderung wurde beobachtet hinsichtlich des Vorzeitigkeitsintervalls von Extrasystolen zur Tachykardieauslösung vor und nach Verabreichung von Lorcainid. Lorcainid hatte auch keine Wirkung auf die Dauer der Refraktärzeit des rechten Ventrikels.

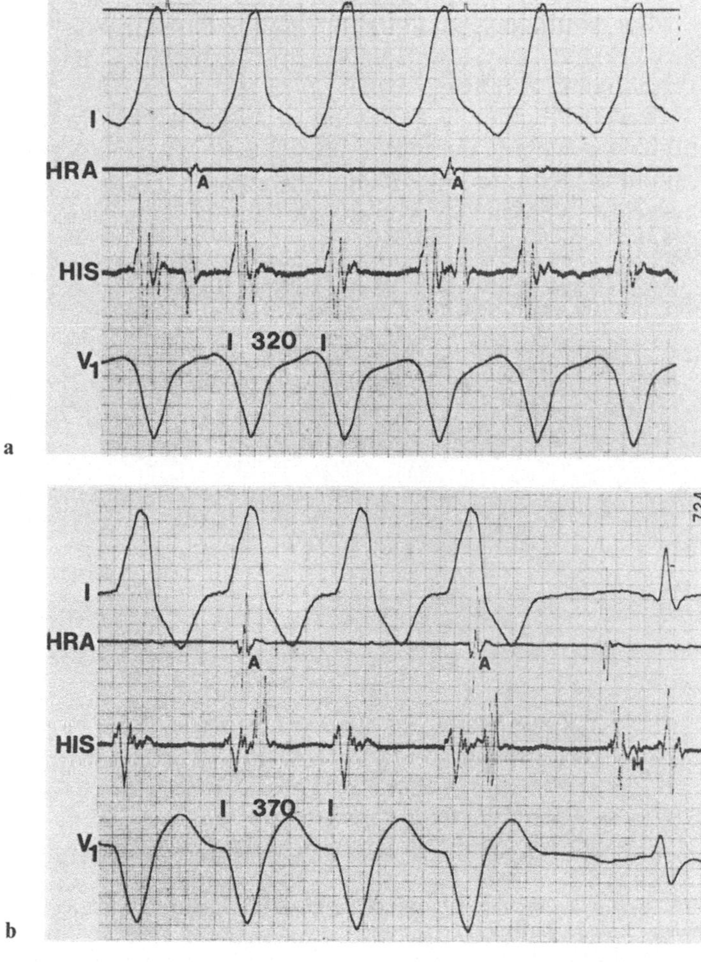

Abb. 1. *a* Ventrikuläre Tachykardie mit einem RR-Intervall von 320 ms vor Medikamentengabe. *b* Durch Verabreichung von Lorcainid wird die Tachykardiefrequenz verlangsamt und die Tachykardie unterbrochen. Die Ableitungen I, V_1, eine hohe rechts-atriale Ableitung (*HRA*) und ein His-Bündel-Elektrogramm wurden jeweils simultan registriert

2 Procainamid

Wurde Procainamid während einer Tachykardie gegeben, so ergab sich eine Verlangsamung der Tachykardiefrequenz bei sämtlichen 15 Patienten.

Die durchschnittliche Zunahme des RR-Intervalls während der Tachykardie betrug 92 ± 52 ms.

Bei 12 Patienten endete die Tachykardie spontan.

Nach Beendigung der Tachykardie konnte die Tachykardie durch programmierte Stimulation bei 10 Patienten erneut ausgelöst werden. Bei 4 Patienten nahm die Echozone der Vorzeitigkeitsintervalle von Extrasystolen, die zur Tachykardieauslösung notwendig waren, ab (um 10–40 ms), bei 3 Patienten blieb die Echozone identisch, bei 4 Patienten nahm die Echozone zu (um 10–180 ms) (siehe Abb. 2 u. 3).

Bei sämtlichen 10 Patienten nahm das kürzeste Vorzeitigkeitsintervall, das geeignet war, die Tachykardie auszulösen, nach Verabreichung von Procainamid zu (Abb. 2 u. 3).

Bei sämtlichen 15 Patienten verlängerte sich die effektive Refraktärperiode der rechten Kammer um 21 ± 19 ms nach Verabreichung von Procainamid. Konnte eine Tachykardie nach Gabe von Procainamid wieder ausgelöst werden, so konnte sie durch vorzeitige ventrikuläre Stimulation leichter beendet werden (Abb. 4).

Die wichtigste Ursache für dieses Phänomen scheint die Verlangsamung der Tachykardiefrequenz zu sein.

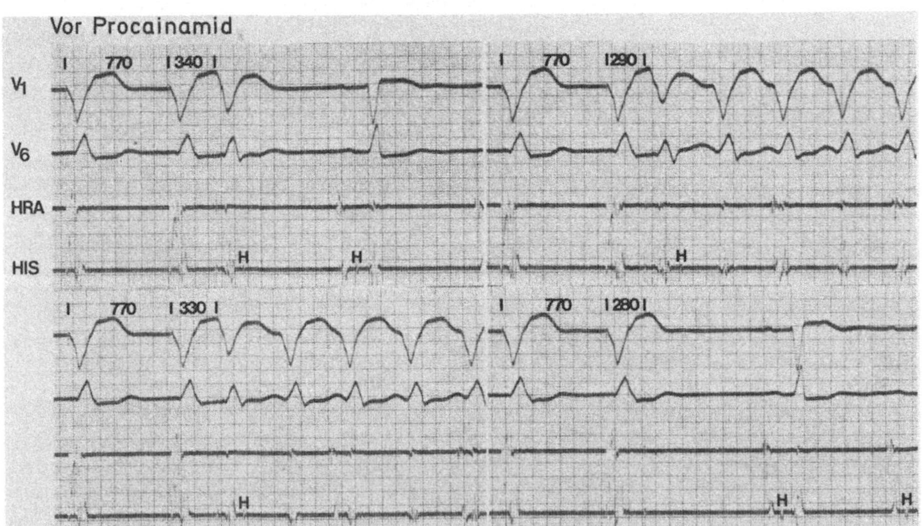

Abb. 2. Auslösung einer ventrikulären Tachykardie durch einen vorzeitigen ventrikulären Impuls während ventrikulärer Stimulation vor Verabreichung von Procainamid. Vier verschiedene Vorzeitigkeitsintervalle sind dargestellt. Die Tachykardie wird ausgelöst, wenn die Extrasystole nach einem Intervall von 330–290 ms einfällt. Die Kammer verhält sich refraktär gegenüber einem Stimulus, der nach 280 ms ausgelöst wird. Es ist zu beachten, daß das RR-Intervall während der Tachykardie 450 ms mißt. Die Ableitungen V_1, V_6, eine hohe rechts-atriale Ableitung (*HRA*) und ein His-Bündel-Elektrogramm sind simultan registriert

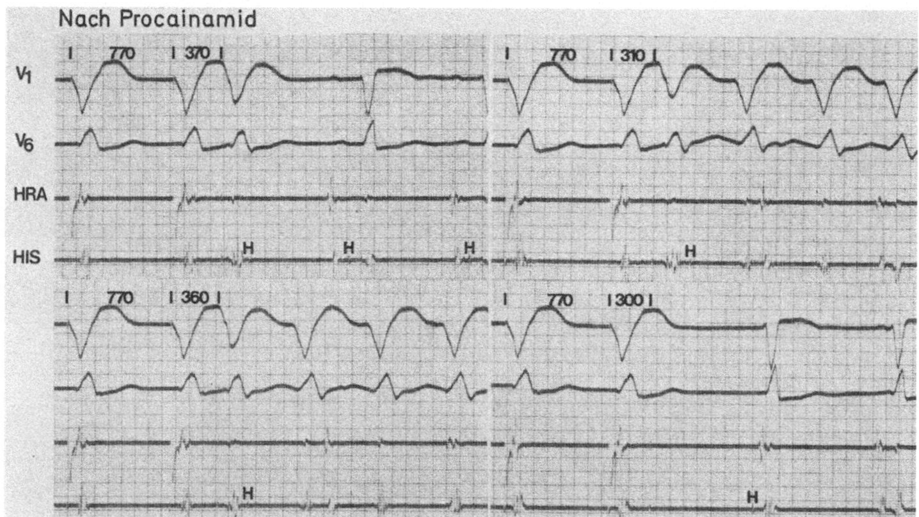

Abb. 3. Derselbe Patient wie in Abb. 2 nach Verabreichung von Procainamid. Beachte: 1. eine Verschiebung der Echozone zur Tachykardieauslösung, die nun zwischen 360 und 310 ms liegt; 2. eine Verlängerung der effektiven Refraktärperiode der rechten Kammer auf 300 ms; 3. eine Verminderung der Tachykardiefrequenz; das RR-Intervall mißt jetzt 560 ms

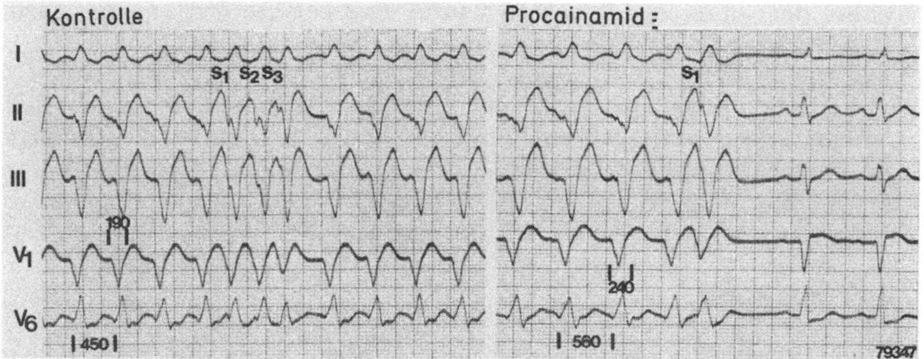

Abb. 4. *Linke Registrierung:* Vor Medikamentengabe vermögen drei vorzeitige ventrikuläre Erregungen nicht die Tachykardie zu unterbrechen. *Rechte Registrierung:* Nach Procainamid-induzierter Verlangsamung der Tachykardiefrequenz führt eine vorzeitige ventrikuläre Erregung zur Unterbrechung der Arrhythmie

3 Verapamil

Wurde Verapamil während einer Tachykardie gegeben, so beeinflußte das Medikament die Tachykardiefrequenz lediglich bei einem Patienten. In diesem Falle folgte auf die Verminderung der Tachykardiefrequenz die Beendigung der Tachykardie (Abb. 5).

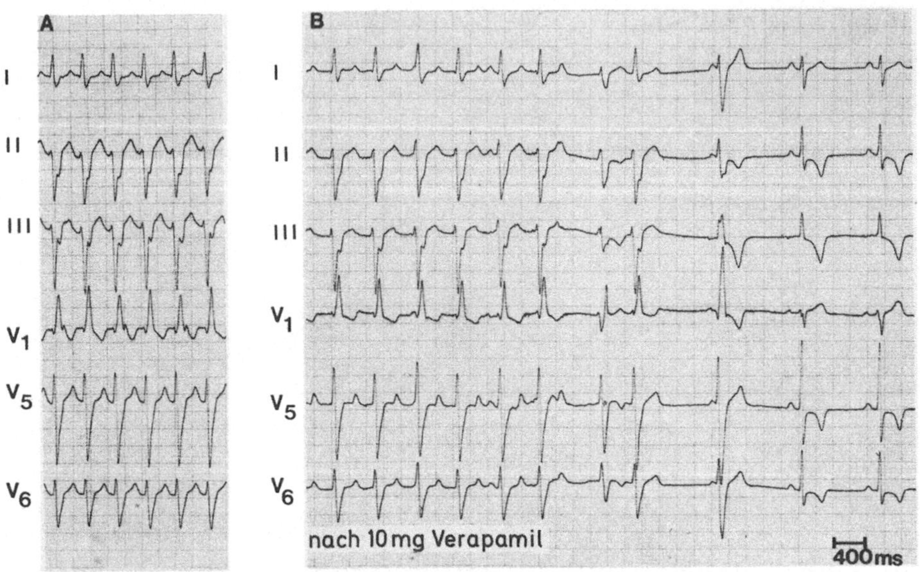

Abb. 5. *Linke Registrierung:* Vor Medikamentengabe hat die ventrikuläre Tachykardie eine Frequenz von 170/min. *Rechte Registrierung:* Nach Verabreichung von 10 mg Verapamil vermindert sich die Tachykardiefrequenz, und die Tachykardie wird unterbrochen

Bei den anderen 7 Patienten wurde eine geringe Verlangsamung der Sinusfrequenz bei 4 Patienten beobachtet, die während ventrikulärer Tachykardie eine AV-Dissoziation aufwiesen. Nach Beendigung der Tachykardie durch zeitlich abgestimmte ventrikuläre Stimulation wurden keine Veränderungen bezüglich Art der Induktion der Tachykardie, Echozone zur Tachykardieauslösung und Refraktärperiode der rechten Kammer beobachtet.

4 Propranolol

Wurde Propranolol während einer Tachykardie gegeben, hatte das Medikament weder einen Einfluß auf die Tachykardiefrequenz noch beendete es die Arrhythmie. Die einzige Wirkung, die beobachtet wurde, bestand aus einer Verminderung der Sinusfrequenz bei den 5 Patienten, die während Tachykardie eine AV-Dissoziation aufwiesen. Nach Beendigung der Tachykardie durch zeitlich abgestimmte Stimuli wurden keine Veränderungen hinsichtlich Art der Auslösung, Breite der Echozone zur Tachykardieauslösung und Refraktärperiode der rechten Kammer beobachtet.

5 Diskussion

Unsere Beobachtungen weisen darauf hin, daß bei Patienten mit chronisch rezidivierender ventrikulärer Tachykardie, die durch programmierte Stimulation des Herzens reproduzierbar ausgelöst und beendet werden kann, Procainamid den Mechanismus der Tachykardie am einheitlichsten beeinflußt [4].

Procainamid führt häufig zur Unterbrechung der Tachykardie, wenn es während der Arrhythmie gegeben wird. Vor der Beendigung vermindert sich die Tachykardiefrequenz, was auf eine Verlangsamung der Leitungsgeschwindigkeit der kreisenden Erregung (Reentry) hinweist.

Reentry beruht auf einer ganz bestimmten Wechselwirkung zwischen Leitungsgeschwindigkeit und Dauer der Refraktärperiode im Reentry-Kreis. Die Beendigung der Tachykardie durch Procainamid weist darauf hin, daß die Wirkung des Medikamentes auf die Dauer der Refraktärperiode deutlicher ausgeprägt ist als seine Wirkung auf die Leitungsgeschwindigkeit im Reentry-Kreis.

Bei einigen Patienten wurde die Wiederauslösung der Tachykardie durch Verabreichung von Procainamid jedoch erleichtert als Hinweis darauf, daß zu diesem Zeitpunkt und mit dieser Procainamidkonzentration die Beziehung zwischen Refraktärperiode und Leitungsgeschwindigkeit sich derart verändert hatte, daß das Auftreten von Reentry erleichtert wurde. Diese Beobachtungen unterstreichen das mögliche Auftreten paradoxer Wirkungen, die gelegentlich nach Procainamidverabreichung festgestellt werden, ein Phänomen, das auch von Horowitz et al. [1] berichtet wurde.

Diese Ergebnisse unterstreichen die Notwendigkeit, die Wirkung einer akuten, intravenösen Applikation eines Medikamentes durch die Beurteilung seiner Wirksamkeit während chronischer oraler Verabreichung zu ergänzen [2].

Lorcainid ist eine interessante Substanz insofern als es die ventrikuläre Tachykardie bei einer Anzahl von Patienten beendete, ohne die effektive Refraktärperiode des Ventrikels zu verlängern. Dies deutet darauf hin, daß das Medikament verschiedene Wirkungen auf die effektive Refraktärperiode des „normalen" Ventrikelmyokards (erfaßt durch die Messungen in dieser Untersuchung) und des „anormalen" Ventrikelmyokards (das in den Tachykardiekreis inkorporiert ist) haben könnte. Die Beobachtung, daß Lorcainid weder die Wiederauslösung einer Tachykardie verhinderte noch eine Wirkung auf die Echozone der Vorzeitigkeitsintervalle von Extrasystolen zur Tachykardieauslösung hatte, läßt Zweifel an dem Wert einer chronischen oralen Lorcainidtherapie zur Verhinderung ventrikulärer Tachykardie aufkommen. Leider stehen derzeit keine Daten über die Wirkung einer chronischen oralen Lorcainidmedikation zur Verfügung.

Verapamil war lediglich bei einem Patienten effektiv. Dieser Patient, über den an anderer Stelle ausführlich berichtet wird [5], wies Befunde auf, die eher mit getriggerter Automatie als mit Reentry als Mechanismus der Arrhythmie zu vereinbaren waren. Dies könnte die vorteilhafte Wirkung von Verapamil bei diesem Patienten erklären.

Bereits früher haben wir über die nicht vorhandene Wirkung von Propranolol bei Patienten mit rezidivierender ventrikulärer Reentry-Tachykardie berichtet [4]. Dies wurde durch unsere Beobachtungen, über die wir hier berichteten, bestätigt.

Abschließend läßt sich feststellen, daß sowohl Lorcainid als auch Procainamid häufig langanhaltende ventrikuläre Tachykardien vom chronisch-rezidivierenden Typ unterbrachen. Procainamid führt zu deutlichen Veränderungen des Mechanismus der Tachykardieauslösung.

Literatur

1. Horowitz LN, Josephson ME, Farshidi A, Spielman SR, Michelson EL, Greenspan AM (1978) Recurrent sustained ventricular tachycardia. 3: Role of electrophysiologic study in selection of anti-arrhythmic regimens. Circulation 58:986
2. Josephson ME, Horowitz LN, Farshidi A, Moore EN (1978) Role of programmed electrical stimulation in the selection of therapy for recurrent ventricular arrhythmias. In: Sandoe E, Julian DG, Bell JW (eds) Management of ventricular tachycardia: Role of mexiletine. Excerpta Medica, Amsterdam, p 527
3. Ross DL, Farré J, Bär FWHM, Vanagt EJ, Dassen WRM, Wiener I, Wellens HJJ (1980) Electrophysiologic studies for tachycardias. Circulation 61 (in press)
4. Wellens HJJ, Bär FWHM, Lie KI, Düren DR, Dohmen HY (1977) Effect of procainamide, propranolol and verapamil on mechanism of tachycardia in patients with chronic recurrent ventricular tachycardia. Am J Cardiol 40:579
5. Wellens HJJ, Farré J, Bär FW (1980) The slow response. Clinical implications. Ventricular arrhythmias. In: Zipes D (ed) The slow response. Nijhoff, The Hague

Eine vergleichende Studie über die antiarrhythmische Wirksamkeit von Lorcainid und Mexiletin

H. Just und T. Meinertz

Für die Behandlung der ventrikulären Extrasystolie stehen zahlreiche Antiarrhythmika zur Verfügung. Eine wirksame Unterdrückung der Extrasystolen ist jedoch schwierig und meistens von erheblichen Nebenwirkungen begleitet.

Ventrikuläre Extrasystolen sind prognostisch bedeutsam. Sie können Indikatoren oder Vorläufer gefährlicher Arrhythmien sein. Unterschiedliche Grade der Gefährdung können nach Häufigkeit und Erscheinungsform der Extrasystolen definiert werden. Die Verhütung arrhythmiebedingter Komplikationen durch antiarrhythmische Therapie ist jedoch bisher nur in vereinzelten Untersuchungen und für besonders gefährdete Patienten nachgewiesen [6].

Ungenügende Wirksamkeit einerseits und hohe Nebenwirkungsquoten andererseits sind angesichts einer großen Zahl arrhythmiebedrohter Patienten Anlaß für die Entwicklung immer neuer Antiarrhythmika gewesen.

Wir haben zwei neuerdings entwickelte und als wirksam erkannte Antiarrhythmika, nämlich Lorcainid und Mexiletin, bei Patienten mit schwerer, gegenüber konventionellen Antiarrhythmika refraktärer ventrikulärer Extrasystolie vergleichend geprüft. Dabei sollten die folgenden Fragen beantwortet werden:

1. Können sonst therapierefraktäre Extrasystolen mit Lorcainid und/oder Mexiletin noch unterdrückt werden?
2. Läßt sich eine Dosis-Wirkungs-Beziehung nachweisen?
3. Besteht eine Beziehung zwischen Dosis und Plasmakonzentration und antiarrhythmischer Wirkung?
4. Wie häufig und wie schwer sind Nebenwirkungen bei wirksamer Unterdrückung der Extrasystolie?

1 Methodik

Zwölf Patienten mit ventrikulären Extrasystolen wurden in die 10wöchige, ambulante Studie aufgenommen. Alle Patienten hatten nach ausführlicher Information ihre Zustimmung zur Teilnahme an der Studie gegeben.

Prof. Dr. H. Just, Medizinische Universitätsklinik, Hugstetter Straße 55, D-7800 Freiburg/Br.
Prof. Dr. T. Meinertz, II. Medizinische Klinik der Universität, Langenbeckstraße 1, D-6500 Mainz

Alle Patienten hatten eine über Wochen bis Monate vor Beginn der Studie bestehende ventrikuläre Extrasystolie in etwa gleichbleibender Häufigkeit und Erscheinungsform der Arrhythmie. Sie waren alle mit konventionellen Antiarrhythmika erfolglos vorbehandelt: Chinidin 1,2 g/die, Disopyramid 0,8 g/die und/oder N-propyl-Ajmalin 100 mg/die. Alle Patienten hatten subjektive Symptome durch die Extrasystolie und wurden nach der Klassifizierung von Lown [3] aufgrund vorangegangener Langzeit-EKG-Aufnahmen als behandlungsbedürftig eingestuft [8].

Die Tabelle 1 zeigt die klinischen Daten der Patienten. Man erkennt, daß es sich um acht Männer und fünf Frauen im Alter von 18 bis 70 Jahren, im Mittel 44,6 Jahren, handelte. Alle Patienten waren mittels Herzkatheter und Koronarangiographie voruntersucht worden: fünf hatten eine koronare Herzerkrankung, vier eine Kardiomyopathie, einer ein Mitralklappenprolapssyndrom und zwei waren abgesehen von der Extrasystolie ohne nachweisbare Herzerkrankung. Es bestanden keine wesentlichen Begleiterkrankungen.

Die Studie war als randomisierte Mehrfachdosis-, cross-over-, einfachblinde Studie angelegt. Einfach-blind insofern, als die Patienten nicht über Art, Dauer und Dosis der Placebo- bzw. Verummedikation informiert waren. Die Studie verlief wie folgt:

Nach einer Placeboeingangsperiode von 1 Woche erfolgte die randomisierte Zuteilung zu einer Mexiletin- bzw. Lorcainidbehandlungsperiode. Diese dauerte jeweils insgesamt 4 Wochen. Während der Behandlungsperiode wurde die Dosis des Medikaments in wöchentlichen Abständen gesteigert: Lorcainid wurde in einer Dosis von 200, 300 und 400 mg und Mexiletin in einer Dosis von 400, 600 und 800 mg verabreicht (Tabelle 2). Die höchste Dosis jeder Substanz wurde über 2 Wochen gegeben. Nach 4 Wo-

Tabelle 1. Klinische Daten der in der Studie untersuchten Patienten. Angaben des Schweregrades der erfaßten Arrhythmie nach der Lown-Klassifizierung (vgl. S. 178)

Fall Nr.	Alter (Jahre)	Geschlecht	Diagnose	Schweregrad der erfaßten Arrhythmie	
				insgesamt	während der Studie
1	47	M	CMP	III	III
2	59	M	CHD	IV A	IV A
3	70	M	CHD	VF	IV B
4	45	M	CHD	IV A	IV A
5	45	W	CHD	III	III
6	33	M	CMP	III, SVES	III, SVES
7	51	M	MVPS	IV A	IV A
8	52	M	CHD	IV B	IV B
9	33	W	Normal	II	II
10	22	W	Normal	II	II
11	18	M	CMP	IV A	IV A
12	60	W	CMP	IV A	IV A

Abkürzungen der Diagnosen: CMP = Cardiomyopathie, CHD = Coronare Herzerkrankung, MVPS = Mitralklappenprolapssyndrome, M = männlich, W = weiblich

Tabelle 2. Angaben über die Häufigkeit der ventrikulären Extrasystolen und deren prozentualen Rückgang unter den verschiedenen Dosierungen von Lorcainid und Mexiletin. Angaben als Mittelwerte aus dem Gesamtkollektiv.
Man erkennt deutlich die nahezu identische Häufigkeit der ventrikulären Extrasystolen in der Placeboeingangsphase (I) und der Placeboausgangsphase (II). Unter Lorcainid rasche und drastische, dosisabhängige Unterdrückung der Extrasystolie. Unter Mexiletin weniger ausgeprägter Rückgang, jedoch ebenfalls dosisabhängig

Medikament	Dosis (mg)	Häufigkeit der VES (h^{-1})	Prozentualer Rückgang der VES
Placebo I		670	
Lorcainid	200	268	60
	300	149	78
	400	50	93
	400	19	97
Mexiletin	400	582	13
	600	460	32
	800	436	35
	800	438	35
Placebo II		701	4,6

chen erfolgte das cross-over zur Behandlung mit der jeweils anderen Substanz nach dem geschilderten Protokoll. Nach Abschluß der beiden Behandlungsperioden folgte eine ebenfalls 1wöchige Placeboausgangsperiode.

Während der gesamten Studiendauer wurde einschließlich der Placeboperioden wöchentlich je ein 24-h-Langzeit-EKG mit zwei Ableitungen entsprechend CM 2 bzw. CM 5 aufgenommen. Zu den gleichen Zeitpunkten wurde jeweils ein 12-Ableitungs-Oberflächen-EKG registriert und Blutproben zur Bestimmung der Plasmakonzentration entnommen. Ebenfalls zu den genannten Zeitpunkten wurden etwaige Nebenwirkungen anhand eines standardisierten Fragenkatalogs erfaßt.

Die Auswertung der Langzeit-EKGs wurde von zwei Untersuchern manuell oder teilautomatisiert (System Siemens Siretape C) in zwei-, meistens dreimaligem Durchlauf vorgenommen. Diese Untersucher waren über die Zuordnung des Bandes hinsichtlich des Patienten und der Behandlungsperiode nicht informiert.

Das 12-Ableitungs-EKG wurde mit raschem Papiervorschub registriert und PQ-, QRS- und QT-Zeiten gemessen.

Auf die Methodik der Lorcainid- und der Mexiletinplasmaspiegelbestimmung wird an dieser Stelle nicht näher eingegangen [2, 5].

2 Ergebnisse

Tabelle 1 zeigt, daß die Patienten nach der Lown-Klassifizierung komplizierte Extrasystolien hatten: sieben befanden sich in der Klasse IVa oder b, drei in Klasse III und zwei in Klasse II, wobei die letzteren sehr häufige Extrasystolen hatten. Bei einem Patienten wurde medikamentenunabhängig intermittierend selbstlimitiertes Kammerflimmern beobachtet, einer hatte supraventrikuläre Extrasystolen und zwei AV-Block I.–II. Grades, ein Patient intermittierendes Vorhofflimmern.

Die Häufigkeit der Extrasystolen war in der Placeboeingangs- und -ausgangsphase nicht wesentlich verschieden, wie die Tabelle 2 zeigt. Dies unterstreicht die Stabilität der Arrhythmie bei den untersuchten Patienten.

Tabelle 3. Darstellung der Beeinflussung der ventrikulären Extrasystolen durch Mexiletin. Dargestellt an den Mittelwerten der Extrasystolenhäufigkeit derjenigen Patienten, die auf Mexiletin überhaupt einen Rückgang zeigten. Es sind auch deren Extrasystolenhäufigkeit in der Placeboeingangs- und -ausgangsphase angezeigt

Medikament	Dosis (mg)	Häufigkeit der VES (h^{-1})	Prozentualer Rückgang der VES
Placebo I		431	
Mexiletin	400	345	43
	600	247	74
	800	111	91
	800	42	99
Placebo II		345	25

Unter Lorcainid kam es dosisabhängig zu einer eindrucksvollen Reduktion der Extrasystolie. Mit 400 mg Lorcainid/die wurden die Extrasystolen um mehr als 90% unterdrückt.

Auch für Mexiletin ist eine dosisabhängige Wirkung zu erkennen, die jedoch weniger stark ist als die von Lorcainid. Die volle Wirkung des Mexiletins ist mit 600 mg/die erreicht und wird durch weitere Dosissteigerung nur noch wenig verstärkt. Betrachtet man die Wirkung des Mexiletins bei denjenigen Patienten, die eine mehr als 90%ige Abnahme der Extrasystolie gehabt hatten, so wird die Dosisabhängigkeit der Wirkung sehr deutlich. Hier ist noch eine weitere antiarrhythmische Wirkung nach Dosissteigerung von 600 auf 800 mg/die zu erkennen (Tabelle 3). Auch in dieser Patientengruppe wird die Konstanz der Extrasystolie über die Behandlungsperiode hinweg deutlich, indem die Häufigkeiten der Extrasystolen in der Placeboeingangs- und -ausgangsphase nur unwesentlich verschieden sind.

Benutzt man als Kriterium für die antiarrhythmische Wirksamkeit einer Substanz eine mehr als 90%ige Unterdrückung der ventrikulären Extrasystolen, so ist Lorcainid deutlich wirksamer als Mexiletin: Dieses Antiarrhythmikum führte bei zehn von zwölf Patienten zu einer derartigen Abnahme der Extrasystolen, während ein solcher Effekt mit Mexiletin nur bei fünf von zwölf Patienten erreicht werden konnte. Die wirksame Dosis von Lorcainid war bei den meisten Patienten 300 mg/die. Bei Mexiletin konnte eine

90%ige Unterdrückung in zwei Fällen mit 600 mg, bei drei mit 800 mg/die erreicht werden.

Ebenso, wie eine deutliche Abhängigkeit der antiarrhythmischen Wirkung von der applizierten Dosis für beide Substanzen gezeigt werden konnte, findet sich auch eine Abhängigkeit zwischen dem therapeutischen Plasmaspiegel und der prozentualen Unterdrückung der ventrikulären Extrasystolen für beide Substanzen (Abb. 1). Der therapeutisch wirksame Bereich lag für Lorcainid zwischen 80 und 300 ng/ml, für Mexiletin zwischen 400 und 1500 ng/ml.

Für beide Substanzen besteht eine log-lineare Dosis-Plasmakonzentrations-Wirkungsbeziehung. Allerdings wird der gleiche antiarrhythmische Effekt mit Mexiletin erst bei erheblich höheren Plasmakonzentrationen als bei Lorcainid erreicht.

Im Oberflächen-EKG fand sich für Lorcainid eine beträchtliche Verlängerung der AV-Überleitungszeit um durchschnittlich 21%. Bei neun der zwölf Patienten trat ein AV-Block I. Grades unter Lorcainid ein, bei zwei Patienten vorübergehend eine Wenckebach-Periodik. Mexiletin beeinflußte die PQ-Zeiten nur geringfügig und nicht signifikant. Die frequenzkorrigierte QT-Zeit wurde durch Lorcainid um durchschnittlich 14% verlängert, unter Mexiletin um 8% verkürzt. Zwischen Eintreten und Ausmaß der QT-Verlängerung und der antiarrhythmischen Wirkung unter Lorcainid läßt sich ein loser Zusammenhang nachweisen, wie auch bereits in früheren Untersuchungen ein Zusammenhang zwischen QT-Verlängerung und Lorcainid-Plasmaspiegel nachgewiesen werden konnte [5].

Deutlicher sind die Zusammenhänge zwischen QRS-Verbreiterung und Lorcainidplasmaspiegel. Dieses Antiarrhythmikum führt durchschnittlich

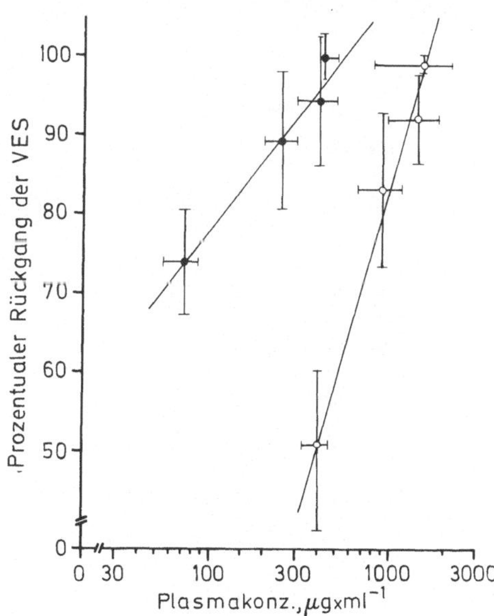

Abb. 1. Zusammenhang zwischen Plasmakonzentration und prozentualem Rückgang der ventrikulären Extrasystolie für Lorcainid und Mexiletin. Lorcainid (●), Mexiletin (○). Jeder Punkt gibt das Verhalten bei einer anderen Dosierungstufe wieder. Man erkennt sehr deutlich die dosisabhängige Zunahme der Plasmakonzentration und die damit verbundene Unterdrückung der Extrasystolie. Die Beziehung ist für beide Antiarrhythmika log-linear. Für Lorcainid sind wesentlich geringere Plasmakonzentrationen wirksam als für Mexiletin. Die Dosis-Wirkungs-Beziehung ist für die letztere Substanz wesentlich steiler

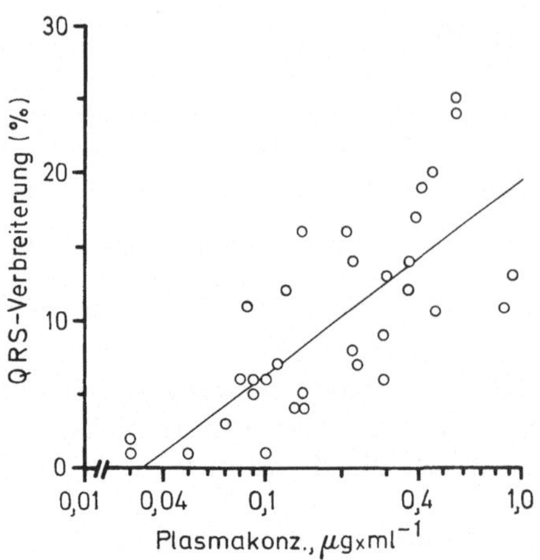

Abb. 2. Zusammenhang zwischen Plasmakonzentration und Verbreiterung des QRS-Komplexes im Oberflächen-EKG, angegeben in %-Zuwachs vom Ausgangswert für Lorcainid. Halblogarithmische Darstellung. Man erkennt den recht konstanten Zusammenhang (s. Text)

zu einer 19%igen Verbreiterung von QRS, während Mexiletin auch dieses Zeitintervall nicht beeinflußt. Die Beziehung zwischen Lorcainidplasmakonzentration und prozentualer QRS-Verbreiterung ist in Abb. 2 wiedergegeben. Der Zusammenhang ist statistisch signifikant ($r = 0{,}80$).

Für die geringe QT-Verkürzung unter Mexiletin konnte kein Zusammenhang mit der Plasmakonzentration gefunden werden.

Pat. No.	Lorcainid			
	200	300	400	400
1	◩	◩		
2	■ ◑	■ ◑		
3	■ ●	◩ ◑	◑	
4	■ ●	■ ●	■ ●	◩ ◑
5	●	●	◑	
6	■ ●	■ ●	◩ ◑	□ ○
7	■ ●	◩ ◑	○	○
8	□ ◑	◑	○	○
9	◩ ◑	□ ◑	□ ○	□ ○
10	□ ●	●	●	●
11	□ ○	□ ○		
12	■ ●	◩ ◑	□ ○	□ ○

Abb. 3. Darstellung der Häufigkeit und der Schwere des Auftretens von Nebenwirkungen unter Lorcainid bei den verschiedenen, angewendeten Dosierungen bei jedem einzelnen Patienten. *Kreise:* Schlafstörungen, neurologische Symptome. *Quadrate:* Schweißausbrüche, gastrointestinale Symptome. *Ausgefüllte Symbole:* Schwere Nebenwirkungen mit Beeinträchtigung des Allgemeinbefindens. *Halbausgefüllte Symbole:* Mittelgradig ausgeprägte Symptome. *Offene Symbole:* Leichte, oft nur auf Befragen geäußerte Symptome. Man erkennt, daß alle Patienten bei Beginn der Therapie Nebenwirkungen, meistens höherer Intensität hatten. Keiner der Patienten aber mußte wegen der Nebenwirkungen die Behandlung beenden. Mit fortschreitender Behandlung wurden trotz zunehmender Dosis die Häufigkeit und die Schwere der Nebenwirkungen geringer. 4 Patienten verloren die Nebenwirkungen ganz. Insgesamt wurde die Dauertherapie trotz steigender Dosierung (Verdoppelung der Dosis!) wesentlich besser ertragen als der Behandlungsbeginn

3 Nebenwirkungen

In keinem Falle führten Nebenwirkungen zur Unterbrechung der Behandlung oder zum Ausscheiden aus der Studie. Nebenwirkungen waren jedoch unter Lorcainid sehr häufig. Sie bestanden vorwiegend in nächtlichen Schweißausbrüchen und Schlafstörungen. Sie sind in Abb. 3 dargestellt: Man sieht, daß schon zu Beginn der Therapie mit 200 mg Lorcainid nahezu alle Patienten derartige Nebenwirkungen zeigen. Diese sind wechselnd ausgeprägt, bei acht von zwölf Patienten jedoch bereits stark. Mit zunehmender Behandlungsdauer kommt es trotz steigender Dosis zu einem Rückgang der Nebenwirkungen. Am Ende der 4wöchigen Behandlungsperiode sind fünf Patienten vollständig beschwerdefrei, weitere fünf haben noch leichte Nebenwirkungen und nur zwei klagen noch über stärkere Nebenerscheinungen.

Mexiletin erzeugt dahingegen nur selten Nebenwirkungen. Nur bei zwei Patienten wurden gastrointestinale Nebenwirkungen in Form von Übelkeit, Erbrechen, abdominalen Schmerzen und Meteorismus beobachtet. Sie waren, soweit beurteilbar, dosisunabhängig.

4 Diskussion

In der vorgestellten einfach-blinden, randomisierten Mehrfachdosis-, crossover-Studie bei zwölf Patienten mit häufigen, komplizierten, therapierefraktären ventrikulären Extrasystolen konnten wir zeigen, daß Lorcainid und Mexiletin auch dann noch wirksam sind, wenn konventionelle Antiarrhythmika erfolglos geblieben waren. Lorcainid war auch dann noch wirksam, wenn Mexiletin versagte.

Der antiarrhythmische Effekt ist dosisabhängig. Es besteht eine loglineare Plasmakonzentrations-Wirkungs-Beziehung für beide Substanzen, wobei die Mexiletinplasmaspiegel deutlich höher liegen.

Lorcainid führt zu einer Verlängerung der AV-Überleitungszeit, der QRS-Dauer und der QT-Zeit, wobei vor allem die QRS-Dauer Beziehungen zum Plasmaspiegel und zur antiarrhythmischen Wirkung zeigt [4]. Mexiletin beeinflußt diese Zeitintervalle dahingegen nicht, es kommt im Gegenteil sogar zu einer QT-Verkürzung [7].

Nebenwirkungen waren unter Lorcainid häufig und traten zu Beginn der Behandlung regelmäßig ein. Sie klangen jedoch unter der Behandlung mit steigender Dosis ab. Unter Mexiletin waren Nebenwirkungen selten.

Die dargestellten Beobachtungen über die antiarrhythmische Wirksamkeit der beiden Substanzen läßt Schlußfolgerungen für deren therapeutischen Einsatz zu: Die relative Armut an Nebenwirkungen bei mittlerer bis guter Wirksamkeit legt es nahe, Mexiletin als erstes Medikament einzusetzen. Bei unzureichender Wirksamkeit kann dann auf Lorcainid übergegangen werden. Als besonderer Vorzug dieser Substanz kann die Abhängigkeit

QRS-Verbreiterung im Oberflächen-EKG vom Lorcainidplasmaspiegel bewertet und für die Therapieführung herangezogen werden [4]. Über mögliche unerwünschte Nebenwirkungen des Lorcainids bei Patienten mit AV-Block, QRS-Verbreiterung oder primär verlängerter QT-Zeit sind bisher noch keine ausreichenden, gesicherten Beobachtungen vorgelegt worden. Nach Einzelbeobachtungen besteht in diesen Fällen keine Gefährdung [5].

Es darf jedoch vermutet werden, daß Mexiletin in solchen Fällen weniger zu Nebenwirkungen prädisponiert. Andererseits sind besondere therapeutische Vorzüge des Mexiletins, etwa bei Patienten mit ventrikulären Arrhythmien auf dem Boden von QT-Syndromen, bisher nicht vorgelegt worden.

Literatur

1. Durme JP van, Bogaert M, Weyne T, Pannier R (1977) Comparison of the antiarrhythmic efficacy of mexiletine, isocainide (R 15889) and placebo. Circulation 55/56 suppl. III:681
2. Jähnchen E, Bechtold H, Kasper W, Kersting F, Just H, Heykants J, Meinertz T (1979) Lorcainide: I. Saturable presystemic elimination. Clin Pharm and Therap 26:187
3. Lown B (1979) Sudden cardiac death. Circulation 60:1953
4. Meinertz T, Kasper W, Kersting F, Just H, Bechtold H, Jähnchen E (1979) Lorcainide: II. Plasma concentration – effect relationship. Clin Pharm and Therap 26:196
5. Meinertz Th, Kasper W, Bechtold H, Kersting F, Just H, Jähnchen E (1979) Der individuelle Faktor in der antiarrhythmischen Therapie am Beispiel des Antiarrhythmikums Lorcainid. Therapiewoche 29:6943
6. Myerburg RJ, Conde CA, Sheps DS, Appel RA, Kiem L, Sung RJ, Castellanos A (1979) Antiarrhythmic drug therapy in survivors of prehospital arrest: Comparison of effects on chronic ventricular arrhythmias and on recurrent cardiac arrest. Circulation 59:855
7. Sandoe E, Julian DG, Bell JW (1978) Management of ventricular tachycardia – role of mexiletine. Excerpta Medica, Amsterdam/Oxford
8. Winkle RA (1980) Detection of patients at high risk for sudden death: The role of electrocardiographic monitoring. In: Kulbertus HE, Wellens HJ (eds) Sudden death. Martinus Nijhoff, Den Haag

Tocainid

Elektrophysiologie von Tocainid*

C. NAUMANN d'ALNONCOURT und B. LÜDERITZ

Tocainid (2-amino-2′,6′-propionoxilidid HCl) ist ein neues lidocainähnliches Antiarrhythmikum. Im Gegensatz zum Lidocain besitzt es jedoch aufgrund seiner primären Aminstruktur eine niedrige hepatische Clearance, hohe systemische Bioverfügbarkeit sowie eine lange Halbwertszeit. Diese pharmakokinetischen Charakteristika bestimmen seine orale Wirksamkeit [25].

Lidocain

Tocainid

Erste Ergebnisse klinischer Studien belegen die Wirksamkeit von Tocainid bei der Therapie ventrikulärer Arrhythmien. Der therapeutische Plasmaspiegel liegt zwischen 3 und 10 µg/ml und wird durch Gaben von 400–600 mg alle 8 h erreicht. Verschiedene Autoren berichten über die signifikante Abnahme ventrikulärer Extrasystolen bei unterschiedlichen kardialen Grunderkrankungen; einschließlich koronarer Herzkrankheit und abgelaufenem Myokardinfarkt [1, 8, 9, 16, 20, 22, 23, 24]. Auch in einzelnen Fällen von Reentrytachykardien hat sich Tocainid als wirksam erwiesen (parenterale Applikation) [22]. Zipes et al. dagegen berichten über fünf Patienten mit rezidivierenden Kammertachykardien, die auf eine orale Tocainidtherapie nicht ansprachen [26].

Über die Wirkungen der Substanz auf die zelluläre Elektrophysiologie und auf experimentelle Arrhythmien liegen bisher nur vereinzelt Berichte vor [7, 17, 18]. Coltart et al. (1974) untersuchten die Wirkungen von Tocainid auf ischämisch bedingte Arrhythmien beim Hund (Verschluß einer Koronararterie, Ameroidkonstriktur). Der Wirkstoff supprimierte ventrikuläre Arrhythmien vollständig bei Plasmaspiegeln von 15–30 µg/ml, gleichzeitig kam es jedoch auch zu einer Zunahme des linksventrikulären enddiastolischen Druckes und zur Abnahme der maximalen Druckanstiegsgeschwindigkeit [7].

* Mit Unterstützung der Deutschen Forschungsgemeinschaft
Dr. C. Naumann d'Alnoncourt, Prof. Dr. B. Lüderitz, Medizinische Klinik I der Universität, Klinikum Großhadern, Marchioninistraße 15, D-8000 München 70

Tocainid supprimierte ouabaininduzierte ventrikuläre Rhythmusstörungen beim Hund bei Plasmakonzentrationen zwischen 12 und 23 µg/ml. Ventrikuläre Ektopien, 24 h nach 2-Stufen-Ligatur des R. descendens anterior der linken Koronararterie wurden bei Plasmakonzentrationen zwischen 24 und 68 µg/ml vollständig unterdrückt [17].

In-vitro-Untersuchungen (extrazelluläre Kaliumkonzentration 2,7 mmol) an Purkinje-Fasern ergaben eine Abnahme der Aktionspotentialdauer bei einer Konzentration von 10 µg/ml Tocainid, sowie eine Verkürzung der Refraktärperiode, eine Verschiebung der „membrane responsiveness curve" nach negativen Membranpotentialen und eine Zunahme der Reizschwelle bei 20 µg/ml. Diese Ergebnisse weisen darauf hin, daß Tocainid die Fortleitungsgeschwindigkeit von Extrasystolen herabsetzt und durch Umwandlung unidirektionaler Blockierungen in bidirektionale Blöcke Reentrymechanismen beeinflussen kann [17].

Ziel unserer Untersuchungen war es, die Wirkungen von Tocainid auf unterschiedliche Mechanismen der Reizbildung zu prüfen sowie seine Effekte auf das Ventrikelmyokard darzustellen.

1 Methodik

Rechte Vorhöfe, Purkinje-Fäden und Papillarmuskeln wurden von Meerschweinchenherzen isoliert und in einer Inkubationskammer mit oxygenierter (95% O_2, 5% CO_2) Tyrode-Lösung (Temperatur 36 °C) inkubiert; Zusammensetzung in mmol: Na^+ 145, K^+ 4,7, Ca^{2+} 1,8, Mg^{2+} 1,6, Bicarbonat 20, Phosphat 1,2, Glucose 10, pH 7,4. Intrazelluläre Potentiale wurden mit zwei Mikroglaselektroden (Widerstand 15–20 MΩ) über konventionelle Vorverstärker mit hoher Eingangsimpedanz und Differenzverstärker abgeleitet und auf einem Oszilloskop mit Polaroidkamera und einem Siemens-Elema-Tintenschreiber registriert. Tocainidhydrochlorid (Molekulargewicht 228,72) wurde in destilliertem Wasser gelöst (100 mg/ml) und der Tyrode-Lösung zugegeben.

1.1 Myokardfasern

Papillarmuskeln wurden mit konstanter Reizfrequenz von 60/min bei 1,5facher Schwellenreizstromstärke bipolar (Reizimpulsdauer 2 ms) stimuliert. Die Refraktärperiode wurde durch schrittweise Verkürzung des Kopplungsintervalls eines Testpulses (2fache diastolische Schwellenreizstromstärke) nach jedem achten Basisintervall bestimmt. Die maximale Anstiegsgeschwindigkeit $(dV/dt)_{max}$ ergab sich bei elektronischer Differenzierung der Phase 0 des Aktionspotentials. Zur Bestimmung der Beziehung zwischen Membranpotential und $(dV/dt)_{max}$ befand sich der Papillarmuskel in zwei durch eine Gummimembran getrennten Kompartimenten der Inkubationskammer. Die Depolarisation erfolgte schrittweise durch einen konstanten Gleichstrompuls von 500 ms Dauer. Vor Abschalten des konstanten Strompulses wurde durch bipolare Stimulation (2 ms) ein Aktionspotential ausgelöst und die maximale Anstiegsgeschwindigkeit in Abhängigkeit von der Depolarisation gemessen. Wenn der Gleichstrompuls bei einer Depolarisation auf ca. -65 mV die Schwelle für abnorme Reizbildung erreichte (vgl. Methodik 1.4), wurde die maximale Depolarisationsgeschwindigkeit des zweiten „spontanen" Aktionspotentials gemessen. Mit dieser Methode konnte die Abhängigkeit der maximalen Depolarisationsgeschwindigkeit vom Membranpotential in einem weiten Bereich zwischen -85 und -35 mV bestimmt werden.

1.2 Automatische Impulsbildung im Sinusknoten

Nach Inkubation wurde im rechten Vorhof spontane, regelmäßige Aktivität registriert. Die Zykluslänge der Reizbildung wurde kontinuierlich über einen digitalen Zeitzähler, der durch das intrazelluläre Potential des Sinusknotens getriggert wurde, registriert. Die Zykluslänge der Reizbildung wurde unter Kontrollbedingungen, unter der Einwirkung von Tocainid (10, 50 und 100 µg/ml) und im Auswaschversuch bestimmt.

1.3 Gesteigerte Automatie der Purkinje-Faser

Purkinje-Fäden zwischen dem intraventrikulären Septum und der Basis des rechten vorderen Papillarmuskels wurden vom Septum getrennt und zusammen mit dem Papillarmuskel inkubiert. Die Reizbildung der Purkinje-Fasern wurde durch Zugabe von 0,2 µg/ml Suprarenin zum Inkubationsmedium gesteigert. Die Zykluslänge der Reizbildung wurde unter Kontrollbedingungen, unter der Einwirkung von Tocainid 5 und 10 µg/ml und im Auswaschversuch bestimmt.

1.4 Reizbildung im Ventrikelmyokard

Repetitive Reizbildung im Ventrikelmyokard wurde durch Depolarisation der Fasern mit elektrischem Gleichstrom induziert. Ein Papillarmuskel, von dem die Basis abgetrennt war, befand sich in zwei durch eine Gummimembran getrennten Kompartimenten der Inkubationskammer. Eines der Kompartimente war über eine chlorierte Silberelektrode mit der Kathode einer Konstantstromquelle verbunden, das andere Kompartiment war über eine identische Elektrode und einen Stromspannungskonverter virtuell geerdet. Bei Einschalten des Stromkreises fließt ein konstanter Strom durch den Papillarmuskel (10 bis 30 µA) und depolarisiert die Myokardfasern, so daß rhythmische, anhaltende Reizbildung auftritt.

2 Ergebnisse

2.1 Automatische Reizbildung im Sinusknoten

Die Ergebnisse von vier Einzelexperimenten sind in Abb. 1 dargestellt. Während der Kontrollperiode betrug die Zykluslänge der Automatie im Sinusknoten 345, 353, 360 und 365 ms. Unter der Einwirkung von Tocainid in einer Konzentration von 10 μg/ml ergaben sich keine von der Kontrolle signifikant abweichenden Werte. Erst bei einer Konzentration von 50 μg/ml kommt es nach 15 min zu einer Zunahme (p < 0,001) der Zykluslänge um 19%, 25%, 18% und 29%. Die Zunahme der Zykluslänge bei einer Konzentration von 200 μg/ml Tocainid betrug, bezogen auf die Kontrollwerte, 70%, 59% und 33%. Im vierten Experiment war die Reizbildung nach 7 min der Wirkstoffperiode vollständig supprimiert. Nach einer Auswaschperiode von 30 min Dauer entsprach die Zykluslänge in allen vier Experimenten den Kontrollwerten.

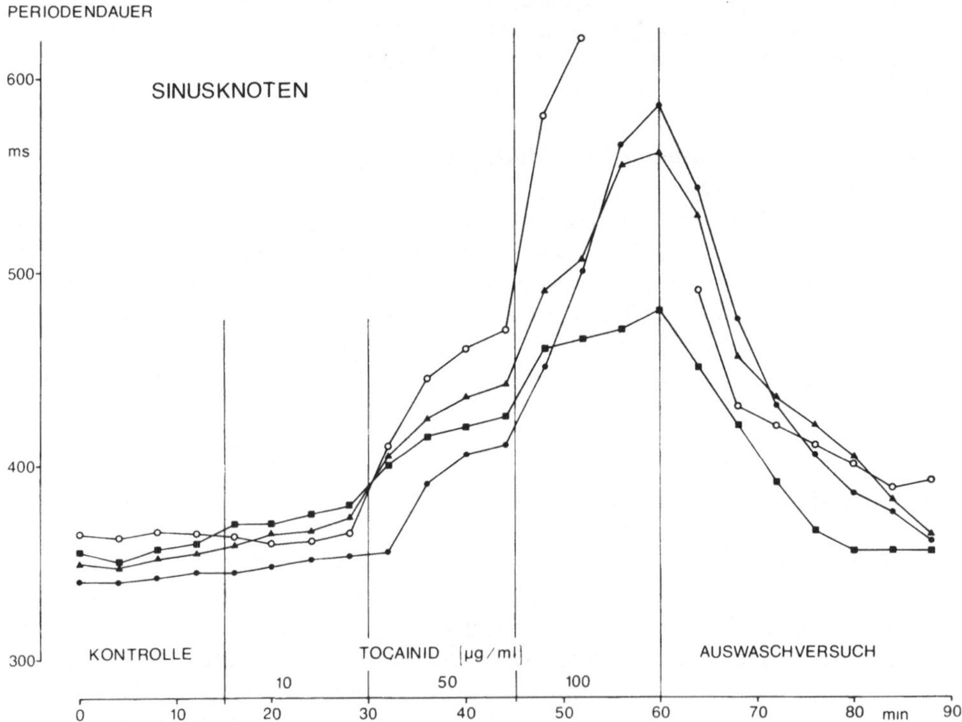

Abb. 1. Wirkungen von Tocainid auf die Sinusknotenautomatie. Erst in hohen Konzentrationsbereichen von 50 und 200 μg/ml resultiert eine Frequenzabnahme von 23% und 54% (Mittelwerte aus 4 Einzelexperimenten). In einem Experiment kam es nach 7 min (200 μg/ml Tocainid) zur Suppression der Reizbildung. Im Auswaschversuch erwiesen sich die Veränderungen als reversibel

2.2 Gesteigerte Automatie der Purkinje-Faser

Die Ergebnisse von vier Einzelexperimenten sind in Abb. 2 dargestellt. Tocainid führte bereits in Konzentrationen, die dem „therapeutischen" Bereich entsprechen, zu einer signifikanten Abnahme der Reizbildungsfrequenz in Purkinje-Fasern. Nach Zugabe von Suprarenin 0,2 µg/ml zur Tyrode-Lösung trat in allen Purkinjepräparaten regelmäßige Reizbildung auf. Die Zykluslänge der Aktivität betrug 740, 875, 920 und 1050 ms während der Kontrollperiode und blieb konstant. Unter der Einwirkung von Tocainid 5 µg/ml kam es innerhalb 2 min (drei Experimente) zu einem ausgeprägten Anstieg der Zykluslänge, in einem Experiment wurde ein konstanter Wert der Zykluslänge nicht vor 10 min erreicht. Nach 15 min der Wirkstoffperiode betrug die Zunahme der Zykluslänge 34,9%, 24,7%, 11,6% und 10,6%. Eine Erhöhung der Konzentration auf 10 µg/ml Tocainid resultierte in einer weiteren Zunahme der Zykluslänge um 108,7%, 59,9%, 26,3% und 45,8%, bezogen auf die Kontrollwerte. Im Auswaschversuch waren in einem Experiment nach 15 min die Kontrollwerte wieder erreicht, während die

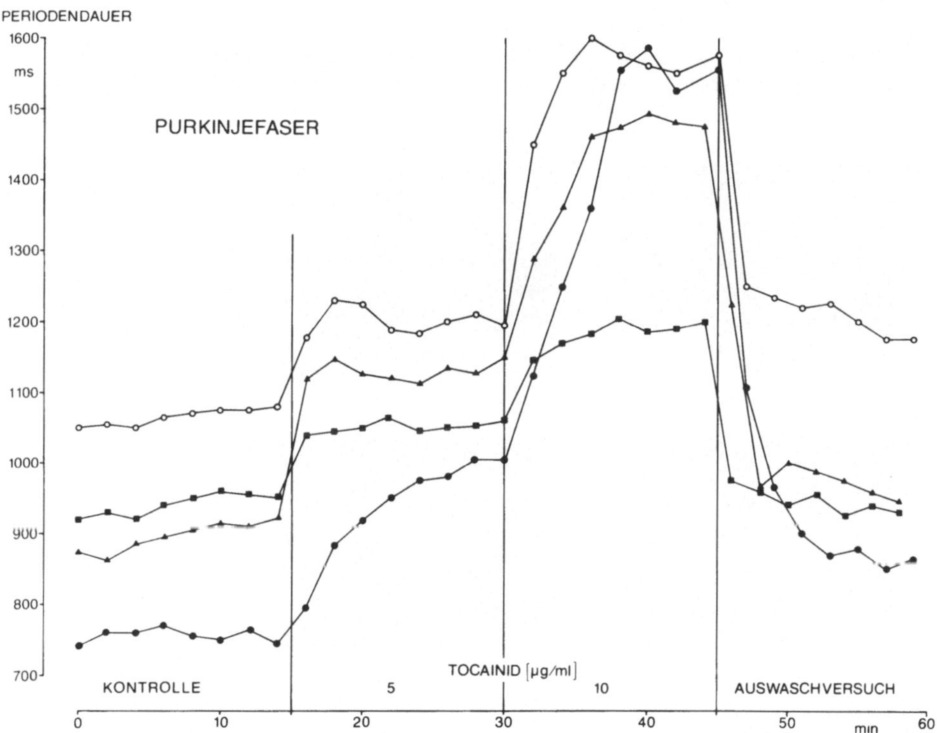

Abb. 2. Negativ chronotrope Wirkung von Tocainid auf die Reizbildung in Purkinje-Fasern (K = 4,7 mmol, Suprarenin 0,2 µg/ml). Tocainid verzögert bereits in Konzentrationen von 5 und 10 µg/ml signifikant die Reizbildung in Purkinje-Fasern um 20% und 60% (Mittelwerte aus 4 Einzelexperimenten)

Werte in drei Experimenten zwischen den Kontrollwerten und den Werten
bei 5 µg/ml Tocainid lagen.

2.3 Reizbildung im Ventrikelmyokard

Repetitive Reizbildung in Myokardfasern trat in 5 Präparaten bei Depolarisation der ruhenden Membran auf Werte zwischen -65 ± 3 und 33 ± 2 mV
auf. Die Schwelle zur Auslösung der Reizbildung lag bei $18,1 \pm 1$ µA, die
Reizbildungsfrequenz betrug $118,0 \pm 7$/min. Unter der Einwirkung von
Tocainid 10, 50 und 100 µg/ml kam es zu einem Anstieg der Schwelle
zur Auslösung der Reizbildung von $18,1 \pm 1$ auf $18,9 \pm 1$, $19,6 \pm 1$ und
$21,3 \pm 1$ µA sowie zur Abnahme der Reizbildungsfrequenz von $118,0 \pm 7$ auf
$113,3 \pm 8$, $99,9 \pm 6$ und $72,8 \pm 7$/min. Die maximale Anstiegsgeschwindigkeit
nahm bei 10 µg/ml von 130 ± 19 auf 87 ± 15 V/s ab. Bei einer Konzentration von 100 µg/ml ergab sich eine Reduktion der Anzahl der gleich-
strominduzierten Aktionspotentiale (vgl. Abb. 3).

2.4 Ventrikelmyokard

Die Wirkungen von Tocainid auf die elektrophysiologischen Parameter des
Ventrikelmyokards im Konzentrationsbereich zwischen 10 und 500 µg/ml

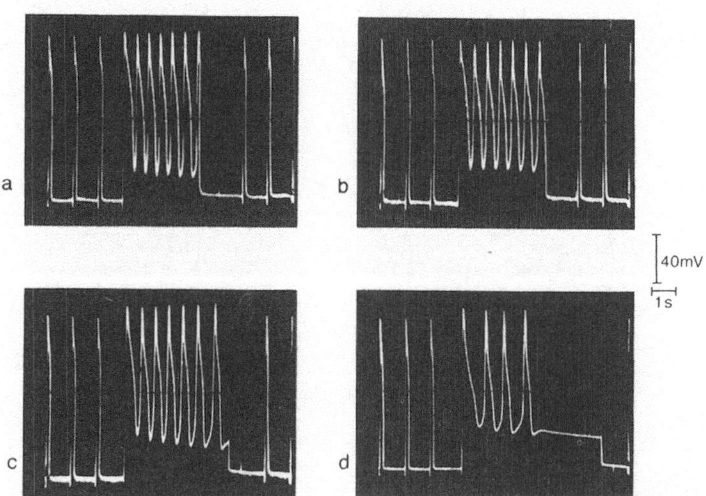

Abb. 3a–d. Repetitive Reizbildung im depolarisierten Ventrikelmyokard unter dem Einfluß
von Tocainid. Intrazelluläre Ableitung von Aktionspotentialen des Papillarmuskels. 1 s nach
dem dritten stimulierten (bipolar, Reizdauer 2 ms) Aktionspotential Einschalten des depolarisierenden Gleichstromes, es folgt repetitive Reizbildung. Gegenüber der Kontrolle (*a*) ergibt
sich unter der Einwirkung von Tocainid 10 (*b*), 50 (*c*) und 100 (*d*) µg/ml eine Erhöhung des
Schwellenstromes zur Auslösung der Aktivität sowie Abnahme der Reizbildungsfrequenz und
der maximalen Depolarisationsgeschwindigkeit. Bei 100 µg/ml nimmt die Anzahl der Aktionspotentiale während des Stromflusses ab

sind als Mittelwerte (± Standardabweichung, neun Einzelexperimente) in Tabelle 1 dargestellt. Bei einer Tocainidkonzentration von 10 µg/ml kommt es zu einer signifikanten Abnahme der maximalen Depolarisationsgeschwindigkeit von 20 V/s. Die Aktionspotentialamplitude, Aktionspotentialdauer und Refraktärperiode zeigen erst bei einer Konzentration von 50 µg/ml eine signifikante Abnahme. Die Refraktärperiode nimmt bis zu einer Kon-

Tabelle 1. Wirkungen von Tocainid auf die elektrophysiologischen Parameter des Ventrikelmyokards. n Anzahl der Experimente, $\bar{x}$ Mittelwerte, SD Standardabweichung, APA Aktionspotentialamplitude, APD 33% bzw. 90%: Aktionspotentialdauer bei 33% und 90% der Repolarisation, RP Refraktärperiode, $\dot{V}_{max}$ maximale Depolarisationsgeschwindigkeit

	APA mV	APD 33% ms	APD 90% ms	RP ms	$\dot{V}_{max}$ V/s
Kontrolle	n = 9	9	8	8	9
	$\bar{x}$ = 129,9	158,6	205,5	209,6	165,1
	SD = ± 1,6	10,3	14,6	10,9	13,8
Tocainid	8	8	9	9	9
10 µg/ml	125,8	155,0	199,8	212,7	144,0*
	3,9	11,3	12,7	17,2	11,1
50 µg/ml	9	9	9	7	8
	125,3*	137,7*	180,8*	199,0	132,5*
	2,7	·8,4	9,9	16,9	17,3
100 µg/ml	9	8	8	8	8
	126,5*	121,0*	165,0*	194,5*	111,5*
	2,1	18,4	19,0	6,4	14,8
200 µg/ml	8	8	8	9	9
	119,6*	116,4*	158,8*	289,4*	99,2*
	1,3	12,8	14,3	78,1	22,3
500 µg/ml	9	9	9	8	8
	106,5*	90,5*	144,5*	341,5*	77,5*
	1,7	19,1	19,1	41,0	34,0
Auswasch- versuch	9	8	8	8	9
	127,3	143,0	193,0	198,7	143,4
	2,1	15,2	17,3	14,7	18,0

* $p < 0,001$

zentration von 100 µg/ml ab, gleichzeitig nimmt die Differenz zwischen Aktionspotentialdauer und Refraktärperiode von 4 ms auf 30 ms zu. Bei einer Konzentration von 200 µg/ml ist die Refraktärperiode trotz weiterer Verkürzung des Aktionspotentials 80 ms länger als unter Kontrollbedingungen; bei 500 µg/ml kann eine Extrasystole erst 200 ms nach Abschluß der Repolarisationsphase des vorangehenden Aktionspotentials ausgelöst werden. Im anschließenden Auswaschversuch fanden sich keine signifikanten Abweichungen von den Kontrollwerten.

2.5 Wirkung von Tocainid auf die maximale Depolarisationsgeschwindigkeit (dV/dt)$_{max}$ im depolarisierten Myokard

Die Untersuchungen wurden in vier Einzelexperimenten durchgeführt. Das Ergebnis ist an Hand eines repräsentativen Beispiels in Abb. 4a, b dargestellt. Die Kontrollkurve (Abb. 4a) zeigt die Abhängigkeit der (dV/dt)$_{max}$ vom Ruhemembranpotential. Unter der Einwirkung von Tocainid kommt es zu einer Abnahme der (dV/dt)$_{max}$. Bei einem Ruhemembranpotential von −84 mV beträgt die Abnahme 9%, bei −70 mV nimmt die (dV/dt)$_{max}$ um 22% ab und bei einem Membranpotential von −60 mV beträgt die Abnahme 39%. Eine maximale Reduktion der (dV/dt)$_{max}$ von 41% fand sich bei Aktionspotentialen, die bei einem Membranpotential von −64 mV

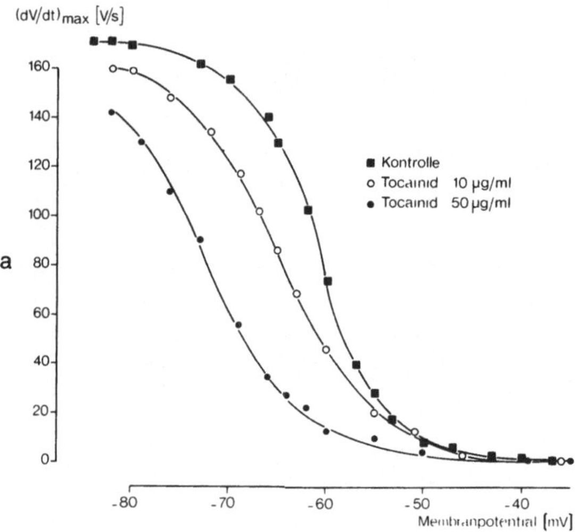

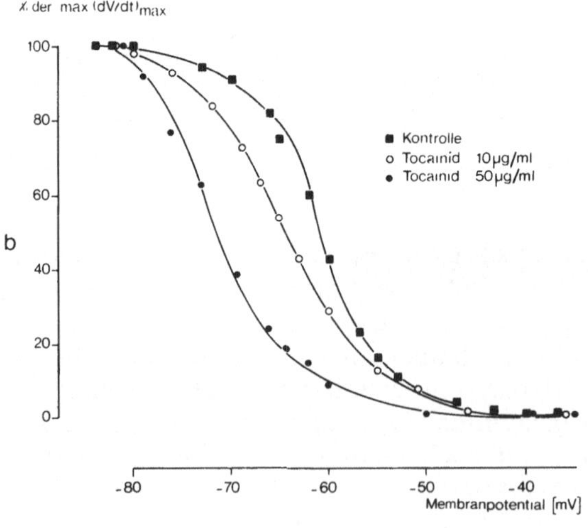

Abb. 4a, b. Wirkung von Tocainid auf die Abhängigkeit der maximalen Depolarisationsgeschwindigkeit vom Membranpotential. *a* Im Membranpotentialbereich über −80 mV bewirkt Tocainid eine Abnahme der $\dot{V}_{max}$ von 6% (10 µg/ml) und 21% (50 µg/ml). Bei Depolarisation der Membran unter −80 mV nimmt die Abnahme der $\dot{V}_{max}$ zu; sie besitzt ein Maximum bei −64 mV (32% bzw. 76%). *b* Die Kurve der „normalisierten" Beziehung zwischen $\dot{V}_{max}$ und Membranpotential erfährt unter der Einwirkung von Tocainid eine Verschiebung in Richtung negativer Membranpotentiale

initiiert wurden. Bei einer Tocainidkonzentration von 50 µg/ml trat die maximale Reduktion der $(dV/dt)_{max}$ ebenfalls bei einem Membranpotential von $-64\,mV$ auf und betrug 83%. Nach Auftragung von $(dV/dt)_{max}$ in % des Ausgangswertes (Abb. 4b) ergibt sich eine Verlagerung der „normalisierten" Kurve. Der Shift entlang der Abszisse in Richtung negativer Membranpotentiale beträgt 2,5 und 8 mV für 10 bzw. 50 µg/ml [gemessen bei 50% der maximalen $(dV/dt)_{max}$].

3 Diskussion

Im Konzentrationsbereich zwischen 5 und 10 µg/ml entfaltet Tocainid eine ausgeprägte negativ chronotrope Wirkung auf die gesteigerte Automatie der Purkinje-Faser. Nomotope Reizbildung im Sinusknoten und abnorme strominduzierte Reizbildung im Ventrikelmyokard dagegen werden erst im hohen Konzentrationsbereich über 50 µg/ml deutlich herabgesetzt. Diese konzentrationsgebundene Wirkung ist vereinbar mit der Annahme unterschiedlicher Mechanismen der Reizbildung in den drei untersuchten Strukturen und charakterisiert Tocainid als einen Wirkstoff, der selektiv die Automatie der Purkinje-Faser supprimiert.

Untersuchungen von Arnsdorf u. Bigger (1972) weisen darauf hin, daß Lidocain durch Steigerung der Kaliumleitfähigkeit der Purkinje-Fasermembran negativ chronotrop wirkt [3]. Der erhöhte „repolarisierende" Kaliumefflux im Anschluß an das Aktionspotential führt zu einer Abflachung der Phase-4-Depolarisation, so daß das Schwellenpotential für den schnellen Natriumeinstrom verzögert erreicht wird. Aufgrund der strukturellen Ähnlichkeit, ist zu erwarten, daß die negativ chronotrope Wirkung von Tocainid auf einem entsprechendem Mechanismus beruht.

Auch hinsichtlich anderer elektrophysiologischer Parameter ergeben sich übereinstimmende Wirkungen von Tocainid und Lidocain. So wird die nomotope Reizbildung im Sinusknoten erst bei Konzentrationen um 5×10^{-4} mol (100 µg/ml) Tocainid bzw. Lidocain [15] signifikant herabgesetzt. Eine Abnahme der Aktionspotentialdauer des Ventrikelmyokards findet sich bei Konzentrationen von 10^{-5} mol für Lidocain und 10^{-4} mol für Tocainid. Eine nachfolgende Zunahme der Aktionspotentialdauer bei Konzentrationen über 10^{-4} mol (23, 4 µg/ml), wie sie für Lidocain beschrieben wurde [4], konnte unter Tocainideinfluß bis zu 2×10^{-3} mol (518 µg/ml) jedoch nicht nachgewiesen werden.

Lidocain und Tocainid bewirken eine Zunahme des Verhältnisses von Refraktärperiode und Aktionspotentialdauer, d. h. eine Zunahme des Intervalls zwischen maximaler Repolarisation und Wiedererregbarkeit. Dieser Effekt kann in bezug auf einen Reentrymechanismus als antiarrhythmisch angesehen werden: Eine Verlängerung der Refraktärperiode resultiert in der Abnahme der maximalen Umlauffrequenz einer Kreiserregung und kann zur Unterbrechung eines Reentrymechanismus führen.

In neuerer Zeit ist mehrfach auf die Bedeutung des Verletzungsstromes bei der Pathogenese von Arrhythmien hingewiesen worden [11, 13, 19]. Ursache des Verletzungsstromes bei regionaler Ischämie ist die Potentialdifferenz zwischen ischämischem und normalem Myokard. Der Verletzungsstrom erreicht zur Zeit der negativen T-Welle Spitzenwerte und entspricht in der Diastole, während einer TQ-Senkung, einem anhaltenden konstanten Strom, der auf das normale Myokard depolarisierend wirkt. Unter experimentellen Bedingungen können extrazellulär applizierte Gleichströme repetitive Aktivität im Ventrikelmyokard erzeugen [2, 10, 12, 19], die notwendigen Ströme liegen jedoch auch bei Verkleinerung des Extrazellulärraumes eine Größenordnung über den Maximalwerten während der negativen T-Welle und der TQ-Senkung. Bei Prüfung von Tocainid auf diesen experimentellen Arrhythmiemechanismus ergaben sich signifikante Veränderungen der Reizbildungsfrequenz und des Schwellenstromes erst oberhalb von 50 µg/ml Tocainid. Bei 100 µg/ml Tocainid kam es zur Reduktion der Anzahl gleichstrominduzierter Aktionspotentiale. Die maximale Anstiegsgeschwindigkeit der Reizbildung nahm bereits bei 10 µg/ml signifikant ab.

Tocainid (10 µg/ml) bewirkt im Ventrikelmyokard (extrazelluläre Kaliumkonzentration 4,7 mM) eine Abnahme der maximalen Anstiegsgeschwindigkeit des Aktionspotentials von 165 auf 144/Vs. Dieser Effekt nimmt bei Depolarisation der Zellmembran mit Gleichstrom zu und besitzt ein Maximum bei einem „Ruhemembranpotential" von −64 mV. Es ist daher zu erwarten, daß Tocainid bei akuter regionaler Ischämie im Ventrikelmyokard Aktionspotentiale mit kritisch herabgesetztem Ruhemembranpotential (bzw. herabgesetzter maximaler Anstiegsgeschwindigkeit und Erregungsausbreitungsgeschwindigkeit) supprimiert, ohne daß die Aktionspotentiale des benachbarten normalen Myokards eine ausgeprägte Veränderung erfahren. Die antiarrhythmische Wirkung der Substanz bestünde dann in der Ausschaltung eines Myokardareals mit arrhythmogenen Eigenschaften. Ein unerregbarer Bezirk im Myokard verhindert zwar nicht das Auftreten von Reentrytachykardien, jedoch nimmt die Gefahr der Degeneration dieser Tachykardie in Kammerflimmern, das an inhomogene elektrophysiologische Eigenschaften eines Myokardareals gebunden ist, ab [5, 11, 14]. Der gleiche Zusammenhang zwischen maximaler Anstiegsgeschwindigkeit und Membranpotential wurde für Lidocain von Chen et al. [6] dargestellt.

Die Depolarisation des Myokards wurde in ihren Untersuchungen durch Erhöhung der extrazellulären Kaliumkonzentration kontrolliert. Vaughan Williams hat die zunehmende hemmende Wirkung von Lidocain auf die maximale Anstiegsgeschwindigkeit depolarisierter Myokardfasern auf einen kaliuminduzierten Shift der Dosis-Wirkungs-Kurve von Lidocain zurückgeführt [21]. Da in unseren Untersuchungen die Myokardfasern elektrisch depolarisiert wurden, kann es sich bei der Verschiebung der Kurve $\dot{V}_{max} = f$ (Membranpotential) nicht um einen kaliumbedingten Shift handeln, vielmehr ist ein tocainidbedingter Shift der Beziehung bei erniedrigten Ruhemembranpotentialen wahrscheinlich; möglicherweise gilt auch für Lidocain, daß seine pharmakologische Wirkung auf die maximale Depolarisationsgeschwindigkeit im depolarisierten Myokard unabhängig von der Ursache der Depolarisation ist.

Zusammenfassend lassen sich die antiarrhythmischen Eigenschaften von Tocainid wie folgt charakterisieren:

1. Suppression ektoper Reizbildung im Purkinje-Fasersystem.
2. Frequenzverminderung von Reentrytachykardien durch Vergrößerung des Intervalls zwischen maximaler Repolarisation und Wiedererregbarkeit.
3. Unterdrückung der Degeneration von Kammertachykardien in Kammerflimmern durch selektive Suppression der Erregbarkeit myokardialer Fasern mit erniedrigtem Membranpotential.

Literatur

1. Anderson JL, Mason JW, Winkle RA, Meffin PJ, Fowles RE, Peters F, Harrison DC (1978) Clinical elektrophysiologic effects of tocainide. Circulation 57:685
2. Arita N, Nagamoto Y, Saikawa T (1976) Automaticity and time-dependent conduction disturbances produced in canine ventricular myocardium. New aspects for initiation of ventricular arrhythmias. Jpn Circ J 40:1409
3. Arnsdorf MF, Bigger JT (1972) Effect of lidocaine hydrochloride on membrane conductance in mammalian cardiac Purkinje fibers. J Clin Invest 51:2252
4. Bigger JT, Mandel WJ (1970) Effect of lidocaine on the electrophysiological properties of ventricular muscle and Purkinje fibers. J Clin Invest 49:63
5. Cardinal R, Janse MJ, Eeden I v, Werner G, Naumann d'Alnoncourt C, Durrer D (to be published) The effects of lidocaine on intracellular and extracellular potentials, activation and ventricular arrhythmias during acute myocardial ischemia in the isolated porcine heart. Circ Res
6. Chen CM, Gettes LS, Katzung BG (1975) Effects of lidocaine and quinidine on steady-state characteristics and recovery kinetics of $(dV/dt)_{max}$ in guinea pig ventricular myocardium. Circ Res 37:20
7. Coltart DJ, Berndt TB, Kernoff R, Harrison DC (1974) Antiarrhythmic and circulatory effects of Astra W 36095. A new lidocaine-like agent. Am J Cardiol 34:35
8. Engler R, Ryan W, LeWinter M, Bluestein H, Karliner JS (1979) Assessment of long-term antiarrhythmic therapy: Studies on the long-term efficacy and toxicity of tocainide. Am J Cardiol 43:612
9. Harrison DC, Meffin PJ, Winkle RA (1978) Clinical pharmacology and antiarrhythmic actions of tocainide. Br Heart J 40 [Suppl]:83
10. Imanishi S, Surawicz B (1976) Automatic activity in depolarized guinea pig ventricular myocardium. Characteristics and mechanisms. Circ Res 39:751
11. Janse MJ, Capelle FJL van, Morsink H, Kléber AG, Wilms-Schopman F, Cardinal R, Naumann d'Alnoncourt C, Durrer D (1980) Flow of injury current and patterns of excitation during early ventricular arrhythmias in acute regional myocardial ischemia in isolated porcine and canine hearts. Evidence for two different arrhythmogenic mechanisms. Circ Res 47:151
12. Katzung BG, Morgenstern JA (1977) Effects of extracellular potassium on ventricular automaticity and evidence for a pacemaker current in mammalian ventricular myocardium. Circ Res 40:105
13. Kléber AG, Janse MJ, Capelle FJL van, Durrer D (1978) Mechanism and time course of S-T and T-Q segment changes during acute regional myocardial ischemia in the pig's heart determined by extracellular and intracellular recordings. Circ Res 42:603

14. Lüderitz B, Naumann d'Alnoncourt C (1980) Herzrhythmusstörungen bei Myokard-infarkt. Internist 21:652
15. Mandel WJ, Bigger JT (1971) Electrophysiologic effects of lidocaine on isolated canine and rabbit atrial tissue. J Pharmacol Exp Ther 178:81
16. McDevitt DG, Nies AS, Wilkinson GR, Smith RF, Woosley RL, Oates JA (1976) Antiarrhythmic effects of a lidocaine congener, tocainide, 2-amino-2', 6'-propionoxylidide, in man. Clin Pharmacol Ther 19:396
17. Moore EN, Spear JF, Horowitz LN, Feldman HS, Moller RA (1978) Electrophysiologic properties of a new antiarrhythmic drug – tocainide. Am J Cardiol 41:703
18. Naumann d'Alnoncourt C, Cardinal R, Janse MJ, Lüderitz B, Durrer D (1980) Effects of tocainide on ectopic impulse formation in isolated cardiac tissue. Klin Wochenschr 58:227
19. Naumann d'Alnoncourt C, Cardinal R, Janse MJ (1981) Über die arrhythmogene Wirkung von Potentialdifferenzen im Ventrikelmyokard. Dieses Buch S 70
20. Ryan WF, Karliner JS (1979) Effects of tocainide on left ventricular performance at rest and during acute alterations in heart rate and systematic arterial pressure. Br Heart J 41:175
21. Vaughan Williams EM (1973) Development of new antiarrhythmic drugs. Schweiz Med Wochenschr 103:262
22. Waleffe A, Bruninx P, Rabine LM, Kulbertus HE (1979) Effects of tocainide studied with programmed electrical stimulation of the heart in patients with reentrant tachyarrhythmias. Am J Cardiol 43:292
23. Winkle RA, Meffin PJ, Harrison DC (1978) Long-term tocainide therapy for ventricular arrhythmias. Circulation 57:1008
24. Woosley RL, McDevitt DG, Nies AS, Smith RF, Wilkinson GR, Oates JA (1977) Suppression of ventricular ectopic depolarizations by tocainide. Circulation 56:980
25. Woosley RL, Shand DG (1978) Pharmacokinetics of antiarrhythmic drugs. Am J Cardiol 41:986
26. Zipes DP, Troup PJ (1978) New Antiarrhythmic Agents. Amiodarone, aprindine, disopyramide, ethmozin, mexiletine, tocainide, verapamil. Am J Cardiol 41:1005

Wirkungen des Antiarrhythmikums Tocainid auf die myokardialen Kaliumfluxe*

J. Nitsch, G. Steinbeck und B. Lüderitz

Voraussetzung für eine antiarrhythmische Differentialtherapie ist die Kenntnis der zellulären Wirkungsmechanismen. Elektrische Potentialänderungen beruhen auf transmembranären Ionenströmen, die in unterschiedlicher Weise von Pharmaka mit antiarrhythmischen Eigenschaften beeinflußt werden. Die pharmakologische Wirkung auf elektrophysiologische Meßgrößen an isolierten myokardialen Strukturen gibt einen ersten Hinweis auf die betroffenen Ionenströme: der steile Anstieg des Aktionspotentials in der Phase 0 wird durch eine schnelle Zunahme der Permeabilität für Natrium bestimmt, Plateau und Aktionspotentialdauer durch den langsamen Einwärtsstrom (I_{si}) und langsamen Auswärtsstrom (I_x oder I_k) [1].

Ähnlich wie bei chinidinähnlichen Antiarrhythmika mit lokalanästhetischer Wirkung nimmt unter Tocainid die maximale Anstiegsgeschwindigkeit des Aktionspotentials ab. Als zugrundeliegender Mechanismus ist eine Hemmung des schnellen Natriumkanals anzusehen. Tocainid und auch Lidocain und Diphenylhydantoin unterscheiden sich jedoch von chinidinähnlichen Antiarrhythmika mit verlängerter Wirkung auf die Aktionspotentialdauer besonders durch eine Verkürzung des Aktionspotentials [6]. Im Falle von Chinidin und Lidocain sind die transmembranären Ionenströme untersucht. Chinidin hemmt sowohl den schnellen Natrium- und langsamen Kalziumeinwärtsstrom als auch den Kaliumauswärtsstrom. Auf der Hemmung des Kaliumefflux beruht die Verlängerung der Aktionspotentialdauer. Die Verkürzung des Aktionspotentials unter Lidocain läßt sich nach Untersuchungen am Hundeherzen von Kabela [5] auf eine Zunahme des Kaliumefflux zurückführen. Zur Klärung, ob Tocainid einen vergleichbaren Wirkungsmechanismus aufweist, der zu einer Verkürzung des Aktionspotentials führt, untersuchten wir den Einfluß von Tocainid auf die Kaliumfluxe an isolierten myokardialen Strukturen.

1 Material und Methode

Die Untersuchungen wurden an isolierten Papillarmuskeln des rechten Meerschweinchenherzens und an isoliert perfundierten Septen des Kaninchenherzens vorgenommen. Die Tiere wurden durch einen Schlag auf die

* Mit Unterstützung der Deutschen Forschungsgemeinschaft
Dr. J. Nitsch, Priv. Doz. Dr. G. Steinbeck, Prof. Dr. B. Lüderitz, Medizinische Klinik I der Universität, Klinikum Großhadern, Marchioninistraße 15, D-8000 München 70

Nackenregion getötet, der Thorax eröffnet und die Herzen schnell entfernt. Die Präparation der Papillarmuskeln und der Septen erfolgte in typischer Weise [3, 8]. Die Papillarmuskeln wurden in einem Gewebebad über Platindrähten aufgespannt. Die versorgende Arterie der Kammersepten (RIVA) wurde vor Abgang der septalen Äste mit einem Teflonkatheter kanüliert und festgeknotet. Nicht perfundiertes Gewebe wurde entfernt.

Als Perfusionslösung wurde Ringer-Lösung (in mmol: NaCl 130; KCl 5,6; CaCl$_2$ 2,2; MgCl$_2$ 1,7; NaHCO$_2$ 24; NaH$_2$PO$_4$ 1,2; Glucose 11; Saccharose 13) verwandt (pH 7,35 ± 0,05, Temperatur 35 ± 0,1 °C, oxygeniert mit 95% O$_2$ und 5% CO$_2$). Die Präparate wurden mit Rechteckreizen von 2 ms Dauer und einer Frequenz von 60/min gereizt.

Die Fluxmessungen wurden mit der üblichen Tracermethode durchgeführt [4]. Zur Influxmessung wurden die Präparate mit ^{42}K-markierter Ringer-Lösung perfundiert und mehrmals (3- bis 5mal) über einen Zeitraum von 280 min aus der markierten Ringer-Lösung herausgenommen und die im Präparat aufgenommene Radioaktivität in einem Szintillationszähler gemessen. Im Falle der Septen konnte die aufgenommene Radioaktivität kontinuierlich mit einem Geiger-Müller-Zählrohr bestimmt werden.

Zur Effluxmessung an Papillarmuskeln wurden die Präparate über 4 h mit aktiver Ringer-Lösung perfundiert und dann in einem Szintillationszähler mit nicht-markierter Ringer-Lösung umspült. Über einen Zeitraum von 180 min wurde die Abnahme der Radioaktivität im Präparat verfolgt. Alle Ergebnisse wurden hinsichtlich des radioaktiven Zerfalls korrigiert (^{42}K: Halbwertszeit 12,4 h).

2 Ergebnisse

2.1 Influx

Für die Untersuchung der Tocainidwirkung auf den Kaliuminflux wurde die Kaliumaufnahme an 19 Papillarmuskeln nach 80 und 180 min bestimmt. Um den Kaliumefflux unabhängig von der spezifischen Aktivität zu messen, wählten wir als Korrelat des Influx (Ordinate in Abb. 1) den Quotienten aus Zählrate pro mg Muskel und Zählrate pro µl Lösung. Abbildung 1 zeigt die Mittelwerte und Standardabweichungen des Kaliuminflux eines Kontrollkollektivs als eine Funktion der Zeit. Zusätzlich zu diesen Meßwerten wurde der Kaliuminflux eines repräsentativen Experimentes eingezeichnet. Acht Papillarmuskeln wurden 80 min und elf Papillarmuskeln 180 min mit einer markierten Ringer-Lösung perfundiert, die zusätzlich Tocainid in einer Konzentration von 100 µg/ml enthielt. Die Einzelwerte und die Mittelwerte des Kaliuminflux unter Tocainid liegen deutlich unterhalb der Werte des Normalkollektivs (Abb. 1). Das Ergebnis ist statistisch signifikant.

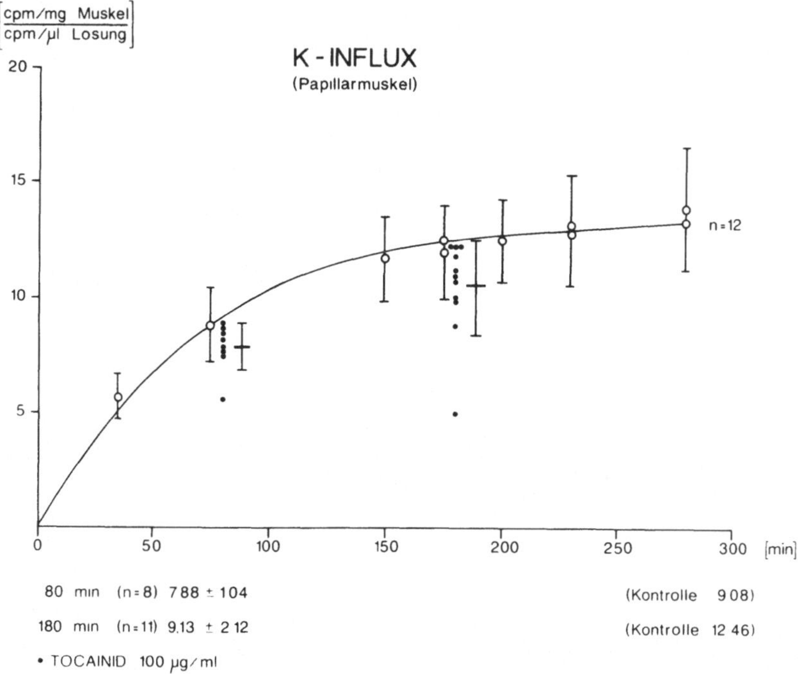

Abb. 1. Wirkung von Tocainid auf den Kaliuminflux am Papillarmuskel des Meerschwein-chenherzens

Wir untersuchten in neun Experimenten zusätzlich die Kaliumaufnahme von Muskeln, die in einer Ringer-Lösung ohne Sauerstoffversorgung über längere Zeit inkubiert wurden. Die aufgenommene Radioaktivität betrug ungefähr 10% der perfundierten oxygenierten Präparate.

Die hemmende Wirkung von Tocainid läßt sich auch im Einzelexperiment am isolierten Kammerseptum des Kaninchens nachweisen. Im Vergleich zur Influxkurve an Papillarmuskeln zeigt der Influx am Septum des Kaninchenherzens zwei Besonderheiten: die Amplitude, d. h. der Maximalwert des Influx, ist schon nach 80–120 min erreicht (Papillarmuskel 200–280 min), und die Steilheit der Aufnahmekurve ist wesentlich größer. Am Septum wurde nach 30–40 min Kaliuminflux über einen Zeitraum von 15 min mit einer tocainidhaltigen (200 µg/ml) markierten Ringer-Lösung perfundiert. Es kam in zwei Experimenten zu einer deutlichen Abflachung der Influxkurve, die sich im Auswaschversuch bis zur 75. min als reversibel erwies.

2.2 Efflux

Der Efflux kann auch an Papillarmuskeln kontinuierlich durch fortlaufende Zählung der Radioaktivität des Präparates innerhalb eines Szintillationszählers verfolgt werden. In Abb. 2 ist die abnehmende Zählrate (gemessen jeweils über einen Zeitraum von 4 min) als Funktion der Zeit dargestellt. Nach der 60.–80. min zeigen die Effluxkurven in halblogarithmischer Auftragung annähernd den Verlauf einer Geraden (Abb. 2). Nach 142 min Efflux wurde mit einer Ringer-Lösung perfundiert, die Tocainid in einer Konzentration von 200 µg/ml enthielt. Bei dem in Abb. 2 aufgetragenen repräsentativen Experiment war eine deutliche Abflachung, also eine deutliche Abnahme des Kaliumefflux festzustellen (Senkung der Fluxkonstante

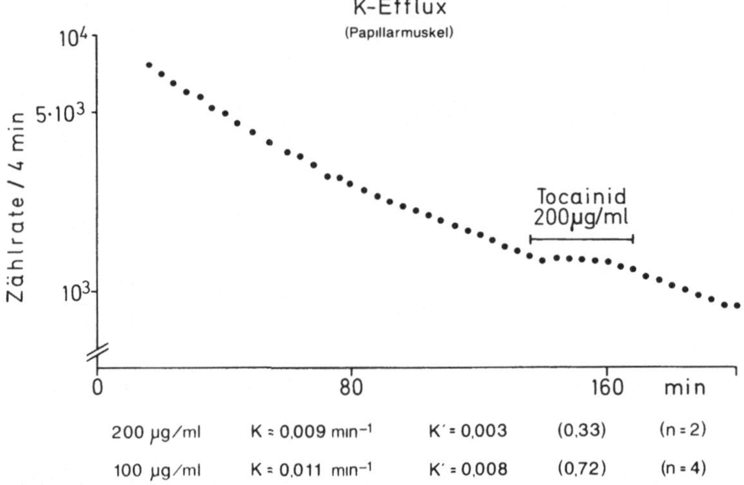

Abb. 2. Wirkung von Tocainid auf den Kaliumefflux am Papillarmuskel des rechten Meerschweinchenherzens

$k = 0,009$ min^{-1} um den Faktor 0,33 auf $k' = 0,003$ min^{-1}). Die Abflachung der Effluxkurve und damit die Abnahme des Kaliumefflux ließ sich unter Tocainid bei einer Konzentration von 200 µg/ml in zwei Experimenten und bei 100 µg/ml in vier Experimenten nachweisen. Unter 100 µg/ml Tocainid kam es zu einer weniger ausgeprägten Abflachung der Effluxkurve (Senkung der Fluxkonstante $k = 0,011$ min^{-1} um den Faktor 0,72 auf $0,008$ min^{-1}).

Zusammenfassend kommt es an isolierten myokardialen Strukturen unter Tocainid zu einer Abnahme des Kaliuminflux und -efflux. Die Fluxänderungen erweisen sich als reversibel.

3 Diskussion

In Übereinstimmung mit anderen Autoren gehen wir davon aus, daß die Kaliumfluxe am Papillarmuskel des Herzens [3, 4] und am isoliert perfundierten Septum [8] auf transmembranäre Kaliumströme zurückzuführen sind. Auf die zelluläre Kaliumaufnahme weisen eigene Untersuchungen hin: Fluxexperimente am Papillarmuskel unter Strophanthineinwirkung zeigten, daß Strophanthin am Papillarmuskel die Kaliumaufnahme hemmt [7]. Weiterhin ergaben Untersuchungen über die Kaliumaufnahme von nicht-oxygenierten Präparaten, daß im Vergleich zu perfundierten mit Sauerstoff versorgten Präparaten nur 10% der maximalen Radioaktivität aufgenommen werden.

Ein Vergleich der Influxkurven am Papillarmuskel und an perfundierten Septen zeigt einen wesentlich schnelleren Influx am Septum. Die unterschiedliche Influxkinetik deutet auf eine im Vergleich zum arteriell perfundierten Septum verzögerte Diffusion im Extrazellulärraum des Papillarmuskels hin.

Unter Tocainid kommt es zu einer Abnahme des Kaliuminflux. Zwei Kaliumeinwärtsströme wurden in Fluxmessungen beschrieben und ließen sich unter verschiedenen Versuchsbedingungen 1. als aktiver, strophanthinsensitiver und von der Glucosekonzentration abhängiger Kaliuminflux und 2. als passiver, linear von der extrazellulären Kaliumkonzentration abhängiger Kaliuminflux charakterisieren [2]. Die hemmende Wirkung von Tocainid auf den Kaliuminflux kann sowohl die strophanthinsensitive Komponente als auch die passive Komponente des Kaliuminflux betreffen. Mit unseren Untersuchungen läßt sich die Tocainidwirkung auf den Influx nicht weiter differenzieren. Im Falle von Tocainid läßt sich die antiarrhythmische Wirkung nicht auf die Hemmung des aktiven und/oder passiven Kaliumeinstroms zurückführen. Angriffsorte einer antiarrhythmischen Wirkung sind besonders der schnelle Natriumeinstrom, der langsame Einwärtsstrom (i_{si}) und der langsame Auswärtsstrom (i_x oder i_k). Antiarrhythmika beeinflussen die Ionenströme und damit die einzelnen Phasen des Aktionspotentials in unterschiedlicher und charakteristischer Weise. Procainamid z. B. hemmt weitgehend spezifisch den schnellen Natriumeinstrom, Verapamil den langsamen Kalziumeinstrom und Amiodarone den Kaliumefflux. Währenddessen reduziert Chinidin alle Ionenströme, allerdings in unterschiedlichen Konzentrationsbereichen [11]. Unsere Untersuchungen zeigten unter Tocainideinwirkung eine Abnahme des Kaliumefflux, so daß für Tocainid trotz elektrophysiologisch ähnlicher Eigenschaften wie Lidocain ein eigenständiger Wirkungsmechanismus angenommen werden muß. Elektrophysiologisch ist Tocainid an isolierten Purkinje-Fasern durch Abnahme der Automatie und am Ventrikelmyokard durch Abnahme der maximalen Anstiegsgeschwindigkeit und durch Verlängerung der Aktionspotentialdauer charakterisiert [6]. Ähnliche elektrophysiologische Eigenschaften weist Lidocain in Untersuchungen am Ventrikelmyokard auf [9]. Der antiarrhythmischen Wirkung auf die Phase 0 der Depolarisation (Anstieg des Aktionspotentials), ist im Falle von Lidocain als abnehmende Leitfähigkeit für Natrium erklärt [10]. Ein identischer zugrundeliegender Mechanismus ist für Tocainid zwar bisher durch Fluxexperimente nicht nachgewiesen, jedoch anzunehmen.

Eine Verkürzung der Aktionspotentialdauer kann durch zwei Änderungen der Membranströme hervorgerufen werden [1]: 1. Zunahme des zeitunabhängigen Kaliumauswärtsstroms. Dieser Effekt scheint der aktionspotentialverkürzenden Wirkung von Lidocain zugrunde zu liegen [5]. Im Gegensatz führt Tocainid nach unseren Untersuchungen zu einer Abnahme des Kaliumefflux.

2. Abnahme des zeitabhängigen langsamen Einwärtsstroms (i_{si}) durch Abnahme der treibenden Kraft (Zunahme der intrazellulären Kalium- und Natriumkonzentration) und/oder eine Abnahme der Leitfähigkeit des langsamen Kanals. Obwohl zu dieser Frage noch keine Untersuchungen mit Tocainid vorliegen, nehmen wir am Ventrikelmyokard eine Tocainidwirkung auf den langsamen Einwärtsstrom an.

Trotz ähnlicher elektrophysiologischer Eigenschaften können somit der antiarrhythmischen Wirkung unterschiedliche Membranströme zugrundeliegen. Fluxmessungen erweitern das Verständnis für die antiarrhythmischen Wirkungsmechanismus und können zur antiarrhytmischen Differentialtherapie beitragen.

Literatur

1. Carmeliet E (1978) Cardiac transmembrane potentials and metabolism Circ Res 5:577
2. Davis M (1973) Functions of biological membranes. Chapman and Hall, London
3. Goerke J, Page E (1975) Cat heart muscle in vivo. J Gen Physiol 48:933
4. Haas HG, Glitsch MG (1962) Kalium-Fluxe am Vorhof des Froschherzens. Pflügers Arch 275:358
5. Kabela E (1973) The effect of lidocaine on potassium efflux. J Pharmacol Exp Ther 184:611
6. Naumann d'Alnoncourt C, Lüderitz B (1979) Wirkung von Tocainid auf Reizbildung und Erregungsleitung des Herzens. Z Kardiol (Abstr) 68:244
7. Nitsch J, Steinbeck G, Lüderitz B (1979) Comparison of myocardial potassium and thallium flux behavior. Eur Soc Clin Invest, Cambridge (Abstr)
8. Rau EE (1977) Potassium exchange and mechanical performance in anoxic mammalian myocardium. Am J Physiol 323:H 85
9. Rosen MR, Hofmann BF, Wit AL (1975) Cardiac antiarrhythmic effects of lidocaine. Am Heart J 4:526
10. Singh BN, Hauswirth O (1974) Comparative mechanism of action of antiarrhythmic drugs. Am Heart 787:367
11. Tritthart H (1973) Einflüsse von Antiarrhythmika auf die bioelektrische Membranaktivität von Myokardzellen. In: Antoni H, Effert S (eds) Herzrhythmusstörungen. Schattauer, Stuttgart, S 96

Impulsbildung und Erregungsleitung nach Infusion von Tocainid

M. Runge, B. Wedler, H. Pantlen, P. Hanrath, K.-H. Kuck
und W. Bleifeld

Das Antiarrhythmikum Tocainid, ein Aminanalogon des Lidocains, ist
auch bei oraler Applikation wirksam. Mehrere Studien haben gezeigt, daß
nach oraler Gabe von Tocainid ventrikuläre Rhythmusstörungen sowohl in
ihrer Quantität als auch in ihrer Qualität signifikant reduziert werden [3, 6,
7, 10, 15, 17, 18, 19]. Wir haben das Medikament nach intravenöser Gabe
untersucht, weil es nach dieser Applikationsform bisher nur wenige Informationen aus Patientenuntersuchungen gibt und weil so am zuverlässigsten
klinisch elektrophysiologische Kenndaten für ein Medikament erarbeitet
werden können. Dabei muß die Frage offen bleiben, inwieweit die nach intravenöser Testung gewonnenen Ergebnisse für die orale Langzeitapplikation relevant sind.

1 Methodik und Patientengut

Die Tabelle 1 zeigt das von uns durchgeführte Untersuchungsprogramm.
Da es für die verschiedenen Strukturen des elektrischen Systems des Herzens einen absolut zuverlässigen klinisch elektrophysiologischen Test nicht
gibt, besteht das Untersuchungsprinzip darin, Impulsbildung und Erregungsleitung in den verschiedenen Subdivisionen gleichzeitig durch mehrere Parameter zu prüfen, um eine möglichst umfassende und sichere Aussage machen zu können. Refraktäritätsmessungen für das intraventrikuläre
System wurden nicht durchgeführt, da die selektive His-Bündelstimulation
nicht so lange stabil durchgeführt werden konnte, um die Extrastimulus-
technik zuverlässig anwenden zu können. Auf die Anwendung der ventrikulären Extrastimulusmethode wurde verzichtet, da sie mit erheblichen Ge-
fahren verbunden sein kann, besonders bei der gleichzeitigen intravenösen
Applikation eines noch in der Erprobung befindlichen Medikaments. Die
Wiederholungsuntersuchungen nach Tocainid wurden nach 7minütiger In-
fusionsdauer begonnen. Die Untersuchungsdauer für jede Phase betrug ca.
30 min. Alle Untersuchungen erfolgten am frühen Nachmittag. Die Patienten haben schriftlich ihr Einverständnis gegeben. Eine Prämedikation wurde nicht durchgeführt. Die ermittelten Meßwerte wurden statistisch aufge-

Prof. Dr. M. Runge, Dr. B. Wedler, Dr. H. Pantlen, I. Medizinische Klinik
Priv. Doz. Dr. P. Hanrath, Dr. K.-H. Kuck, Prof. Dr. W. Bleifeld, II. Med. Klinik, Abteilung
Kardiologie,Universitätskrankenhaus Eppendorf, Martinistraße 52, D-2000 Hamburg 20

Tabelle 1. Untersuchungsprogramm vor und nach Tocainid i.v. 10 mg/ kg KG/15 min (Perfusor). PA und SA intraatriale Leitungszeiten bei Spontanrhythmus und atrialer Stimulation (AST). ERP effektive Refraktärperiode. AH intranodale Leitungszeit. HV intraventrikuläre Leitungszeit

A   Sinusknoten
   1. Spontanzykluslänge
   2. Max. Sinusknotenerholungszeit nach 3 Frequenzen (normal 1400 ms)

B   Atrium
   1. PA-Zeit bei Spontanrhythmus (Normal bis 45 ms)
   2. SA-Zeit bei AST mit 3 Frequenzen
   3. ERP bei AST mit 1 Frequenz (90/min)

C   AV-Knoten
   1. AH-Zeit bei Spontanrhythmus (normal bis 120 ms)
   2. AH-Zeit bei AST mit 3 Frequenzen
   3. Maximale 1:1 Leitung (normal 140/min)
   4. ERP bei AST mit 1 Frequenz (90/min)

D   Intraventrikuläres System
   1. HV-Zeit bei Spontanrhythmus (normal bis 50 ms)
   2. HV-Zeit bei AST mit 3 Frequenzen

Tabelle 2. Übersicht über das untersuchte Patientengut

Pat. Nr.	Geschlecht	Alter (Jahre)	Diagnose
1	w.	43	Linksschenkelblock
2	w.	45	Linksschenkelblock
3	m.	41	Ventrikuläre ES
4	w.	41	Sinusbradykardie
5	m.	21	Ventrikuläre ES
6	m.	67	Rechtsschenkelblock, AV-Block I. Grades
7	m.	52	Sinusbradykardie
8	m.	53	Linksschenkelblock (frequenzabhängig)
9	m.	28	Supraventrikuläre ES
10	m.	21	Normal
11	w.	27	AV-Block I. Grades
12	w.	55	Linksschenkelblock
13	m.	21	Sinusbradykardie, AV-Block I. Grades
14	m.	50	Normal
15	m.	51	Linksschenkelblock
16	m.	61	Rechtsschenkelblock, linksanter. Hemiblock
17	m.	43	Supraventrikuläre ES
18	w.	31	Normal

arbeitet. Als adäquates Modell für die Fragestellung wurde der Wilcoxon-Test angesehen. Tabelle 2 gibt einen Überblick über die untersuchten Patienten. Untersucht wurden 18 Patienten, 6 Frauen und 12 Männer, im Alter zwischen 21 und 67 Jahren. Wie die EKG-Diagnosen zeigen, wurde besonderer Wert darauf gelegt, Patienten zu wählen, die eine Vorschädigung von Impulsbildung und/oder Erregungsleitung aufwiesen. Dies zu betonen erscheint uns generell wichtig für die Testung von Antiarrhythmika an Patienten und speziell bei intravenöser Gabe des Medikaments, da im klinischen Alltag damit zu rechnen ist, daß das Medikament Patienten verabfolgt werden muß, die schon eine Schädigung des elektrischen Systems aufweisen. Besonders Untersucher aus dem anglo-amerikanischen Raum testen nicht selten Medikamente im Rahmen einer hämodynamischen Herzkatheteruntersuchung an Patienten, die in der Mehrzahl keine vorbestehenden Impuls- und Erregungsleitungsstörungen zeigen. Die Information im Hinblick auf eine medikamentös induzierte Verschlechterung dieser Parameter muß dann zwangsläufig weniger zuverlässig sein.

2 Ergebnisse

Die Spontanzykluslänge des Sinusrhythmus wird durch Tocainid statistisch signifikant verkürzt (Tabelle 3). Die Verkürzung wurde sowohl bei Patienten mit normaler Sinusfrequenz als auch bei Patienten mit Sinusbradykardie (Patient 4, 7, 13; Tabelle 3) gefunden. Alle anderen untersuchten Parameter (vgl. Tabelle 1) wiesen zwar in Einzelfällen z. T. erhebliche Verlängerungen auf. Die Veränderungen waren aber nicht statistisch signifikant. Auf die Gesamtdarstellung aller Meßwerte wird deshalb hier verzichtet. Hervorzuheben ist, daß wir niemals, auch bei bestehender Vorschädigung im

Tabelle 3. Veränderungen der Zykluslängen des Spontanrhythmus vor und nach intravenöser Gabe von Tocainid. Es kommt zu einer signifikanten Verkürzung der Spontanzykluslänge nach Medikamentengabe. Klinisch bedeutsam ist, daß dies auch bei Patienten mit vorgeschädigtem Sinusknoten (Sternchen) zu beobachten ist. M Mittelwert, S Standardabweichung

Pat. Nr.	vor	nach	Pat. Nr.	vor	nach
1	700	710	13*	1020	920
2	720	660	14	760	830
3	700	720	15	730	700
4*	1050	1020	16	960	950
5	780	740	17	670	630
6	900	890	18	590	580
7*	1020	950			
8	750	800	M	820	788
9	890	700	S	135,47	122,55
10	830	790	%		− 3,9
11	930	850	α		S
12	760	740	n	18	18

AV-Knoten oder im His-Purkinje-System, klinisch relevante Verschlechterungen mit Übergang in höhere Blockierungsgrade beobachtet haben.

Die nach intravenöser Gabe von Tocainid aufgetretenen Nebenwirkungen faßt die Tabelle 4 zusammen. Die Nebenerscheinungen wurden z. T. sogar als angenehm empfunden und zwangen niemals zum Abbruch der Infusion.

Tabelle 4. Nebenwirkungen bei intravenöser Gabe von Tocainid

Symptome	Patienten
Kältegefühl (Hände, Füße, Armbereich, Brust, Rücken, Zunge)	5
Wärmegefühl (Pharynx, Zunge, Lippen)	4
Schläfrigkeit	2
Mundtrockenheit	1
Pfefferminzgeschmack	1
Keine	5

3 Diskussion

Die klinisch elektrophysiologischen Eigenschaften von Tocainid nach intravenöser Applikation ähneln denen von Lidocain [1, 3, 5, 8, 14]. Es besteht somit keine Notwendigkeit, das viel erprobte und bewährte Lidocain bei der intravenösen Therapie ventrikulärer Rhythmusstörungen durch Tocainid zu ersetzen. Dies um so mehr, als Tocainid bei intravenöser Gabe Nachteile gegenüber dem Lidocain aufweist. Tocainid hat eine Halbwertszeit von ca. 13,5 h und ist daher schwerer steuerbar. Tocainid wird zu ca. 40% unmetabolisiert über die Niere ausgeschieden. Dies kann bei der häufigen Niereninsuffizienz besonders im intensivmedizinischen Krankengut zu zusätzlicher Kumulation führen. Dies ist natürlich auch bei der oralen Applikation zu bedenken, und der Hinweis auf die Dialysierbarkeit von Tocainid vermindert im klinischen Alltag diese Gefahr nicht. Die negativ inotrope Wirkung von Tocainid wird als gering beurteilt [2, 11, 12, 13, 16], scheint aber stärker zu sein als die von Lidocain. Bei Patienten mit kompensierter Linksinsuffizienz wurden signifikante Anstiege des Pulmonalarteriendrucks und des linksventrikulären enddiastolischen Drucks nach intravenöser Tocainidgabe beobachtet [12, 16]. Unsere klinisch elektrophysiologischen Ergebnisse stimmen mit denen anderer Autoren überein [1, 7, 8, 14]. Für die von uns gefundene signifikante Verkürzung der Spontanzykluslänge bei Patienten mit normalem Sinusknoten und Sinus-Vorhof-Erkrankung sind als hypothetische Erklärungen Veränderungen im autonomen Tonus, Abfall des peripheren Widerstandes und/oder Schwankungen des Blutdrucks in der Sinusknotenarterie denkbar. Wir haben während unserer Untersuchungen den Blutdruck unblutig gemessen und keine signifikanten Veränderungen festgestellt. Obgleich wir in Einzelfällen deutliche Verlängerungen der Überleitungszeiten im AV-Knoten und im His-Purkinje-System gefunden haben, ist es niemals zu klinisch gravierenden höhergradigen Blockierungen gekommen. Dies sind klinisch wichtige Informationen auch im Hinblick auf den oralen Einsatz des Medikaments.

Die bei unseren Patienten während der Infusion aufgetretenen Nebenerscheinungen waren gering. Schläfrigkeit und Wärmegefühl wurden von den Patienten sogar als angenehm empfunden. Die Nebenerscheinungen ähneln weitestgehend denen bei oraler Langzeitmedikation [4, 17]. Einschränkend muß allerdings bedacht werden, daß über Ausmaß, Art und Schwere der Nebenwirkungen sowie über klinisch relevante Interaktionen mit anderen Medikamenten noch kein abschließendes Urteil gefällt werden kann, bevor nicht Erfahrungen über mehrere Jahre mit diesem Medikament vorliegen. Maligne Rhythmusstörungen (ventrikuläre Tachykardien, Kammerflimmern), wie sie nach intravenöser Gabe von Lorcainid beobachtet wurden (persönliche Mitteilung G. Breithardt, H. Kulbertus), haben wir bei unseren Untersuchungen nicht beobachtet.

Obgleich für die intravenöse Applikation aus den genannten Gründen das Lidocain dem Tocainid vorzuziehen ist, lassen gute Bioverfügbarkeit, lange Halbwertszeit, gute Verträglichkeit und fehlende Aggravation vorbestehender Impulsbildungs- und Erregungsleitungsstörungen das Tocainid für die orale Medikation von Arrhythmien, die auf einer gesteigerten Automatie im Purkinje-Fasersystem beruhen [9], wertvoll erscheinen.

Literatur

1. Anderson JL, Mason JW, Winkle RA, Meffin PJ, Fowles RE, Peters F, Harrison DC (1978) Clinical electrophysiologic effects of tocainide. Circulation 57:685
2. Coltart DJ, Berndt THB, Kernoff R, Harrison DC (1974) Antiarrhythmic and circulatory effects of ASTRA W 36095. A new lidocaine-like agent. Am J Cardiol 34:35
3. Danilo P (1979) Tocainide. Am Heart J 97:259
4. Engler R, Ryan W, Winter M le, Bluestein H, Karliner JS (1979) Studies on the long-term efficacy and toxicity of tocainide. Am J Cardiol 43:612
5. Harrison DC, Meffin PJ, Winkle RA (1978) Clinical pharmacology and antiarrhythmic actions of tocainide. Br Heart J 40 [Suppl]:83
6. Kuck KH, Hanrath P, Lubda J, Mathey D, Bleifeld W (1979) Die antiarrhythmische Wirkung von Tocainid bei ventrikulären Herzrhythmusstörungen. Dtsch Med Wochenschr 104:1701
7. McDevitt DG, Nies AS, Wilkinson GR, Smith RF, Woosley RL, Oates JA (1976) Antiarrhythmic effects of a lidocaine congener, tocainide, in man. Clin Pharmacol Ther 19:396
8. Moore N, Spear JF, Horowitz LN, Feldman HS, Moller RA (1978) Electrophysiologic properties of a new antiarrhythmic drug – tocainide. Am J Cardiol 41:703
9. Naumann d'Alnoncourt C, Cardinal R, Janse MJ, Lüderitz B, Durrer D (1980) Effects of Tocainide on ectopic impulse formation in isolated cardiac tissue. Klin Wochenschr 58:227
10. Ryan W, Engler R (1979) Efficacy of a new oral agent (Tocainide) in the acute treatment of refractory ventricular arrhythmias. Am J Cardiol 43:285

11. Ryan WF, Karliner JS (1979) Effects of tocainide on left ventricular performance at rest and during acute alterations in heart rate and systemic arterial pressure. An echocardiographic study. Br Heart J 41:175
12. Schwartz M, Covino B, Duce B, Narang R, Fiore J, Markelis M, Rizvi S, Smith E (1979) Acute hemodynamic effects of tocainide in patients undergoing cardiac catheterization. J Clin Pharmacol 19:100
13. Swedberg K, Pehrson J, Ryden L (1978) Electrocardiographic and hemodynamic effects of tocainide (W-36095) in man. Eur J Clin Pharmacol 14:15
14. Waleffe A, Kulbertus HE (1979) Effects of tocainide studied with programmed electrial stimulation of the heart in patients with reentrant tachyarrhythmias. Am J Cardiol 43:292
15. Winkle RA, Meffin PJ, Fitzgerald JW, Harrison DC (1976) Clinical efficacy and pharmacocinetics of a new orally effective antiarrhythmic, tocainide. Circulation 54:884
16. Winkle RA, Anderson JL, Peters F, Meffin PJ, Fowles RE, Harrison DC (1978) The hemodynamic effects of intravenous tocainide in patients with heart disease. Circulation 57:787
17. Winkle RA, Meffin PJ, Harrison DC (1978) Long-term tocainide therapy for ventricular arrhythmias. Circulation 57:1008
18. Woosley RL, McDevitt DG, Nies AS, Smith RF, Wilkinson GR, Oates JA (1977) Suppression of ventricular ectopic depolarizations by tocainide. Circulation 56:980
19. Zipes DP, Troup PJ (1978) New antiarrhythmic agents: Amiodarone, aprindine, disopyramide, ethmozin, mexiletine, tocainide and verapamil. Am J Cardiol 41:1005

Die antiarrhythmische Wirkung von Tocainid

P. Hanrath, K. H. Kuck, D. Mathey, J. Augustin, U. Wiegers
und W. Bleifeld

Lidocain hat sich als Antiarrhythmikum in der Behandlung von ventrikulären Arrhythmien beim frischen Myokardinfarkt bewährt [4]. Da es jedoch nur in parenteraler Form wirksam ist [18], ist es der Akutbehandlung von Herzrhythmusstörungen vorbehalten. In den letzten 10 Jahren sind mehrere orale Derivate des Lidocain synthetisiert worden, von denen die meisten jedoch keine ausreichende Wirkung zeigten.

Inzwischen liegen aus dem anglo-amerikanischen Schrifttum erste klinische Studien über den günstigen Nachweis der antiarrhythmischen Wirkung von Tocainid, einem Aminanalogon des Lidocains vor [11, 16, 19, 20]. Nachteil dieser Untersuchungen ist jedoch, daß es sich hier ausschließlich um Einzelblindstudien handelt. Es war deshalb das Ziel der vorliegenden Untersuchungen, anhand einer Doppelblindstudie, unter Berücksichtigung des Tocainidplasmaspiegels, die antiarrhythmische Wirksamkeit dieser Substanz unter ambulanten Bedingungen bei Patienten mit ventrikulären Extrasystolen zu überprüfen.

1 Methoden und Patienten

Zwölf Patienten wurden in die Studie einbezogen. Im einzelnen handelte es sich um zehn Männer und zwei Frauen im Alter von 19–60 Jahren (im Mittel 47 ± 13 Jahre). Vier Patienten hatten eine angiographisch nachgewiesene koronare Herzkrankheit. Bei drei Patienten bestand als kardiales Grundleiden ein Herzklappenfehler, bei den restlichen fünf Patienten war die Ursache der ventrikulären Herzrhythmusstörungen nicht zu klären. Bei keinem der Patienten bestanden klinisch die Zeichen einer Herzinsuffizienz. Zum Zeitpunkt des Eintritts in die Untersuchung stand keiner der Patienten unter einer antiarrhythmischen Behandlung.

Die Registrierung der Herzrhythmusstörungen wurde mit Hilfe eines ambulanten 24-h-Langzeit-EKGs vorgenommen. Die Elektrodenlage entsprach den konventionellen Brustwandableitungen V2 und V5. Die Analyse der Herzrhythmusstörungen erfolgte nach quantitativen und qualitativen Kriterien. Zur Beurteilung der Häufigkeit ventrikulärer Extrasystolen wur-

Priv. Doz. Dr. P. Hanrath, Dr. K.-H. Kuck, Priv. Doz. Dr. D. Mathey, Priv. Doz. Dr. J. Augustin, Dr. U. Wiegers, Prof. Dr. W. Bleifeld, Universitätskrankenhaus Eppendorf, II. Med. Klinik, Abteilung Kardiologie, Martinistraße 52, D-2000 Hamburg 20

den die während des 24stündigen Überwachungszeitraumes quantitativ erfaßten ventrikulären Extrasystolen pro 1000 Herzaktionen oder als arithmetischer Wert pro Stunde angegeben. Die Beurteilung der ventrikulären Extrasystolen nach qualitativen Kriterien entsprach der Einteilung von Lown [10], wobei jedoch nur multiforme Extrasystolen, ventrikuläre Salven und Tachykardien berücksichtigt wurden. Mehr als drei ventrikuläre Extrasystolen in Kette wurden als ventrikuläre Tachykardie definiert. Die schwerste Arrhythmieform, die während der 24stündigen Überwachung auftrat, wurde der Klassifizierung zugrunde gelegt.

Die Auswertung erfolgte halbautomatisch mit Hilfe des „Elektrokardioscanners Typ 660 A". Vor der quantitativen Auswertung des auf Band gespeicherten Elektrokardiogramms wurden bei zeitgeraffter Wiedergabe (Aufnahmegeschwindigkeit mal 120), die Grenzwerte für die QRS-Breite und die Amplitudenhöhe zur automatischen Erkennung der ventrikulären Extrasystolen eingestellt. Zusätzlich wurde jeweils stündlich eine manuelle Auszählung der Extrasystolen bei kontinuierlicher Schreibung des EKG über einen definierten Zeitraum von Minuten mit dem Ergebnis der automatischen Auswertung für den gleichen Zeitraum verglichen. Das arithmetische Mittel der prozentualen Abweichung dieser Kontrollen wurde dann zur Korrektur der automatisch bestimmten Gesamtzahl der ventrikulären Extrasystolen herangezogen. Die Bestimmung des Tocainidplasmaspiegels erfolgte gaschromatographisch durch die Firma Astra-Chemicals, Göteborg, Schweden.

Die 24stündige Rhythmusüberwachung erfolgte vor Beginn und jeweils am Ende der einwöchigen Behandlungsperioden mit den Substanzen A und B. Jeweils eine der Substanzen enthielt Tocainid, das in Tablettenform von 400 mg (n = 5) bzw. 600 mg (n = 7) alle 8 h appliziert wurde. Dies entspricht einer Tagesdosis von 1200 bzw. 1800 mg. Zwischen den 8tägigen Behandlungsperioden mit den Substanzen A und B lag ein einwöchiges behandlungsfreies Intervall. Die Plasmakonzentrationen von Tocainid wurden am Ende der Behandlungsperiode mit den Substanzen A und B 2 h nach Einnahme der morgendlichen Dosierung bestimmt. Alle Patienten wurden ambulant behandelt. Die Registrierung der Herzrhythmusstörungen erfolgte durch eine 24stündige ambulante Langzeit-EKG-Überwachung.

2 Ergebnisse

2.1 Einfluß von Tocainid auf die Häufigkeit ventrikulärer Extrasystolen

Alle zwölf Patienten hatten gehäuft ventrikuläre Extrasystolen während der anfänglichen 24stündigen Überwachungsperiode (Leerphase). Die ventrikuläre Extrasystoliehäufigkeit über 24 h lag zwischen 47 und 367 Extrasy-

stolen pro 1000 Herzaktionen, im Mittel bei 128 ventrikulären Extrasystolen pro 1000 Herzaktionen. Unter der Gabe von Tocainid reduzierte sich
die Extrasystolenrate signifikant (p < 0,0025) um 70% von im Mittel 128 ± 36
auf 43 ± 17 ventrikuläre Extrasystolen pro 1000 Herzaktionen. Unter der
Placebogabe stieg die Extrasystoliehäufigkeit mit 114 ± 36 im Mittel
(p < 0,01) wieder annähernd auf den Ausgangswert an (Abb. 1).

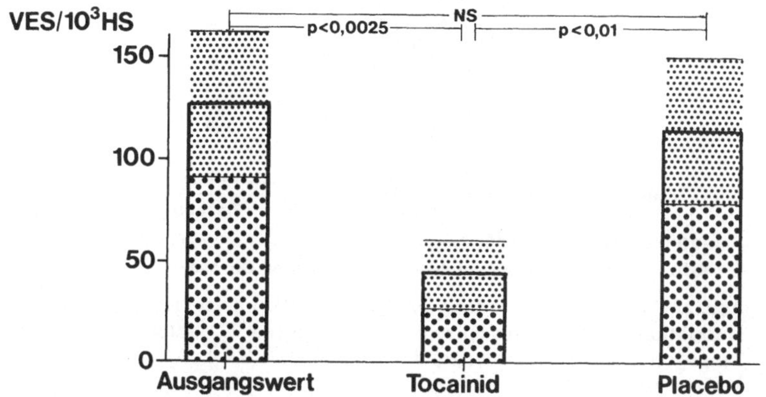

Abb. 1. Absolute Änderung der Häufigkeit ventrikulärer Extrasystolen, bezogen auf 1000 Herzaktionen, unter Tocainid im Vergleich zum Ausgangswert bzw. zur Placebo-Phase. *HS* Herzaktionen; *NS* nicht signifikant; *VES* ventrikuläre Extrasystolen

Wie die Abb. 2 zeigt, ist die prozentuale Änderung der Extrasystoliehäufigkeit unter Tocainid, bezogen auf 1000 Herzschläge, ausgehend von
der Leerphase, sehr unterschiedlich und schwankte zwischen 39 und 100%
bei einzelnen Patienten. Bei fünf Patienten war unter der Placebogabe im
Vergleich zur Extrasystoliehäufigkeit unter der Tocainidtherapie keine Änderung zu erkennen. Bei den restlichen sieben Patienten fand sich eine erneute eindeutige Zunahme der Extrasystolen nach Gabe des Placebos
gegenüber der Tocainidphase (Abb. 2). Eine Beziehung zwischen der Wirksamkeit der Substanz und der zugrundeliegenden Herzerkrankung konnte
nicht festgestellt werden. Ebenfalls fanden wir keinen Unterschied bezüglich der Dosierung von 1200 bzw. 1800 mg Tocainid/die (Abb. 2).

2.2 Einfluß von Tocainid auf die Art ventrikulärer Extrasystolen

Die Patienten zeigten unter der Gabe von Tocainid eine unterschiedliche
Beeinflussung der Art der ventrikulären Extrasystolen, die unabhängig von
der täglichen Dosierung (1200 bzw. 1800 mg) und der zugrundeliegenden
Herzerkrankung war (Abb. 3). Ventrikuläre Tachykardien, die bei zwei von
zwölf Patienten vor Tocainidgabe nachweisbar waren, konnten mittels Tocainid unterdrückt werden. Sechs Patienten wiesen im Leerwert ventrikulä-

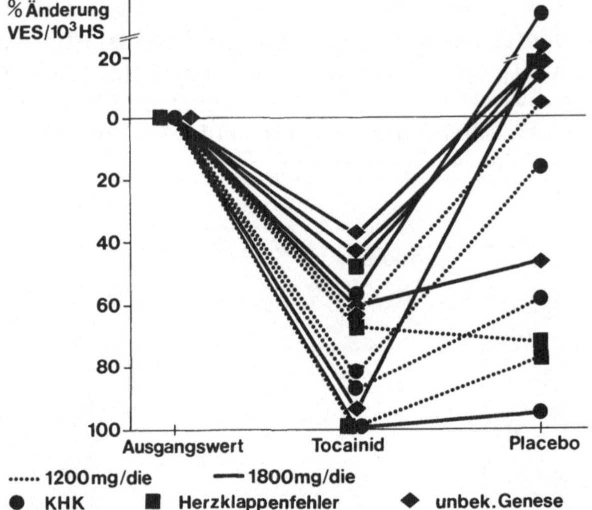

Abb. 2. Prozentuale Änderung der Häufigkeit ventrikulärer Extrasystolen, bezogen auf 1000 Herzaktionen (*HS*), beim einzelnen Patienten (n = 12) unter Tocainid, bezogen auf den Ausgangswert und im Vergleich zur Placebophase. *KHK* koronare Herzerkrankung; *VES* ventrikuläre Extrasystolen

re Salven auf, die unter Tocainid in vier Fällen nicht mehr nachweisbar waren, aber bei zwei Patienten auch unter der Gabe des Placebos nicht mehr auftraten. Ein Patient hatte multiforme Extrasystolen, die sich nicht beeinflussen ließen. Die restlichen drei Patienten hatten als Ausgangswert lediglich monoforme Extrasystolen, die auch unter Tocainid und in der Placebophase nachweisbar waren.

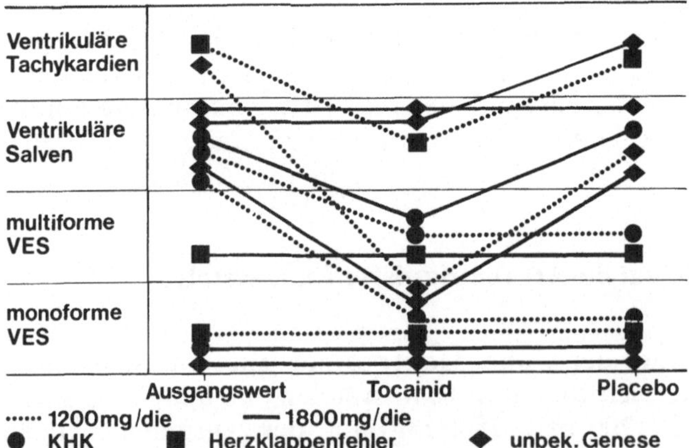

Abb. 3. Änderung des Schweregrades ventrikulärer Extrasystolen unter Gabe von Tocainid im Vergleich zum Ausgangswert bzw. zur Placebophase beim einzelnen Patienten. *KHK* koronare Herzerkrankung; *VES* ventrikuläre Extrasystolen

2.3 Beziehung zwischen Herzrhythmusstörung und Tocainidplasmaspiegel

Bei allen zwölf Patienten wurde eine Bestimmung des Tocainidplasmaspiegels vorgenommen. Die Plasmaspiegelwerte schwankten zwischen 4,1 und 5,5 µg/ml, im Mittel 4,9 µg/ml, bei einer Gabe von 1200 mg Tocainid/die und zwischen 5,0 und 9,8 µg/ml, im Mittel 7,7 µg/ml, bei einer Gabe von 1800 mg Tocainid/die. Trotz eines signifikanten Unterschiedes zwischen den Tocainidplasmaspiegeln bei einer täglichen Dosierung von 1200 bzw. 1800 mg ergab sich kein Unterschied in der antiarrhythmischen Wirkung zwischen diesen beiden Dosierungen. Eine Beziehung zwischen dem individuellen Plasmaspiegel und der prozentualen Abnahme der ventrikulären Extrasystolen, bezogen auf 1000 Herzschläge, ließ sich nicht nachweisen.

Bei vier von zwölf Patienten fanden wir Nebenwirkungen unter der Gabe von Tocainid im Vergleich zur Placebogabe. In allen Fällen waren es leichte neurologische Symptome in Form von Tremor und Schwindelerscheinungen. In keinem Fall waren die Beschwerden so gravierend, daß die Medikation abgesetzt werden mußte oder eine symptomatische Behandlung erforderlich war. Bei den routinemäßig durchgeführten Laboruntersuchungen während der dreiwöchigen Studie fanden sich keine auffälligen Veränderungen.

3 Diskussion

Die intravenöse Gabe von Lidocain als Antiarrhythmikum hat sich in der Akutbehandlung bei Patienten mit frischem Myokardinfarkt bewährt [4]. Eine Langzeitbehandlung setzt jedoch voraus, daß eine Substanz auch bei oraler Gabe wirksam ist. Da Lidocain bei oraler Gabe wegen der zu hohen Extraktionsrate in der Leber, zu niedrige Plasmaspiegel hat, ist es in dieser Form nicht verwendbar [1, 18].

Tocainid, ein Derviat des Lidocain mit einer Halbwertszeit von 13,5 h [5], erwies sich bei oraler Applikation als sehr effektiv in der Behandlung von ventrikulären Extrasystolen.

Winkle fand 1976 [19] eine Zunahme der antiarrhythmischen Wirkung von Tocainid mit steigenden Tocainid-Plasmaspiegeln bei 11 von 15 Patienten, die auf Tocainid ansprachen. Bei der gesamten Patientengruppe beobachtete er im Mittel eine Abnahme der ventrikulären Extrasystolen um mehr als 70%, verglichen mit der Placebogabe vor Tocainid. McDewitt fand einen Rückgang der ventrikulären Extrasystolen um 60% in den ersten 5 h nach Gabe von Tocainid [11]. Ähnlich günstige Effekte von Tocainid konnten inzwischen auch von anderen Autoren bestätigt werden [16, 20].

Die von uns im Rahmen der Doppelblindstudie erhobenen Befunde stehen mit diesen Angaben in der Literatur in Einklang. Im Mittel fanden wir eine Abnahme der Extrasystoliehäufigkeit um 70% gegenüber dem Ausgangs- und dem Placebowert. Wie problematisch jedoch die Beurteilung der antiarrhythmischen Wirksamkeit der Substanz beim einzelnen Patienten ist, macht die vorliegende Doppelblindstudie deutlich. Bei fünf von zwölf Patienten konnten wir zwar gegenüber dem Ausgangswert eine mehr als 80%ige Reduktion der ventrikulären Extrasystolen bei Tocainidgabe beobachten, jedoch bei drei dieser Patienten blieb in der Placebophase die Extrasystoliehäufigkeit gegenüber Tocainid-Gabe unverändert, so daß kein therapeutischer Effekt nachweisbar war. Jüngste Untersuchungen zeigen, daß die Häufigkeit von ventrikulären Extrasystolen erheblichen spontanen Schwankungen während mehrerer aufeinanderfolgender 24stündiger Überwachungsperioden unterliegt und damit die statistische Aussage über die Wirksamkeit einer antiarrhythmischen Substanz relativiert ist [8, 13, 17].

Die Wirksamkeit von Tocainid wurde in der vorliegenden Arbeit nicht nur hinsichtlich der quantitativen Unterdrückung ventrikulärer Herzrhythmusstörungen untersucht, sondern auch hinsichtlich des Effektes auf die Änderung des Schweregrades der ventrikulären Extrasystolen. Bezugnehmend auf Lown [10] werden ventrikuläre Arrhythmien nach prognostischen Kriterien in verschiedene Schweregrade von monoformen Extrasystolen bis hin zu den ventrikulären Tachykardien eingeteilt. Bei den verbleibenden fünf Patienten war unter Tocainid im Vergleich zum Ausgangswert bzw. zur Placebophase keine gerichtete Änderung zu erkennen. In Übereinstimmung mit den Untersuchungen von Ryan [16], der in 60% der Patienten eine vollständige Unterdrückung der ventrikulären Tachykardien erzielte, konnten wir bei vier von acht Patienten mit ventrikulären Tachykardien bzw. Salven unter Tocainid eine vollständige Unterdrückung dieser Arrhythmieform im Vergleich zum Ausgangswert und zur Placebogabe nachweisen.

Nebenwirkungen unter der Tocainidtherapie werden in allen bisher vorliegenden Publikationen in unterschiedlichem Ausmaß angegeben. Während Ryan in 70% aller Patienten Nebenwirkungen in Form von gastrointestinalen und zentralnervösen Störungen findet [16], wurden von Woosley nur in 25% der Fälle Nebenwirkungen ähnlicher Art beobachtet [20].

In dieser Untersuchung beobachteten wir bei vier von zwölf Patienten (33%) leichte Nebenwirkungen in Form von zentralnervösen Störungen, die in keinem Fall zur Absetzung der Medikation führten, wie es Ryan in zwei Fällen beschrieb [16].

Die große Häufigkeit von Nebenwirkungen in den Untersuchungen von McDewitt [11], Winkle [19] und Ryan [16] sind wohl auf die höheren Plasmaspiegel, bei z. T. auch höheren Dosierungen im Vergleich zu unserer Untersuchung zurückzuführen. Einen Unterschied bezüglich der Tocainidwirksamkeit bei einem mittleren Plasmaspiegel von 4,9 µg/ml (1200 mg/die) und 7,7 µg/ml (1800 mg/die) fanden wir nicht. Tocainid, ein Aminanalogon des Lidocain ist eine echte Bereicherung in der Palette der antiarrhythmischen Substanzen. Diese Substanz kann im Einzelfall eine wirksame Alternative in der Mono- bzw. Kombinationsbehandlung ventrikulärer Extrasystolen darstellen. Aufgrund der geringen negativ inotropen Wirkung [5] und der geringen Beeinflussung der intraventrikulären Leitung [7,

12, 14] scheint es besonders für Patienten mit Herzinsuffizienz bzw. intra-ventrikulären Leitungsstörungen geeignet zu sein.

4 Zusammenfassung und Schlußfolgerungen

Die antiarrhythmische Wirkung von Tocainid, einem Aminanalogon des Lidocain, wurde bei zwölf Patienten mit ventrikulären Arrhythmien im Rahmen einer Doppelblindstudie untersucht. Die tägliche Dosis lag zwischen 400 und 600 mg alle 8 h. Im gesamten Patientenkollektiv nahm die ventrikuläre Extrasystoliehäufigkeit, analysiert mit Hilfe eines ambulanten 24stündigen Langzeit-EKGs durchschnittlich um 70% ab. Bei vier von neun Patienten konnte der Schweregrad der ventrikulären Extrasystolie, bezogen auf die Klassifizierung nach Lown, um mindestens eine Funktionsklasse gebessert werden. Eine Korrelation zwischen der antiarrhythmischen Wirksamkeit und dem Tocainidplasmaspiegel, der zwischen 4,1 und 9,9 µg/ml schwankte, konnte nicht festgestellt werden. Vier Patienten hatten Nebenwirkungen in Form von zentralnervösen Störungen, die aber nicht zum Absetzen der Tocainidtherapie führten. Beim Tocainid handelt es sich um eine oral wirksame antiarrhythmische Substanz, die eine echte Alternative in der Behandlung ventrikulärer Herzrhythmusstörungen darstellen kann.

Literatur

1. Beckett AH, Boyes RN, Appleton PJ (1966) The metabolism and excretion of lignocain in man. J Pharm Pharmacol 18:765
2. Chiang BN, Perlman LV, Fulton M, Ostrander LD, Epstein FH (1970) Predisposing factors in sudden cardiac death in Tecumseh, Michigan. Circulation 46:31
3. Duce BR, Smith ER, Boyes RN, Byrnes EW (1973) The acute antiarrhythmic and toxic effects of 2-amino-2',6'-propionoxylidide (W 36095) in mice and dogs. Pharmacologist 15:192
4. Gianelli R, Groehen JQ von der, Spinaek AP, Harrison DC (1967) Effect of lidocaine on ventricular arrhythmias in patients with coronary heart disease. N Engl J Med 227:1215
5. Harrison DC, Winkle RA, Meffin PJ, Anderson JL (1978) Tocainide: Pharmacology and clinical use. In: Workshop on cardiac arrhythmias, Sydney, August 1977. Astra Chemicals
6. Hinkle LE Jr, Carver ST, Stevens M (1969) The frequency of asymptomatic disturbances of cardiac rhythm and conduction in middle-aged man. Am J Cardiol 24:629
7. Horowitz LN, Josephson ME, Farshidi A (1978) Human electropharmacology of tocainide, a lidocaine congener. Am J Cardiol 42:276
8. Kafka W, Petri H, Froer Kl, Goppel L, Rudolph W (1979) Erfassung der Spontanvariabilität von ventrikulären Extrasystolen zur Beurteilung einer antiarrhythmischen Therapie (Abstr). Z Kardiol 68:253
9. Kotler MN, Tabatznik B, Mower MM, Tominaga S (1973) Prognostic significance of ventricular ectopic beats with respect to sudden death in the late postinfarction period. Circulation 47:959

10. Lown B, Wolf MA (1971) Approaches to sudden death from coronary heart disease. Circulation 44:130
11. McDewitt DG, Nies AS, Wilkinson GR, Smith RF, Woosley RL, Oates JA (1976) Antiarrhythmic effects of a lidocaine congener, tocainide, 2-amino-2',6'-propionoxylidide in man. Clin Pharmacol Ther 19:396
12. Moore EN, Spear JF, Horowitz LN, Feldman HS, Moller RH (1978) Electrophysiologic properties of a new antiarrhythmic drug – tocainide. Am J Cardiol 41:703
13. Morganroth J, Michelson EL, Horowitz LN, Josephson ME, Pearlman AS, Dunkman WB (1978) Limitations of routine long-term electrocardiographic monitoring to assess ventricular ectopic frequency. Circulation 58:408
14. Naumann d'Alnoncourt C, Lüderitz B (1979) Wirkung von Tocainid auf Reizbildung und Erregungsleitung des Herzens (Abstr). Z Kardiol 68:244
15. Report of the Coronary Drug Project Research Group (1972) The prognostic importance of the electrocardiogram following myocardial infarction experience in the Coronary Drug Project. Am Intern Med 77:677
16. Ryan W, Engler R, Winter M le, Bloomquist J, Karliner JS (1979) Efficacy of a new oral agent (Tocainide) in the acute treatment of refractory ventricular arrhythmias. Am J Cardiol 43:285
17. Steinbach K, Weber H, Glogar D, Joskowicz G, Kaindl F (1979) Beurteilung eines antiarrhythmischen Therapieerfolges unter Berücksichtigung circadianer Schwankungen (Abstr). Z Kardiol 68:254
18. Stenson RE, Constantino RT, Harrison DC (1971) Interrelationships of hepatic blood flow, cardiac output and blood levels of lidocaine in man. Circulation 43:205
19. Winkle RA, Meffin PJ, Fitzgerald JW, Harrison DC (1976) Clinical efficacy and pharmacokinetics of a new orally effective antiarrhythmic, tocainide. Circulation 54:884
20. Woosley RL, McDewitt DG, Nies AS, Smith RF, Wilkinson GR, Oates JR (1977) Suppression of ventricular ectopic depolarizations by tocainide. Circulation 56:980

III. Elektrotherapie

Die Entwicklung der Elektrotherapie des Herzens aus historischer Sicht

S. Effert

Vor der Betrachtung des Heute und Morgen ist der Blick zurück vielleicht doch lehrreich. Einerseits distanziert er, andererseits zeigt er uns, wie lange grundsätzliche Möglichkeiten der Diagnostik und Therapie nicht erkannt wurden, bis dann einem einzelnen ein Licht aufging. Die heute beliebte These, wonach der einzelne am Fortschritt wenig Anteil habe, weil die Entwicklung in der Luft liege, weil der Zeitpunkt der grundsätzlichen Entdeckung gekommen sei, ist jedenfalls für die Entwicklung der elektrischen Maßnahmen im Rahmen der Diagnostik und Therapie der Herzerkrankungen nicht haltbar, wie ich wohl zeigen kann.

Als erster Hinweis auf therapeutische Anwendungsmöglichkeiten der Elektrizität kann man die Versuche des Stadtphysikus und Direktors der Staatlichen Dänischen Veterinärschule Peter Christian Abildgaard [1] ansehen, über die er 1775 vor der Kopenhagener Medizinischen Gesellschaft berichtet. Durch einen Stromstoß aus der 29 Jahre vorher erfundenen Leidener Flasche am Kopf bringt er ein Huhn zur Strecke. Nach einem zweiten Stromstoß am Sternum springt das Tier wieder auf und läuft davon. Gegenschock also mittels Kondensatorentladung am uneröffneten Thorax. Ein Vorgang von brennender Aktualität.

Es vergehen fast 125 Jahre, bis die Genfer Physiologen Prévost und Batelli [17] die Zusammenhänge eindeutig klarlegen. Sie publizieren unter dem Titel „Sur quelques effets des décharges electriques sur le cœur des mammifères" 1899 ihre Versuche, bei denen sie mit Wechselstrom Tiere fibrillieren und defibrillieren. In der Arbeit steht aber kein Wort von der therapeutischen Anwendungsmöglichkeit des elektrischen Stroms zur Defibrillation.

Erst nochmal 50 Jahre später – 1947 – machen Beck et al. [2] in Cleveland diese Erkenntnisse dem Operationssaal nutzbar. Sie defibrillieren am freigelegten Herzen mit zwei löffelförmigen Elektroden mit 110 V Wechselspannung bei einem Stromfluß von 1,5 A einen 14 Jahre alten Jungen anläßlich der Operation einer Trichterbrust. Das Kammerflimmern hatte 35 min bestanden. Der Patient erholte sich vollständig.

Es folgt die Phase der elektrischen Defibrillation am freigelegten Herzen auch außerhalb des Operationssaals. Soweit ich sehe, stammt der erste Fall wieder von Beck et al. [3]. Es handelt sich um einen 65 Jahre alten Arzt, der am 22. Juni 1955 um 12.55 Uhr in unmittelbarer Nähe des Notaufnahmeraums eines Krankenhauses zusammenbrach. Es heißt im Bericht „der

Prof. Dr. S. Effert, Abteilung Innere Medizin I an der Med. Fakultät der RWTH, Goethestraße 27–29, D-5100 Aachen

Mann war tot". Um 12.59 Uhr wurde der Thorax durch den 4. ICR hindurch eröffnet. 13.01 Uhr wurde mit der Herzmassage begonnen. Inzwischen war intubiert worden. Der erste Gegenschock um 13.05 Uhr war erfolglos. Der zweite um 13.08 Uhr ebenfalls. Um 13.52 Uhr wurde dann Wechselstrom für 2 s mit einer Stromstärke von 3 A verabfolgt. Dann war das Flimmern zu Ende. Es setzte Spontanaktion ein. Im EKG zeigte sich der Ablauf eines Posterolateralinfarktes. Im Erinnerungsvermögen des Patienten fehlten 36 h. Er übte zum Zeitpunkt der Publikation seine Praxis wieder aus.

Dann aber vollzieht sich die Entwicklung mit schnellen Sprüngen, und die Physiologie liefert die Impulse. Houker et al. [11], Ferris et al. [7], Guyton und Satterfield [9] in den USA, Gurvich und Yuniev [8] in Rußland und Peleschka [16] in der Tschechoslowakei zeigen, daß man den Stromstoß am Tier durch den uneröffneten Thorax hindurchschicken kann. 1956 wenden Zoll et al. [24] in Boston diese Erkenntnis auf die Klinik an und legen die ersten positiven Behandlungsberichte mit Elektrodenapplikation außen am Thorax vor.

Aber erst mit der Entwicklung der Herzmassage am geschlossenen Thorax durch den Elektroingenieur Kouwenhoven in Baltimore [13], die die Vierminutengrenze zu Fall bringt, erhält die externe Defibrillation ihren vollen Wert. Jetzt, also 1960, ist für den internistischen Rahmen die Möglichkeit geschaffen, den Kreislauf in Gang zu halten, bis die Ursache des hämodynamischen Stillstandes zuverlässig ermittelt ist.

Mit der Abkehr vom Wechselstrom, mit der herzphasengesteuerten Kondensatorenentladung, macht Bernhard Lown in Boston [15] 1962 auch das Vorhofflimmern und -flattern und die Kammertachykardien der Elektrotherapie zugänglich.

Paul Zoll in Boston [23] war auch der erste, dem es 1952 zusammen mit Paul und Lienenthal gelungen war, transthorakal elektrisch zu stimulieren.

Die nächste Entwicklungsstufe, die in unserem Rahmen zu nennen ist, ist die Revision, besser die Erweiterung der herrschenden Auffassung von den Überleitungsstörungen, die sich zunächst auf das atrioventrikuläre Leitungssystem sensu stricturi, also AV-Knoten und His-Brücke bezieht. Sie erhielt den Anstoß durch die histologischen Untersuchungen der Arbeitsgruppe um Lenègre [14] aus den Jahren 1955–1960, wenn auch die Frage des AV-Blocks durch doppelseitigen Schenkelblock aufgrund elektrokardiographischer Befunde bereits vorher vielfach erörtert worden war, insbesondere durch Holzmann in der Schweiz [10]. Lenègre stellte die nach ihm benannte isolierte Erkrankung des intraventrikulären Leitungssystems heraus, also die doppelseitige Degeneration des spezifischen Muskelsystems der Tawara-Schenkel, ohne gleichzeitige Schädigung der Arbeitsmuskulatur des Herzens. Sie ist selten, aber als Modellerkrankung des doppelseitigen Schenkelblocks, elektrokardiographisch natürlich unter dem Bilde der vollständig unabhängigen Aktion von Vorhöfen und Kammern mit der Tendenz zum Adams-Stokes-Syndrom, wichtig.

Die Differenzierung der Astblöcke des linken Schenkels durch elektrokardiographische Analyse ist gelungen, bevor sie pathologisch-anatomisch

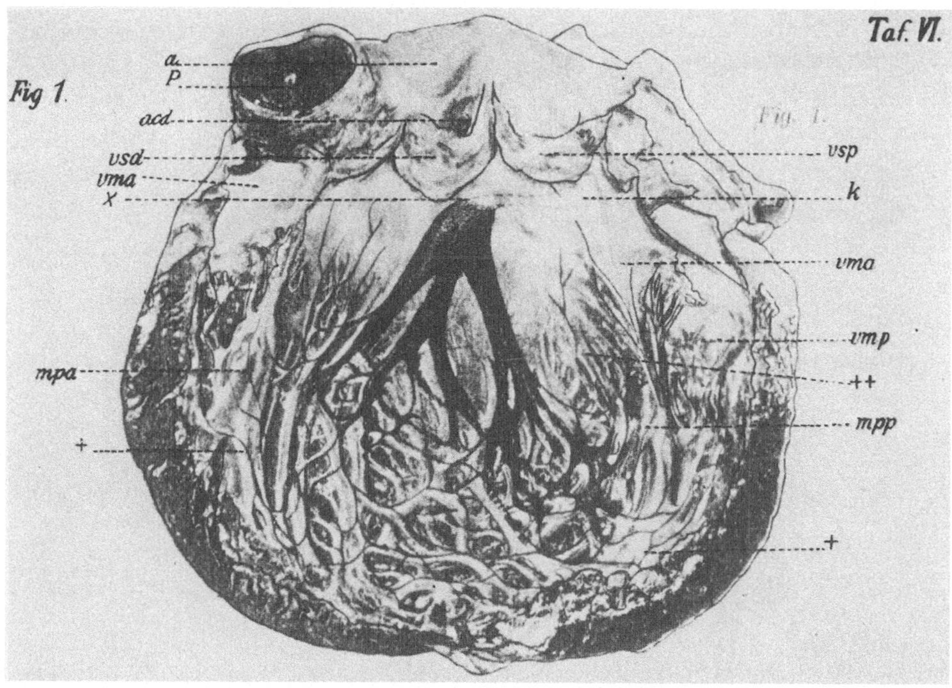

Abb. 1. Aufteilung des linken Tawara-Schenkels von der linken Seite her gesehen. (Nach His 1893)

bestätigt werden konnte. Aber die pathologische Anatomie hat schon frühzeitig auf das in Rede stehende morphologische Substrat, die Aufspaltung in zwei Schenkel, hingewiesen, wenn auch nicht expressis verbis, wohl aber im Bild. Man erkennt in Abb. 1 von His aus dem Jahre 1902 die Darstellung des linken Schenkels mit der klaren Differenzierung in einen nach vorn und oben und nach hinten und unten ziehenden Ast.

Wohl jeder von uns stößt bei der retrospektiven Betrachtung auf Augenblicke, in denen man einer grundsätzlichen Erkenntnis nahe war. Im nächsten Bild (Abb. 2) ein im Jahre 1954 gemeinsam mit Drewes und Loogen [5] publiziertes Elektrokardiogramm, offensichtlich ein linker anteriorer Hemiblock – unabsichtlich, gewissermaßen experimentell von Derra am Menschen erzeugt bei der transventrikulären Sprengung einer Mitralstenose – mit allen typischen Kriterien: dem Anstieg der QRS-Dauer auf 110 ms, der angeflanschten, nach links und oben gerichteten Erregungsfront im Vektorkardiogramm; damals konstruiert, nicht registriert, von uns beschrieben als „Unterbrechung eines Astes des linken Tawara-Schenkels".

Leider seinerzeit nicht zu Ende gedacht und weiter verfolgt, und die klare Differenzierung in den linken anterioren und posterioren Hemiblock ist das Verdienst der Arbeitsgruppe um Rosenbaum in Buenos Aires [19].

1959 implantieren Elmquist und Senning [6] den ersten Schrittmacher (Abb. 3). Sie haben in Aachen anläßlich der Verleihung des Aachen-Mün-

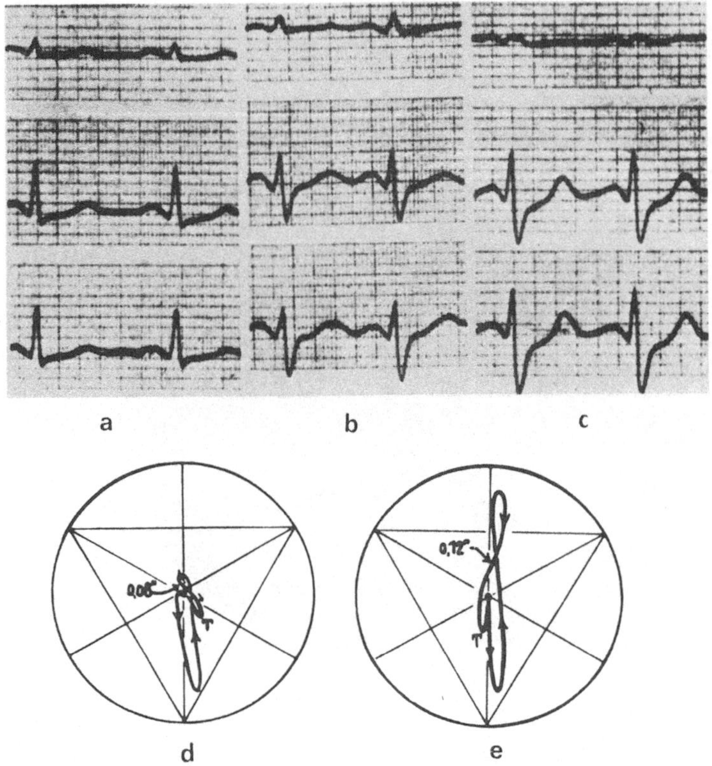

S. EFFERT ; J. DREWES ; F. LOOGEN :
Archiv für Kreislaufforschung 21 (1954), 296

Abb. 2a–e. Linker anteriorer Hemiblock als Operationsfolge. *a* Unmittelbar vor Operation, QRS-Dauer 80 ms; *b* unmittelbar nach transventrikulärer Valvulotomie, Anstieg der QRS-Dauer auf 115 ms zugunsten breiter S-Zacken in Ableitung II u. III; *c* wenige Minuten später QRS-Dauer 120 ms. Frontale Kammervektorschleifen *d* vor Auftreten des unvollständigen Schenkelblocks, *e* nach Auftreten des unvollständigen Linksschenkelblocks [5]

chener Preises die Historie selbst geschildert: Keineswegs hatten sie erkannt, welche Entwicklung sie da einleiteten. Der atrioventrikuläre Block war bei der Operation eines Ventrikelseptumdefekts entstanden, und in der für den jungen Patienten anscheinend aussichtslosen Situation konstruierte Elmquist diesen Schrittmacher nach einem Gespräch mit Senning. Unabhängig voneinander hat die Arbeitsgruppe um Chardack in Buffalo [4] die Schrittmachertherapie mit initiiert.

Im Rahmen der Diagnostik ist der nächste Schritt die Registrierung des His-Bündel-Elektrogramms. Scherlag [20], dem die Krone gebührt, hat Vorläufer.

So hat Puech in Montpellier [18] in seiner Monographie bereits ein His-Bündel-Elektrogramm registriert, die Möglichkeiten aber nicht weiter verfolgt.

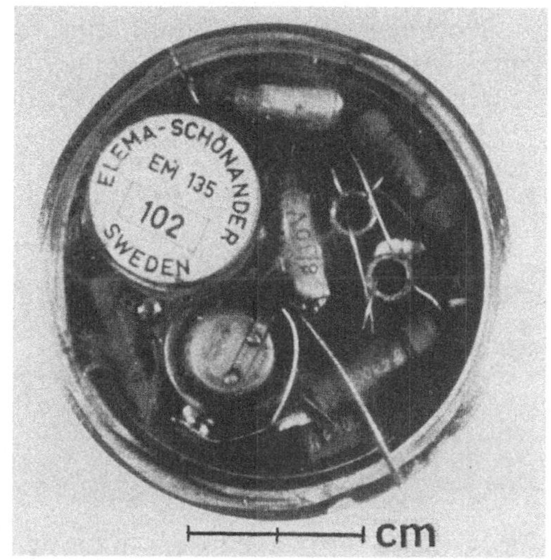

Abb. 3. Erster implantierter Schrittmacher von Elmquist und Senning 1959 [6]. Man erkennt die große Batterie und zwei Transistoren der damaligen Entwicklungsstufe sowie mehrere Kondensatoren für Impulsbreite und Periodendauer

Die nächste Stufe, also unser heutiges Thema, ist die antitachykarde Stimulation. Edgar Sowton in London, zusammen mit Leatham und Carson [21] berichtet 1964 als erster über die Overdrivestimulation. Die Einzelimpulstechnik führt die Arbeitsgruppe um Durrer in Amsterdam dann 1972 ein [22].

Zurück zu meiner eingangs aufgestellten These, wonach es nicht eine zwangsläufige Folge der Entwicklungsstufe, sondern der Anteil des einzelnen ist, hier noch einige Daten: 1899 die Feststellung, daß man elektrisch fibrillieren und defibrillieren kann, ganz klar und eindeutig. 1947 die erste erfolgreiche Defibrillation.

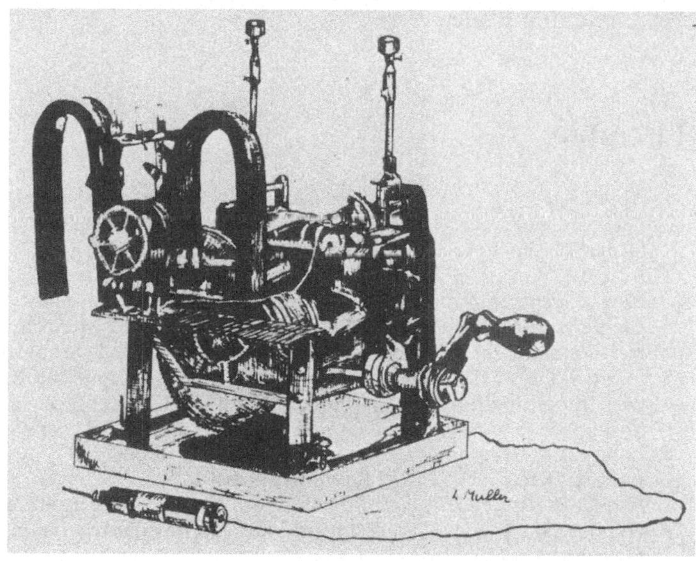

Abb. 4. Erster jemals benutzter Schrittmacher mit Handbetrieb [12]

Nochmal vergehen fast 10 Jahre, bis Paul Zoll [24] 1956 transthorakal am geschlossenen Thorax erfolgreich ist, obwohl sich eine Reihe von Forschern diesem Problem in diesen 10 Jahren erfolglos zugewandt hatten.

1932 veröffentlicht Hyman in New York [12], ein Physiologe, ganz eindeutige Kurven, die zeigen, wie man elektrisch ein stillstehendes Herz treiben kann (Abb. 4 u. 5). 20 Jahre dauert es bis zur Anwendung, wieder

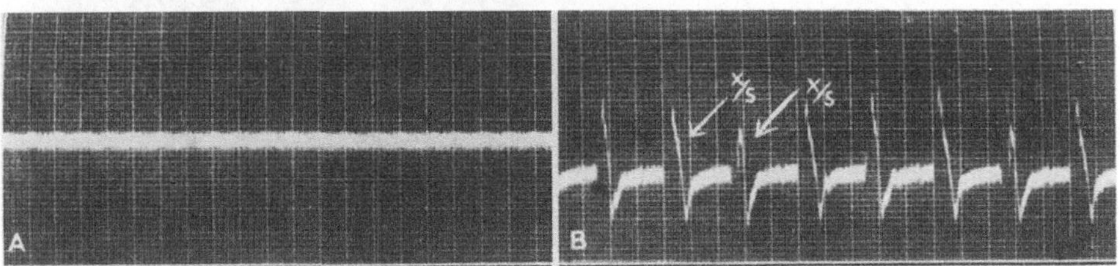

Abb. 5. Original-EKGs von Hyman. Totale Asystolie durch experimentellen AV-Block beim Hund (*A*). Elektrostimulation mit dem in Abb. 4 gezeigten Impulsgenerator (*B*)

durch Zoll, am Menschen. Mit den in dieser Zeit vorhandenen Möglichkeiten der Impulserzeugung auf Röhrenbasis hätte man ohne weiteres die temporäre elektrische Stimulation durchführen können, wenn nur jemand darauf gekommen wäre. Für die implantierbaren Schrittmacher bedurfte es dann aber natürlich der Mikroelektronik, die mit der Erfindung des Transistors 1948 beginnt.

Vielleicht darf man abschließend so formulieren: Der einzelne setzt mit einer neuen Idee oder einer neuen Methode eine Entwicklung in Gang, der sich viele zuwenden. Dann vollzieht sie sich auf teilweise parallelen Bahnen, oft unabhängig voneinander, aber erst jetzt zwangsläufig als Folge einer erreichten Stufe.

Literatur

1. Abbildgaard CP (1775) Societalis Medicae Harniensis Collectana 2:157
2. Beck CS, Pritchard WH, Feil HS (1947) Ventricular fibrillation of long duration abolished by electric shock. J Am Med Ass 135:985
3. Beck CS, Weckesser EL, Barry FM (1956) Fatal heart attack and successful defibrillation. New concepts in coronary artery disease. J Am Med Ass 161:434
4. Chardack WM, Gage AA, Greatbatch W (1960) A transistorized, self-contained, implantable pacemaker for the long-term correction of complete heart block. Surgery 48:643
5. Effert S, Drewes J, Loogen F (1954) Elektrokardiographische Beobachtungen bei operativen Eingriffen am Herzen. Transventrikuläre Klappensprengung bei Pulmonalstenose, Mitralstenose und Aortenstenose. Arch Kreislaufforsch 21:296
6. Elmquist R, Senning Å (1960) An implantable pacemaker for the heart. Med. Electronics 2. Int. Conf Paris 1959 (ed CN Smyth) London
7. Ferris LP, King BG, Spence PW, Williams HB (1936) Electron Eng 55:498
8. Gurvich NL, Yuniev GS (1946) Restoration of regular rhythm in the mammalian fibrillating heart. Am Rev Sov Med 3:236

9. Guyton AC, Satterfield J (1951) Factors concerned in electrical defibrillation of the heart, particularly through the unopened chest. Am J Physiol 167:81

9a. His W (1893) Die Tätigkeit des embryonalen Herzens und dessen Bedeutung für die Lehre von der Herzbewegung beim Erwachsenen. Arb. a. d. Medizinischen Klinik Leipzig I

10. Holzmann M (1965) Klinische Elektrokardiographie, 5 Aufl. Stuttgart (Thieme)

11. Hooker DR, Kouwenhoven WB, Langworthy OR (1933) The effect of alternating electrical currents on the heart. Am J Physiol 103:444

12. Hyman AS (1932) Resuscitation of the stopped heart by intracardial therapy. II. Experimental use of an artificial pacemaker. Arch Int Med 50:283

13. Kouwenhoven WB, Jude JR, Knickerbocker GG (1960) Closed-chest cardiac massage. J Am Med Ass 173:1064

14. Lenègre J, Moreau P (1963) Le bloc auriculo-ventriculaire chronique. Etude anatomique, clinique et histologique. Arch Mal Coeur 56:867

15. Lown B, Amarasingham R, Neuman J (1962) New method for terminating cardiac arrhythmias. JAMA 3:150

16. Peleska B (1958) La défibrillation transthoracique et directe a haute tension. Anesth Analg (Paris) 15:238

17. Prévost JL, Batelli J (1899) La mort par les courants électriques, courant alternatif a bas voltage. J Physiol Path Gén 1:399

18. Puech P (1956) L'activité électrique auriculaire normale et pathologique. Masson, Paris

19. Rosenbaum MB, Elizari MV, Cazzari JO, Nau GJ, Levi RJ, Halpern MS (1969) Intraventricular trifascicular blocks. Review of the literature and classification. Am Heart J 78:450

20. Scherlag BJ, Lau SH, Helfant RH, Berkowitz WD, Damato AN (1969) Catheter technique for recording his bundle activity in man. Circulation 39:13

21. Sowton E, Leatham A, Carson P (1964) The suppression of arrhythmias by artificial pacemaking. Lancet II:1098

22. Wellens HJ, Schuilenburg RM, Durrer D (1972) Electrical stimulation of the heart in patients with ventricular tachycardia. Circulation 46:216

23. Zoll PM (1952) Resuscitation of the heart in ventricular standstill by external electric stimulation. N Engl Med 247:768

24. Zoll PM, Paul MH, Linenthal AJ (1956) The effects of external electric currents on the heart. Control of cardiac rhythm and induction and termination of cardiac arrhythmias. Circulation 14:745

Elektrostimulation bei tachykarden Rhythmusstörungen – Pathophysiologie und klinische Anwendung *

G. STEINBECK, M. MANZ und B. LÜDERITZ

1 Einleitung

Als Ursache ektoper tachykarder Herzrhythmusstörungen sind zwei pathogenetische Prinzipien zu diskutieren: kreisende Erregung (Reentry) und fokale Impulsbildung. In den letzten Jahren hat sich gezeigt, daß sich zahlreiche supraventrikuläre und ventrikuläre Tachykardien durch geeignete Stimulationsverfahren sowohl auslösen als auch unterbrechen lassen. Obwohl die Möglichkeiten, mit Hilfe von Stimulationstechniken und intrakardialen Ableitungen Aussagen zum Pathomechanismus einer Tachykardie unter klinischen Bedingungen machen zu können, begrenzt sind, kann man sich die elektrische Stimulation diagnostisch und therapeutisch zunutze machen. An Verfahren kommen dabei die festfrequente Stimulation, verschiedene Formen der programmierten Stimulation sowie die Hochfrequenzstimulation in Betracht. Auf supraventrikulärer Ebene stellen ggf. Vorhofflattern, AV-Knoten-Reentry-Tachykardien und Tachykardien mit Inkorporation akzessorischer atrioventrikulärer Muskelbrücken in den Reentry-Kreis eine Indikation zur Elektrostimulation zu diagnostischen und therapeutischen Zwecken dar.

Auf ventrikulärer Ebene lassen sich durch programmierte Ventrikelstimulation Kammertachykardien mit hoher Sensitivität auslösen und regelhaft unterbrechen bei Patienten, die spontan rezidivierende Kammertachykardien haben. Hieraus ergeben sich neue Ansatzpunkte für die Diagnostik dieser Tachykardien, Therapie sowie Therapiekontrolle unter Antiarrhythmika. Erweist sich ein Antiarrhythmikum bei dieser elektrophysiologischen Austestung als effektiv, so hat dieses Ergebnis prognostische Bedeutung und bestätigt sich meist in der antiarrhythmischen Langzeitbehandlung.

Obwohl die Anwendung der Methode potentielle Risiken für den Patienten birgt und nur von einem Team mit ausreichender Erfahrung unter Wachstationsbedingungen durchgeführt werden sollte, dürfte die programmierte Ventrikelstimulation zukünftig einen festen Platz in der Therapiekontrolle von Patienten mit malignen, chronisch rezidivierenden Ventrikeltachykardien einnehmen. Dagegen muß die Bedeutung verschiedener programmierter Stimulationsverfahren für die Erkennung von durch den plötzlichen Herztod bedrohter Patienten nach Myokardinfarkt als ungeklärt angesehen werden.

* Mit Unterstützung der DFG (Ste 257/3, Lu 147/5)
Priv.-Doz. Dr. G. Steinbeck, Dr. M. Manz, Prof. Dr. B. Lüderitz, Medizinische Klinik I der Universität, Klinikum Großhadern, Marchioninistraße 15, D-8000 München 70

Sowohl die Kardioversion mittels Gleichstrom als auch die Schrittmachertherapie bradykarder Herzrhythmusstörungen sind Beispiele von in der klinischen Praxis unentbehrlich gewordenen Möglichkeiten der elektrischen Behandlung kardialer Arrhythmien. In den letzten Jahren hat sich gezeigt, daß die Schrittmacherstimulation des Herzens auch zur Diagnostik und Therapie tachykarder Arrhythmien eingesetzt werden kann [10, 12, 36]. Dies beruht auf der Beobachtung, daß durch geeignete Stimulationsverfahren supraventrikuläre und ventrikuläre Tachykardien sowohl ausgelöst als auch unterbrochen werden können. Im folgenden sollen zunächst die möglichen Pathomechanismen tachykarder Rhythmusstörungen sowie deren Beeinflussung durch Elektrostimulation diskutiert werden. Daran schließt sich ein aktueller Überblick an über den praktisch-klinischen Einsatz der Elektrostimulation bei verschiedenen tachykarden Rhythmusstörungen. Abschließend wird Stellung bezogen zur Frage, ob mit Hilfe derartiger Stimulationstechniken prognostische Aussagen möglich sind, u. a. die Erkennung von Patienten, die vom plötzlichen Herztod bedroht sind.

2 Mechanismus der Auslösung und Unterbrechung tachykarder Herzrhythmusstörungen durch Elektrostimulation

Die beiden eingangs erwähnten pathogenetischen Prinzipien, kreisende Erregung (Reentry) und fokale Impulsbildung, sind tierexperimentell gesichert [s. u. a. 4, 33].

Für die Entstehung einer kreisenden Erregung müssen folgende Voraussetzungen erfüllt sein:

a) unidirektionale Blockierung des Impulses in einer oder in mehreren Herzregionen,
b) Erregungsfortleitung über eine alternative Leitungsbahn,
c) verzögerte Erregung distal der Blockierung,
d) Wiedererregung der proximal des Blocks gelegenen Bezirke [27].

Das Auftreten einer unidirektionalen Blockierung wird begünstigt durch die bereits physiologischerweise vorhandene Inhomogenität der Repolarisation benachbarter Myokardareale [17], die durch funktionelle und/oder organische Veränderungen weiter zunehmen kann. Fällt eine spontane Extrasystole so vorzeitig ein oder wird sie durch elektrische Stimulation des Herzens induziert, wobei sie auf teilweise noch refraktäres Myokard trifft (unidirektionaler Block), jedoch entlang anderer bereits wieder erregbar gewordener Myokardareale fortgeleitet wird, so kann daraus Reentry resultieren [s. u. a. 5]. Zur Perpetuierung der Erregung auf einer Kreisbahn muß gewährleistet sein, daß die Erregungsfront stets in ein Gebiet gelangt, das nicht refraktär ist. Abhängig von der Größe des Reentry-Kreises, der Leitungsgeschwindigkeit und der Refraktärzeit der beteiligten Myokardstrukturen sind bestimmte Myokardareale jeweils absolut refraktär, relativ refraktär bzw. wieder erregbar. Letzteres wird bezeichnet als sog. erregbare Lücke einer Kreiserregung. Ziel einer Elektrostimulation zur Unterbrechung einer Tachykardie durch Reentry ist nun die vorzeitige Depolarisation dieser erregbaren Lücke, die sich dann gegenüber der folgenden Kreiserregung refraktär verhält [36].

Der Erfolg einer Stimulation zur Unterbrechung einer Kreiserregung ist u. a. von folgenden Faktoren abhängig:

a) Tachykardiefrequenz,
b) Größe des Reentry-Kreises,
c) Entfernung zwischen Stimulationsort und Reentry-Kreis,
d) elektrophysiologische Eigenschaften des Myokards zwischen Stimulationsort und Reentry-Kreis [20, 35].

Je schneller die Erregung kreist und je kleiner der Erregungskreis bis zu der Situation, daß gar keine erregbare Lücke besteht wie im „Leading-circle"-Konzept von Allessie et al. [6] (vgl. S. 38 ff.), um so schwieriger ist es für den Schrittmacherimpuls, diese erregbare Lücke zu treffen. Die Unterbrechbarkeit wird ebenfalls erschwert durch eine relativ große Distanz bzw. ungünstige elektrophysiologische Eigenschaften (langsame Leitungsgeschwindigkeit, lange Refraktärzeit) zwischen Stimulationsort und Ort der kreisenden Erregung. Diese Zusammenhänge machen verständlich, warum es unmöglich sein kann, eine Tachkardie durch Elektrostimulation zu unterbrechen, ohne daß damit ein Reentry als der der Tachykardie zugrundeliegende Mechanismus auszuschließen ist.

Beweist andererseits die Tatsache, daß es gelingt, durch geeignete Stimulationsverfahren Tachykardien zu induzieren, einen Reentry-Mechanismus?

Cranefield u. Wit konnten in tierexperimentellen Untersuchungen zeigen, daß an verschiedenen isolierten Strukturen des Herzens unter geeigneten Inkubationsbedingungen Aktionspotentiale von unterschwelligen sog. „Nachpotentialen" (“after-depolarizations”) gefolgt sind [11, 40]. Wird in dieser Situation ein vorzeitiger Impuls elektrisch induziert, so nimmt die Amplitude dieser Nachpotentiale zu, so daß die Schwelle zu einer fortgeleiteten Erregung erreicht und „getriggerte Aktivität" induziert wird. Ebenso wie Reentry kann „getriggerte Aktivität" auch durch vorzeitige Erregung wieder unterbrochen werden [40]. Diese Befunde machen deutlich, daß mit der Reaktion auf Elektrostimulation Aussagen zum Pathomechanismus einer Tachykardie begrenzt sind; indirekte Beobachtungen scheinen dennoch auf die größere Bedeutung von Reentry als Ursache von Tachykardien auf supraventrikulärer und ventrikulärer Ebene hinzuweisen [3, 20, 35].

3 Methoden der Elektrostimulation

Unabhängig vom zugrundeliegenden Mechanismus macht man sich die Auslösbarkeit und Unterbrechbarkeit tachykarder Rhythmusstörungen durch Elektrostimulation diagnostisch und therapeutisch zunutze. Über eine transvenös gelegte Reizsonde, die an ein programmierbares Stimulationsgerät angeschlossen wird, können folgende Stimulationsprogramme vorgenommen werden:

a) festfrequente Stimulation,
b) programmierte Stimulation,
c) Hochfrequenzstimulation.

Bei der festfrequenten Stimulation wird eine Reizfrequenz knapp oberhalb oder unterhalb einer zu unterbrechenden Tachykardiefrequenz gewählt ("overdrive pacing" und "underdrive pacing"). Unter der programmierten Stimulation verstehen wir die zeitlich exakt definierte Abgabe eines oder mehrerer vorzeitiger Stimuli, wobei als Bezugszeitpunkt spontaner Sinusrhythmus, ein vom Stimulationsgerät diktierter Basisrhythmus oder eine Myokarderregung während einer Tachykardie möglich ist. Bei der hochfrequenten Stimulation wird das Myokard mit Stimulationsfrequenzen gewöhnlich zwischen 150 und 600/min gereizt. Eine eingehendere Beschreibung der einzelnen Stimulationsprogramme sowie deren vorzugsweise Anwendung ist an anderer Stelle erfolgt [23].

4 Elektrostimulation bei supraventrikulären Tachykardien

Eine klinisch häufige und wichtige Indikation für die Elektrostimulation ist das *Vorhofflattern,* dessen alleinige medikamentöse Behandlung schwierig ist. Wells et al. berichteten 1979 über 25 Patienten mit derartigen Rhythmusstörungen nach einem kardiochirurgischen Eingriff [39]. Die Autoren unterschieden dabei eine gewöhnliche Form oder Vorhofflattern Typ I von einem Vorhofflattern Typ II. Erstere Form wurde bei 18 Patienten beobachtet: die P-Welle ist negativ in II und III, die mittlere Vorhofzykluslänge lag bei 205 ms (177–250 ms). Bemerkenswert ist, daß bei sämtlichen Patienten diese Form des Vorhofflatterns durch Elektrostimulation vom rechten Vorhof her beeinflußbar war: in 14 Fällen wurde Vorhofflimmern oder Sinusrhythmus erzielt, in 4 Fällen wurde eine andere Form von Vorhofflattern (Typ II) hervorgerufen.

Ein Beispiel einer erfolgreichen Anwendung der Elektrostimulation bei Vorhofflattern Typ I ist in Abb. 1 dargestellt. Das P-P-Intervall während Vorhofflattern beträgt 235 ms, das R-R-Intervall 470 ms (2:1 AV-Blockierung). Über eine transvenös in den rechten Vorhof eingeführte Reizsonde wird eine kurzfristige atriale Hochfrequenzstimulation mit einer Frequenz von 790/min für eine Dauer von 2,5 s vorgenommen. Nach Abschalten der Stimulation besteht Vorhofflimmern, das nach wenigen Sekunden spontan sistiert, so daß Sinusrhythmus resultiert. Gewöhnlich wird Vorhofflattern durch hochfrequente atriale Stimulation nicht direkt in Sinusrhythmus, sondern in Vorhofflimmern übergeführt, das entweder persistiert oder nach einer variablen Zeitdauer spontan in Sinusrhythmus übergeht.

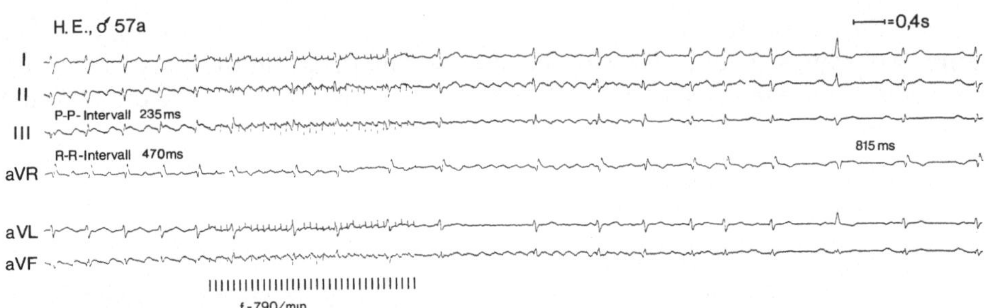

Abb. 1. Erfolgreiche Unterbrechung von Vorhofflattern mit 2:1 AV-Überleitung. 57jähriger Patient mit paroxysmalem Vorhofflattern.
Registriert sind I, II, III, aVR, aVL, aVF.
Atriale Hochfrequenzstimulation über einen im rechten Vorhof plazierten Elektrodenkatheter mit einer Frequenz von 790/min für eine Dauer von 2,5 s führt Vorhofflattern über in Vorhofflimmern, das wenige Sekunden später sistiert. Es resultiert Sinusrhythmus

Beim Vorhofflattern Typ II sind die P-Wellen positiv in II und III. In sieben Fällen war die mittlere Vorhofzykluslänge mit 175 ms (139–176 ms) kürzer als bei Vorhofflattern Typ I; in keinem dieser Fälle war Vorhofflattern durch Elektrostimulation vom rechten Vorhof her beeinflußbar [39]. Vergleichbare Beobachtungen wurden von anderen Autoren gemacht [38]. Die höhere Vorhofflatterfrequenz, ein kleinerer Reentry-Kreis oder die Entstehung im linken Vorhof könnten erklären, warum bei dieser Form des Vorhofflatterns die Erfolgsaussichten der Elektrostimulation vom rechten Vorhof her gering sind.

Ebenfalls unwirksam ist die atriale Hochfrequenzstimulation bei Vorhofflimmern.

Neben Vorhofflattern sind *AV-Knoten-Reentry-Tachykardien* sowie *Reentry-Tachykardien* aufgrund *akzessorischer atrioventrikulärer Überleitungsbahnen* durch programmierte Elektrostimulation regelhaft auszulösen und zu unterbrechen. Wegen der stabilen, reproduzierbaren elektrophysiologischen Voraussetzungen dieser Tachykardien eignen sie sich vor allem ggf. zur permanenten Elektrostimulation durch Implantation eines Schrittmachers für die Therapie bzw. Anfallsprophylaxe dieser Tachykardien [21, 22, 28, 31]. Hierüber wird in diesem Buch an anderer Stelle berichtet [24].

5 Programmierte Ventrikelstimulation

Der programmierten Ventrikelstimulation ist in jüngster Zeit sehr viel Interesse entgegengebracht worden. Die Methode wird eingesetzt zur Diagnostik und Therapie ventrikulärer Tachykardien. Darüber hinaus soll sie nützlich sein zur Erfassung einer gesteigerten Kammervulnerabilität bei Patienten nach Myokardinfarkt und damit zur Beurteilung der Prognose dieser

Patienten hinsichtlich des plötzlichen Herztodes [16]. Methodisch wird dabei so vorgegangen, daß über einen in die Spitze des rechten Ventrikels plazierten Elektrodenkatheter nach jeder 8.–10. Herzaktion eine vorzeitige Kammererregung induziert wird. Basisrhythmus kann dabei entweder spontaner Sinusrhythmus, eine festfrequente atriale oder ventrikuläre Stimulation sein. Die Reizung, die gewöhnlich bipolar vorgenommen wird, soll mit der doppelten Reizstromstärke erfolgen. Es wird zunächst mit einem langen Kopplungsintervall (Intervall zum vorangegangenen Grundrhythmus) begonnen, so daß der vorzeitige Impuls spät in die ventrikuläre Diastole einfällt. Daraufhin wird das Kopplungsintervall in konsekutiven Stimulationsversuchen in 5- bis 10-ms-Schritten verkürzt, bis der Extrareiz in die Refraktärphase des rechten Ventrikels fällt. Bei der vorzeitigen Doppelstimulation wird an einen ersten kritisch vorzeitig einfallenden Impuls, der jedoch noch von der Kammer übernommen wird, ein zweiter Impuls angekoppelt, dessen Vorzeitigkeitsintervall ebenfalls in 5- bis 10-ms-Schritten verkürzt wird. Die Auslösung dieser vorzeitigen Erregungen wird bei verschiedenen ventrikulären Grundfrequenzen vorgenommen (vgl. S. 237 ff.). Als weiteres Provokationsverfahren ist eine Stimulation des rechten Ventrikels mit Frequenzen bis zu 250/min unterschiedlicher Dauer vorgenommen worden [20].

5.1 Patienten mit chronisch rezidivierenden, persistierenden Ventrikeltachykardien

Mit Hilfe der programmierten Ventrikelstimulation lassen sich bei Patienten mit chronisch rezidivierenden, persistierenden Ventrikeltachykardien diese reproduzierbar auslösen und unterbrechen. Hieraus ergeben sich neue Ansatzpunkte für die Diagnostik dieser Tachykardien, Therapie sowie Therapiekontrolle unter Antiarrhythmika. Wie ist die *Sensitivität* dieser Methode (richtig positive Aussage) zu beurteilen, d. h. die Auslösbarkeit von Ventrikeltachykardien durch Stimulation bei Patienten, die spontan rezidivierende Kammertachykardien haben?

Wir haben 17 Patienten mit malignen Arrhythmien, die im tachykardiefreien Intervall einer programmierten Ventrikelstimulation unterzogen wurden, untersucht (Tabelle 1). Wegen möglicher Unterschiede im elektrophysiologischen Pathomechanismus zwischen persistierender Ventrikeltachykardie und Kammerflimmern wurden Patienten mit erfolgreicher Reanimation bei Kammerflimmern, jedoch ohne Nachweis vorangegangener Ventrikeltachykardie, *nicht* in das Kollektiv der Tabelle 1 aufgenommen.

Bei 15 der 17 Patienten war die Tachykardie elektrokardiographisch mittels der 12 Standardableitungen dokumentiert, in 2 Fällen lag ein Rhythmusstreifen vor. In 12 der 15 Fälle konnte eine Ventrikeltachykardie gleicher QRS-Morphologie und Frequenz wie spontan ausgelöst werden. In einem Falle war nur eine, von der spontanen Form differente, höherfrequente Tachykardie induzierbar. In zwei weiteren Fällen wurden keine Tachykardien ausgelöst, doch standen beide Patienten zum Zeitpunkt der Stimulation unter Antiarrhythmika, die die zuvor rezidivierend spontan aufgetretenen Ventrikeltachykardien vollständig supprimiert hatten. Wir führen die Nichtauslösbarkeit in diesen Fällen nicht auf die ungenügende Sensitivität der Methode, sondern eher auf die Effektivität der eingeschlagenen antiarrhythmischen Therapie zurück. In den 2 Fällen, in denen nur Rhythmusstreifen von der spontanen Tachykardie vorlagen, wurden reproduzierbar Kammertachykardien ausgelöst, wobei aufgrund der induzierten Tachykardiefrequenz und der damit verbundenen klinischen Symptomatik sehr wahrscheinlich ist, daß die spontan auftretende Tachykardie provo-

Tabelle 1. Sensitivität der programmierten Ventrikelstimulation

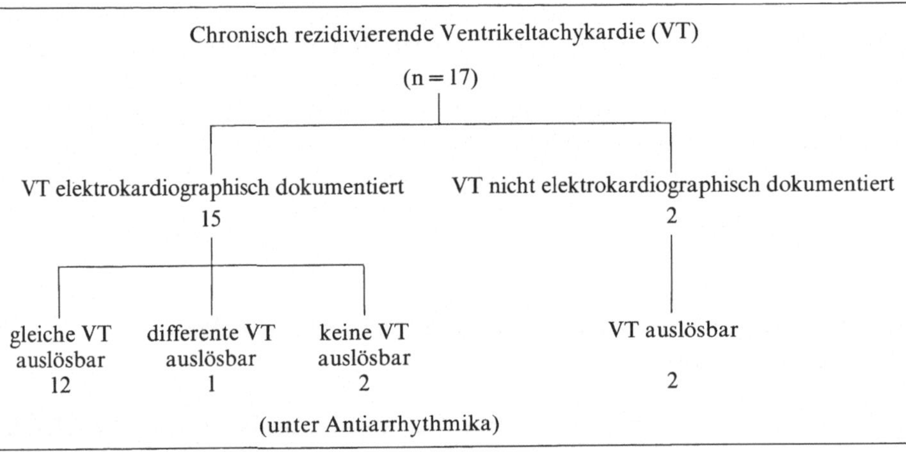

ziert wurde. In Übereinstimmung mit anderen Autoren [9, 13, 20, 26, 34, 37] scheint uns die Sensitivität der Methode, bei Patienten mit chronisch rezidivierenden Ventrikeltachykardien diese durch programmierte Stimulation auszulösen, sehr hoch zu sein. Wir verwandten zur Auslösung vorzeitige Einfach- und Doppelstimuli bei einem Kammergrundrhythmus von 100, 120 und 150/min. Nur in Ausnahmefällen scheint bei sonst negativem Stimulationsresultat die Applikation dreier vorzeitiger Stimuli, eine höherfrequente rechtsventrikuläre Stimulation bis 250/min, Isoproterenolinfusion [29] oder eine linksventrikuläre Stimulation zur Tachykardieauslösung notwendig zu sein.

Ebenso wie *Ventrikeltachykardien* provoziert, können sie in der Regel *durch programmierte Ventrikelstimulation unterbrochen* werden. Ein Beispiel, das gleichzeitig unser Vorgehen illustriert, ist in Abb. 2 dargestellt.

Vorzeitige Kammerstimulation während einer Kammertachykardie mit einer Zykluslänge von 400 ms vermag zwar, das R-R-Intervall auf 320 ms zu verkürzen, nicht jedoch, die Tachykardie zu unterbrechen (links oben). Vorzeitige Doppelstimulation mit Verkürzung des R-R-Intervalls auf 290 bzw. 260 ms ist ebenfalls erfolglos (rechts oben). Nachdem auch ein Versuch, die Tachykardie durch festfrequente Ventrikelstimulation mit einer

B., H., ♂ 57 J.

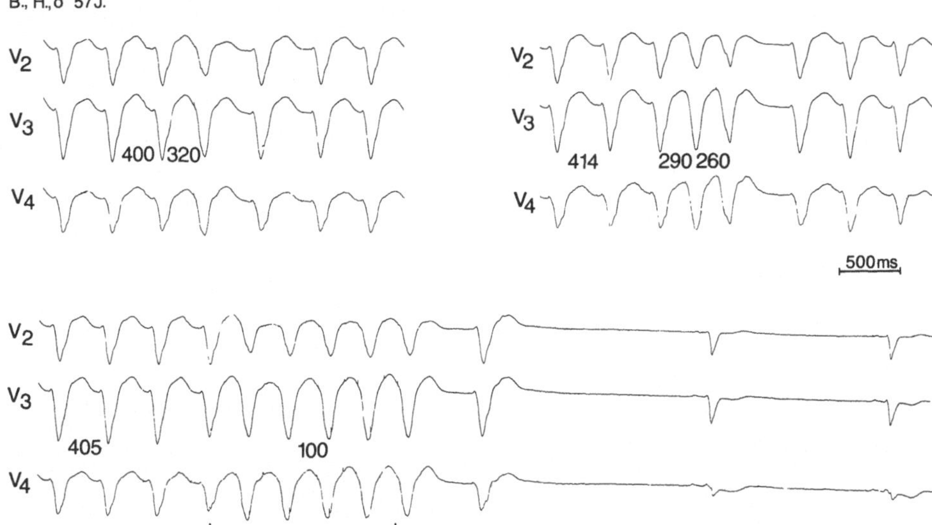

Abb. 2. Terminierung einer Kammertachykardie durch programmierte rechtsventrikuläre Stimulation. 57jähriger Patient mit chronisch rezidivierender Ventrikeltachykardie auf dem Boden einer koronaren Herzkrankheit mit zweimaligem Myokardinfarkt. Registriert sind die Ableitungen V_2, V_3 und V_4 während einer Kammertachykardie mit einer Zykluslänge von 400–414 ms. Vorzeitige Einfachstimulation verkürzt zwar das R-R-Intervall von 400 auf 320 ms und es folgt ihr eine nicht kompensatorische Pause, sie unterbricht jedoch nicht die Tachykardie (links oben). Nachdem auch die vorzeitige Doppelstimulation nicht erfolgreich ist (rechts oben), terminiert eine kurzfristige hochfrequente Stimulation des rechten Ventrikels mit einem Intervall von 100 ms (Frequenz 600/min) die Kammertachykardie

Zykluslänge von 350 ms zu unterbrechen ("overdrive pacing"), mißlang, wurde eine kurzfristige Hochfrequenzventrikelstimulation vorgenommen (unterer Teil der Abb. 2), die schließlich zum Erfolg führte. Die Terminierung aller bei insgesamt 17 Patienten, vorwiegend im Rahmen einer antiarrhythmischen Austestung wiederholt ausgelösten Ventrikeltachykardien erfolgte: 11mal spontan (6 Patienten), 8mal medikamentös (4 Patienten), 20mal durch programmierte Stimulation (9 Patienten), 6mal durch DC-Kardioversion (6 Patienten).

Beim Versuch, eine Kammertachykardie durch programmierte Ventrikelstimulation zu unterbrechen, kann es in einzelnen Fällen zu einer *Akzeleration der Tachykardiefrequenz* kommen. Dies wurde bei insgesamt 5 unserer 17 Patienten beobachtet. Dabei war die Akzeleration nur temporär bei insgesamt 3 Patienten, medikamentös zu unterdrücken bei 2 Patienten, durch programmierte Stimulation zu unterbrechen bei einem Patienten und einmal nur durch sofortige DC-Kardioversion zu beherrschen bei einem Patienten.

Können mit dieser Methode bei diesem Patientengut *Tachykardieformen artifiziell induziert* werden, die nicht zuvor spontan aufgetreten waren oder je auftreten werden?

Abbildung 3 gibt ein Beispiel: Vorzeitige Doppelstimulation bei einem stimulierten Grundrhythmus des rechten Ventrikels mit einem Intervall von 600 ms löst eine sehr schnelle Kammertachykardie mit einem Intervall von 214 ms (280/min) aus. Der Patient verlor Sekunden nach Beginn der Tachykardie das Bewußtsein und mußte kardiovertiert werden. Von ihm waren spontane Kammertachykardien mit einer minimalen Zykluslänge von 300 ms (200/min) bekannt. Eindeutig höherfrequente als zuvor regi-

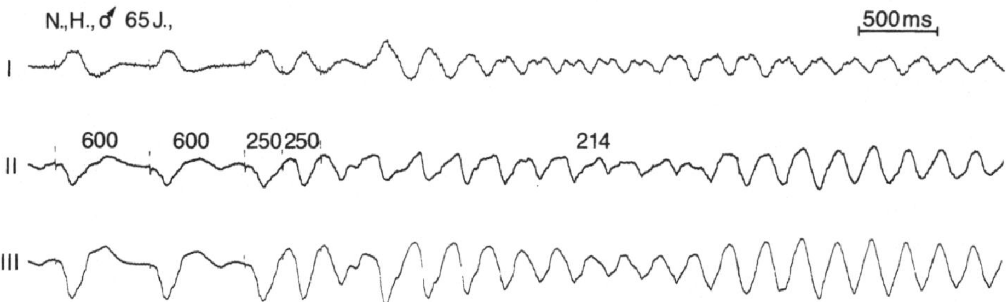

Abb. 3. Induktion einer höherfrequenten als spontan registrierten Kammertachykardie durch vorzeitige Doppelstimulation. 65jähriger Patient mit rezidivierenden Kammertachykardien in einer Frequenz bis 200/min auf dem Boden einer Kardiomyopathie vom kongestiven Typ. Registriert sind die Ableitungen I, II und III. Sekunden nach Induktion der Tachykardie wurde der Patient kardiovertiert

strierte spontane Kammertachykardien wurden bei 3 unserer 17 Patienten ausgelöst. Alle drei mußten kardiovertiert werden, während sie ihre spontanen, niedrigerfrequenten Tachykardien über Stunden hämodynamisch gut toleriert hatten. Auch Angaben über unklare Bewußtlosigkeiten lagen bei allen drei Patienten nicht vor. Diese Befunde sowie die der Tachykardie-akzeleration zeigen, daß bei diesem Patientengut mit der Auslösung höherfrequenter als spontan registrierter Tachykardien gerechnet werden muß [26], wobei in Frage gestellt werden kann, ob diese jemals spontan zuvor aufgetreten waren oder je auftreten werden. Gegen die Annahme eines falsch positiven Befundes läßt sich anführen, daß nicht alle spontan auftretenden Arrhythmien im EKG erfaßbar sind, kurzfristige höherfrequente Tachykardien spontan sistieren können oder erst noch zukünftig auftreten werden. Letztere Möglichkeit scheint bei einem der drei Patienten eingetreten zu sein, da er 3 Monate nach Entlassung an akutem Herztod verstarb.

Dadurch, daß die programmierte Ventrikelstimulation unter dem Einfluß verschiedener Antiarrhythmika wiederholt werden kann, ist bei jedem Patienten eine individuelle *Kontrolle der Wirksamkeit einer eingeschlagenen antiarrhythmischen Therapie* möglich. Entsprechend dem Ergebnis der elektrophysiologischen Austestung wurde die antiarrhythmische Langzeittherapie festgelegt. Alle 17 Patienten konnten nach darunter erfolgter Besserung nach Hause entlassen werden. In Übereinstimmung mit anderen Autoren [7, 8, 13, 18, 19] bestätigte sich dabei die gute Wirksamkeit eines Medikamentes bei der elektrophysiologischen Austestung in der bisherigen Langzeittherapie (mittlere Beobachtungsdauer von 8 Monaten). Durch das Herausfinden einer individuell wirksamen antiarrhythmischen Therapie mittels programmierter Ventrikelstimulation erscheint es somit möglich, die Prognose dieser Patienten mit derartig malignen Rhythmusstörungen zu verbessern. Dieser vielversprechenden Aussicht steht als Nachteil der Methode gegenüber, daß man mit ihr in einem bedeutsamen Prozentsatz von Fällen von der spontanen Form differente Tachykardien auslöst, deren klinische Bedeutung ungewiß ist. Von 6 insgesamt notwendig gewordenen DC-Kardioversionen mußten 3 wegen der Induktion derartiger höherfrequenter Tachykardien und 1 Kardioversion wegen einer Akzeleration der Tachykardie beim Versuch, sie durch Stimulation zu unterbrechen, auftrat, vorgenommen werden (Anzahl insgesamt kardiovertierter Patienten $6/17 = 35\%$). Von einer signifikanten Morbidität oder Mortalität im Zusammenhang mit der Anwendung dieser Methode ist dagegen bisher nicht berichtet worden. In jedem Falle sollte die programmierte Ventrikelstimulation nur von einem darin erfahrenen Team unter Wachstationsbedingungen durchgeführt werden, wobei jederzeit für einen sofortigen Einsatz von Reanimationsmaßnahmen Sorge zu tragen ist (s. o.).

5.2 Patienten ohne ventrikuläre Rhythmusstörungen

Auch bei Patienten ohne ventrikuläre Rhythmusstörungen können durch programmierte Ventrikelstimulation spontane ventrikuläre Echos (V_3) ausgelöst werden. Diese sind auf eine Kreiserregung im spezifischen intraventrikulären Reizleitungssystem (rechter Ventrikel→linker Ventrikel→retrograde Leitung via linker Tawara-Schenkel→antegrade Leitung via rechter Tawara-Schenkel) bezogen worden, wenn

a) nach sehr vorzeitiger Kammererregung der rechte Tawara-Schenkel unidirektional blockiert und die retrograde Leitungszeit zum His-Bündel via linkes Tawara-System (V_2-H_2) verlängert ist,
b) ein His-Potential dem ventrikulären Echo (V_3) mit normaler oder verlängerter HV-Zeit vorangeht,
c) der QRS-Komplex des Echos dem stimulierten Kammerkomplex ähnelt (Linksschenkelblockbild bei überdrehtem Linkstyp) [1, 2, 20].

Es kommt jedoch gewöhnlich nur zur Auslösung eines Echoschlages (V_3). Dieser Befund ist häufig und kann nicht als Ausdruck einer gesteigerten myokardialen Erregbarkeit angesehen werden [15, 37].

Die Auslösung *ventrikulärer Salven* durch vorzeitige Kammerstimulation bei stimuliertem Kammergrundrhythmus ist dagegen bei Normalpatienten ein selten anzutreffender Befund. So lösten Fisher et al. [14] durch 3 vorzeitige Impulse bei 2 von 86 Kontrollpatienten kurzfristige Ventrikeltachykardien (mehr als 6 Echos), bei einem weiteren Patienten eine persistierende Tachykardie aus (Inzidenz $3/86 = 3\%$). Bei nur 3 von 443 Patienten ohne klinisch dokumentierte Ventrikeltachykardie waren kurzfristige Ventrikel-

tachykardien von der Arbeitsgruppe um Josephson und Kastor auslösbar
[34]. Demnach käme der programmierten Ventrikelstimulation zur Auslösung von Ventrikeltachykardien, die rezidivierend spontan auftreten, neben
einer hohen Sensitivität (richtig positive Aussage) auch eine hohe Spezifität
zu (richtig negative Aussage).

Uns erscheint dies zweifelhaft. Über die kardiale Grunderkrankung der
untersuchten Kontrollpatienten liegen keine spezifizierten Angaben vor.

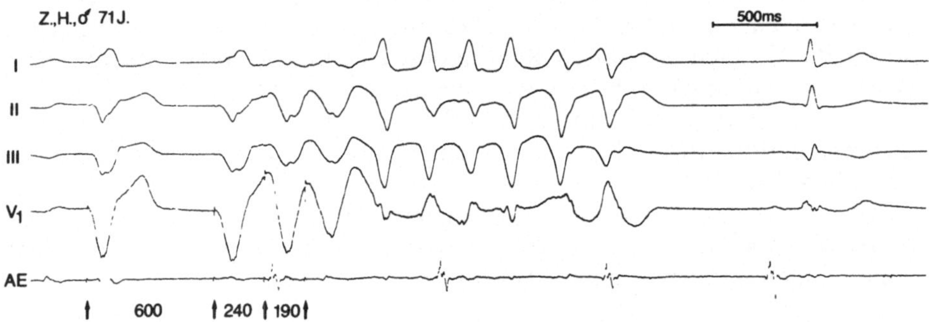

Abb. 4. Auslösung einer ventrikulären Salve durch programmierte Ventrikelstimulation bei
einem 71jährigen Patienten mit Sinusknotensyndrom und Zustand nach Hinterwandinfarkt.
Registriert sind I, II, III, V_1 sowie eine bipolare rechtsatriale Ableitung. Basisstimulationsintervall des rechten Ventrikels 600 ms

Nach den Erfahrungen anderer Autoren und der eigenen [8, 32] haben Patienten mit chronisch rezidivierenden Kammertachykardien eine stark reduzierte linksventrikuläre Pumpfunktion mit Herzwandaneurysmen, großen akinetischen Segmenten und stark erniedrigter Austreibungsfraktion.
Es erscheint fraglich, ob Patienten mit derart fortgeschrittener kardialer
Grunderkrankung (zumeist koronare Herzkrankheit oder Kardiomyopathie vom kongestiven Typ), jedoch ohne spontane Ventrikeltachykardien,
einer programmierten Ventrikelstimulation als vergleichbare Kontrollgruppe von den genannten Autoren unterzogen wurden.

Wir haben an einer kleinen Anzahl von 10 Patienten mit verschiedenen
Rhythmusstörungen die programmierte Ventrikelstimulation durchgeführt:
paroxysmales Vorhofflimmern (n = 3); hypersensitiver Karotissinusreflex
(n = 2); Sinusknotensyndrom (n = 2), einmal davon bei koronarer Herzkrankheit; ventrikuläre Extrasystolie (n = 1) und Linksschenkelblock (n = 1)
bei Zustand nach Myokarditis; unklare Synkope bei Koronararterienano-
malie (n = 1).

Bei 8 von 10 Patienten wurde ein spontaner ventrikulärer Echoschlag
(V_3) beobachtet, in 3 Fällen 2 konsekutive Echos (V_3 und V_4).

Ungewöhnlich war das Ergebnis bei einem Patienten, das in Abb. 4 dargestellt ist. Es handelt sich um einen 71jährigen Patienten mit Sinusknotensyndrom bei koronarer Herzkrankheit mit Zustand nach Hinterwandinfarkt. Vorzeitige Doppelstimulation löst eine Salve von 6 ventrikulären
polymorphen Echos in einer Frequenz von ca. 280/min aus. Je vorzeitiger sti-

muliert wurde, desto länger wurden die Salven. Es bestand der Eindruck, daß, wenn noch vorzeitiger stimuliert worden wäre, bei diesem Patienten möglicherweise Kammerflimmern ausgelöst worden wäre. Weder im Ruhe- noch im 24h-Langzeit-EKG konnten bei diesem Patienten ventrikuläre Salven oder Tachykardien nachgewiesen werden. Fleischmann berichtet, daß bei 6 von 16 Patienten mit Zustand nach Myokardinfarkt ventrikuläre Salven durch lediglich einen vorzeitigen Impuls auslösbar waren [15]. Offenbar schafft bei einigen Patienten eine Infarktnarbe die elektrophysiologischen Voraussetzungen für die Auslösbarkeit ventrikulärer Salven durch Elektrostimulation, wobei die klinische Bedeutung dieser Befunde derzeit offen bleiben muß. Uns erscheint es möglich, daß diese gesteigerte myokardiale Erregbarkeit nach programmierter Ventrikelstimulation nicht so sehr mit spontan auftretenden Rhythmusstörungen, sondern mit der Schwere der kardialen Grunderkrankung einhergeht.

5.3 Erkennung von plötzlichem Herztod bedrohter Patienten

Greene et al. untersuchten 50 Patienten mit Ventrikeltachykardien, 12 Kontrollpersonen sowie 48 Patienten mit Zustand nach Myokardinfarkt (im Mittel 24 Tage nach dem akuten Ereignis) [16]. Dabei wurde *eine* vorzeitige Kammererregung mit variablem Kopplungsintervall während festfrequenter *atrialer* Basisstimulation induziert. Dieses Verfahren provoziert wesentlich seltener ventrikuläre Salven als wenn Basis- und vorzeitige Stimulation von derselben Stelle in der rechten Kammer erfolgen [9, 15, 37]. Dennoch beobachteten diese Autoren die Auslösung von 2 oder mehr ventrikulären Echos bei 44 von 50 Patienten mit rezidivierenden Ventrikeltachykardien (88%), jedoch bei keinem ihrer Kontrollpatienten (p < 0,001). 19 der 48 Patienten mit Zustand nach Myokardinfarkt zeigten 2 oder mehr ventrikuläre Echos. Innerhalb des folgenden Jahres hatten 15 dieser 19 Patienten Ventrikeltachykardien oder starben am plötzlichen Herztod (oder beides), verglichen mit nur 4 der 29 Patienten, die keine gesteigerte Kammererregbarkeit aufwiesen (p < 0,001). Greene et al. vertraten daher die Auffassung, daß diese Methode Patienten mit gesteigerter Kammererregbarkeit und Gefahr des plötzlichen Herztodes identifiziert und somit prognostische Aussagen ermöglicht [16]. Was Patienten mit Kammertachykardien anbetrifft, so wird von mehreren Autoren bei Anwendung des gleichen Stimulationsverfahrens übereinstimmend eine Auslösbarkeit ventrikulärer Echos in einem sehr viel geringeren Prozentsatz berichtet [9, 14, 25, 30]. Mason berichtete darüber hinaus, daß dabei die Inzidenz des plötzlichen Herztodes bei Patienten mit und ohne gesteigerter Kammererregbarkeit sich nicht statistisch signifikant unterschied [25]. Eine Bestätigung der Befunde von Greene et al. hinsichtlich der von ihnen vorgeschlagenen Stimulationsmethoden als prognostischer Indikator des plötzlichen Herztodes bei Patienten nach Myokardinfarkt liegt ebenfalls noch nicht vor. Ob die programmierte Ventrikelstimulation bei *stimuliertem Kammergrundrhythmus* für diese Fragestellung neben einer fraglos höheren Sensitivität auch eine ausreichend hohe

Spezifität besitzt, kann wegen der Häufigkeit der Auslösbarkeit ventrikulärer Salven bei Patienten nach Myokardinfarkt (s. o.) bezweifelt werden.

Während also die programmierte Ventrikelstimulation bereits einen festen Platz in der Therapiekontrolle chronisch rezidivierender Ventrikeltachykardien unter Antiarrhythmika besitzt, muß ihre Bedeutung für die Erkennung von durch den plötzlichen Herztod bedrohter Patienten nach Myokardinfarkt als ungeklärt angesehen werden.

Literatur

1. Akhtar M, Damato AN, Batsford WP, Ruskin JN, Ogunkelu JB, Vargas G (1974) Demonstration of reentry within the His-Purkinje system in man. Circulation 50:1150
2. Akhtar M, Gilbert C, Wolf FG, Schmidt DH (1978) Reentry within the His-Purkinje system. Elucidation of reentrant circuit using right bundle branch and His bundle recordings. Circulation 58:295
3. Allessie MA, Wit AL (1981) Epikardiales Mapping bei ventrikulären Tachyarrhythmien. Dieses Buch, S 38
4. Allessie MA, Bonke FIM, Schopman FJG (1973) Circus movement in rabbit atrial muscle as a mechanism of tachycardia. Circ Res 33:54
5. Allessie MA, Bonke FIM, Schopman FJG (1976) Circus movement in rabbit atrial muscle as a mechanism of tachycardia. II. The role of nonuniform recovery of excitability in the occurrence of unidirectional block, as studied with multiple microelectrodes. Circ Res 39:168
6. Allessie MA, Bonke FIM, Schopman FJG (1977) Circus movement in rabbit atrial muscle as a mechanism of tachycardia. III. The "leading circle" concept. Circ Res 41:9
7. Benditt DG, Pritchett ELC, Wallace AG, Gallagher JJ (1979) Recurrent ventricular tachycardia in man: evaluation of disopyramide therapy by intracardiac electrical stimulation. Eur J Cardiol 9:255
8. Breithardt G, Seipel L, Abendroth RR, Loogen F (1980) Serial electrophysiological testing of antiarrhythmic drug efficacy in patients with recurrent ventricular tachycardia. Eur Heart J 1:11
9. Breithardt G, Seipel L, Loogen F (1980) Der akute Herztod. Bedeutung elektrophysiologischer Stimulationsverfahren. Verh Dtsch Ges Kreislaufforsch 46:38
10. Coumel P, Cabrol C, Fabiato A, Gourgon R, Slama R (1967) Tachycardia permanente par rythme réciproque. Arch Mal Coeur 60:1830
11. Cranefield PF, Aronson RS (1974) Initiation of sustained rhythmic activity by single propagated action potentials in canine cardiac Purkinje fibers exposed to sodium-free solution or to ouabain. Circ Res 34:477
12. Durrer D, Schoo L, Schuilenburg RM, Wellens HJJ (1967) The role of premature beats in the initiation and termination of supraventricular tachycardia in the Wolff-Parkinson-White syndrome. Circulation 36:644
13. Fisher JD, Cohen HL, Mehra R, Altschuler H, Escher DJW, Furman S (1977) Cardiac pacing and pacemakers. II. Serial electrophysiologic-pharmacologic testing for control of recurrent tachyarrhythmias. Am Heart J 93:658–668
14. Fisher JD, Ostrow E, Mehra R, Furman S (1979) Clinical correlations of ventricular vulnerability to electrophysiologic stresses. In: Meere C (ed) Proceedings of the VIth world symposium on cardiac pacing. Laplante, Langevin, Montreal, chap. 6–2
15. Fleischmann DW, Pop T, Marschall K, Wiesener U, Bakker JMT de, Erbel R (1979) Über die Vulnerabilität der menschlichen Herzkammer bei vorzeitiger Stimulation. Elektrophysiologische Befunde. Z Kardiol 68:419

16. Greene HL, Reid PR, Schaeffer AH (1978) The repetitive ventricular response in man. N Engl J Med 299:729
17. Han J, Moe GK (1964) Nonuniform recovery of excitability in ventricular muscle. Circ Res 14:44
18. Hartzler GO, Maloney JD (1977) Programmed ventricular stimulation in management of recurrent ventricular tachycardia. Mayo Clin Proc 52:731
19. Horowitz LN, Josephson ME, Farshidi A, Spielman SR, Michelson EL, Greenspan AM (1978) Recurrent sustained ventricular tachycardia. 3. Role of the electrophysiologic study in selection of antiarrhythmic regimens. Circulation 58:986
20. Josephson ME, Horowitz LN, Farshidi A, Kastor JA (1978) Recurrent sustained ventricular tachycardia. I. Mechanisms. Circulation 57:431
21. Kahn A, Morris JJ, Citron P (1976) Patient-initiated rapid atrial pacing to manage supraventricular tachycardia. Am J Cardiol 38:200
22. Krikler DM, Curry P, Buffet J (1976) Dual-demand pacing for reciprocating atrioventricular tachycardia. Br Med J 1:1114
23. Lüderitz B, Steinbeck G (1979) Tachykarde Rhythmusstörungen. In: Lüderitz B, Elektrische Stimulation des Herzens. Springer, Berlin Heidelberg New York, S 319
24. Lüderitz B, Naumann d'Alnoncourt C, Steinbeck G, Beyer J (1981) Therapie von Tachyarrhythmien mit implantierbaren Schrittmachern. Dieses Buch, S 374
25. Mason JW (1980) Repetitive beating after single ventricular extrastimuli: incidence and prognostic significance in patients with recurrent ventricular tachycardia (Abstr). Am J Cardiol 45:407
26. Mason JW, Winkle RA (1978) Electrode-catheter arrhythmia induction in the selection and assessment of antiarrhythmic drug therapy for recurrent ventricular tachycardia. Circulation 58:971
27. Mines GR (1914) On circulating excitations in heart muscles and their possible relation to tachycardia and fibrillation. Trans Roy Soc Canad [Sec 4.8] 3:43
28. Naumann d'Alnoncourt C, Lüderitz B (1979) Therapie tachykarder Rhythmusstörungen mit implantierten Schrittmachern. Dtsch Med Wochenschr 104:1009
29. Reddy CP, Gettes LS (1979) Use of isoproterenol as an aid to electric induction of chronic recurrent ventricular tachycardia. Am J Cardiol 44:705
30. Ruskin JN, Garan H (1980) Repetitive ventricular responses in patients with life-threatening ventricular arrhythmias (Abstr). Am J Cardiol 45:406
31. Ryan GF, Easley RM, Zaroff LI, Goldstein S (1968) Paradoxical use of a demand pacemaker in the treatment of supraventricular tachycardia due to the Wolff-Parkinson-White syndrome: observation of termination of reciprocal rhythm. Circulation 38:1037
32. Steinbeck G, Manz M, Lüderitz B (1980) Möglichkeiten und Risiken der programmierten Ventrikelstimulation bei rezidivierenden Kammertachykardien (Abstr). Z Kardiol 69:211
33. Trautwein W (1970) Mechanisms of tachyarrhythmias and extrasystoles. In: Sandoe E, Flensted-Jensen E, Olesen KH (eds) Cardiac arrhythmias. Elsinore, Denmark, S 53
34. Vandepol CJ, Farshidi A, Spielman SR, Greenspan AM, Horowitz LN, Kastor JA, Josephson ME (1980) Sensitivity and specificity of programmed ventricular stimulation in patients with ventricular tachycardia (Abstr). Am J Cardiol 45:407
35. Wellens HJJ (1978) Value and limitations of programmed electrical stimulation of the heart in the study and treatment of tachycardias. Circulation 57.845
36. Wellens HJJ, Schuilenburg RM, Durrer D (1972) Electrical stimulation of the heart in patients with ventricular tachycardia. Circulation 46:216
37. Wellens HJJ, Düren DR, Lie KI (1976) Observations on mechanisms of ventricular tachycardia in man. Circulation 54:237
38. Wellens HJJ, Bär FW, Gorgels AP, Muncharaz JF (1978) Electrical management of arrhythmias with emphasis on the tachycardias. Am J Cardiol 41:1025
39. Wells JL, Mac Lean WAH, James TN, Waldo AL (1979) Characterization of atrial flutter. Studies in man after open heart surgery using fixed atrial electrodes. Circulation 60:665
40. Wit AL, Cranefield PF (1976) Triggered activity in cardiac muscle fibers of the simian mitral valve. Circ Res 38:85

Programmierte Stimulation bei Präexzitationssyndrom

P. PROBST

1 Einleitung

Auch wenn die meisten Tachykardien bei Präexzitationssyndrom das Bild einer supraventrikulären Tachykardie haben, so werden sie mit Recht den ventrikulären Tachykardien hier zugeordnet, da der Ventrikel unbedingt Teil des Reentry-Weges sein muß. Seit 1975 wurden 79 Patienten mit WPW-Syndrom untersucht, wobei sich die Untersuchungsmethode natürlich im Verlauf dieser Jahre mehr und mehr änderte und komplettierte. Von zunächst nur einer verwendeten Sonde zur Ableitung des His-Bündels und einer Stimulationssonde wurden später mindestens 4 Sonden zur Ableitung und Stimulation verwendet. Es ergibt sich daraus natürlich ein relativ inhomogenes Untersuchungsgut, wobei versucht wird, hier eine weitestmögliche Vereinheitlichung zu treffen.

2 Material und Methode

Es wurden 79 Patienten untersucht, die durchwegs die aus Tachykardieanfällen resultierende Symptomatik aufwiesen, wobei diese Tachykardien jedoch nicht in allen Fällen dokumentiert waren. Es wurden 49 Männer und 30 Frauen untersucht, wobei 44 einen Typ A und 33 einen Typ B hatten; bei 2 Patienten war der Typ nicht exakt einzuordnen. Das mittlere Alter betrug $36,5 \pm 14,1$ Jahre mit einem Bereich von 6–70 Jahren. Es wurde für eine komplette Untersuchung versucht, den linken Vorhof abzuleiten, wobei entweder der Sinus coronarius sondiert wurde oder der linke Vorhof direkt über ein Foramen ovale erreicht wurde oder, wenn dies nicht möglich war, der linke Vorhof über die Pulmonalarterie abgeleitet wurde. Des weiteren wurde zumindest eine 2. Sonde in den rechten Vorhof sowie eine an das His-Bündel gelegt. Weiterhin wurde eine Sonde in den rechten Vorhof bzw. rechten Ventrikel gelegt, wobei fallweise eine Stimulation auch von der Sonde aus dem Sinus coronarius vorgenommen wurde. Zur Beurteilung der Tachykardien wurde v. a. die von Wellens, Coumel und Gallagher erarbeiteten Kriterien verwendet [2, 9, 16].

Doz. Dr. P. Probst, Kardiologische Universitätsklinik, Garnisongasse 13, A-1097 Wien

3 Ergebnisse und Diskussion

Es wurden die Refraktärzeiten in antegrader und retrograder Richtung untersucht und dabei die Auslösbarkeit und Unterbrechbarkeit von Tachykardien untersucht.

Abbildung 1 zeigt die Verteilung der antegraden und retrograden Refraktärzeiten, wobei kurze Refraktärzeiten von unter 240 ms selten waren, während unter den anderen Bereichen die Verteilung ziemlich gleichmäßig

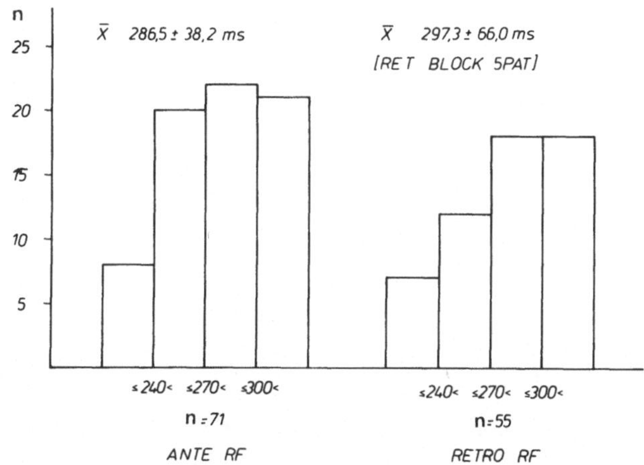

Abb. 1. Histogramm der Refraktärzeiten in antegrader und retrograder Richtung. AnteRF = antegrade Refraktärzeit, RetroRF = retrograde Refraktärzeit

war. Die mittlere antegrade Refraktärzeit betrug $286,5 \pm 38,2$ und die mittlere retrograde $297,3 \pm 66,0$, wobei bei 5 Patienten ein kompletter retrograder ventrikuloatrialer Block bestand. Die Problematik der Refraktärzeitbestimmung liegt darin, daß sowohl die Stimulation als auch die Ableitung der Potentiale möglichst nahe dem akzessorischen Weg stattfinden muß, um die konstante ventrikuloatriale Leitung bei zunehmend kürzerem Kupplungsintervall zu erkennen [6, 11, 15]. Außerdem hat sich gezeigt, daß auch dieses Kriterium nicht unbedingt ein verläßlicher Hinweis sein muß [5].

Abbildung 2 zeigt die Wichtigkeit der Katheterlage, wobei hier bei vorzeitiger Stimulation einerseits die Elektrode in der Nähe des akzessorischen Weges keine ventrikuloatriale Leitungsverlängerung zeigt, während die weiter entfernt gelegene Elektrode eine deutliche Verlängerung zeigt. Auf diese Weise kommt genauso wie in antegrader Weise im Ventrikel auch auf retrograde Weise im Vorhof ein Fusionsschlag zustande. Die relativ wenigen kurzen Refraktärzeiten in unserem Patientengut, verglichen mit dem Patientengut von Gallagher sind dadurch zu erklären, daß in seinem Material Patienten mit schweren Symptomen, die Operationskandidaten waren, vorzufinden sind.

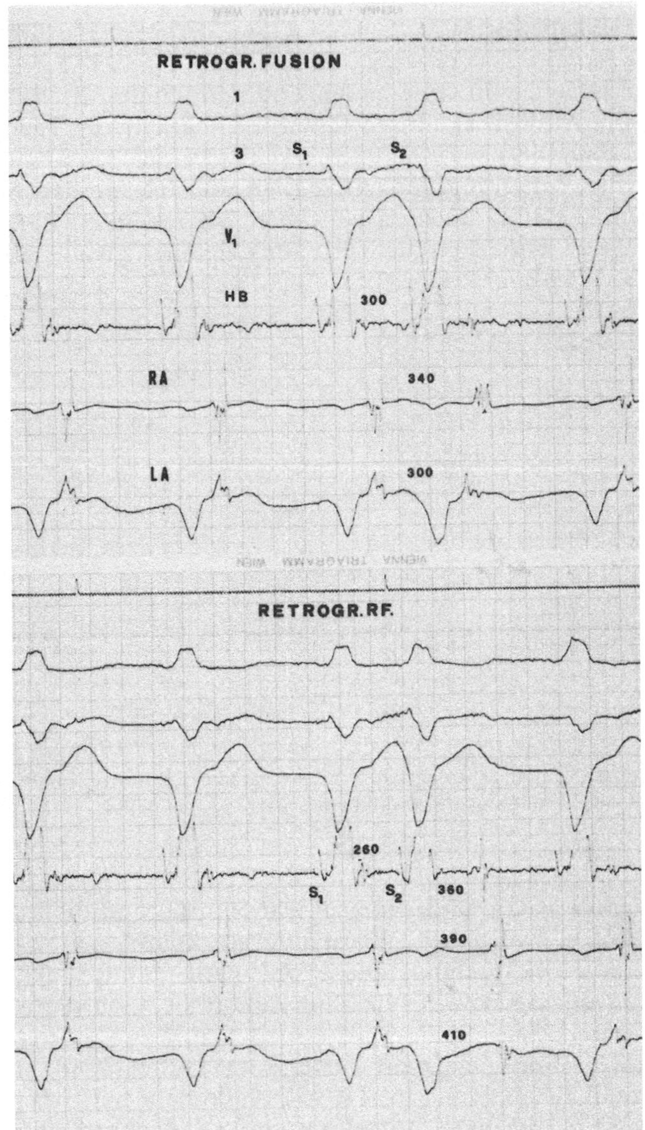

Abb. 2. Darstellung von Vorhoffusionsschlägen durch vorzeitige Kammerstimulation. Beim Kupplungsintervall von 300 ms erfolgt die retrograde Leitung beim WPW-Syndrom Typ A über einen linksseitigen akzessorischen Weg mit 300 ms auf den linken Vorhof. Die Leitung auf den rechten Vorhof über den AV-Knoten ist länger. Bei Verkürzung des Kupplungsintervalls auf 260 ms erfolgt ein sprungartiger Anstieg der retrograden Leitung, wobei die Leitung nun vollkommen über den AV-Knoten und nicht über den akzessorischen Weg erfolgte, da die retrograde Refraktärzeit erreicht wurde (Papiertransport 100 mm/s; RF = Refraktärperiode)

Bei 55 der 79 Patienten wurden die verschiedensten Formen von Tachykardien ausgelöst (Tabelle 1). Wie deutlich zu sehen ist, bestand eine große Neigung zum Auftreten von Vorhofflimmern (15 der Patienten), sowie von Vorhofflattern oder wechselnd blockierten Vorhoftachykardien (9 Patienten). Der akzessorische Weg wurde 4mal in antegrader Richtung benützt, wobei bei 3 dieser Patienten der Weg auch retrograd benützt wurde. AV-Knotentachykardien wurden in 5 der Patienten vermutet.

Tabelle 1. Verteilung der aufgetretenen Tachykardien mit Übergang in Vorhofflimmern oder Vorhofflattern (VHTA)

Tachykardien

55 Patienten (70%)

AAVN	39	VFL 9 / VHTA 5 → 2
AVN	4	1 VFL
AAW AAVN	3	
AAW	1	
AVN AAVN	1	
VFL	3	
VHTA	4	

AAVN = Tachy. über AV-Knoten; AVN = AV-Knotentachy.; AAW = Tachy. über akz. Weg; VFL = Vorhofflimmern; VHTA = Vorhoftachykardie; Vorhofflattern

Auch der Start von Tachykardien gelingt besser bei möglichst naher Stimulation im Bereich des akzessorischen Weges [12]. In manchen Fällen kann man sich auch bei Nichtauslösbarkeit einer indirekten Veränderung der elektrophysiologischen Eigenschaften der Wege bedienen, indem man einen künstlichen Bigeminus erzeugt.

Die Auslösung der Tachykardien, die den akzessorischen Weg benützten, erfolgte in 50% vom Vorhof aus, in 38,6% vom Vorhof und von der Kammer aus und in 11,4% nur von der Kammer aus. Bei dem Versuch die Refraktärzeit des akzessorischen Weges mit der Kammerfrequenz zu korrelieren, ergab sich keine Korrelation der antegraden Refraktärzeit mit der Kammerfrequenz bei typischen Tachykardien, welche den akzessorischen Weg im Reentry-Kreis benützten (Tabelle 2). Eine wesentlich bessere Korrelation fand sich zwischen der Refraktärzeit des akzessorischen Weges und der Frequenz bei Vorhofflimmern, welche hochsignifikant war. Die Frequenz bei Vorhofflimmern lag allerdings deutlich unter der Frequenz der Reentry-Tachykardien, was bei unserem Patientengut wohl auf verborgene Leitungen in den akzessorischen Weg zurückzuführen ist. Wellens konnte zeigen, daß die beste Korrelation zwischen dem kürzesten, über einen akzessorischen Weg geleiteten RR-Intervall und der Refraktärzeit bei Vorhofflimmern besteht [14]. Die Unterbrechung der Tachykardien erfolgte in 49% durch 1–2 Extrastimuli vom Ventrikel aus, in 20% vom Vorhof aus und in 20% sistierten die Tachykardien spontan. In 11% konnten die Tachykardien erst nach pharmakologischer Intervention unterbrochen werden. Abbildung 3 zeigt die Unterbrechung einer derartigen Tachykardie durch einen Stimulus, der unmittelbar vor das His-Bündel einfällt und sehr kurz auf den Vorhof rückleitet, also zu einem Zeitpunkt, bei dem das His-Bündel refraktär sein muß und die Rückleitung ausschließlich über den akzessorischen Weg erfolgen kann, ein Phänomen, das von Coumel beschrieben wurde [2] und als „paradoxical capture" beschrieben wurde.

Das häufige Auftreten von Vorhofflimmern bei WPW-Syndrom, oft aus Tachykardien entstehend, dürfte durch einen selbsterhaltenden Mechanis-

Tabelle 2. Korrelation zwischen Frequenz (HR) und Refraktärzeit (RF) des akzessorischen Weges bei Tachykardien, die den akzessorischen Weg im Reentry-Kreis benützen (AAVN) und bei Vorhofflimmern (VHFL). Es findet sich keine Korrelation bei AAVN und eine relativ gute Korrelation bei Vorhofflimmern

	n	HR	RF	r	p
AAVN	39	191,4±22	276,4±28,7	−0,35	<0,05
VHFL	15	170,7±38	278,0±28,6	−0,77	<0,001

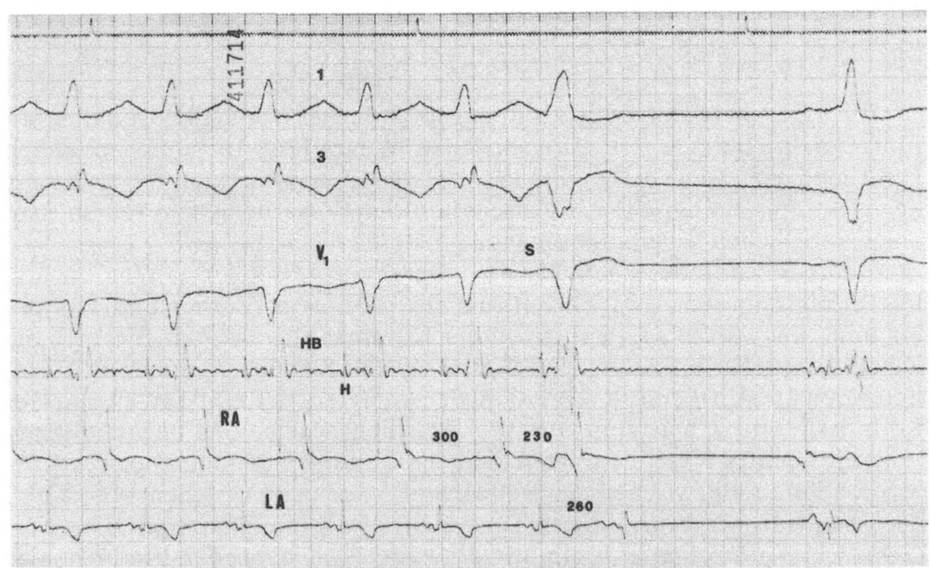

Abb. 3. Die Unterbrechung der Tachykardie erfolgt durch eine retrograde Präexzitation, wobei die Stimulation exakt zum Zeitpunkt der His-Bündeldepolarisation erfolgt, so daß die retrograde Leitung ausschließlich über den akzessorischen Weg verläuft. Durch die Vorzeitigkeit ist eine antegrade Leitung nicht mehr möglich, so daß es zur Unterbrechung kommt (Papiertransport 100 mm/s)

mus über den akzessorischen Weg zustandekommen [1]. Ein Hinweis dafür ist die Tatsache, daß durch pharmakologische Blockierung des akzessorischen Weges auch das Vorhofflimmern zum Stillstand kommen kann [9].

Die Häufigkeit des Vorhofflimmerns betrug bei uns 27,3% der Patienten, bei denen eine Rhythmusstörung ausgelöst werden konnte bzw. 19,0% des Gesamtkollektivs. Diese Zahlen stimmen gut mit denen anderer Autoren überein [1].

4 Besonderheiten

Die Tatsache, daß 2 oder mehr Wege zwischen Vorhof und Kammer mit verschiedenen elektrophysiologischen Eigenschaften bestehen, kann zu Besonderheiten führen. Bei 3 von unseren Patienten wurde der akzessorische Weg zu verschiedenen Zeiten in beide Richtungen benützt, das heißt, daß einmal das Bild einer Tachykardie mit breiten Kammerkomplexen und einmal das Bild einer Tachykardie mit schmalen Kammerkomplexen zustande kam.

Ein Patient hatte ein konstant alternierendes RR-Intervall, wobei die retrograde Leitung (HA-Leitung) konstant blieb, während die AH-Leitung alternierend wechselte. Es muß hier eine 3fache Verbindung zwischen Vorhof und Kammer angenommen werden, wobei ein Weg retrograd benützt wurde, während alternierend 2 Wege antegrad benützt wurden. Ein ähnlicher Fall wurde beschrieben [10]. Ein anderes Beispiel ist eine wahrscheinliche AV-Knotentachykardie, wobei der tiefe Vorhof vor rechtem und linkem Vorhof erregt wird. Es kommt dabei zu einer Leitung in das His-Bündel, welches jedoch tief im QRS-Komplex verborgen ist, so daß man annehmen muß, daß die Leitung hier überwiegend über den akzessorischen Weg verläuft. Ein derartiger Fall wurde ebenfalls beschrieben [17], (Abb. 4). Bei 2 Patienten bestand ein Typ-B-WPW-Syndrom bei Benützung eines linksseitigen Weges während der Tachykardie, so daß hier antegrad und retrograd 2 verschiedene Wege bestehen.

Zwei verschiedene Leitungswege können nicht nur zu Tachykardien führen, sondern auch andere Phänomene erzeugen. So kann es auch zu einer gleichzeitigen antegraden Leitung über zwei derartige Wege auf die Kammer kommen, so daß hintereinander die Kammer einerseits über den akzessorischen Weg und andererseits über den AV-Knoten erregt wird [8]. Ein akzessorischer Weg kann vor einem totalen AV-Block schützen; so wurde ein Fall eines Intra-His-Blockes beschrieben, bei dem intermittierend ein akzessorischer Weg zur antegraden Leitung auf die Kammer benutzt wurde [7].

Es findet sich ein häufiges Zusammentreffen von WPW-Syndrom mit anderen Erkrankungen, wobei beim Ebstein-Syndrom bisher ausschließlich ein WPW-Syndrom vom Typ B, während beim Mitralklappenprolaps bisher nur WPW-Syndrom Typ A bzw. linksseitige Wege beschrieben wurden [3, 4]. In unserem Patientengut fand sich ein Patient, der die Kombination

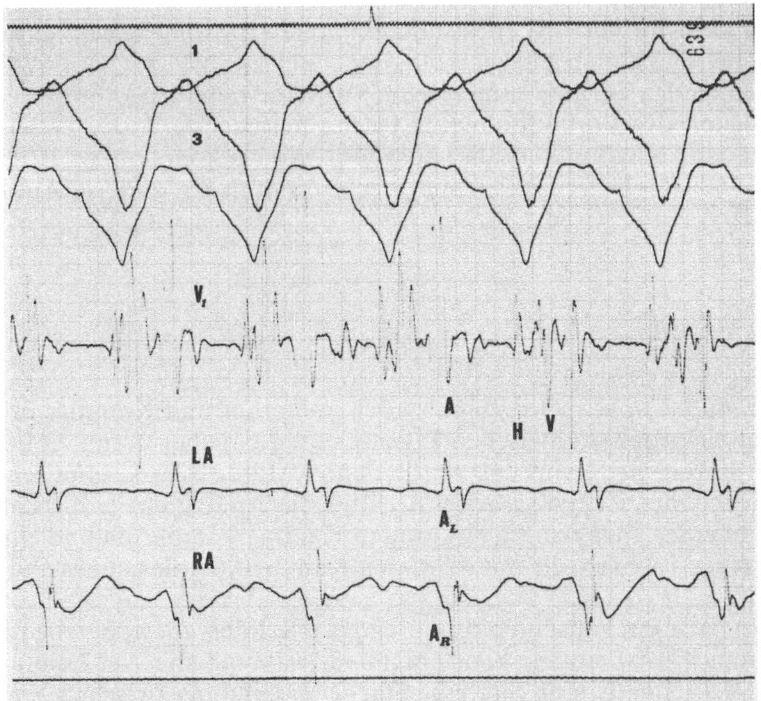

Abb. 4. AV-Knotentachykardie, wobei die antegrade Leitung auf die Kammer über den akzessorischen Weg erfolgt und das His-Bündel in antegrader Richtung erreicht wird, ohne die Kammer zu depolarisieren (Papiertransport 100 mm/s)

eines ausgeprägten Mitralklappenprolapssyndroms in Kombination mit einem Ebstein-Syndrom hatte. Dieser Patient hatte ein WPW-Syndrom B, so daß also offenbar das Ebstein-Syndrom über das Mitralklappensyndrom überwiegt.

5 Zusammenfassung und Schlußfolgerungen

Es wurde die Erfahrung bei der Elektrostimulation von 79 Patienten mit WPW-Syndrom berichtet. Es wird darauf eingegangen, daß zwei oder mehrere Verbindungen zwischen Vorhof und Kammer mit unterschiedlichen elektrophysiologischen Eigenschaften zu verschiedenen Phänomenen Anlaß geben. Die häufigste Komplikation des WPW-Syndroms ist dabei die Tachykardie, die den akzessorischen Weg sowohl in antegrader als auch in retrograder Richtung benützen kann, wobei jedoch darauf geachtet werden muß, daß diese Patienten auch sämtliche anderen möglichen Tachykardien, wie z. B. AV-Knotentachykardien, haben können. Neben Tachykardien können in antegrader und retrograder Weise die gleichen Phänomene der Präexzitation auftreten.

Literatur

1. Campell RWF, Smith RA, Gallagher JJ, Pritchett ELC, Wallace AG (1977) Atrial fibrillation in the preexcitation syndrome. Am J Cardiol 40:515
2. Coumel Ph, Attuel P (1974) Reciprocating tachycardia in overt and latent preexcitation. Influence of functional bundle branch block on the rate of tachycardia. Eur J Cardiol 1:423
3. Gallagher JJ, Gilbert M, Svenson RH, Seally WC, Kasell J, Wallace AG (1975) Wolff-Parkinson-White syndrome. The problem, evaluation and surgical correction. Circulation 51:767
4. Josephson ME, Horowitz LN, Kastor JA (1978) Paroxysmal supraventricular tachycardia in patients with mitral valve prolaps. Circulation 57:111
5. Klein GJ, Prystowsky EN, Pritchert ELC, Davis D, Gallagher JJ (1979) Atypical pattern of retrograde conduction over accessory atrioventricular pathways in the WPW syndrome. Circulation 60:1477
6. Narula OS (1974) Retrograde preexcitation. Comparison of antegrade and retrograde conduction intervals in man. Circulation 50:1129
7. Probst P, Pachinger O, Steinbach K, Kaindl F (1977) Preexcitation of the ventricle associated with total intra His-bundle block. Am Heart J 94:96
8. Probst P, Pachinger O, Zasmeta H, Kaindl F (1977) Zweifache Kammererregung bei einem Vorhofstimulus. Herz/Kreislauf 9:310
9. Sellers TD, Gallagher JJ, Cope DG, Tonkin AM, Wallace A (1976) Retrograde atrial preexcitation following premature ventricular beats during reciprocating tachycardia in the Wolff-Parkinson-White syndrome. Eur J Cardiol 4:283
10. Spurrell RA, Krikler D, Sowton E (1973) Two or more intra AV-nodal pathways in association with either a James or Kent extranodal bypass in 3 patients with paroxysmal supraventricular tachycardia. Br Heart J 35:113
11. Svenson RH, Miller HC, Gallagher JJ, Wallace AG (1975) Electrophysiological evaluation of the Wolff-Parkinson-White syndrome. Problems in assessing antegrade and retrograde conduction over the accessory pathway. Circulation 52:552
12. Tonkin AM, Miller CM, Svenson RH, Wallace AG, Gallagher JJ (1975) Refractory periods of the accessory pathway in the Wolff-Parkinson-White syndrome. Circulation 52:563
13. Wellens JJ (1978) Programmed electrical stimulation of the heart. Circulation 57:845
14. Wellens HJ, Durrer D (1974) Wolff-Parkinson-White syndrome and atrial fibrillation. Relation between refractory period, accessory pathway and ventricular rate during atrial fibrillation. Am J Cardiol 34:777
15. Wellens HJ, Durrer D (1974) Patterns of ventriculoatrial conduction in the Wolff-Parkinson-White syndrome. Circulation 49:23
16. Wellens HJ, Durrer D (1975) The Role of an accessory atrioventricular pathway in reciprocal tachycardia. Observations in patients with and without the Wolff-Parkinson-White syndrome. Circulation 52:58
17. Zipes DP, De Joseph RL, Rothbaum DA (1974) Unusual properties of accessory pathways. Circulation 49:1200

Vulnerabilität des Ventrikelmyokards bei vorzeitiger Reizung*

D.W. Fleischmann

Die Berührung oder künstliche Reizung der Herzkammer des Menschen birgt prinzipiell die Gefahr der Vulnerabilität, d. h. der Entstehung spontaner ventrikulärer Zusatzerregungen. Unbeabsichtigt kommt die Irritation des Herzens im Rahmen einer Herzkatheteruntersuchung, eines herzchirurgischen Eingriffs oder einer Schrittmacherimplantation vor. Eine vorzeitige Kammerreizung wird dagegen bewußt induziert während elektrophysiologischer Untersuchungen oder eines therapeutischen Einsatzes der Elektrostimulation. Nicht phasengerecht einfallende elektrische Impulse treten während fehlerhafter Funktion permanent oder temporär arbeitender Herzschrittmacher auf. Die Vulnerabilität der Kammer mag gering sein und sich auf einzelne Extrasystolen beschränken oder – klinisch bedeutsam – aus Extrasystolenketten bestehen und in eine bedrohliche Rhythmusstörung entarten.

Die bisherigen Kenntnisse über die Vulnerabilitätsneigung der menschlichen Herzkammer sind gering und lückenhaft; sie beruhen auf Zufallsbeobachtungen aus der Klinik. Systematische Untersuchungen fehlten bisher; sie waren aus technischen Gründen nicht möglich. Die Zahl der Untersuchungen mit Herzkatheter und die Zahl der Operationen am Herzen nehmen ständig zu. Eine Erweiterung unseres Wissens über die Vulnerabilität der Kammer war daher notwendig.

Die Einführung der exakt programmierbaren und damit kontrollierbaren Elektrostimulation schaffte die Voraussetzungen, systematische Untersuchungen über die Extrasystoliehäufigkeit nach vorzeitiger Reizung auf ventrikulärer Ebene durchzuführen. Eine gleichzeitige Ableitung intrakardialer Nahpotentiale von verschiedenen Abschnitten des Herzens einschließlich des Erregungsleitungssystems ermöglichte darüber hinaus auch eine Aussage über den Entstehungsmechanismus von Zusatzerregungen.

Im folgenden wird über die normale und pathologische Reaktion des menschlichen Kammermyokards auf eine vorzeitige elektrische Reizung berichtet. Dazu wurden die Ergebnisse elektrophysiologischer Untersuchungen von 169 Patienten ausgewertet. Über die Einzelheiten der Methodik und der Ergebnisse wurde an anderer Stelle ausführlich berichtet [5–7]. Es ergibt sich, daß die verschiedenen Stadien oder Formen der Vulnerabilität der Kammer unter konstanten Randbedingungen der Stimulation [3, 7], d. h. bei konstanter Impulsstärke und Impulsart, von der Stimulationsme-

* Mit Unterstützung der Deutschen Forschungsgemeinschaft SFB 109
Prof. Dr. D. W. Fleischmann, Medizinische Klinik I, Städtische Krankenanstalten, Lutherplatz 40, D-4150 Krefeld

thode, der Frequenz des Grundrhythmus und der Art und dem Schweregrad der Herzerkrankung abhängen. Das Gesamtkollektiv konnte somit in mehrere Patientengruppen mit unterschiedlicher, zunehmender Vulnerabilitätsneigung der Kammer unterteilt werden.

1 Fehlende Vulnerabilität der Kammer bei vorzeitiger Reizung

Bei Patienten, die sich in einem stabilen kardialen Zustand befinden – mit und ohne spontane ventrikuläre Extrasystolen, mit und ohne Herzinfarktnarbe – ließen sich durch eine vorzeitige Kammerreizung während eines Vorhofrhythmus mit Frequenzen zwischen 60 und 120/min keine ventrikulären Zusatzerregungen auslösen (Abb. 1). Es wurden insgesamt 52 Patienten untersucht [5]. Die Analyse der elektrophysiologischen Daten ergab, daß bei jeweils retrograder Fortleitung der vorzeitig ausgelösten Elektrosystole bis zum AV-Knoten mit oder ohne Weiterleitung zum Vorhof die Erregungsleitung in den Kammern relativ rasch ablief. Nur in 9 von 52 Fällen

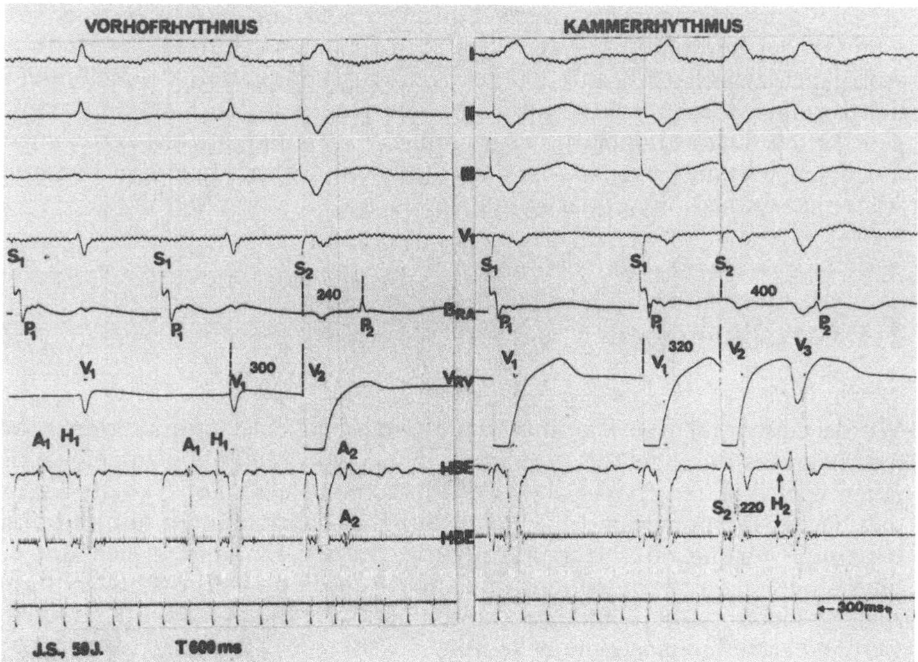

Abb. 1. Originalregistrierung: Vorzeitige Stimulation der rechten Kammer während eines Vorhofrhythmus und während eines stimulierten Kammerrhythmus bei der gleichen Grundfrequenz von 100/min entsprechend einer Periodendauer von 600 ms. Rasche retrograde Erregungsleitung des vorzeitigen Schlages während Vorhofrhythmus (S_2-P_2 240 ms); stark verzögerte retrograde Leitung der vorzeitigen V_2-Erregung während Kammergrundrhythmus (S_2-P_2 400 ms); dabei kritische Leitungsverzögerung im Purkinje-His-System mit einem S_2-H_2-Intervall von 220 ms und Nachweis einer spontanen ventrikulären Extrasystole (V_3-Erregung). (Mit freundlicher Genehmigung des Steinkopff-Verlages, Darmstadt)

Tabelle 1. Häufigkeit einer V_3-Erregung nach vorzeitiger Stimulation der Kammer während Vorhofrhythmus bzw. während eines stimulierten Kammerrhythmus bei verschiedenen Grundfrequenzen. Gleichzeitig wurde die Häufigkeit angegeben, mit der ein retrogrades His-Potential nach der vorzeitig ausgelösten Kammererregung registriert werden konnte. (Mit freundlicher Genehmigung des Steinkopff-Verlages, Darmstadt)

Vulnerabilität der rechten Kammer bei vorzeitiger Stimulation

Periodendauer (T in ms)	Anzahl der Fälle	Kammerrhythmus		Vorhofrhythmus	
		Retrogrades His-Potential	V_3-Erregung	Retrogrades His-Potential	V_3-Erregung
1000	4	4 = 100%	2 = 50%	2 = 50%	0
750	38	35 = 92,1%	23 = 60,5%	5 = 13,2%	0
600	29	25 = 86,2%	14 = 48,3%	1 = 3,4%	0
500	21	17 = 81,0%	9 = 42,9%	1 = 4,8%	0

konnte ein retrogrades H-Potential im Anschluß an die V_2-Erregung abgegrenzt werden (Tabelle 1).

Die gemessenen retrograden Leitungszeiten im Purkinje-His-System vom Ort der Stimulation in der Kammer bis zum AV-Bündel (S_2-H_2-Intervall) lagen zwischen 70 und 200 ms. Kritisch verlängerte Leitungszeiten in den Kammern im Anschluß an die vorzeitig ausgelösten Kammererregungen fehlten. Damit blieben die spontanen ventrikulären Zusatzerregungen aus. Dies steht im Gegensatz zu der Häufigkeit der spontanen Extrasystolie während Stimulation mit der im folgenden geschilderten Methode.

2 Das V_3-Phänomen

Wurde eine vorzeitige Kammerreizung während eines stimulierten Kammerrhythmus durchgeführt, so kam es in 63% von 158 Fällen zu einer spontanen ventrikulären Extrasystole (V_3-Phänomen [1, 6]). Die Tabelle 2 zeigt, daß das V_3-Phänomen mit gleicher Häufigkeit bei Patienten mit und ohne Rhythmusstörung oder Herzerkrankung auftritt. Es handelt sich um ein physiologisches Phänomen, das künstlich – durch die Auslösung einer vorzeitigen Elektrosystole – induziert wurde (Abb. 1). Es hat keinen Krankheitswert und keine prognostische Bedeutung.

Die Entstehung der V_3-Erregung ist im wesentlichen von drei elektrophysiologischen Größen abhängig [6]: 1. von einer kritischen Leitungsverzögerung der vorzeitig ausgelösten Kammererregung im Purkinje-His-System, 2. von der Frequenz des Grundrhythmus und 3. von der Höhe der diastolischen Reizschwelle des Myokards. Die Inzidenz der V_3-Erregung nahm bei starker Verlängerung der Leitungszeit der vorzeitigen Kammererregung im Purkinje-His-System zu; eine Erhöhung der Herzfrequenz oder eine Zunahme der diastolischen Reizschwelle korrelierte dagegen mit einer Abnahme der spontanen Extrasystolieneigung (V_3). Die Entstehung der V_3-Erregung nach vorzeitiger Kammerreizung wird aufgrund der geschilderten elektrophysiologischen Befunde auf eine Wiedereintrittserregung im Bereich der Kammer unter Beteiligung des spezifischen Leitungssystems zurückgeführt [1, 5–7].

3 Kurze ventrikuläre Salven, Torsades de pointes

Die letztere Stimulationsmethode führte bei Patienten mit einer Herzinfarktnarbe gehäuft zu kurzen ventrikulären Salven unter dem Bild der ventrikulären Spitzentorsaden (torsades de pointes; $p < 0{,}01$, verglichen mit dem Rest der Fälle und den einzelnen Untergruppen; Tabelle 2). Ein typisches

Tabelle 2. Vulnerabilitätsneigung der Kammer nach vorzeitiger Stimulation während eines stimulierten Kammerrhythmus, aufgeschlüsselt nach der Art der Herzerkrankung der einzelnen Patienten. (Mit freundlicher Genehmigung des Steinkopff-Verlages, Darmstadt)

Kardiale Diagnose		Vulnerabilität der Kammer						
			V_3 [a]		$V_3 - V_5$		$V_3 + V_3 - V_5$ [a]	
		n	n	(%)	n	(%)	n	(%)
A	Sinusknotensyndrom	38	19	(50)	2	(5,3)	21	(55,3)
B	Präexzitationssyndrom	18	11	(61,1)	2	(11,1)	13	(72,2)
C	Karotissinussyndrom	5	2	(40)	1	(20)	3	(60)
D	Paroxysmale Tachykardien	14	6	(42,9)	2	(14,2)	8	(57,1)
E	Synkopen, Schwindelattacken	83	42	(50,6)	13	(15,7)	55	(66,3)
	1. Sinusbradykardie	11	8	(72,7)	1	(9,1)	9	(81,8)
	2. Hypertonie	9	4	(44,4)	2	(22,2)	6	(66,6)
	3. Koronare Herzkrankheit							
	a) Angina pectoris	7	3	(42,9)	0	(0)	3	(42,9)
	b) Herzinfarktnarbe	16	4	(25)	6	(37,5)[+]	10	(62,5)
	4. AV-Block	8	1	(12,5)	2	(25)	3	(37,5)
	5. Koronarsklerose	6	4	(66,6)	1	(16,7)	5	(83,3)
	6. Schenkelblock	12	6	(50)	0	(0)	6	(50)
	7. Extrasystolen	6	5	(83,3)	1	(16,7)	6	(100)
	8. Myokarditis	1	1	(100)	0	(0)	1	(100)
	9. Keine Herzkrankheit	7	6	(85,7)	0	(0)	6	(85,7)
Gesamt		158	80	(50,6)	20	(12,7)	100	(63,3)

[a] Der Prozent-Wert bezieht sich auf die Gesamtzahl der Fälle in jeder Zeile. V_3: Spontane ventrikuläre Extrasystolen (V_3-Schläge) nach vorzeitiger Kammerstimulation; $V_3 - V_5$: 1–3 Extrasystolen nach vorzeitiger Stimulation. $+\,p < 0{,}01$, verglichen mit dem Rest der Fälle (χ^2-Test).

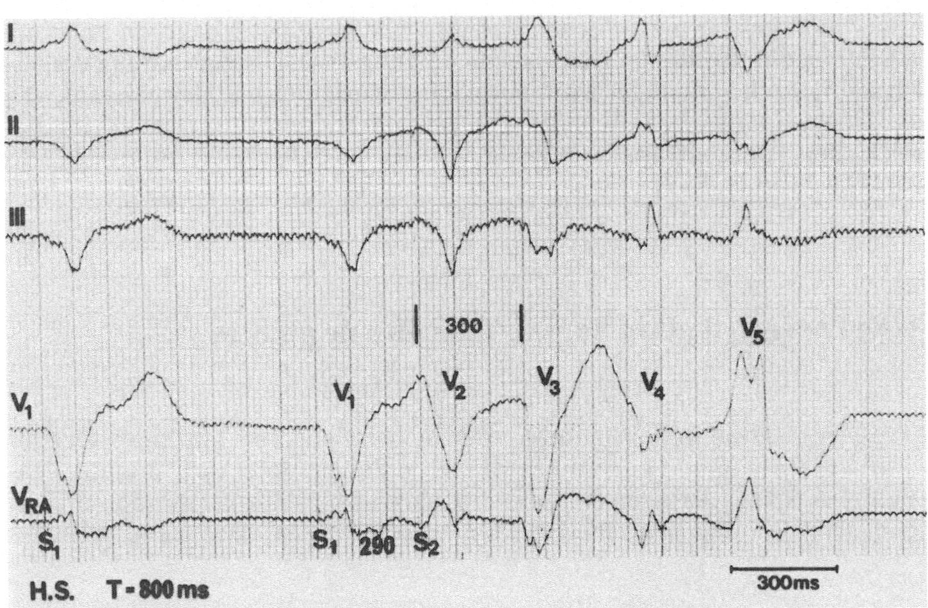

Abb. 2. Kurze ventrikuläre Salve (Spitzentorsade) nach vorzeitiger Kammerstimulation während eines Kammerrhythmus bei einem Patienten mit einer Infarktnarbe im Hinterwandbereich. Die Änderung der QRS-Morphologie ist besonders gut in V_1 erkennbar. (Mit freundlicher Genehmigung des Steinkopff-Verlages, Darmstadt)

Beispiel zeigt Abb. 2. Kurze ventrikuläre Salven nach vorzeitiger Kammerreizung wurden auch bei Patienten mit extremer Sinusbradykardie [7], bei einem Patienten mit einem tertiären Ersatzrhythmus bei AV-Block und Zeichen der ventrikulären Irritabilität [7], und bei Patienten mit den Zeichen eines gesteigerten Tonus des vegetativen Nervensystems während der elektrophysiologischen Untersuchung beobachtet. Die ventrikulären Salven begannen jeweils mit einer typischen V_3-Erregung, um schließlich unter ständiger Änderung der QRS-Morphologie der nachfolgenden Kammergruppen in QRS-Komplexe mit einem Rechtsschenkelblock einzumünden. Die Salven begannen als rechtsventrikuläre Extrasystolen; sie endeten als linksventrikuläre Erregungen. Ventrikuläre Salven, besonders unter dem Bild der Spitzentorsaden, werden als Zeichen einer gesteigerten ventrikulären Vulnerabilität zum Zeitpunkt der Untersuchung angesehen. Damit korreliert ihre erhöhte Inzidenz bei Patienten mit einer Herzinfarktnarbe oder einer extremen Bradykardie. Ein langsamer Herzrhythmus geht mit einer erhöhten Inhomogenität der Erregungsrückbildung in den Kammern einher [8–10]: der Ablauf mehrerer Wiedereintrittserregungen in den Kammern wird ermöglicht. Eine erhöhte Inhomogenität der Erregungsrückbildung in der Umgebung einer linksventrikulären Infarktnarbe mag bei einzelnen Patienten die Ursache der erhöhten Vulnerabilität nach vorzeitiger Kammerreizung sein.

4 Ventrikuläre Tachykardien

Eine weitere Steigerung ventrikulärer Vulnerabilität nach vorzeitiger Kammerreizung wird bei Patienten mit ventrikulären Tachykardien in der Anamnese beobachtet [4, 11]. In der Mehrzahl der Fälle lag eine fortgeschrittene Myokarderkrankung vor: ein Zustand nach Myokardinfarkt oder eine Myokardiopathie. In 5 von 11 Fällen konnten persistierende ventrikuläre Tachykardien ausgelöst werden (Abb. 3). Die Erscheinungszeit des ersten Schlages der Tachykardie war im Vergleich zur Erscheinungszeit der V_3-Erregung beim V_3-Phänomen verlängert [7], die QRS-Gruppe in der Mehrzahl der Fälle rechtsschenkelblockartig deformiert: die Tachykardien entstanden sehr wahrscheinlich in der linken Kammer. Die isolierte V_3-Erregung nach vorzeitiger Kammererregung wird dagegen als ein rechtsventrikuläres Phänomen angesehen. Die Kammertachykardien konnten durch eine vorzeitige Stimulation der Kammer induziert und gelöscht werden [4]; aufgrund dieser Beobachtung muß eine kreisende Erregung als Ursache der Tachykardie ernsthaft in Erwägung gezogen werden.

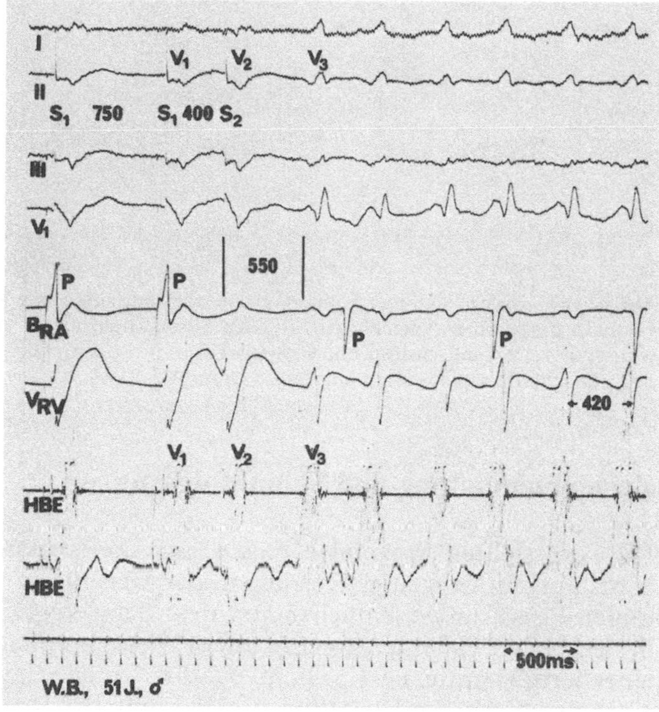

Abb. 3. Beginn einer persistierenden ventrikulären Tachykardie nach vorzeitiger Kammerstimulation während eines Kammerrhythmus bei einem Patienten mit einer Herzinfarktnarbe im Hinterwandbereich. Während der Tachykardie sind die Kammergruppen rechtsschenkelblockartig verformt; die Erscheinungszeit des ersten Schlages der Tachykardie (S_2-V_3-Intervall) ist mit 550 ms deutlich verlängert. (Mit freundlicher Genehmigung des Steinkopff-Verlages, Darmstadt)

5 Kammerflimmern

Kammerflimmern nach vorzeitiger Kammerreizung wurde mehrmals als klinische Zufallsbeobachtung dokumentiert: es entstand bei zwei Patienten mit akutem Hinterwandinfarkt während einer fehlerhaften externen Demandstimulation in der rechten Kammer mit unipolaren kathodischen Impulsen von doppelter Schwellenstärke (Abb. 4). Bei einem Patienten mit terminaler Herzinsuffizienz trat Kammerflimmern ebenfalls während einer Phase fehlerhafter Demandstimulation auf. In diesen Fällen sinkt offensichtlich die Flimmerschwelle des Herzens bis auf die diastolische Reizschwelle ab.

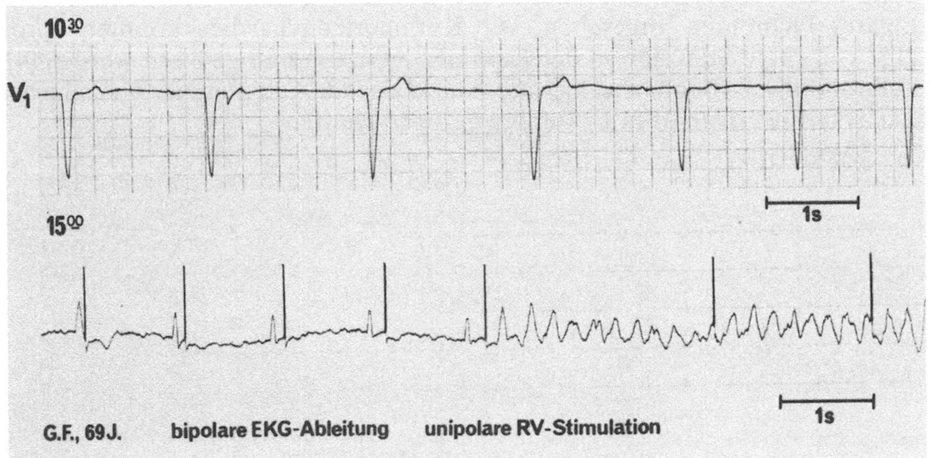

Abb. 4. Beginn von Kammerflimmern bei einem Patienten mit akutem Hinterwandinfarkt, ausgelöst durch einen vorzeitig einfallenden Stimulationsimpuls eines fehlerhaft arbeitenden temporären Demandschrittmachers. Sinusrhythmus. *Oben:* Die Indikation zur temporären Schrittmachertherapie war ein intermittierender AV-Block

Zusammenfassung und Schlußfolgerungen

Die vorgestellten Ergebnisse zeigen, daß die Reaktion des Ventrikelmyokards auf eine vorzeitige Reizung in der Diastole, einschließlich der vulnerablen Phase, im wesentlichen von dem Schweregrad der Herzerkrankung des einzelnen Patienten abhängt. Bei Patienten mit einer Herzinfarktnarbe, einer fortgeschrittenen Kardiomyopathie, einem akuten Herzinfarkt, einer Karditis oder einer Dilatation des Herzens bei Herzinsuffizienz muß mit einer gesteigerten Vulnerabilität der Kammer auf eine vorzeitige Reizung hin gerechnet werden. In diesen Fällen wurden ventrikuläre Salven, ventrikuläre Tachykardien und Kammerflimmern nach vorzeitiger Kammerstimulation beobachtet. Es handelt sich u. E. um echte Formen einer gesteigerten Vulnerabilität, einer elektrischen Instabilität entsprechend.

Bei Patienten mit stabilem Herzrhythmus ohne schwere Myokarderkrankung ist die Vulnerabilität der Kammer dagegen in der Regel gering. Dies trifft für Patienten mit und ohne spontane ventrikuläre Extrasystolen vor und nach der Untersuchung zu.

Die V_3-Erregung, eine einzelne spontane ventrikuläre Zusatzerregung nach vorzeitiger Kammerreizung, wird häufig beobachtet; es handelt sich um ein physiologisches Phänomen, deren Entstehung durch die Anwendung der vorzeitigen Kammerstimulation während eines stimulierten Kammerrhythmus gefördert wird. Auch eine Verlangsamung der Herzfrequenz begünstigt die Entstehung der V_3-Erregung. Eine Beschleunigung der Herzfrequenz oder eine Stimulation der Kammer während eines Sinus- oder Vorhofrhythmus gehen dagegen mit einer Abnahme der Inzidenz bzw. einem Fehlen der V_3-Extrasystolie einher.

Spontane ventrikuläre Extrasystolen nach Kammerstimulation während eines supraventrikulären Rhythmus werden als Zeichen erhöhter Vulnerabilität angesehen.

Aus den geschilderten Beobachtungen, insbesondere im Zusammenhang mit den oben beschriebenen elektrophysiologischen Befunden ergeben sich Ansätze zur Erklärung der Entstehungsbedingungen und des Entstehungsmechanismus ventrikulärer Extrasystolen unter ventrikulärer Stimulation.

Literatur

1. Akhtar M, Damato AN, Batsford WP, Ruskin JN, Ogunkelu JB, Vargas G (1974) Demonstration of reentry within the His-Purkinje system in man. Circulation 50:1150
2. Antoni H (1975) Elektrophysiologische Äquivalente bei Herzrhythmusstörungen. Verh Dtsch Ges Inn Med 81:69
3. Antoni H (1979) Zur Elektrophysiologie der sogenannten Flimmerschwelle. In: Antoni H Bender F, Gerlach H, Schlepper M (Hrsg) Theoretische und klinische Aspekte bei Herzrhythmusstörungen. Schattauer, Stuttgart
4. Fleischmann DW, Pop T (1978) His-Bündel-Elektrographie und ventrikuläre Einzelimpulsstimulation bei Patienten mit Kammertachykardien. Z. Kardiol 67:405
5. Fleischmann DW, Pop T, Marschall HU, Bakker JMT de (1979) Rate and rhythm dependent vulnerability of the human ventricular myocardium. Bas Res Cardiol 74:203
6. Fleischmann DW, Pop T, Wiesener MU, Bakker JMT de (1979) Observations on the mechanism of human ventricular vulnerability during premature stimulation. Basic Res Cardiol 74:417
7. Fleischmann DW, Pop T, Marschall HV, Wiesener MU, Bakker JMT de, Erbel R (1979) Über die Vulnerabilität der menschlichen Herzkammer bei vorzeitiger Stimulation. Elektrophysiologische Befunde. Z Kardiol 68:419
8. Han J, Moe GK (1964) Nonuniform recovery of excitability of ventricular muscle. Circ Res 14:44
9. Janse MJ (1971) The effect of changes in heart rate on the refractory period of the heart. Thesis, University of Amsterdam
10. Myerburg RJ, Stewart JW, Hoffman BF (1970) Electrophysiological properties of the canine peripheral A-V conducting system. Circ Res 26:361
11. Wellens HJJ, Düren DR, Lie KI (1976) Observations on mechanisms of ventricular tachycardia in man. Circulation 54:237

Therapie von Tachyarrhythmien mit implantierbaren Schrittmachern*

B. Lüderitz, C. Naumann d'Alnoncourt, G. Steinbeck und J. Beyer

1 Elektrophysiologische Einleitung

Die Unterbrechung hochfrequenter Herzrhythmusstörungen mit Elektrostimulationsmethoden beruht auf unterschiedlichen Mechanismen. Als Ursache der „overdrive suppression" in Strukturen mit automatischer Reizbildung wird ein elektrogener Natriumefflux diskutiert, der durch Hyperpolarisation der Zellmembran die spontane diastolische Depolarisation verzögert [13]. Auch pathologische Reizbildung, wie abnorme Automatie im Ventrikelmyokard, wird durch „overdrive pacing" supprimiert. Das Prinzip der Tachykardieunterbrechung mit Einzelimpulsen (kompetitive Stimulation), besteht in der vorzeitigen Depolarisation des Myokards, so daß die pathologische Erregungswelle einer Tachykardie auf refraktäres Gewebe trifft und blockiert wird [14]. Atriale Hochfrequenzstimulation wird zur Konversion von Vorhofflattern in Vorhofflimmern angewandt, das häufig spontan in einen normofrequenten Rhythmus revertiert (Einzelheiten s. [7]). Die Initiierung des Flimmerns beruht auf zunehmender Fraktionierung der Erregungsausbreitung durch wiederholte Stimulation während der relativen Refraktärperiode. Vom Stimulationsort verläuft die Erregungswelle nicht gleichmäßig zentrifugal in alle Richtungen, sondern nach jedem wirksamen Stimulus in eine andere Vorzugsrichtung, da in der relativen Refraktärperiode in einigen Richtungen noch Refraktärität herrschen kann, obschon in anderen Richtungen die Repolarisation abgeschlossen ist. Gleichzeitig wird das Verhältnis von depolarisiertem zu repolarisiertem Myokard zunehmend größer, bis die multiplen Erregungsfronten kein erregbares Gewebe mehr antreffen und das Flimmern sistiert (vgl. [10]).

2 Stimulationsmethoden

Bei der antitachykarden Schrittmachertherapie kommen im wesentlichen drei Stimulationsmethoden zur Anwendung: „overdrive pacing" zur Prävention von Reentry-Phänomenen und automatischer Reizbildung sowie

* Mit Unterstützung der Deutschen Forschungsgemeinschaft
Prof. Dr. B. Lüderitz, Dr. C. Naumann d'Alnoncourt, Priv. Doz. Dr. G. Steinbeck, Medizinische Klinik I der Universität
Priv. Doz. Dr. J. Beyer, Herzchirurgische Klinik der Universität, Klinikum Großhadern, Marchioninistraße 15, D-8000 München 70

zur Terminierung automatischer Reizbildung, kompetitive Stimulation zur Unterbrechung einer Tachykardie mit Hilfe eines Einzelimpulses und atriale Hochfrequenzstimulation zur Konversion von Vorhofflattern in Vorhofflimmern [7] (Tabelle 1).

Overdrive Pacing. Steigerung der Herzfrequenz durch Schrittmacherstimulation zur Prävention oder Terminierung von Tachyarrhythmien wird als „overdrive pacing" bezeichnet. Präventive Stimulation erfolgt als perma-

Tabelle 1. Elektrostimulation bei tachykarden Rhythmusstörungen

Overdrive pacing

Kompetitive Stimulation
    Fixes Kopplungsintervall
    Frequenzbezogenes Kopplungsintervall
    Progressives Kopplungsintervall
    Randomisiertes Kopplungsintervall

Hochfrequenzstimulation

nentes Pacing mit einer Frequenz oberhalb der spontanen Ruhefrequenz, aber unterhalb der Tachykardiefrequenz. Die Terminierung einer Tachykardie durch „overdrive pacing" erfordert dagegen eine Stimulationsfrequenz, die oberhalb der Tachykardiefrequenz liegt; die Stimulationsdauer beträgt einige Sekunden, kann aber auch im Bereich von Minuten liegen.

„Overdrive pacing" kann im Vorhof oder im Ventrikel angewendet werden. Bei der präventiven Stimulation ist – bei intakter atrioventrikulärer Überleitung – die permanente atriale Stimulation zur Prophylaxe ventrikulärer Ektopien denkbar. Vorteile sind Erhaltung des atrialen Transportmechanismus sowie Vermeidung von mechanischer Irritation des Ventrikels, zwei Gesichtspunkte, die zumindest bei intermittierender antitachykarder Schrittmachertherapie bei akuten Herzerkrankungen eine Rolle spielen dürften.

Folgende theoretische Überlegungen werden zur Erklärung des Wirkungsmechanismus des „overdrive pacing" herangezogen:

a) Die Verkürzung der Diastolendauer setzt die statistische Wahrscheinlichkeit des Auftretens anfallsauslösender Extrasystolen herab.
b) Die Steigerung der Herzfrequenz führt zu einer Zunahme der Schwelle der Auslösung fortgeleiteter Aktionspotentiale in Purkinje-Fasern [12].
c) Ein elektrogener Natriumefflux nimmt mit steigender Stimulationsfrequenz in Purkinje-Fasern zu, erhöht das Ruhemembranpotential, vermindert so die Differenz zwischen Ruhemembranpotential und Kaliumgleichgewichtspotential und verzögert die diastolische Depolarisation [2].
d) Die Steigerung der Herzfrequenz führt zur Veränderung aller frequenzabhängigen elektrophysiologischen Größen im Herzen und kann so durch Veränderung des kritischen Gleichgewichts zwischen Refraktärzeit und Leitungszeit einen Reentry-Mechanismus unterbrechen [16].

Kompetitive Stimulation. Die kompetitive Stimulation wird zur Unterbrechung von supraventrikulären und ventrikulären Reentry-Tachykardien angewandt. Die Depolarisation des Myokards wird durch eine Einzelstimulation gleichsam vorverlegt, so daß die pathologische Erregungswelle auf refraktäres Gewebe trifft und blockiert wird. Das effektive Stimulationsintervall kann experimentell durch gekoppelte Stimulation bestimmt werden, eine entsprechende Programmierung des Schrittmachers ermöglicht dann die repetitive Anwendung. Erweist sich das effektive Stimulationsintervall als frequenzabhängig, kann die sog. orthorhythmische Stimulation eingesetzt werden, die das Stimulationsintervall in Beziehung zur momentanen Zykluslänge der Herzschlagfolge einstellt [6, 17]. Beim „scanning pacemaker" nimmt das Kopplungsintervall progressiv schrittweise ab, bis das zur Unterbrechung führende effektive Intervall auftritt [11]. Bei der festfrequenten kompetitiven Stimulation stellt sich das zur Unterbrechung der Tachykardie führende Intervall mit kurzer Latenz spontan ein. Dieser Stimulationsmodus kann bedarfsgesteuert oder als festfrequente Dauerstimulation erfolgen. Bei permanenter Stimulation wird die Schrittmacherfrequenz oberhalb der Ruhefrequenz eingestellt. Der Vorteil dieses Vorgehens liegt in der Kombination zweier Stimulationsmodi: „overdrive pacing" im Intervall, kompetitive Stimulation während der Tachykardie [8]. Die Wirksamkeit der vorzeitigen elektrischen Stimulation hängt von folgenden Gegebenheiten ab:

a) Anatomische Ausdehnung und Lage des Leitungsweges der pathologischen Erregungswelle.
b) Differenz von Refraktärzeit und Leitungszeit im pathologischen Leitungsweg.
c) Abstand zwischen Stimulationsort und pathologischem Leitungsweg und elektrophysiologische Eigenschaften des dazwischenliegenden Myokards.
d) Änderung von Refraktärzeit und Leitungsgeschwindigkeit durch die elektrisch initiierte Herzaktion [10].

Hochfrequenzstimulation. Die atriale Hochfrequenzstimulation wird zur Terminierung supraventrikulärer Tachykardien – ausgenommen Tachykardien bei akzessorischen atrioventrikulären Verbindungen mit kurzer Refraktärzeit – eingesetzt. Auch über die ventrikuläre Hochfrequenzstimulation liegen erste Berichte vor [3]. Hochfrequenzstimulation kann als „overdrive pacing", als kompetitive Stimulation oder als Stimulation zur Initiierung von Flimmern durchgeführt werden. Es werden Stimulationsfrequenzen bis in Bereiche von 1500/min angewandt.

Die Mechanismen, die bei der Terminierung einer supraventrikulären Tachykardie durch Hochfrequenzstimulation beobachtet werden, sind unterschiedlich:

a) Initiierung von Vorhofflimmern durch Stimulation während der Erregungsrückbildung [4];

b) Konversion einer stabilen Ektopie in eine andere instabile, die häufig mit einer initialen Frequenzzunahme und Änderung des Erregungsausbreitungsmusters verbunden ist.

Nach Untersuchungen von Antoni [1] ist die Mitreizung vegetativer Herznerven durch hochfrequente, stark überschwellige elektrische Impulse von großem Einfluß auf die elektrophysiologischen Parameter des Myokards. Danach kommt es im rechten Vorhof bei Hochfrequenzstimulation zur Freisetzung von Acetylcholin und Unterdrückung der Reizbildung, ein Effekt, der bei Vorbehandlung mit Atropin ausbleibt. – Auch von anderen Untersuchern ist über die Freisetzung von Neurotransmittern aus den Nervenendigungen im Myokard durch elektrische Stimulation berichtet worden [5, 15]. Zur Suppression der Reizbildung und Initiierung von Vorhofflimmern könnten so zusätzlich auch vegetative Effekte der Hochfrequenzstimulation beitragen.

3 Behandlung von Tachyarrhythmien mit implantierbaren Schrittmachern

Die Terminierung medikamentös therapierefraktärer Tachyarrhythmien durch extern anwendbare Stimulationsmethoden ist klinisch und experimentell gut belegt. Über implantierbare Schrittmachersysteme für die antitachykarde Langzeittherapie liegen jedoch nur vereinzelte Berichte vor. – Bei 11 Patienten wurden von uns antitachykarde Schrittmachersysteme implantiert, die individuell an die jeweilige Rhythmusstörung adaptiert waren (vgl. [9, 10]) (Tabelle 2). Während der vorangegangenen diagnostischen Stimulation waren bei spontanem Auftreten oder nach Auslösung der Rhythmusstörung der effektive Stimulationsmodus, der optimale Stimulationsort, die wirksame Stimulationsfrequenz sowie die Art der Schrittmachersteuerung und die Dauer der Impulsabgabe bestimmt worden (vgl. Tabelle 3). Als Stimulationsmodus kamen die Overdrive-Stimulation, die kompetitive Stimulation (Abb. 1) und die atriale Hochfrequenzstimulation (Abb. 2–4) zur Anwendung. Die atriale Hochfrequenzstimulation wurde bei supraventrikulärer Tachykardie und bei tachysystolischem Vorhofflattern eingesetzt. Bei 3 Patienten erfolgte die Impulsauslösung patientengesteuert durch Auflegen eines Magneten. Dieser Magnet betätigt einen Magnetschalter (Reed relay) im implantierten Schrittmacher und aktiviert so den Stimulationskreis. Bei 3 anderen Patienten mit supraventrikulären Tachykardien setzte die Impulsauslösung automatisch EKG-gesteuert ein. Bei der EKG-Steuerung überwacht der Schrittmacher über den Elektrodenkatheter ständig den Abstand aufeinanderfolgender EKG-Signale und löst bei Unterschreiten einer kritischen Zykluslänge und Überschreiten einer kritischen Anzahl aufeinanderfolgender kurzer Intervalle die vorprogrammierte Impulsfolge aus. Nach Beendigung der Stimulation beginnt erneut – nach einer vorge-

Tabelle 2. Therapie medikamentös therapierefraktärer Tachykardien durch implantierbare Schrittmacher bei 11 Patienten ($\downarrow$ = Abnahme, – = keine Änderung)

Patient	Stimu-lationsart	Stimulations-modus Frequenz	Steuerung der Impuls-abgabe	Stimu-lations-dauer	Rhythmus-störung	Grund-erkrankung	Anfalls-dauer	Anfalls-häufigkeit
S. K. ♂ 57 J.	re. Vorhof	Hochfrequenz 400/min	Pat.-gesteuert	wählbar	SVT	KHK	$\downarrow$	–
H. H. ♀ 50 J.	re. Vorhof	Hochfrequenz 1016/min	EKG-gesteuert	5,6 s	AF	Kardiomyo-pathie	$\downarrow$	–
G. E. ♂ 53 J.	re. Vorhof	kompetitiv 75/min	EKG-gesteuert	2 s	AF	KHK	$\downarrow$	–
Z. E. ♂ 20 J.	re. Vorhof	kompetitiv 90/min	–	permanent	SVT	Z. n. Myo-karditis	$\downarrow$	$\downarrow$
H. J. ♀ 63 J.	re. Vorhof	„overdrive" 80/min	–	permanent	SVT	WPW-Synd.	$\downarrow$	$\downarrow$
G. J. ♂ 50 J.	re. Ventrikel	kompetitiv 90/min	–	permanent	VT	Kardiomyo-pathie	$\downarrow$	$\downarrow$
S. J. ♂ 65 J.	re. Ventrikel	kompetitiv 70/min	Pat.-gesteuert	wählbar	VT	KHK	$\downarrow$	$\downarrow$
S. A. ♂ 15 J.	re. Ventrikel	kompetitiv 80/min	–	permanent	SVT	Z. n. Myo-karditis	$\downarrow$	$\downarrow$
W. W. ♂ 63 J.	re. Vorhof	elektiv 70 – 400/min	fremdgesteuert	wählbar	AF	KHK	$\downarrow$	$\downarrow$
S. S. ♂ 41 J.	re. Vorhof	Hochfrequenz 714/min	Pat.-gesteuert	wählbar	SVT	WPW-, Sinus-knotensynd.	$\downarrow$	$\downarrow$
S. E. ♀ 29 J.	re. Vorhof	Hochfrequenz 800/min	EKG-gesteuert	8,5 s	SVT	Z. n. Myo-karditis	$\downarrow$	$\downarrow$

SVT = Supraventrikuläre Tachykardie; AF = Vorhofflattern; VT = Ventrikuläre Tachykardie; KHK = koronare Herzkrankheit; WPW-Synd. = Wolff-Parkinson-White-Syndrom

Tabelle 3. Technische Möglichkeiten der Tachyarrhythmiebehandlung durch implantierbare Schrittmacher

Ort der Stimulation	*Steuerung der Impulsabgabe*
rechter Vorhof	patientengesteuert
rechter Ventrikel	Magnetschalter
rechter Vorhof und Ventrikel	induktive Kopplung
sinus coronarius	fremdgesteuert
	externe Triggerung
Impulsfrequenz und Stimulationsmodus	EKG-gesteuert
gekoppelte Einzelimpulse	Tachykardiedetektion
fixe Kopplung	automatische Impulsabgabe
frequenzbezogene Kopplung*	entfällt bei permanenter Stimulation
progressives Kopplungsintervall*	
„overdrive pacing", $f_{stim} > f_{tach}$	*Dauer der Impulsabgabe*
kompetitive Stimulation, $f_{stim} < f_{tach}$	bedarfsgesteuerte Kurzzeitstimulation
Hochfrequenzstimulation, f_{stim} 250 – 1200/min	permanente Stimulation

* = Implantierbare Ausführung in der Entwicklung, f_{stim} = Stimulationsfrequenz, f_{tach} = Frequenz der im Einzelfall vorherrschenden Tachykardie

gebenen Latenz – die Überwachung der Herzzyklen. Das überwachungsfreie Intervall nach Stimulation verhindert die vorzeitige Wiederholung der Stimulation falls – wie nicht selten beobachtet – die Tachykardie erst einige Sekunden nach Beendigung der Stimulation sistiert. Bei den 6 Patienten lag die wirksame Stimulationsdauer bei 1–6 s, die Stimulationsfrequenz zwischen 400 und 1016/min.

An dem folgenden Krankheitsverlauf sollen einige Besonderheiten der antitachykarden Schrittmachertherapie dargestellt werden:

Kasuistik (S. S., m., 42 J.)
Seit 1970 rezidivierende Tachykardien mit Kollapszuständen, einmalige Bewußtlosigkeit. Seit 8 Jahren arbeitsunfähig (vordem: Arbeiter bei einem Elektrokonzern). Diagnose eines Wolff-Parkinson-White-(WPW-)Syndroms. Therapieresistenz der Tachykardien gegenüber den üblichen medikamentösen Antiarrhythmika einschließlich Ajmalin. Koronarangiographie 1978 (Medizinische Poliklinik Erlangen): ohne pathologischen Befund. Zuweisung wegen persistierender Tachykardien.
Elektrophysiologische Untersuchung (26. 4. 1978): WPW-Syndrom mit akzessorischer Leitungsbahn zwischen rechtem Vorhof und rechter Kammer sowie Reentry-Tachykardie mit einer Frequenz von 215/min. Regelmäßige Unterbrechbarkeit der supraventrikulären Reentry-Tachykardie durch atriale Hochfrequenzstimulation. – Ajmalin (75 mg i.v.) führte zu einer Frequenzabnahme der Tachykardie vorwiegend über eine Verzögerung der Impulsleitung via AV-Überleitung. Persistenz der Deltawelle während Sinusrhythmus unter Ajmalin. – Deutliche Verlängerung der maximalen Sinusknotenerholungszeit (2880 ms); Diagnosen: WPW-Syndrom Typ B, Sinusknotensyndrom.
Elektrophysiologische Nachuntersuchung (3. 5. 1978) nach oraler Propafenontherapie (Rytmonorm 900 mg/Tag): Unter hochdosierter Propafenonbehandlung Persistenz der Deltawelle; keine signifikante Änderung von Tachykardiefrequenz, Echozone zur Auslösung von Tachykardien, atrialer und ventrikulärer Refraktärzeit sowie Refraktärzeit der akzessorischen AV-Überleitung. Regelhafte Unterbrechungsmöglichkeit der induzierten supraventrikulären Tachykardie durch festfrequente rechtsventrikuläre Stimulation. Bei fortlaufender Ventrikelstimulation jedoch erneute Auslösung supraventrikulärer Tachykardien. – Da im Beobachtungszeitraum von 4 Wochen keine Tachykardien unter Propafenon (3mal 150 mg/Tag) auftraten und eine arrhythmiefreie Belastbarkeit von 125 W gegeben war, zunächst neuerlicher medikamentöser Behand-

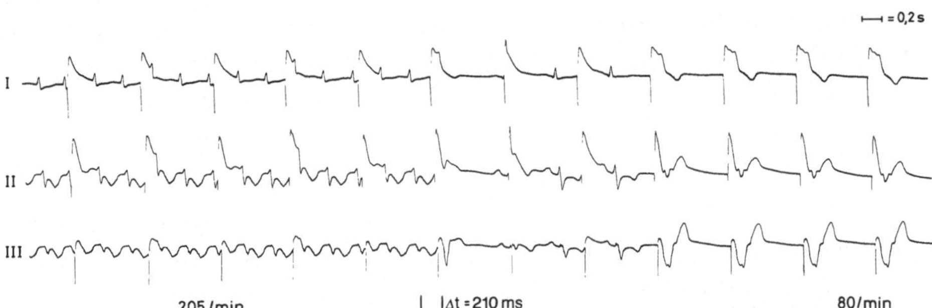

Abb. 1. 18jähriger Patient, Z.n. Myokarditis. Terminierung einer supraventrikulären Tachykardie nach Schrittmacherimplantation durch kompetitive Ventrikelstimulation (I, II, III: Extremitätenableitungen, Δt = effektives Stimulationsintervall). Bei festfrequenter rechtsventrikulärer Schrittmacherstimulation war eine Tachykardie mit einer Frequenz von 205/min aufgetreten. Nach kurzer Latenz unterbricht eine zeitgerechte elektrisch initiierte Ventrikeldepolarisation (Δt:210 ms) die Rhythmusstörung. Es folgt nach einigen interpolierten Eigenaktionen ein regelmäßiger Schrittmacherrhythmus

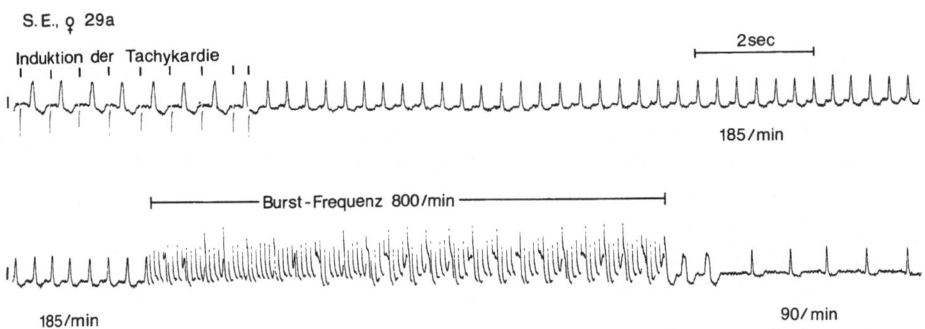

Abb. 2. 29jährige Patientin mit supraventrikulären Tachykardien nach Myokarditis. Fortlaufende Registrierung bei Implantation eines antitachykarden Schrittmachers. Durch vorzeitige Stimulation (280 ms) bei rechtsatrialer Basisstimulation (Frequenz 108/min) Auslösung einer supraventrikulären Tachykardie (Frequenz 185/min). Durch automatische (EKG-gesteuerte) Auslösung einer atrialen Hochfrequenzstimulation (Frequenz 800/min) nach 14,4 s Latenz und 2 aberrierend geleiteten schrittmacherinduzierten Herzaktionen Wiederherstellung eines normalen Sinusrhythmus mit einer Frequenz von 90/min

lungsversuch. Zwischen Mai 1978 und Juni 1979 trotz Propafenongabe bedrohliche Tachykardien, die 3mal durch Defibrillation terminiert werden mußten. Juni 1979 erneute stationäre Aufnahme.
Da entsprechend der invasiven Diagnostik die Tachykardien durch atriale Hochfrequenzstimulation unterbrechbar waren, entschlossen wir uns zur Implantation eines antitachykarden Schrittmachers mit rechtsatrialer Sondenlage (Tabelle 2): IDP 64 [1] mit einer Demandfrequenz von 69/min wegen des gleichzeitig bestehenden Sinusknotensyndroms. Die durch Magnetauflage auslösbare Burstfrequenz lag bei 714 Impulsen/min. Die während (Abb. 3) und nach der Implantation durchgeführten Kontrolluntersuchungen zeigten, daß durch den Schrittmacher die artifiziell ausgelösten ebenso wie die spontan auftretenden Tachykardien regelmäßig

---

[1] Sonderanfertigung der Fa. Biotronik, Berlin

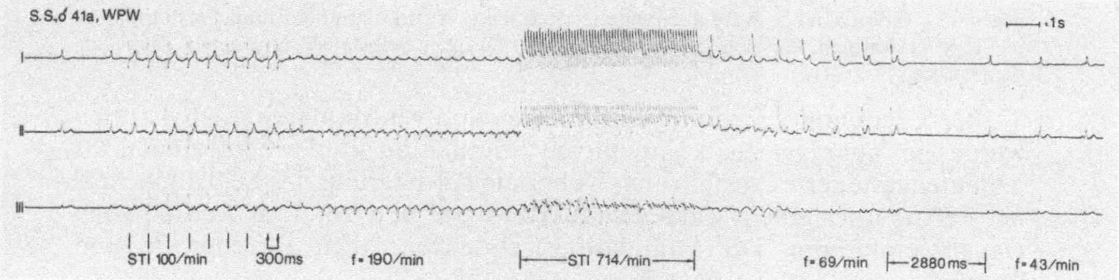

Abb. 3. 41jähriger Patient mit WPW- und Sinusknotensyndrom und supraventrikulären Tachykardien. Fortlaufende Registrierung während der Implantation eines antitachykarden Schrittmachers mit rechtsatrialer Sondenlage, I, II, III: Extremitätenableitungen. Durch Ankopplung eines vorzeitigen Impulses in einem Intervall von 300 ms bei rechtsatrialer Basisstimulation von 100/min Auslösung einer supraventrikulären Reentry-Tachykardie mit einer Frequenz von 190/min, Auslösung einer Burststimulation durch Magnetauflegen (Reed relay) (Frequenz 714/min) für 5,3 s: Terminierung der Tachykardie; nach einigen Herzaktionen übernimmt der Schrittmacher entsprechend der Demandfrequenz von 69/min die Herzschlagfolge. Eine passagere Diskonnektion der Reizsonde von der Batterie führt zu einer Asystolie bzw. Sinusknotenerholungszeit von 2880 ms, entsprechend des zugleich bestehenden Sinusknotensyndroms. Danach besteht ein bradyfrequenter Sinusrhythmus (Frequenz 43/min)

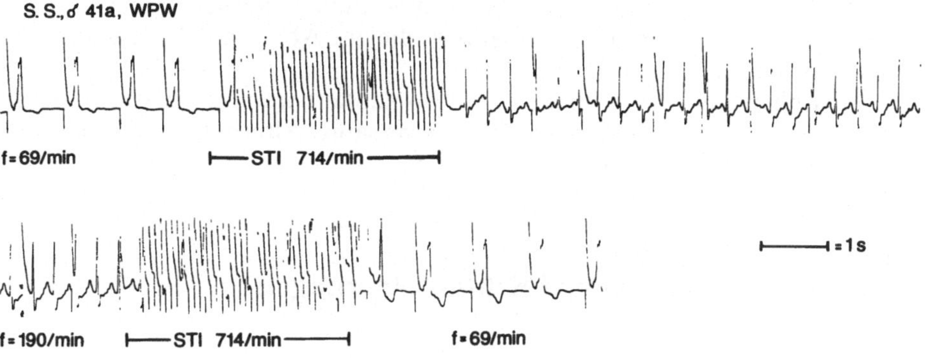

Abb. 4. 41jähriger Patient mit WPW- und Sinusknotensyndrom (vgl. Abb. 3) und supraventrikulären Tachykardien nach Implantation eines patientengesteuerten antitachykarden Schrittmachers. Fortlaufende Monitorregistrierung. Herzfrequenz 69/min entsprechend der Demandfrequenz des Schrittmacheraggregats. Durch versehentliches Magnetauflegen bzw. Auslösen einer atrialen Hochfrequenzstimulation (Frequenz 714/min) Initiierung einer supraventrikulären Tachykardie (Frequenz 190/min). Eine erneute patienteninduzierte Hochfrequenzstimulation führt zur Beseitigung der Tachykardie. Die vorbestehende Herzschlagfolge ist wiederhergestellt

terminiert wurden. Ein versehentliches Auflegen des Magneten bzw. Auslösen der Burststimulation führte zur Initiierung einer supraventrikulären Tachykardie, die jedoch durch erneute Hochfrequenzstimulation wieder unterbrochen wurde (Abb. 4). Die Begleitmedikation bestand in 3mal 40 mg Propranolol (Dociton) tgl. und 3mal 100 mg Disopyramid (Rythmodul) tgl. In dem weiteren Beobachtungszeitraum (18 Monate) zeigte sich eine deutliche subjektive und objektive Besserung des Allgemeinbefindens des Patienten durch Abnahme von Tachykardiedauer und Tachykardieinzidenz. – In diesem Fall wurde also der antitachykarden Schrittmachertherapie der Vorzug gegenüber einer risikobelasteten operativen Intervention gegeben. – Grundsätzlich wäre auch eine festfrequente ventrikuläre Schrittmacherstimulation in Frage gekommen, die sich jedoch wegen der ständigen Selbstauslösung neuer Tachykardien verbot.

Bei 5 Patienten mit supraventrikulären und ventrikulären Tachykardien wurde ein Aggregat zur kompetitiven Stimulation implantiert, einmal als patientengesteuerte Ausführung, wobei die Aktivierung des Schrittmachers bei Bedarf über einen Magnetschalter erfolgte und 4mal als festfrequente Dauerstimulatoren. Die Stimulationsfrequenzen lagen zwischen 70 und 90/min.

Bei allen 11 Patienten war nach Implantation des antitachykarden Schrittmachers eine signifikante klinische Besserung der Arrhythmien mit Reduktion der Anfallsdauer und/oder Anfallshäufigkeit zu erreichen. Bei Patienten mit EKG-gesteuerten Aggregaten oder kompetitiv stimulierenden Schrittmachern wurde die Dauer der Tachykardie auf wenige Sekunden reduziert. Bei Patienten mit fremdgesteuerten und patientengesteuerten Schrittmachern dauerte die Tachykardie naturgemäß bis zur Durchführung der Stimulation an. Bei Patienten mit antitachykarden Schrittmachern und zusätzlicher Basisstimulation mit einer Frequenz, die 10–20% über der Ruheeigenfrequenz lag, wurde auch die Häufigkeit der Tachykardieanfälle reduziert.

Mit Ausnahme eines Falles wurde bei allen Patienten eine zusätzliche medikamentöse Therapie durchgeführt, die zur Abnahme der Tachykardiefrequenz um 5–23% führte.

Abschließend ist festzuhalten, daß implantierbare antitachykarde Schrittmacher in ausgewählten Fällen eine wirksame Alternative in der antiarrhythmischen Langzeittherapie darstellen.

4 Zusammenfassung und Schlußfolgerungen

Die Terminierung medikamentös therapierefraktärer Tachyarrhythmien durch extern anwendbare Stimulationsmethoden ist klinisch und experimentell gut belegt. Über implantierbare Schrittmachersysteme für die antitachykarde Langzeittherapie liegen jedoch nur vereinzelte Berichte vor. – Bei 11 Patienten mit therapieresistenten supraventrikulären und ventrikulären Tachykardien wurden von uns antitachykarde Schrittmacher implantiert, die individuell an die jeweilige Rhythmusstörung adaptiert waren. Während der vorangegangenen diagnostischen Stimulation waren bei spontanem Auftreten oder nach Auslösung der Rhythmusstörungen der effektive Stimulationsmodus, der optimale Stimulationsort, die wirksame Stimulationsfrequenz sowie die Art der Schrittmachersteuerung und die Dauer der Impulsabgabe bestimmt worden. Als Stimulationsmodus kamen die Hochfrequenzstimulation und die festfrequente oder kompetitive Stimulation zur Anwendung. Die atriale Hochfrequenzstimulation wurde bei supraventrikulärer Tachykardie und bei tachysystolischem Vorhofflattern eingesetzt. – Bei allen 11 Patienten war nach Implantation des antitachykarden Schrittmachers eine signifikante klinische Besserung der Arrhythmien zu erreichen (Behandlungsdauer 10–44 Monate). Es wird gefolgert, daß implantierbare antitachykarde Schrittmacher in ausgewählten Fällen eine wirksame Alternative in der antiarrhythmischen Langzeittherapie darstellen.

Literatur

1. Antoni H (1970) Unterschiedliche Wirkungsmechanismen der elektrischen Beeinflussung des Herzens in verschiedenen Stromstärkebereichen. In: Beiträge zur Ersten Hilfe und Behandlung von Unfällen durch elektrischen Strom. Ärztliche Forschungsstelle für elektrische Unfälle, Freiburg. VWEW, Frankfurt
2. Carpentier R, Vassalle M (1971) Enhancement and inhibition of a frequency-activated electrogenic sodium pump in cardiac Purkinje-fibers. In: Kao FF, Koizumi K, Vassalle M (eds) Research in physiology – A liber memoralis in honor of Dr. Chandler McCusky Brooks. Aulo Gaggi, Bologna
3. Furman S, Fisher J, Mehra R (1977) Termination of ventricular tachycardia by bursts of rapid ventricular pacing. In: Watanabe Y (ed) Excerpta Medica, Amsterdam Oxford
4. Haft JI, Lau SH, Stein E, Kosowsky BD, Damato AN (1968) Atrial fibrillation produced by atrial stimulation. Circulation 37:70
5. Lange G (1965) Action of driving stimuli from intrinsic and extrinsic sources on in situ cardiac pacemaker tissues. Circ Res 17:449
6. Lüderitz B, Steinbeck G, Guize L, Zacouto F (1975) Schrittmachertherapie tachykarder Rhythmusstörungen durch frequenzbezogene Intervallstimulation. Dtsch Med Wochenschr 14:730
7. Lüderitz B (1979) Elektrische Stimulation des Herzens – Diagnostik und Therapie kardialer Rhythmusstörungen. Springer, Berlin Heidelberg New York
8. Naumann d'Alnoncourt C, Lüderitz B (1979) Therapie tachykarder Rhythmusstörungen mit implantierten Schrittmachern. Dtsch Med Wochenschr 104:1009
9. Naumann d'Alnoncourt C, Lüderitz B (1979) Diagnostic and therapeutic pacing in tachycardias by implantable pacemakers. In: Meere C (ed) Proceedings of the VIth World symposium on cardiac pacing. Pacesymp, Montreal
10. Naumann d'Alnoncourt C, Lüderitz B (1980) Elektrostimulation bei Tachyarrhythmien – Pathophysiologie und Therapie. Herz/Kreisl 12:145
11. Spurrell RAJ (1976) Future aspects of cardiac pacing. In: Lüderitz B (ed) Cardiac pacing. Diagnostic and therapeutic tools. Springer, Berlin Heidelberg New York
12. Ten Eick RE, Hoffman BF, Cranefield PF (1968) The direct measurement of changes in threshold potential with changes in driving rate. Circulation 138 [Suppl VI]:194
13. Vassalle M (1970) Electrogenic suppression of automaticity in sheep and dog Purkinje fibers. Circ Res 27:361
14. Wellens HJJ, Schuilenburg RM, Durrer D (1972) Electrical stimulation of the heart in patients with ventricular tachycardia. Circulation 46:216
15. West TC (1972) Electrophysiology of the sinoatrial node. In: DeMell WC (ed) Electrical phenomena in the heart. Academic Press, New York London
16. Wit AL, Hoffman BF, Cranefield PF (1972) Slow conduction and reentry in the ventricular conduction system I. Return extrasystole in Purkinje fibers. Circ Res 30:1
17. Zacouto FI, Guize LJ (1976) Fundamentals of orthorhythmic pacing. In: Lüderitz B (ed) Cardiac pacing. Diagnostic and therapeutic tools. Springer, Berlin Heidelberg New York

Neuer Schrittmacher mit automatischer Frequenzanpassung (AFA) bei ventrikulären Arrhythmien

F. I. Zacouto, O. Patart, A. Gerbaux und Ph. Darcet

Zur Behandlung von brady- und tachykarden ventrikulären Rhythmusstörungen haben wir einen neuen, externen orthorhythmischen Pacemaker (AFA), mit variabler Hysterese, benutzt. Bei diesem AFA (Abb. 1) steigt die Demandfrequenz stufenweise temporär an, sobald ein vorzeitiger QRS-Komplex auftritt. Wird keine Extrasystole detektiert (Abb. 2 a, b), so sinkt die Demandfrequenz (DF) automatisch stufenweise (alle 12 s) bis zum gewählten Grundrhythmus wieder ab. Die automatische DF-Steigerung dauert nach der ersten Extrasystole 4 s, nach der zweiten Extrasystole (ES) 12 s und nach der dritten ES meist 1 min, sofern das Intervall zwischen konsekutiven ES weniger als 12 s beträgt (nach der dritten konsekutiven ES ist die Stimulationsdauer zwischen 12 s und 6 min regelbar). Der Zeitraum der ES-Auswahl ist prozentual regelbar bezogen auf die Dauer des vorausgegangenen Herzzyklus; zumeist wurde eine Einstellung von 90% vorgenommen. Die verwendeten Frequenzstufen waren 65, 75, 85 und 100 Stimulationen/min.

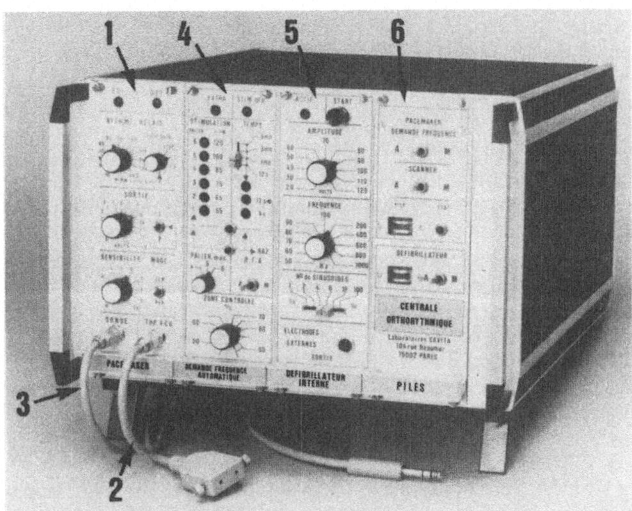

Abb. 1. Orthorhythmischer AFA-Pacer [Savita, Paris]. *1:* Klassischer Demand-Schrittmacher mit *2:* Detektionsmarkierung auf EKG-Schreiber und *3:* Herzkatheteranschluß; *4:* AFA-Stimulator mit Frequenzschwellenanzeige, Regulierungen der Zeitkonstanten und ES-Auswahl; *5:* interner Defibrillator *6:* Energieversorgung durch Batterien

F. I. Zacouto, M.D., Ph.D., O. Patart, M.D., A. Gerbaux, M.D., Hôpital Boucicaut, Service de Cardiologie, 78, Rue de la Convention, F-75015 Paris
Ph. Darcet, M.D., Institut de Gerontologie, 49, rue Mirabeau, F-75016 Paris

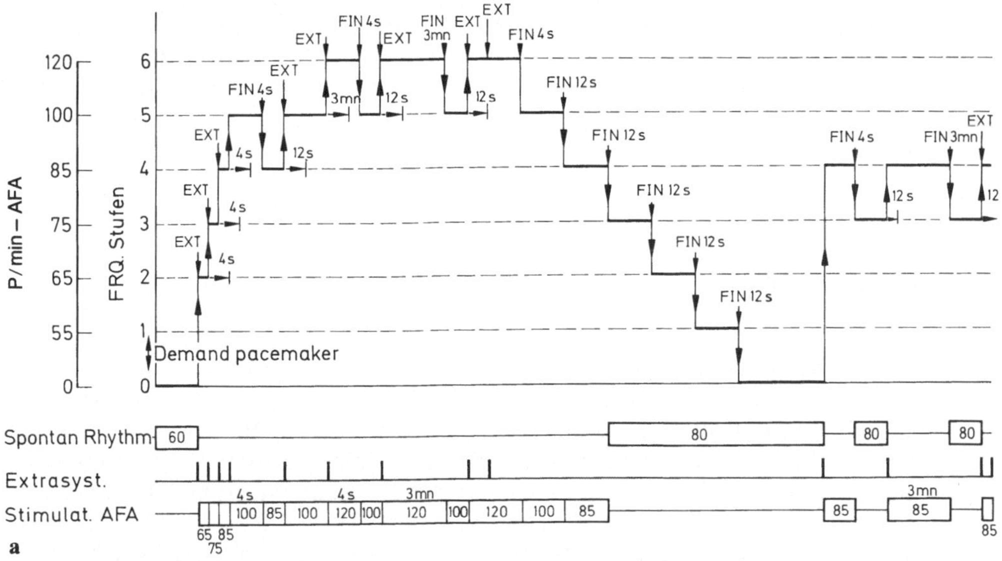

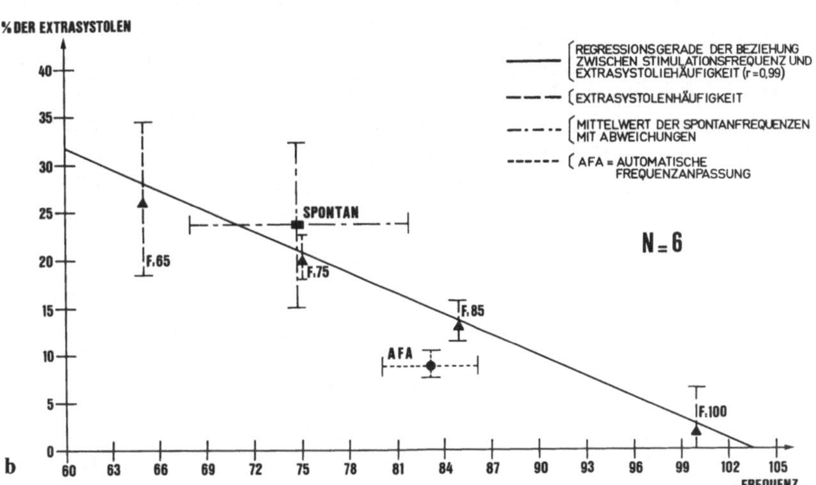

Abb. 2a und b. *a* Schaltschema des AFA-Pacing. Jede detektierte ES bewirkt die automatische Frequenzsteigerung auf die nächsthöhere Stufe während eines Zeitintervalls, welches von der Dichte der vorausgegangenen ES abhängt. Man beachte, daß nach längerem Verschwinden der ES (nach der 9. ES) der Sinusrhythmus mit 80/min wieder eintritt. Die 1. ES bei Sinusrhythmus 80/min provoziert sofort die AFA-Stimulation auf die nächste „Overdrive"-Frequenz (in diesem Fall 85/min). *P* = Impulse, *EXT* = Extrasystole, *FIN* = Ende. *b* Die Wirkung der AFA auf die Beziehung zwischen Frequenz und Extrasystoliehäufigkeit

Bei 15 Patienten wurde die ventrikuläre Stimulation mindestens 24 h lang durchgeführt. Stündlich wurden zwischen „AFA"-Pacing und klassischem Demand-Pacing aller Frequenzstufen gewechselt. So wurde jede zweite Stunde die klassische Stimulation 15 min lang auf die Frequenz 65, 75, 85 und 100 Impulse/min gestellt. Das AFA-Pacing wurde jede 2. Stunde fort-

laufend während 45 min eingestellt. Bei allen Stimulationsformen wurden
die Detektionen aller QRS-Komplexe und der ES aufgezählt. Nach jedem
AFA-Pacing wurde 15 min lang, wenn möglich jede Stimulation abgestellt.
So konnten während Spontanrhythmus die ES und die übrigen QRS-Komplexe gezählt werden.

1 Ergebnisse

Bei sechs Patienten mit Tachyarrhythmien und Bradykardien wurde, bei
vergleichbarer Frequenz, zwischen AFA-Stimulation und konstanter Demand-Stimulation, ein deutlicher Unterschied der ES-Häufigkeit festgestellt. Für diese Fälle läßt sich eine Korrelation aufstellen zwischen der
Häufigkeit der ES und der Frequenz der Demand-Stimulation. Dazu setz-
ten wir die mittleren Frequenzen während AFA- und Demand-Pacing in
Beziehung. Es ist daraus ersichtlich (Abb. 2 b), daß, bei gleicher mittlerer
Frequenz, AFA-Pacing im Vergleich zur konstanten Demand-Stimulation
die ES signifikant stärker supprimiert ($p < 0,02$). In zwei dieser Fälle traten
ES in Ketten auf; während einiger Stunden konnte eine signifikante höhere
Suppression der ES durch AFA-Pacing im Vergleich zur klassischen Demand-Stimulation registriert werden. Zwei Patienten wurden (nach 24stün-
diger AFA-Beobachtung) mit Procainamid behandelt (0,4 g/h i.v.). Wiederum erschien das AFA-Pacing vorübergehend dem herkömmlichen Demand-Pacing unter Procainamid bei gleicher Durchschnittsfrequenz vier
Stunden lang überlegen.

2 Wirkungsmechanismus der AFA-Stimulation

Folgende Wirkprinzipien werden bei den meisten AFA-Pacer-Interven-
tionen beobachtet:

1. Bei sofortigem Anstieg der AFA-Stimulation über die kritische Frequenz
   ist die Unterdrückung der ES ohne Verzögerung. Umgekehrt hält die
   Unterdrückung der ES nach Rückkehr auf die niedrigere Frequenzstufe
   über mehrere Herzzyklen an.
2. Bei kurz aufeinander folgenden ES (besonders Ketten) steigt die Stimulationsfrequenz höher an.
3. Der AFA-Pacer nützt die Abnahme der ES aus, um die niedrigstmög-
   liche Frequenz (NMF) zu gewährleisten.
4. Die NMF kann häufig variieren (z. B. jede Minute) besonders bei bestimmten Medikamenten, Belastungen, Schlaf und Emotionen. Diese Va-
   riationen der NMF können von dem AFA-Pacer fortlaufend detektiert
   werden, so daß eine optimale Anpassung gewährleistet ist.

5. Die Rückkehr des Spontanrhythmus kann durch häufige progressive Frequenzsenkungen und relativ kurze, niedrigfrequente Overdrive-Perioden begünstigt werden.

3 Zusammenfassung und Schlußfolgerungen

In einer kardiologischen Intensivstation hat sich bei 15 Patienten das AFA-Pacing als risikoarm erwiesen. Die stets geringe und progressive Zyklusverkürzung, im Vergleich zum extrasystolischen Herzzyklus, verhindert, daß die Stimulation in die vulnerable Phase fällt. Bei 6 Patienten wurde nach bestimmten, reentry-bedingten ES beobachtet, daß eine sofortige, kurzfristige und geringe Frequenzsteigerung durch AFA-Pacing auf die Dauer eine signifikant größere Suppression der Arrhythmien bewirkt als eine konstante Demand-Stimulation gleicher Durchschnittsfrequenz. Demgegenüber war bei Parasystolie und terminaler Herzinsuffizienz keine signifikante Unterdrückung der Extrasystolie durch AFA-Pacing zu erreichen.

Literatur

1. Guize L, Zacouto F, Lenègre J (1971) Un nouveau stimulateur du cœur, Le pacemaker orthorythmique. La Presse Médicale 79:2071
2. Lüderitz B, Zacouto F, Guize L, Steinbeck G, Riecker G (1973) Ein neues Schrittmacherprinzip zur Suppression ventrikulärer Tachykardien. Verh Dtsch Ges Kreislaufforsch 39:319
3. Lüderitz B, Steinbeck G, Guize L, Zacouto F (1975) Schrittmachertherapie tachykarder Rhythmusstörungen durch frequenzbezogene Intervallstimulation. Dtsch Med Wochenschr 100:730
4. Lüderitz B, Steinbeck G, Zacouto F (1977) Significant reduction of recurrent tachycardias by programmed rate-related premature stimulation. In: Y. Watanabe (ed) Cardiac Pacing. Excerpta Medica, Amsterdam Oxford, p 166
5. Zacouto F, Guize L, Maurice P, Gerbaux A (1973) Orthorhythmic pacing in arrhythmias. Am J Cardiol (Abstr) 31:165

IV. Chirurgische Therapie

Operationsergebnisse in der Behandlung der ventrikulären Tachykardie, 56 Fälle – bis April 1980*

G. Fontaine, G. Guiraudon, R. Frank, G. Drobinski, C. Cabrol und Y. Grosgogeat

1 Einleitung

Patienten mit ventrikulärer Tachykardie haben in 75% der Fälle eine koronare Herzkrankheit [2]. Diese Arrhythmie kann während des akuten Myokardinfarkteintritts oder im chronischen Stadium auftreten, gelegentlich mehr als 10 Jahre nach dem Infarktereignis [5].

Ventrikuläre Tachykardien treten auch bei verschiedenen anderen Erkrankungen auf, von denen einige kürzlich in einer Übersicht sowohl unter klinischen als auch elektrophysiologischen Gesichtspunkten abgehandelt wurden [13].

Unabhängig von der kardialen Grunderkrankung können ventrikuläre Tachykardien lebensbedrohlich sein. Eine hohe Kammerfrequenz kann zu einer akuten Myokardischämie führen, die wiederum die Degeneration zu Kammerflimmern begünstigt. Ist die Frequenz niedriger und dauert der Anfall länger, so kann sich ein irreversibler kardiogener Schockzustand entwickeln.

Die Behandlung der rezidivierenden ventrikulären Tachykardie ist oftmals problematisch. Der Verlauf dieser Arrhythmie ist unvorhersagbar, und es kann schwierig sein, die Wirksamkeit einer Therapie sogar während des Krankenhausaufenthaltes zu kontrollieren. In dieser Hinsicht sind die Einführung von 24 h-Langzeit-EKGs, provokativer Belastungs-EKGs und Stimulationsverfahren von besonderem Wert [4, 29].

Die medikamentöse antiarrhythmische Therapie bleibt die bevorzugte Methode zur Behandlung der ventrikulären Tachykardie. Große Fortschritte sind in den letzten Jahren erzielt worden, und derzeit sind zahlreiche effektive Antiarrhythmika auf dem Markt. Keine dieser Substanzen ist frei von Nebenwirkungen oder toxischen Effekten, jedoch erlaubt die Vielzahl der Medikamente eine größere Auswahl für den Fall, daß ein spezielles Medikament nicht zu tolerierende oder unangenehme Nebenwirkungen haben sollte.

* Mit Unterstützung von: L'Association de Recherche et d'Entraide Cardiologique et Angéologique (A.R.E.C.A.)

La Caisse Régionale d'Assurance Maladie de Paris (C.R.A.M.P.) La Délégation Générale à la Recherche Scientifique et Technique (D.G.R.S.T.)

Grant N° 76-7-1409

G. Fontaine, M.D., R. Frank, M.D., G. Drobinski, M.D., Hôpital Jean Rostand Sce Cardiologie, 39–41, Rue Jean Le Galleu, F-94200 Ivry

Prof. Dr. G. Guiraudon, Prof. Dr. C. Cabrol, Prof. Dr. Y. Grosgogeat, Service de Chirurgie Cardiovasculaire, Groupe Hospitalier Pitié-Salpêtrière, 47 et 83 Boulevard de l'Hôpital, F-75634 Paris-Cedex

Einige Substanzen haben eine lange Halbwertszeit; diese Eigenschaft hat zwei Vorteile: erstens nimmt die Patientencompliance zu, da das Medikament nicht häufig eingenommen zu werden braucht; zweitens ist mit der Einnahme eines Medikamentes mit einer langen Halbwertszeit die Möglichkeit großer Konzentrationsänderungen der Substanz im Gewebe geringer. Dies sollte das Auftreten von Schwankungen zwischen hohen Substanzkonzentrationen, die toxische Effekte oder Nebenwirkungen hervorrufen, und niedrigen therapeutisch ineffektiven Substanzkonzentrationen vermindern. Folglich kann eine größere Anzahl von Patienten mit Hilfe der derzeit verfügbaren Antiarrhythmika nach dem ersten Anfall von ventrikulärer Tachykardie „rhythmusstabilisiert" werden; sollte die medikamentöse Therapie fehlschlagen, müssen andere Verfahren in Betracht gezogen werden.

Schrittmacher können allein oder in Kombination mit Antiarrhythmika eingesetzt werden zur Prävention oder Terminierung ventrikulärer Tachykardien. Diese Methode ist jedoch für den Einsatz bei ventrikulären Tachykardien mit einigen Einschränkungen behaftet und wird in der Praxis nicht häufig eingesetzt [43].

Die chirurgische Therapie ventrikulärer Tachykardien bleibt gegenwärtig Fällen vorbehalten, die auf medikamentöse Therapie nicht ansprechen. Die erste Operation dieser Art und mit dieser Indikation war eine Ventrikelplastik; sie wurde durchgeführt von Charles Bailey, Philadelphia, im Jahre 1955 und mitgeteilt in einem Fallbericht von Couch im Jahre 1959 [8]. Er nahm die Ventrikelplastik mit dem Hauptziel vor, eine normalere Form der Herzkammer wiederherzustellen. Die Wirkung dieses Verfahrens auf die Herzrhythmusstörung lag wahrscheinlich in der Ablation des anormalen arrhythmogenen Myokardareals.

Die Aneurysmektomie ist als effektive Maßnahme in der Literatur beschrieben. Diese Operation kann dadurch erfolgreich sein, daß die Herzauswurfleistung und die koronare Durchblutung verbessert werden [3, 9, 10, 18, 25, 32, 34, 35, 41, 42]. Darüber hinaus sind andere chirurgische Techniken vorgeschlagen worden, wie z. B. die Plikatur des dilatierten Gewebes (ohne Exzision des Aneurysmas) [28], Sympathektomie [12, 31, 38] und in jüngerer Zeit die myokardiale Revaskularisation durch aortokoronare Bypassoperation [1, 6, 7, 11, 20, 21, 30, 33, 36, 37, 40].

Fortschritte in der klinischen Elektrophysiologie haben die Entwicklung neuer Techniken zur Lokalisation und Ausschaltung des Ursprunges dieser Arrhythmien gefördert. Diese schließen ein: die Ventrikulotomie [17, 22, 24], die Kryochirurgie [19] und die subendokardiale Exzision [26, 27], wobei das chirurgische Vorgehen von den Ergebnissen der intraoperativen elektrophysiologischen Untersuchungen bestimmt wird.

Die ersten direkten chirurgischen Verfahren zur Behandlung von Herzrhythmusstörungen wurden von unserer Gruppe im Jahre 1971 durchgeführt. Seit dieser Zeit sind insgesamt 56 Patienten mit chronischer ventrikulärer Tachykardie operiert worden zur Behandlung dieser Rhythmusstörung (33 Patienten mit Zustand nach Myokardinfarkt, 23 weitere Patienten ohne zugrundeliegende koronare Herzkrankheit). Die Ergebnisse dieser beiden Patientengruppen werden getrennt voneinander im folgenden dargestellt.

2 Ventrikuläre Tachykardie nach Myokardinfarkt

Das chirurgische Verfahren bei ventrikulärer Tachykardie ist über einen Zeitraum von 9 Jahren entwickelt worden, innerhalb dessen sich die intra- und perioperativen Techniken erheblich verändert haben. Der Übersicht- lichkeit wegen wird diese Periode in drei Zeiträume eingeteilt, wobei auf jede ungefähr die gleiche Anzahl von Patienten entfällt.

Während der ersten Periode von Dezember 1971 bis November 1975 wurden die Methoden des epikardialen Mappings, die für die Untersu- chung des WPW-Syndroms perfektioniert worden waren [14], bei der chro- nischen, therapieresistenten ventrikulären Tachykardie angewandt. Tat- sächlich war es im ersten Falle das Ziel der intraoperativen elektrophysiolo- gischen Untersuchung, die Ausdehnung einer Narbe im inferioren Bereich des linken Ventrikels zu bestimmen. Eine beträchtliche Abnahme der Am- plitude der Potentiale wurde registriert und eine Verzögerung der Poten- tiale um den Rand der Narbe herum beobachtet.

In den anderen Fällen zeigte das epikardiale Mapping während Sinus- rhythmus Zonen verspäteter Erregung, die den normalen Erregungsablauf verzögerten oder aufhoben. Die Infarktzone war charakterisiert durch eine Abnahme der epikardialen Erregungsleitung, die so die Ausdehnung des ischämisch geschädigten Gewebes bestimmte. Nach Induktion einer ventri- kulären Tachykardie durch perioperative elektrische Stimulation ermög- lichte das epikardiale Mapping während der Tachykardie in einigen Fäl- len die Lokalisation der frühesten epikardialen Erregung („earliest epicar- dial breakthrough"). Ein chirurgischer Eingriff an dieser Stelle war logisch zur Verhütung weiterer Anfälle ventrikulärer Tachykardien. Jedoch war es von Beginn an klar, daß der Ort der frühesten epikardialen Erregung wäh- rend ventrikulärer Tachykardie nicht mit der Lokalisation der Nekrose übereinstimmte; diese Beobachtung wurde in einem späteren Fall dieser Serie bestätigt [16]. Es wurden in dieser ersten Periode 12 Patienten unter- sucht (Tabelle 1). Ein epikardiales Mapping wurde durchgeführt bei 11 Pa- tienten während Sinusrhythmus und bei 3 Patienten während ventrikulärer Tachykardien ohne Herz-Lungen-Maschine. Die Information über Zonen verspäteter Erregung während Sinusrhythmus und den Ort der frühesten epikardialen Erregung während der Ventrikeltachykardie wurde den Chir- urgen sofort mitgeteilt. Die operative Technik bestand in 10 Fällen aus der Exzision ischämischen Gewebes, dessen Grenzen hauptsächlich durch das makroskopische Aussehen bestimmt wurden. Nur im ersten Falle nahm der Chirurg eine umschriebene Exzision einer transmuralen Infarktnarbe im Bereich der diaphragmalen Wand des linken Ventrikels vor. In 2 Fällen machte eine Mitralinsuffizienz einen Mitralklappenersatz mit einer Björk- Prothese erforderlich.

Unsere Erfahrung in der chirurgischen Behandlung von ventrikulären Tachykardien ohne zugrundeliegende koronare Herzkrankheit führte uns zu der Annahme, daß die Ventrikeltachykardie das Ergebnis einer schweren Erregungsleitungsstörung sein könnte, die eine Anzahl von Myokardzellen betrifft, und daß ein einfacher Schnitt (ohne Exzision von Gewebe) in Form einer transmuralen Ventrikulotomie das Wiederauftreten von Tachykardien verhindern könnte. Diese Technik wurde in den letzten 2 Fällen der ersten Periode angewandt. Diese beiden Patienten hatten einen Anteroseptalinfarkt, der durch das Auftreten von Ventrikeltachykardien kompliziert wurde. Im ersten Falle wurde eine verzögerte Erregung des linksante-

Tabelle 1. Gesamtmortalität der chirurgischen Behandlung von ventrikulären Tachykardien nach Myokardinfarkt. Die 33 konsekutiven Fälle mit medikamentös therapieresistenter ventrikulärer Tachykardie dieser Serie werden in Hinblick auf die Zeit vom Dezember 1971 bis April 1980 in 3 Gruppen eingeteilt.
Die *Frühmortalität* schließt die postoperative Periode bis zur Entlassung des Patienten aus dem Krankenhaus ein.
Spätmortalität: Von Krankenhausentlassung bis April 1980

	Dez. 71 – Nov. 75	Nov. 75 – Dez. 78	Dez. 78 – April 80
Anzahl der Fälle	12	11	10
Frühmortalität	5 (42%)	2 (18%)	0 (0%)
Spätmortalität	3 (25%)	2 (18%)	0 (0%)

rioren paraseptalen Gewebes beobachtet, das auch gleichzeitig den Ort der frühesten epikardialen Erregung der 3 intraoperativ registrierten Formen von Ventrikeltachykardien darstellte. Eine einfache linksparaseptale Ventrikulotomie parallel zum Verlauf des Ventrikelseptums mit einem Verlauf entlang der Orte der frühesten epikardialen Erregung der 3 Formen der ventrikulären Tachykardie verhinderte wirksam weitere Rückfälle. Die gleiche Technik wurde beim zweiten Patienten angewandt, der eine ähnliche Läsion aufwies und bei dem der Ort der frühesten epikardialen Erregung während Ventrikeltachykardie unter den Bedingungen der extrakorporalen Zirkulation lokalisiert wurde. Beim letzteren Patienten traten jedoch erneut Ventrikeltachykardien auf, und er verstarb 15 Tage später wegen wiederholter Anfälle von Ventrikeltachykardien und Kammerflimmern. Leider wurde in diesem Falle keine Obduktion vorgenommen. Rückblickend glauben wir, daß die früheste epikardiale Erregung im intraventrikulären Septum lokalisiert war.

Die Krankenhausfrühmortalität (Tabelle 1) betrug 42% (5/12). In 2 Fällen waren zumindest 2 verschiedene Infarkte vorhanden, 2 Patienten verstarben wegen eines Low-output-Syndroms, einer wegen einer Infektion 3 Monate nach der Operation und 2 wegen rezidivierender, fataler ventrikulärer Arrhythmien. Während des Follow-up der Überlebenden dieser ersten Periode (Tabelle 3) bis April 1980 starben 3 weitere Patienten, jedoch nur einer davon durch rezidivierende Kammertachykardien. Es handelte sich dabei um einen Patienten, bei dem Ventrikeltachykardien durch einen Demandschrittmacher in Kombination mit Betablockern verhindert wurden; die Schrittmacherstimulation verhinderte lange diastolische Intervalle,

Tabelle 2. Ergebnisse der Chirurgie von ventrikulären Tachykardien nach Ausschluß von nicht in Zusammenhang mit Arrhythmien stehenden Todesfällen (Anzahl der Todesfälle in Klammern)

	Dez. 71 – Nov. 75	Nov. 75 – Dez. 78	Dez. 78 – April 80
Frühmortalität	3 (2) 25%	3 (0) 27%	0 0%
Spätmortalität	1 (1) 8%	1 (0) 9%	0 0%

die das Auftreten ventrikulärer Extrasystolen mit langen Kopplungsintervallen als Auslöser der Ventrikeltachykardien begünstigten. Das erneute Auftreten einer Kammertachykardie, die zum Tode führte, kam zustande, als eine supraventrikuläre Arrhythmie zu einer ungünstigen Schrittmacherstimulation führte. Obwohl die Operationsmortalität hoch war, schien die Inzidenz rezidivierender Ventrikeltachykardien von dieser Zeit an zu fallen.

Die Wirksamkeit der Chirurgie zur Behandlung von Kammertachykardien in dieser Periode kann beurteilt werden, indem die Fälle von Früh- und Spätmortalität, die nicht im Zusammenhang mit Arrhythmien standen, ausgeschlossen werden und die Länge der postoperativen Überlebensdauer analysiert wird (Tabelle 2). Es wurde das Zeitintervall von der Operation bis zum letzten Bericht, der das Wohlbefinden des Patienten ohne antiarrhythmische Medikation bestätigte, gemessen. Das Datum des letzten Berichtes liegt längstens 6 Monate vor dem des Beginnes der Prüfung. Die Verlaufsperiode der Patienten, die starben, beginnt mit dem Datum der Operation und endet mit dem Todeszeitpunkt. Patienten mit rezidierenden fatalen Ventrikeltachykardien und jene, deren Arrhythmien durch Medikamente beherrscht wurden (obwohl die Dauer der Medikation in einigen Fällen nur wenige Monate betrug), wurden getrennt in der frühen postoperativen Phase und während der Nachbeobachtung beurteilt.

Nach Ausschluß der Frühmortalität, die nicht im Zusammenhang mit Arrhythmien stand, reicht die postoperative Überlebensdauer der 8 verbleibenden Patienten von 3–85 Monate [43 ± 29 (± 1 Standardabweichung)]; 4

Tabelle 3. Kumulative Überlebenszeiten der Patienten mit koronarer Herzkrankheit nach chirurgischem Eingriff wegen ventrikulärer Tachykardie

	Dez. 71 – Nov. 75	Nov. 75 – Dez. 78	Dez. 78 – April 80
Untersuchungsgruppe	8	9	10
Überlebende	4	7	10
Verlaufsbeobachtung (Monate)	43 ± 29 (3 – 85)	27 ± 14 (13 – 50)	6 ± 5 (1 – 15)
Fatale Rückfälle von ventrikulärer Tachykardie	3	0	0
Nicht fatale Rückfälle von ventrikulärer Tachykardie	1	4	0
Antiarrhythmische Behandlung	1	3	0

dieser Patienten sind noch am Leben, 3 starben an rezidivierenden Kammertachykardien und einer aufgrund nicht kardialer Ursache.

In dieser Serie beinhaltete der chirurgische Eingriff eine ausgedehnte Resektion ischämischen Gewebes, die nicht als bedeutsam angesehen werden kann. Die Resektion eines Aneurysmas oder einer bindegewebigen Narbe als klassisches chirurgisches Vorgehen konnte bei dieser kleinen Anzahl von Patienten nicht den Effekt nachweisen, den eine Lokalisation anormaler Zonen mit Hilfe epikardialen Mappings für die Verhinderung von Tachykardierückfällen ergibt. Es war in dieser Serie jedoch unser Eindruck, daß 2 Fälle erfolgreich behandelt wurden, und zwar dadurch, daß eine elektrophysiologische Untersuchung perioperativ durchgeführt wurde. Im ersten Falle könnten Potentiale niedriger Amplitude besser als der makroskopische Aspekt zur Abgrenzung einer kleinen Narbe auf der diaphragmalen Seite des linken Ventrikels geführt haben. Im zweiten Falle konnte eindeutig nachgewiesen werden, daß eine einfache Ventrikulotomie im Bereich der frühesten epikardialen Erregung während Ventrikeltachykardie in der Lage war, weitere Anfälle zu verhindern. Dies wird bestätigt durch die Tatsache, daß bei diesem Patienten kein Aneurysma oder fibrotischer Plaque nachgewiesen werden konnte, und daß bei der Ventrikulotomie das Myokard als gut vaskularisiert erschien. Der Mißerfolg im folgenden Falle läßt im Lichte der Erfahrungen mit einigen anderen Fällen (Ort der frühesten epikardialen Erregung während ventrikulärer Tachykardie etwas entfernt von der Infarktzone) vermuten, daß eine Ventrikulotomie, wenn sie erfolgreich sein soll, nicht am Ort der frühesten epikardialen Erregung, sondern am Ursprungsort der ventrikulären Tachykardie durchgeführt werden sollte. Letzterer schien endokardial am Rande der Infarktzone gelegen zu sein, wo normale und geschädigte Zellen dicht beieinander liegen, durch Fibrose voneinander getrennt. Diese Situation kann zu verzögerter Erregung und unidirektionalem Block führen, den notwendigen Voraussetzungen für die Initiierung eines intraventrikulären Reentry.

Diese Annahme führte zur Entwicklung einer neuen chirurgischen Technik [23] und dem Beginn der 2. Periode von November 1975 bis Dezember 1978. Bei diesen Patienten orientierte sich die Chirurgie weniger an den Ergebnissen des epikardialen Mappings und mehr am makroskopischen endokardialen Aspekt des Infarktes. Ein Myokardinfarkt ist relativ weit ausgedehnt in den subendokardialen Schichten. Die ischämische Zone ist erkenntlich an einer weißlich-gelben Verfärbung, das endokardiale Trabekelwerk ist dort weniger dick.

Die Operation wird wie folgt durchgeführt: Nach Öffnung des Ventrikels durch die Mitte eines Aneurysmas oder eines fibrösen Plaque wird eine tiefe endokardiale Inzision im Myokard vorgenommen, das der subendokardialen Begrenzung der Narbe benachbart liegt; die Inzision schließt die Narbe vollständig ein. Der Schnitt kann auch über dem Septum und dem Papillarmuskel der Mitralklappe vorgenommen werden. Ist ein großes Aneurysma vorhanden, so wird eine die Infarktnarbe einkreisende subendokardiale Ventrikulotomie mit einer klassischen Aneurysmektomie verbunden, um dem Ventrikel eine neue Form zu geben [22, 24].

Während dieser zweiten Periode von November 1975 bis September 1978 verstarben 2 Patienten in der frühen postoperativen Phase (Tabelle 1). Ein Patient mit einer schweren linksventrikulären Schädigung verstarb infolge eines Low-output-Syndroms, der andere infolge einer Hypokaliämie am 12. postoperativen Tag. Rezidivierende ventrikuläre Arrhythmien waren nicht für den Tod dieser Patienten verantwortlich. Zwei weitere Patienten verstarben in der späten postoperativen Phase (18%), einer infolge eines Herzversagens nach 1 Monat und der andere aufgrund eines erneuten Myokardinfarktes nach 16 Monaten. Es traten keine neuen, fatalen Anfälle von ventrikulären Tachykardien auf.

Ventrikuläre Tachykardien in der frühen postoperativen Phase (Tabelle 2) wurden bei 3 Fällen beobachtet, die dann durch dieselben antiarrhythmischen Substanzen in gleicher oder niedrigerer Dosierung als diejenigen, die vor der Operation ineffektiv waren, wirksam behandelt wurden. Den anderen Patienten wurde ein Radiofrequenzschrittmacher implantiert, so daß die Auslösbarkeit von Ventrikeltachykardien durch programmierte Stimulation unter dem Einfluß verschiedener antiarrhythmischer Maßnahmen untersucht werden konnte. Ein Patient benötigte eine permanente endokardiale rechtsventrikuläre Stimulation wegen eines AV-Blocks, der bereits vor der Operation vorhanden war. Ein weiterer Patient hatte einen Rückfall in Form einer langsamen Ventrikeltachykardie in der Verlaufsbeobachtungsphase 34 Monate nach der Operation, die durch medikamentöse Therapie leicht zu kontrollieren war. Andererseits benötigte ein Patient mit einem Rückfall zu einem frühen Zeitpunkt keine weitere medikamentöse Therapie nach 6monatiger Behandlung. Die letzten 2 Patienten stehen unter ständiger medikamentöser Therapie, da jeglicher Versuch einer Reduktion zu einer erneuten Ventrikeltachykardie führt.

Die chirurgischen Ergebnisse dieser 2. Periode können wie folgt zusammengefaßt werden: Von 9 operierten Patienten überlebten 7 (Tabelle 3). Die Verlaufsbeobachtung reicht von 13–50 Monate (27 ± 14 Monate). Es gab keine Todesfälle aufgrund wiederauftretender, fataler ventrikulärer Tachykardien. Rückfälle wurden bei 4 Patienten beobachtet, 3 von ihnen erhalten gegenwärtig eine antiarrhythmische Medikation (die 2 Patienten mit Radiofrequenzschrittmacher erhalten eine maximale Dosierung). Einer dieser Patienten hat Anfälle von Ventrikeltachykardien mit Frequenzen zwischen 110 und 120/min alle 2 oder 3 Monate, die über mehrere Tage gut toleriert werden und die im Krankenhaus leicht durch hochfrequente Ventrikelstimulation mittels des Radiofrequenzschrittmachers beendet werden können.

Auf die 3. Gruppe entfallen 10 Fälle, die zwischen Dezember 1978 und April 1980 operiert wurden. In dieser Periode traten keine unmittelbaren perioperativen oder über mittlere Frist postoperativen Todesfälle auf, keiner dieser Patienten hatte bisher einen Rückfall.

Die chirurgischen Resultate aller dieser 10 Fälle können beurteilt werden mit einer Verlaufsbeobachtungsdauer von 1–15 Monaten (6 ± 5 Monate).

2.1 Diskussion

Bis jetzt sind 2 hauptsächliche Operationsverfahren, die Aneurysmektomie und die myokardiale Revaskularisation, oder eine Kombination beider Verfahren zur Behandlung von ventrikulären Tachykardien angewandt worden. Die 2 größten Untersuchungsserien aus jüngster Zeit zur Prüfung der Ergebnisse dieser Verfahren wurden von der Arbeitsgruppe der Stanford University publiziert [25]. Diese Autoren untersuchten 50 Patienten nach einem gut definierten Protokoll, das keine prä- oder intraoperative elektrophysiologische Untersuchung beinhaltete. Die Untersuchungsserie schloß 15 Fälle mit isolierter Aneurysmektomie, 28 Fälle mit Aneurysmektomie plus aortokoronarer Bypassoperation und 7 Fälle mit isolierter aortokoronarer Bypassoperation ein. Insgesamt zeigten die Ergebnisse, daß 34% der Patienten ohne antiarrhythmische Therapie nach der Operation asymptomatisch wurden, daß 58% der Patienten eine antiarrhythmische Therapie benötigten und daß 9%, d. h. insgesamt 3 Patienten, erneute rezidivierende ventrikuläre Tachykardien aufwiesen, wobei nur einer von ihnen Beschwerden angab. Die ventrikuläre Tachykardie wurde bei den anderen beiden Patienten im Langzeit-EKG registriert und war von kurzer Dauer. 9 Patienten verstarben während der Operation; 3 starben im Herzversagen und 6 aufgrund rezidivierender ventrikulärer Arrhythmien. Der Bericht der Stanford-Gruppe schließt Patienten ein, die mit rezidivierenden oder intraktablen ventrikulären Tachykardien innerhalb von 6 Wochen nach Myokardinfarkt operiert wurden. In dieser mit einem hohen Risiko behafteten Patientengruppe betrug die Mortalitätsrate ca. 60%. Da die Patientenpopulation unterschiedlich ist, ist es schwierig, unsere Ergebnisse einschließlich derer unserer ersten Serie mit denen der Stanford-Gruppe zu vergleichen. Wir operierten keinen unserer Patienten in der akuten Phase des Myokardinfarktes. Nur ein Patient wurde 3 Wochen nach Myokardinfarkt operiert. Harrison [25] hob die schlechten Resultate hervor, die erzielt werden, wenn Patienten zur Verhinderung von Arrhythmien nur einer aortokoronaren Bypassoperation unterzogen werden. In dieser Gruppe von 7 Patienten starben 3 während der Operation, 2 innerhalb von 4 Monaten nach Entlassung aus dem Krankenhaus, und von den 2 Überlebenden hatte einer dokumentierte Ventrikeltachykardien innerhalb von 3 Monaten nach der Operation. Demnach scheint nur einer dieser Patienten frei von Ventrikeltachykardien nach einer angemessenen Verlaufsbeobachtungsperiode zu sein. Diese unbefriedigenden Ergebnisse sind von anderen Arbeitsgruppen bestätigt worden [21, 40]. Sie zeigen, daß die aortokoronare Bypassoperation keine Bedeutung hat in der Behandlung ventrikulärer Arrhythmien, insbesondere im chronischen Stadium. In unserer Untersuchung wurde die Koronarchirurgie nur bei 4 Patienten durchgeführt und dann als zusätzlicher Eingriff bei Patienten mit Angina pectoris oder ausgeprägten proximalen Stenosen und anastomosefähigen distalen Koronargefäßen.

Ein dritter Faktor von prognostischer Bedeutung, der von Harrison angegeben wurde [25], stellte die Myokardkontraktilität dar, die durch Messung des linksventrikulären enddiastolischen Druckes abgeschätzt werden kann. Kürzlich entwickelte nichtinvasive Verfahren zur Messung der Ejektionsfraktion können ebenfalls herangezogen werden, da es bei einigen dieser Patienten schwierig sein kann, eine Herzkatheterisierung durchzuführen. In Fällen mit einem großen Ventrikelaneurysma kann die Ejektionsfraktion jedoch nicht zu einer exakten Bestimmung der Ventrikelfunktion führen; die Entscheidung zur Operation muß dann abhängig gemacht werden vom Vorhandensein sich normal kontrahierenden Myokards im Bereich des Septums und der Hinterwand.

Der Bericht der Arbeitsgruppe aus Philadelphia [26] stützt sich auf 30 Patienten, darunter 29 Patienten mit koronarer Herzkrankheit und Myokardinfarkt, der 1 Woche bis 72 Monate vor der Operation auftrat. In der akuten Phase des Myokardinfarktes wurden 3 Patienten operiert, wobei es zu 2 Todesfällen kam. In der postoperativen Phase starben weitere 3 Patienten, so daß die Gesamtmortalität 17% beträgt nach einer mittleren Verlaufsbeobachtungsdauer von 13,5 Monaten. Kein einziger dieser Patienten hatte einen erneuten Anfall von ventrikulärer Tachykardie nach der Operation. Bei 3 Patienten war es möglich, eine ventrikuläre Tachykardie mit Hilfe programmierter Stimulation auszulösen; diese Patienten wurden sodann mit Chinidin behandelt. Die Verlaufsbeobachtungsdauer reichte von 4 bis 28 Monaten.

Horowitz et al. [26] betonten die Nützlichkeit und Notwendigkeit präoperativ durchgeführter epikardialer und endokavitärer elektrophysiologischer Untersuchungen. Die Autoren versuchten, den Ursprung der anormalen Ventrikelerregung sowohl während präoperativer als auch intraoperativer Untersuchung ohne Hypothermie während extrakorporalen Kreislaufes zu lokalisieren. Ein Ventrikelaneurysma war in 26 der 29 Fälle vorhanden. Die Untersuchungsserie beinhaltete nur 3 Fälle mit einer akinetischen Zone. In allen Fällen bis auf eine Ausnahme war es möglich, die Arrhythmie nach durchgeführter Aneurysmektomie durch programmierte Stimulation auszulösen, was wiederum verdeutlicht, daß die Exzision aneurysmatischen Gewebes an sich keine effektive Behandlung einer Ventrikeltachykardie darstellt. Diese Beobachtung stützt auch die Hypothese, daß die ventrikuläre Tachykardie in der Randzone eines Aneurysmas entsteht. Ein perioperatives endokavitäres Mapping ermöglichte die Lokalisation des endokardialen Ursprungsortes der anormalen Erregung, und die Aneurysmektomie konnte auf diese Region ausgedehnt werden. Wenn aus anatomischen Gründen diese Technik nicht angewandt werden konnte, wurde eine Exzision endokardialen Gewebes am Ursprungsort der anormalen Erregung durchgeführt, wobei mehrere cm² des Endokards entfernt wurden.

Die Untersuchungsserie von Horowitz et al. [26] wie auch unsere Ergebnisse weisen auf ein gutes Resultat in der chirurgischen Behandlung von Ventrikeltachykardien hin; es kann nicht entschieden werden, welches Vorgehen dem anderen überlegen ist. Nur eine längere Verlaufsbeobachtungsdauer einer größeren Patientengruppe kann Aufschluß darüber geben, ob ein ausgedehntes präoperatives und perioperatives elektrophysiologisches Mapping notwendig ist zur chirurgischen Behandlung von Kammertachykardien. Die intraoperative elektrophysiologische Untersuchung bringt die Nachteile der Verlängerung der Operationsdauer und insbesondere der Dauer der extrakorporalen Zirkulation mit sich und benötigt ein detailliert eingearbeitetes Team mit einer umfangreichen Ausrüstung. Diese Untersuchung kann daher nur in speziellen Zentren durchgeführt werden.

Andererseits ist der zirkulären endokardialen Ventrikulotomie ein schädigender Einfluß auf die Myokardkontraktilität angelastet worden. Die Technik berücksichtigt jedoch die verbleibende Vaskularisation, da die Gefäße vom Epikard zum Endokard ziehen und nur ein sehr kleiner Anteil kontraktilen Gewebes am Rande des Aneurysmas isoliert wird [23]. Die Auswirkungen auf die Myokardkontraktilität müssen auf lange Sicht beurteilt werden. Zusammenfassend sollte sich die chirurgische Behandlung ventrikulärer Arrhythmien nach Myokardinfarkt nach den Kriterien richten, die von der Stanford-Gruppe aufgestellt wurden:

– Eine Operation sollte nicht früher als 6 Wochen nach dem akuten Ereignis vorgenommen werden. In dieser Periode sollten Antiarrhythmika allein oder in Kombination mit programmierter Stimulation zur Beherrschung der Arrhythmien eingesetzt werden.
– Die aortokoronare Bypassoperation sollte nicht mit dem Ziel der Verhinderung von ventrikulären Tachykardien im chronischen Myokardinfarktstadium eingesetzt werden.
– Ein operativer Eingriff ist nur gerechtfertigt, wenn genügend normal sich kontrahierendes Restmyokard vorhanden ist.

Bei Patienten mit Ventrikelaneurysmen ist die Resektion des Aneurysmas sinnvoll zur Verbesserung der Hämodynamik und zur Reduktion des Risikos systemischer Embolien. Die von unserer Arbeitsgruppe erzielten Ergebnisse führen uns zu der Auffassung, daß zur Verhinderung ventrikulärer Tachykardien die Aneurysmektomie mit einer zirkulären endokardialen Ventrikulotomie *verbunden* werden sollte. Diese Technik kann eingesetzt werden, ohne die Möglichkeiten zu prä- und intraoperativen elektrophysiologischen Untersuchungen zur Voraussetzung zu haben. Andererseits sollten Fälle mit diffuser linksventrikulärer Dilatation ohne lokalisierte Kontraktionsstörungen bei der Ventrikulographie oder unter direkter Sicht des Operateurs angegangen werden durch ein Team, das gute Erfahrung besitzt in der Lokalisation der frühesten epikardialen und endokardialen Erregung der anormalen Herzaktion. Das Ziel ist dabei ein *umschriebener* chirurgischer Eingriff im Bereich dieser frühesten Erregung während der Kammertachykardie entsprechend der von der Arbeitsgruppe in Philadelphia empfohlenen Methode.

3 Rezidivierende ventrikuläre Tachykardie bei Patienten ohne koronare Herzkrankheit

Die Ursachen von ventrikulären Tachykardien in dieser Patientengruppe sind unterschiedlich. Die derzeitige Klassifikation basiert auf unserem sehr

Tabelle 4. Ergebnisse der Chirurgie ventrikulärer Tachykardien bei Patienten ohne koronare Herzkrankheit.
Die Patienten sind in 2 Gruppen aufgeteilt:
ARVD: Arrhythmogene rechtsventrikuläre Dysplasie.
Andere: Alle anderen Fälle.
Operationsmortalität einschließlich derjenigen Todesfälle aufgrund von Arrhythmien.
Fatale rezidivierende ventrikuläre Tachykardie: Todesfall aufgrund ventrikulärer Tachykardie. Einige der in der Statistik der Operationsmortalität angegebenen Todesfälle traten aufgrund rezidivierender ventrikulärer Tachykardien auf.
Nicht fatale rezidivierende ventrikuläre Tachykardie: rezidivierende ventrikuläre Tachykardie, die nicht zum Tode führte und durch antiarrhythmische Substanzen behandelt wurde.
Mortalität: Todesfälle jeglicher Ursache während der Verlaufsbeobachtung.

	Anzahl der Fälle	ARVD 11	Andere 12
Frühergebnisse	Operationsmortalität	1 (9%)	5 (42%)
	Fatale rezidivierende ventrikuläre Tachykardie	0 (0%)	3 (23%)
	Nicht fatale rezidivierende ventrikuläre Tachykardie	0 (0%)	1 (8%)
Verlaufsbeobachtung	Mortalität	2 (20%)	1 (8%)
	Fatale rezidivierende ventrikuläre Tachykardie	0 (0%)	0 (0%)
	Nicht fatale rezidivierende ventrikuläre Tachykardie	3 (27%)	1 (8%)

ausgewählten Patientengut. Die Gruppe besteht aus 23 Patienten, wovon 11 Fälle eine arrhythmogene rechtsventrikuläre Dysplasie aufwiesen; 6 Fälle hatten keine erkennbarere Ursache für die ventrikuläre Tachykardie, die sodann „idiopathische ventrikuläre Tachykardie" genannt wurde. Der Ursprung der ventrikulären Tachykardie war in einem Falle in der rechten Kammer, in 2 Fällen in der linken Kammer und in 3 Fällen im Septum gelegen. Von den anderen 6 Fällen hatten 3 ein idiopathisches linksventrikuläres Aneurysma, 2 eine kongestive Kardiomyopathie und einer ein Fibrom.

Zur besseren Übersichtlichkeit werden die Fälle in 2 Gruppen dargestellt: die Gruppe mit rechtsventrikulärer Dysplasie einerseits und der verschiedenen Ursachen andererseits (Tabelle 4). Diese Art der Darstellung wird gewählt, da die präoperativen Untersuchungen und Operationstechniken im Zeitraum zwischen Mai 1973 und April 1980 sich wenig verändert haben.

Der makroskopische Aspekt der Herzen reichte von normal (idiopathische ventrikuläre Tachykardie) bis zu offensichtlichen Läsionen (idiopathisches linksventrikuläres Aneurysma) und weniger offensichtlichen Veränderungen bei der arrhythmogenen rechtsventrikulären Dysplasie. In anderen Fällen war das Herz diffus dilatiert, z. B. bei den Kardiomyopathien. Der relative Mangel objektiver Daten unterstreicht die Bedeutung der intraoperativ gewonnenen elektrophysiologischen Daten. Ein epikardiales Mapping wurde während Sinusrhythmus durchgeführt, um Zonen verzögerter Erregung zu lokalisieren, die in Bezug stehen könnten zum Ort der frühesten epikardialen Erregung während ventrikulärer Tachykardie. Dieser Untersuchung folgte gewöhnlich ein epikardiales Mapping während ventrikulärer Tachykardie, die durch programmierte Stimulation ausgelöst wurde, um den Ort der frühesten epikardialen Erregung während des anormalen Rhythmus zu bestimmen. Dieser Ort wurde oftmals, jedoch nicht immer, im gleichen Areal wie die verzögerten Erregungen gefunden [15].

Die chirurgische Technik bestand aus einer transmuralen Ventrikulotomie. Die Ränder der Exzision wurden wieder zusammengenäht, das Aneurysma wurde reseziert.

3.1 Arrhythmogene rechtsventrikuläre Dysplasie

Ein chirurgischer Eingriff wurde wegen ventrikulärer Tachykardie in 11 dieser Fälle durchgeführt (Tabelle 4). Es gab nur einen Todesfall während der Operation, und dies geschah infolge eines Low-output-Syndroms mit Wiederauftreten von ventrikulären Tachykardien bei einem Patienten mit ausgedehnter rechtsventrikulärer Dysplasie, die nahezu den gesamten rechten Ventrikel erfaßt hatte. Während der postoperativen Verlaufsbeobachtung verstarben weitere zwei Patienten. Ein Patient hatte zusätzlich eine Beteiligung des linken Ventrikels und starb im Herzversagen, der andere aus nicht damit in Zusammenhang stehender, nicht kardialer Ursache. Kein Patient verstarb durch das Wiederauftreten von Ventrikeltachykardien, doch wurden 3 Rückfälle beobachtet zwischen dem 6. Monat und 2 Jahre nach der Operation.

Die Langzeitergebnisse dieser Patientengruppe (Tabelle 5) wurden beurteilt anhand von 10 Fällen mit 9 Überlebenden. Die Verlaufsbeobachtung reicht von 7–58 Monaten (36 ± 17 Monate). Wie zuvor erwähnt, gab es keine fatalen Rückfälle von ventrikulären Tachykardien. Von den 3 Patienten mit wiederauftretenden Ventrikeltachykardien konnten 2 mit kleinen Dosen von Antiarrhythmika erfolgreich behandelt werden, einer davon benötigte keine Langzeittherapie.

3.2 Mischgruppe

Diese Untergruppe besteht aus 12 Patienten (Tabelle 4), die eine Operationsmortalität von 42% aufwiesen (5 Fälle). Ein Patient, der überraschenderweise ein septal gelegenes Fibrom hatte, verstarb in tabula. Bei 4 Patienten wurden rezidivierende Ventrikeltachykardien während der Operation registriert, die bei 3 dieser Patienten zum Tode führten. Der verbleibende

Patient wurde später durch eine antiarrhythmische Substanz behandelt
(diese Substanz war zum Zeitpunkt der Operation nicht verfügbar). Die
Langzeitresultate der Chirurgie bei den Arrhythmien dieser Untergruppe
(Tabelle 5) konnte bei 11 Patienten beurteilt werden, von denen 7 noch am
Leben sind; die Verlaufsbeobachtungsdauer reicht von 1–75 Monate
(29 ± 27 Monate).

Tabelle 5. Kumulative Überlebenszeit nach Chirurgie von ventrikulären Tachykardien bei
Patienten ohne koronare Herzkrankheit

	ARVD	Andere
Untersuchungsgruppe	10	11
Überlebende	9	7
Verlaufsbeobachtung (Monate)	36 ± 17	29 ± 27
	(7 – 58)	(1 – 75)
Fatale Rückfälle von ventrikulärer Tachykardie	0 (0%)	3 (27%)
Nicht fatale Rückfälle von ventrikulärer Tachykardie	3 (30%)	2 (18%)
Antiarrhythmische Behandlung	2 (20%)	1 (9%)

ARVD = Arrhythmogene rechtsventrikuläre Dysplasie

Nur einmal wurde ein Rückfall während der Verlaufsbeobachtung registriert. Dieser war charakterisiert durch eine ventrikuläre Tachykardie des
gleichen Typus und gleicher Frequenz wie präoperativ, doch traten die Anfälle weniger häufig auf und waren von kürzerer Dauer. Aus der Sicht des
Patienten war in diesem Falle das klinische Ergebnis der Operation zufriedenstellend.

3.3 Diskussion

Die Patientengruppe enthält eine relativ große Anzahl von Patienten mit
arrhythmogener rechtsventrikulärer Dysplasie, die wahrscheinlich nicht die
normale Inzidenz dieser Erkrankung in einer größeren Patientenpopulation
repräsentiert [39]. Die Erkrankung befällt vornehmlich junge Patienten und
führt zu Anfällen von ventrikulärer Tachykardie, die sich als resistent
gegenüber den üblichen antiarrhythmischen Substanzen erweisen. Der
Wert des epikardialen Mappings liegt in der Lokalisation von Zonen verzögerter Erregung, die gleichzeitig auch der Ursprungsort der ventrikulären
Tachykardien in diesen Fällen sein könnten [15]. Der operative Eingriff
führt gewöhnlich zur Verhinderung weiterer Anfälle. Der Erfolg ist wahrscheinlich darauf zurückzuführen, daß es ausreicht, das epikardiale Mapping über dem rechten Ventrikel durchzuführen, um den Ursprung der
Arrhythmie zu lokalisieren, der dann durch eine transmurale Inzision ausgeschaltet werden kann [13]. In einigen Fällen ist der Ursprung der anormalen Erregung jedoch im Septum oder linken Ventrikel lokalisiert. In die-

sen Fällen muß man darauf gefaßt sein, daß eine ventrikuläre Tachykardie im normalen linksventrikulären Myokard entsteht, vermutlich als Ergebnis intramyokardialer (intraseptaler) Leitungsstörungen, die den Ort der frühesten epikardialen Erregung während ventrikulärer Tachykardie vom Ursprungsort der Tachykardie wegführen. Dies kann dann zu einem falsch lokalisierten chirurgischen Eingriff führen [15].

Rückfälle von Ventrikeltachykardien sind in der postoperativen Verlaufsbeobachtungsperiode festgestellt worden. Dies war zu erwarten bei einigen Patienten, bei denen verzögerte Erregungen über einem großen Areal des rechten Ventrikels registriert worden waren, da sie Gewebsareale mit arrhythmogenen Potentialen anzuzeigen scheinen. Der Begriff „Rückfall" ist jedoch keine exakte Beschreibung der Situation, da sich die klinische Symptomatik gewöhnlich sehr von der präoperativen Situation unterschied. Die ventrikuläre Tachykardie in den Fällen mit einem Rückfall ist relativ langsam und die Anfälle sind so selten, daß keine aktive Maßnahme erforderlich wird. Während der Verlaufsbeobachtung dieser Gruppe traten keine fatalen Rückfälle von Ventrikeltachykardien auf, und es war nicht notwendig, einen dieser Patienten erneut zu operieren.

Entscheidend ist, die Anomalie des rechten Ventrikels nicht zu übersehen. Gewöhnlich ist es nicht schwierig, die manifeste Form der rechtsventrikulären Dysplasie zu erkennen, wenn eine massive rechtsventrikuläre Dilatation bereits aus der p.-a.-Röntgenthoraxaufnahme ersichtlich ist. Die Diagnose ist jedoch schwieriger in anderen Fällen mit arrhythmogener Dysplasie, bei denen das Herz auf der Röntgenthoraxaufnahme von normaler Größe und die klinische Untersuchung absolut unauffällig sein kann. Das EKG während Sinusrhythmus weist T-Negativierungen in den rechtspräkordialen Ableitungen bei nahezu allen diesen Patienten auf. Haben diese Patienten ventrikuläre Tachykardien, so weist der QRS-Komplex ein Linksschenkelblockbild auf. Obwohl die meisten Fälle erfolgreich mittels Antiarrhythmika behandelt werden können, ist es wichtig daran zu erinnern, daß ein chirurgischer Eingriff in resistenten Fällen möglich ist und als Alternative zur medikamentösen Therapie bei jungen Patienten zu erwägen ist, die sonst mit der Aussicht leben müssen, zahlreiche antiarrhythmische Medikamente auf nicht absehbare Zeit einnehmen zu müssen.

Bei den außer den Fällen mit idiopathischem linksventrikulären Aneurysma verbleibenden Patienten mit ventrikulären Tachykardien wurde beobachtet, daß, wenn es unmöglich war, die Arrhythmie mittels programmierter Stimulation intraoperativ auszulösen und zu terminieren, der chirurgische Eingriff immer fehlschlug. Im letzten Falle dieser Art reduzierte der chirurgische Eingriff jedoch die Frequenz der Ventrikeltachykardie, so daß die Anfälle besser toleriert wurden. Das gute Ergebnis in diesem letzteren Falle läßt vermuten, daß dieser Typ der durch Stimulation nicht „manipulierbaren" ventrikulären Tachykardie auf chirurgische Behandlung ansprechen kann.

Literatur

1. Alexander S, Makar Y, Ellis HE (1974) Recurrent ventricular fibrillation: Treatment by emergency aorto-coronary saphenous vein bypass. JAMA 228:70
2. Armbrust CA, Levine SA (1950) Paroxysmal ventricular tachycardia: A study of one hundred and seven cases. Circulation 1:28
3. Basta LL, Takeshita A, Thellen EO (1973) Aneurysmectomy in treatment of ventricular and supra-ventricular tachy-arrhythmias in patients with post-infarction and traumatic ventricular aneurysm. Am J Cardiol 32:693
4. Benditt DG, Gallagher JJ, Prichett LC (1978) Recurrent ventricular tachycardia in man: Evaluation of antiarrhythmic drug therapy by programmed intracardiac stimulation. In: Sandoe E, Julian DG, Bell JW (eds) Management of ventricular tachycardia. Role of mexiletine. Excerpta Medica, Amsterdam, p 497
5. Bouvrain Y, Slama R, Motte G, Waynberger M, Crevelier A (1968) Les tachycardies ventriculaires étiologie et évolution à propos de 161 malades. Arch Mal Coeur 61:909
6. Bryson AL, Parisi AF, Scheter E, Wolfson S (1973) Life-threatening ventricular arrhythmias induced by exercises. Cessation after coronary bypass surgery. Am J Cardiol 32:995
7. Cline RE, Armstrong RG, Stanford W (1973) Successful myocardial revascularization after ventricular fibrillation induced by treadmill exercise. J Thorac Cardiovasc Surg 65:802
8. Couch OA (1959) Cardiac aneurysm with ventricular tachycardia and subsequent excision of aneurysm. Circulation 20:251
9. De Soyza N, Bissett JK, Kane JJ, Murphy NL, Doherty JE (1974) Ectopic ventricular prematurity and its relationship to ventricular tachycardia in acute myocardial infarction in man. Circulation 50:529
10. Donaldson RM, Honey M, Balcon R, Banim SO, Sturridge MF, Wright JEC (1976) Surgical treatment of postinfarction left ventricular aneurysm in 32 patients. Br Heart J 38:1223
11. Ecker R, Mullins CB, Grammer JC (1971) Control of intractable ventricular tachycardia by coronary revascularization. Circulation 44:666
12. Estes EM jr, Izlar HL jr (1961) Recurrent ventricular tachycardia. A case successfully treated by bilateral cardiac sympathectomy. Am J Med 31:493
13. Fontaine G, Guiraudon G, Frank R (1979) Mechanism of ventricular tachycardia with and without associated chronic myocardial ischemia: Surgical management based on epicardial mapping. In: Narula OS (ed) Innovations in diagnosis and management of cardiac arrhythmias. Williams & Wilkins, Baltimore, p 516
14. Fontaine G, Frank R, Bonnet M, Cabrol C, Guiraudon G (1973) Méthode d'étude expérimentale et clinique des syndromes de Wolff-Parkinson-White et d'ischemie myocardique par cartographie de la dépolarisation ventriculaire épicardique. Coeur Med Int 12:105
15. Fontaine G, Guiraudon G, Frank R, Fillette F, Tonet J, Grosgogeat Y (1980) Correlations between latest delayed potentials in sinus rhythm and earliest activation during chronic ventricular tachycardia. In: Bircks W, Loogen F, Schulte HD, Seipel L (eds) Medical and surgical management of tachyarrhythmias. Springer, Berlin Heidelberg New York
16. Fontaine G, Guiraudon G, Frank R, Vedel J, Coutte R, Dragodanne C, Phan-Thuc H, Grosgogeat Y (1976) Cartographies épicardiques dans 4 cas de tachycardie ventriculaire par reentrée apres infarctus du myocarde I. Origine de la tachycardie et attitude chirurgicale. Arch Mal Coeur 11:1099
17. Fontaine G, Guiraudon G, Frank R, Gerbaux A, Cousteau JP, Barillon A, Gay J, Cabrol C, Facquet J (1975) La cartographie épicardique et le traitement chirurgical par simple ventriculotomie de certaines tachycardies ventriculaires rebelles par reentrée. Arch Mal Coeur 68:113
18. Gallagher JJ, Cox JL (1979) Status of surgery for ventricular arrhythmias. Circulation 60:1440
19. Gallagher JJ, Anderson RW, Kasell J, Rice JR, Pritchett ELC, Gault JM, Harrison L, Wallace AG (1978) Cryoablation of drug-resistant ventricular tachycardia in a patient with a variant of scleroderma. Circulation 57:190
20. Graboys TB, Lown B, Collins JJ, Cohn LH (1978) Does coronary revascularization reduce the prevalence of ventricular etopic activity? Am J Cardiol 41:401

21. Guinn GA, Mathur VS (1977) Ambulatory nocturnal and exercise arrhythmias. In Coronary artery disease: A prospective randomized study to assess the influence of aortocoronary bypass surgery. Am J Cardiol 39:270
22. Guiraudon G, Fontaine G, Frank R, Escande G, Etievent P, Cabrol C (1978) Encircling endocardial ventriculotomy. A new surgical treatment for life-threatening ventricular tachycardias resistant to medical treatment following myocardial infarction. Ann Thorac Surg 26:438
23. Guiraudon G, Fontaine G, Frank R, Baehrel B, Bors V, Etievent P, Cabrol C (1978) Encircling endocardial ventriculotomy: A new surgical management of ventricular tachycardia related to myocardial infarction. In: Sandoe E, Julian DG, Bell JW (eds) Management of ventricular tachycardia. Role of mexiletine. Excerpta Medica, Amsterdam, p 630
24. Guiraudon G, Fontaine G, Frank R, Escande G, Ettevent PH, Vignes R, Mattei MF, Cabrol A, Cabrol C (1978) La ventriculotomie circulaire d'exclusion. Traitement chirurgical des tachycardies ventriculaires compliquant un infarctus du myocarde. Arch Mal Coeur 71:1255
25. Harrison DC, Buda A, Stinson EB (1978) Surgery for ventricular arrhythmias. In: Sandoe E, Julian DG, Bell JW (eds) Management of ventricular tachycardia. Role of mexiletine Excerpta Medica, Amsterdam, p 643
26. Horowitz LN, Harken AH, Kastor JA, Josephson ME (1980) Ventricular resection guided by epicardial and endocardial mapping for treatment of recurrent ventricular tachycardia. N Engl J Med 302:589
27. Josephson ME, Harken AH, Horowitz LN (1979) Endocardial excision: A new surgical technique for the treatment of recurrent ventricular tachycardia. Circulation 60:1430
28. Kay JH, Dunn E, Krohn BG (1970) Left ventricular excision exclusion or plication for akinetic areas of the heart. J Cardiovasc Surg 59:139
29. Leclercq JF, Coumel P (1980) L'enregistrement holter en rythmologie. Labaz Pub., Paris
30. Leutenegger F, Giger G, Fuhr P, Raeder EA, Burkart F, Schmitt H, Gradel E, Burckhardt D (1979) Evaluation of aortocoronary venous bypass grafting for prevention of cardiac arrhythmias. Am Heart J 98:15
31. Lloyd R, Okada R, Stagg J, Anderson R, Hattler B, Marcus F (1974) The treatment of recurrent ventricular tachycardia with bilateral cervico-thoracic sympathetic-ganglionectomy. A report of 2 cases. Circulation 50:382
32. Loop FD, Effler DB, Navia JA, Sheldon WC, Groves LK (1973) Aneurysms of the left ventricle: Survival and results of a ten-year surgical experience. Ann Surg 178:399
33. Lown B, Graboys TB (1977) Management of patients with malignant ventricular arrhythmias. Am J Cardiol 39:910
34. Magidson O (1969) Resection of post-myocardial infarction. Ventricular aneurysm for cardiac arrhythmias. Dis Chest 56:211
35. Mundth ED, Buckley MJ, De Sanctis RW, Daggett WM, Austen WG (1973) Surgical treatment of ventricular irritability. J Thorac Cardiovasc Surg 66:943
36. Nakhjavan FK, Morse DP, Nichols HT (1971) Emergency aortocoronary bypass treatment of ventricular tachycardia due to ischemic heart disease. JAMA 216:2138
37. Nordstrom LA, Lillehei JP, Adicoff A, Sako Y, Gobel FL (1975) Coronary artery surgery for recurrent ventricular arrhythmias in patients with variant angina. Am Heart J 89:236
38. Sealy WC, Oldham HN (1978) Surgical treatment of malignant ventricular arrhythmias by sympathectomy, coronary artery grafts and heart wall resection. In: Kelly DT (ed) Advances in the management of arrhythmias. Australia Telectronics, p 218
39. Sebastien PH, Waynberger M, Beaufils PH, Motte G, Slama R, Bouvrain Y (1976) Les tachycardies ventriculaires isolées sans cardiopathie patente. Arch Mal Coeur 69:919
40. Tilkian AG, Pfeifer JF, Barry WH, Lipton MJ, Hultgren HN (1976) The effect of coronary bypass surgery on exercise-induced ventricular arrhythmias. Am Heart J 92:707
41. Wardekar A, Son B, Gosaynie CD, Bercu B (1972) Recurrent ventricular tachycardia successfully treated by excision of ventricular aneurysm. Chest 62:505
42. Welch TG, Fontana ME, Vasko JS (1973) Aneurysmectomy for recurrent ventricular tachy-arrhythmias. Am Heart J 85:685
43. Wellens HJJ (1978) Value and limitations of programmed electrical stimulation of the heart in the study and treatment of tachycardias. Circulation 57:845

Reproduzierbarkeit und Frequenzabhängigkeit ventrikulärer epikardialer Aktivierungsmuster bei Patienten mit normaler Erregungsbildung und -leitung

R.-R. ABENDROTH, J. OSTERMEYER, G. BREITHARDT, L. SEIPEL und W. BIRCKS

Für die Behandlung maligner Arrhythmien mit oder ohne Präexzitationssyndrom gewinnen gezielte chirurgische Maßnahmen in ausgewählten Fällen zunehmend an Bedeutung [1–10].

Ziel operativen Vorgehens ist die Unterbrechung von Reentrybahnen oder die Exzision eines Fokus, die für die Auslösung der Rhythmusstörung verantwortlich sind. Der Erfolg chirurgischer Interventionen wird maßgeblich durch eine exakte Lokalisationsdiagnostik bestimmt.

Hierzu bedient man sich des intraoperativen epikardialen Mappings, bei dem Elektrogramme von der Herzoberfläche abgeleitet werden, die eine spezielle Analyse des epikardialen Aktivierungsmusters ermöglichen.

Trotz zahlreicher Publikationen zum Thema des epikardialen Mappings liegen bisher noch keine Daten zur Reproduzierbarkeit epikardialer Signale beim Menschen vor. Dies stellt jedoch eine wichtige methodische Voraussetzung für eine exakte Lokalisationsdiagnostik dar.

Daher wurde bei Patienten mit koronarer Herzkrankheit, mit angeborenen und erworbenen Herzfehlern unmittelbar vor Durchführung des eigentlichen kardiochirurgischen Eingriffs die Reproduzierbarkeit epikardialer Signale sowie der Einfluß der Herzfrequenz auf die lokalen Aktivierungszeiten geprüft.

1 Technik des intraoperativen Mappings

Das Prinzip des epikardialen Mappings besteht darin, daß die lokalen Aktivierungszeiten konsekutiv von der Herzoberfläche abgegriffen werden. Die lokale Aktivierungszeit wird dann auf eine Referenz bezogen. Diese Referenz könnte der Beginn oder die Spitze des QRS-Komplexes sein; da jedoch dieser Bezugspunkt am freigelegten Herzen, vor allem bei Luxation, nicht konstant ist, bedient man sich einer zusätzlich auf dem Herzen mit Nähten fixierten Referenzelektrode.

Die Potentiale werden mit einer sog. Tastelektrode gewonnen. Die Elektroden sind in Form einer Triangel angeordnet, so daß drei bipolare Elektrogramme in einem Winkel von 60° zueinander abgeleitet werden können.

Dr. R.-R. Abendroth, Priv. Doz. Dr. G. Breithardt, Prof. Dr. L. Seipel, Medizinische Klinik u. Poliklinik B der Universität, Moorenstraße 5, D-4000 Düsseldorf 1
Dr. J. Ostermeyer, Prof. Dr. W. Bircks, Chirurgische Klinik u. Poliklinik B der Universität, Moorenstraße 5, D-4000 Düsseldorf 1

Eine zweite Elektrode, die auf dem Epikard zumeist auf der Vorderwand des rechten Ventrikels fixiert wird, stellt die zeitliche Bezugsgröße für das Tastsignal dar. Sofern diese Referenzelektrode eine 5-polige Elektroden-anordnung besitzt, kann aus einer Vielzahl von Referenzsignalen das technisch beste Signal abgewählt werden (Abb. 1). Das Referenzsignal, die drei bipolaren Signale der Tastelektrode sowie das Oberflächen-EKG werden direkt einem Meßverstärker (Abb. 2) in der Nähe des Operationstisches zugeleitet. Die drei bipolaren Elektrogramme werden des weiteren über eine Phasenumkehr- und Additionsschaltung geführt, so daß nebeneinander die Einzelsignale und ein algebraisches Summationssignal registriert werden

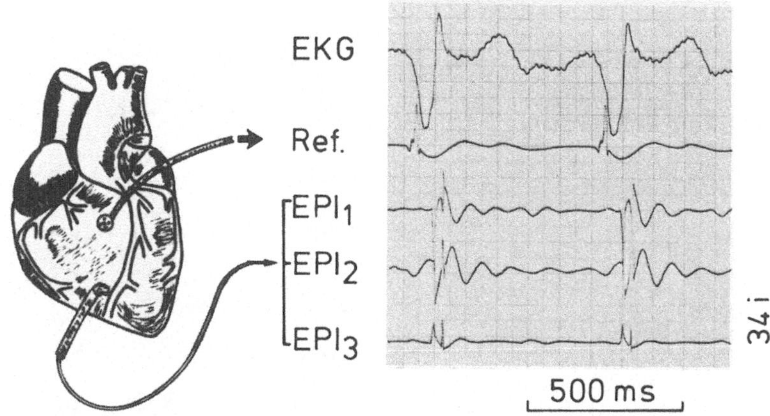

Abb. 1. Originalregistrierung epikardialer Signale. (Ref = Referenzsignal, EPI_{1-3} = 3 bipolare epikardiale Tastsignale, EKG = Oberflächen-EKG)

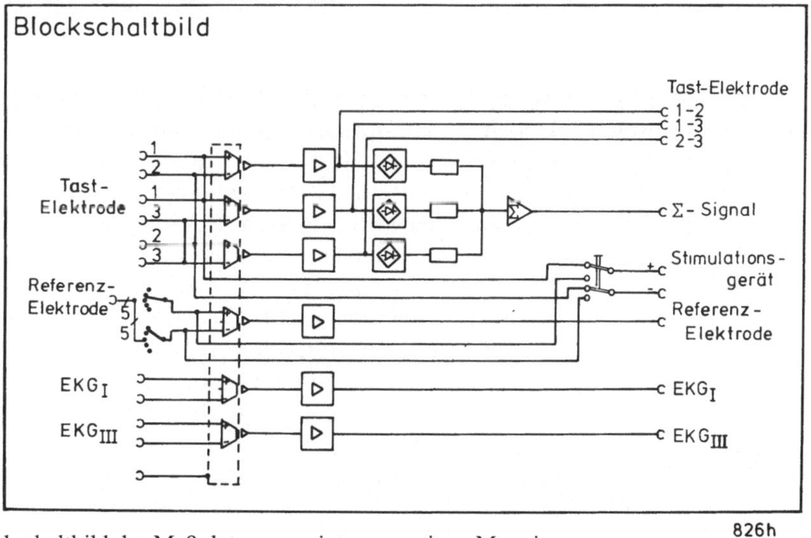

MAPPING – MESSPLATZ

Abb. 2. Blockschaltbild des Meßplatzes zum intraoperativen Mapping

können. Somit umfaßt eine vollständige Mappingregistrierung ein Referenzsignal, drei bipolare Elektrogramme und deren Summationssignal sowie das Oberflächen-EKG. Diese Signale werden auf einem 8-Kanal-Registrierungsgerät, einem Magnetaufnahmegerät und zur laufenden Kontrolle der Signale auf einem Mehrkanaloszilloskop registriert. Mit einem Stimulationsgerät ist es möglich, über die Referenzelektrode oder über die Tastelektrode zu stimulieren, um so z. B. intraoperativ eine ventrikuläre Tachykardie auszulösen. Ein Beispiel einer Registrierung zeigt die Abb. 3.

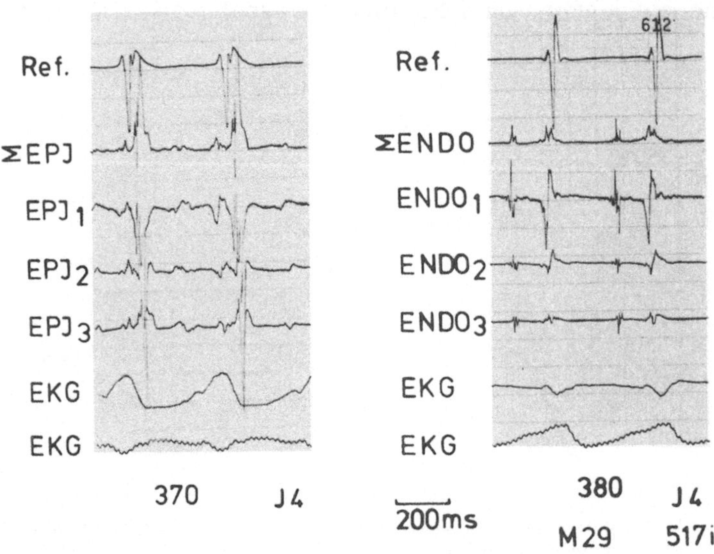

Abb. 3. Originalregistrierung epikardialer und endokardialer Signale (Ref = Referenzsignal, $\Sigma EPI/ENDO$ = Summationssignal der 3 bipolaren epi-/endokardialen Tastsignale, EPI_{1-3} = 3 bipolare epi-/endokardiale Tastsignale, EKG = Oberflächen-EKG I und III)

Bei der Festlegung der einzelnen epikardialen Meßpunkte wird zunächst von anatomischen Gesichtspunkten ausgegangen. Man orientiert sich am Ramus interventricularis anterior und teilt das Herz in einen Vorderwand-, linkslateralen und Hinterwandbereich ein. Über das gesamte Herz wird dann ein fiktives Koordinatensystem gespannt, dessen Schnittpunkte die einzelnen Meßpunkte darstellen. Die Identifizierung der einzelnen Meßpunkte erfolgt durch Buchstabe und Zahl (A_1, A_2, B_1, B_2 usw. s. Abb. 4 a).

Legt man nun durch die Ebene Q auf der Hinterwand einen Längsschnitt und klappt das Herz von hinten nach vorn zu einer Ebene auf, so ergibt sich die in der Abb. 4 b dargestellte Herzprojektion. Diese Projektion der Meßfelder ähnlich einer Landkarte ermöglicht eine schnelle und sichere Orientierung.

Zusätzlich können nach Eröffnung der Herzkammern endokardiale Potentiale abgeleitet werden. Ein entsprechendes Beispiel ist ebenfalls auf Abb. 3 dargestellt.

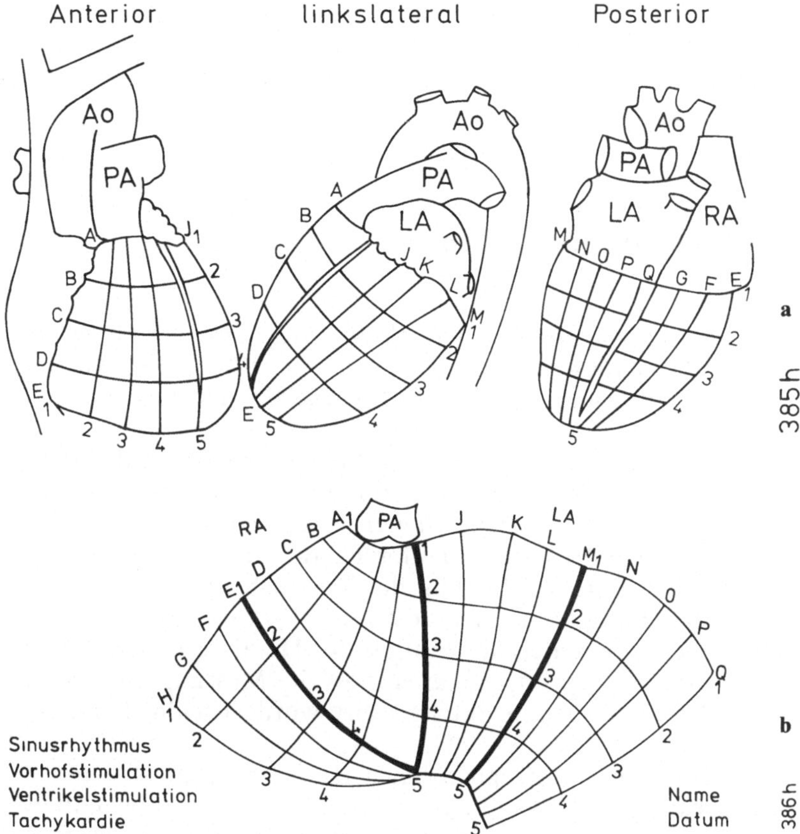

Abb. 4 a, b. Möglichkeiten der kartographischen Darstellung der Herzoberfläche zur Kennzeichnung der Ableitpositionen beim epikardialen Mapping (*PA* = Pulmonalarterie, *Ao* = Aorta, *RA* = rechter Vorhof, *LA* = linker Vorhof, *A-H* = rechter Ventrikel, *I-Q* = linker Ventrikel)

Die Vermessung der Potentiale erfolgt von Beginn zu Beginn der Potentialausschläge. Der Beginn eines Potentials wird dann angesetzt, wenn der Ausschlag einen Steilanstieg von 45° aus der Nullinie erreicht hat. Die lokale epikardiale Aktivierungszeit ergibt sich aus dem Intervall zwischen Referenzsignal und Tastsignal.

2 Patientengut

16 Patienten (8 Männer, 8 Frauen, mittleres Alter 45 Jahre, Schwankungsbreite 8–63 Jahre) wurden untersucht. 8 Patienten litten an einer koronaren Herzkrankheit, 4 an einem angeborenen und weitere 4 Patienten an einem erworbenen Herzfehler.

Im EKG fand sich überwiegend ein Links- oder ein Indifferenztyp bei regelrechter AV-Überleitung. Keiner der Patienten zeigte intraventrikuläre Blockbilder. Die Messungen erfolgten intraoperativ nach medianer Sternotomie und Freilegung des Epikards.

3 Methodisches Vorgehen

Die Messungen epikardialer Aktivierungszeiten erfolgten bei konstanter Vorhofstimulation mit einer Frequenz von 100/min (1. Messung). Die Wiederholungsmessung (2. Messung) wurde bei der gleichen Frequenz durchgeführt.

Für jeden Meßpunkt des Koordinatensystems wurden die Aktivierungszeiten der 1. und 2. Messung ermittelt und die jeweilige Abweichung berechnet. Aus den Einzelwerten wurden die Mittelwerte und Standardabweichungen sowie die mittlere Differenz, die sich aus Erst- und Zweitmessung ergab (ohne Berücksichtigung des Vorzeichens), ebenfalls mit ihrer Standardabweichung für alle Patienten (n = 13) gemeinsam ermittelt. Zusätzlich wurde bei 4 Patienten der Einfluß der Herzfrequenz auf die lokalen Aktivierungszeiten geprüft, indem eine zweite Messung mit einer Stimulationsfrequenz von 150/min durchgeführt wurde (in die Berechnung ging das Vorzeichen mit ein).

Die Bestimmung epikardialer Aktivierungsmuster für die einzelnen Herzareale (Vorderwand-, Linkslateral- und Hinterwandbereich) erfolgte wie oben beschrieben. Die jeweiligen Meßwerte wurden schließlich in einem Areal aufsummiert, und der errechnete arithmetische Mittelwert repräsentierte die mittlere epikardiale Aktivierungszeit in diesem Bereich.

4 Ergebnisse

Alle Patienten zeigten ein normales Aktivierungsmuster (Abb. 5). Die frühesten epikardialen Potentiale fanden sich in der Mehrzahl der Messungen im Bereich der Vorderwand des rechten Ventrikels. Sie traten durchschnittlich 15–25 ms nach Beginn des QRS-Komplexes auf. Die spätesten Aktivierungszeiten lagen im posterobasalen Bereich. Die Ergebnisse des epikardialen Mapping bei zweifacher Messung mit einer Stimulationsfrequenz von 100/min sind für 13 Patienten in Abb. 6 graphisch dargestellt. Auf der Ordinate sind die Aktivierungszeiten in ms aufgetragen, auf der Abszisse repräsentiert jeder Punkt den einzelnen Meßpunkt. Die Abweichungen zwischen den beiden Messungen waren gering, jedoch an einzelnen Meßpunkten konnte eine Abweichung bis zu 40 ms beobachtet werden. Die mittlere absolute Differenz betrug im Bereich der Vorderwand 9 ms, links-

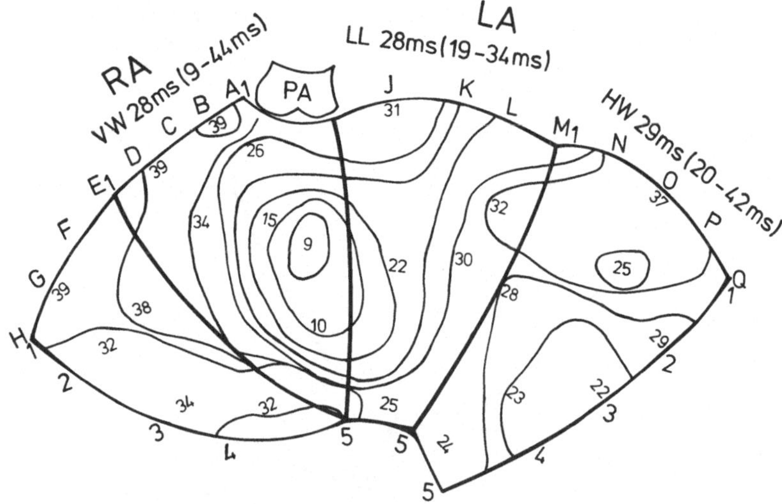

Abb. 5. Mittelwerte der epikardialen Aktivierungszeiten bei 10 Patienten während Vorhofstimulation mit 100/min, dargestellt in einem Koordinatensystem entsprechend Abb. 4 b

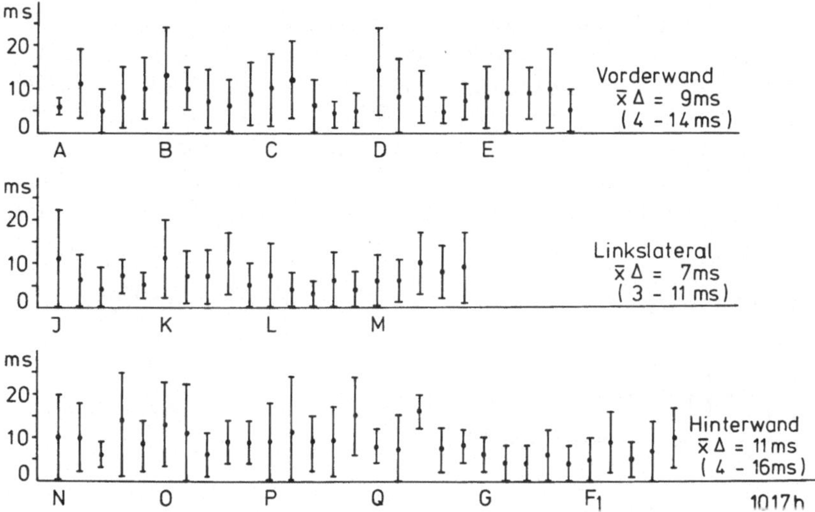

Abb. 6. Mittlere Differenzen epikardialer Aktivierungszeiten an den einzelnen Meßpunkten des Koordinatensystems bei zweifacher Messung (Herzfrequenz 100/min; n = 13)

lateral 7 ms und im Hinterwandbereich 11 ms, wobei die Standardabweichung im Bereich der Hinterwand größer als im Vorderwandbereich war. Dabei schwankte die Standardabweichung an den einzelnen Meßpunkten der Vorderwand von 4–14 ms, linkslateral von 3–11 ms und im Bereich der Hinterwand von 4–16 ms.

Der Einfluß der Herzfrequenz auf die lokalen Aktivierungszeiten ist in Abb. 7 zunächst exemplarisch an einem Patienten dargestellt. Hier erfolgte

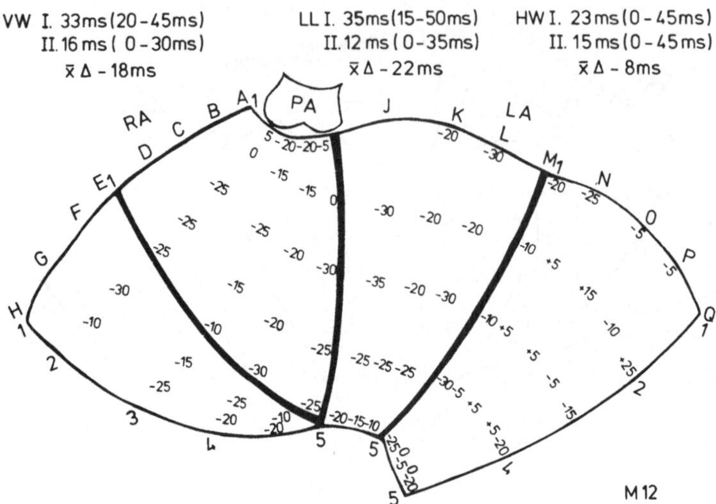

Abb. 7. Einfluß der Herzfrequenz auf die lokalen Aktivierungszeiten (1./2. Messung; Herzfrequenz 100/150/min; n = 1). Darstellung entsprechend Abb. 4 b

die Wiederholungsmessung bei einer Frequenz von 150/min. An den einzelnen Meßpunkten wurden die Differenzen, die sich aus Erst- und Zweitmessung ergaben, aufgetragen. Diese waren im Vergleich zu den vorangegangenen Ergebnissen bei einer Stimulationsfrequenz von 100/min deutlich größer. Dieser Befund konnte auf eine deutliche Verkürzung der epikardialen Aktivierungszeiten infolge der erhöhten Frequenz bei der zweiten Messung zurückgeführt werden, wobei die QRS-Dauer eine ähnliche Ten-

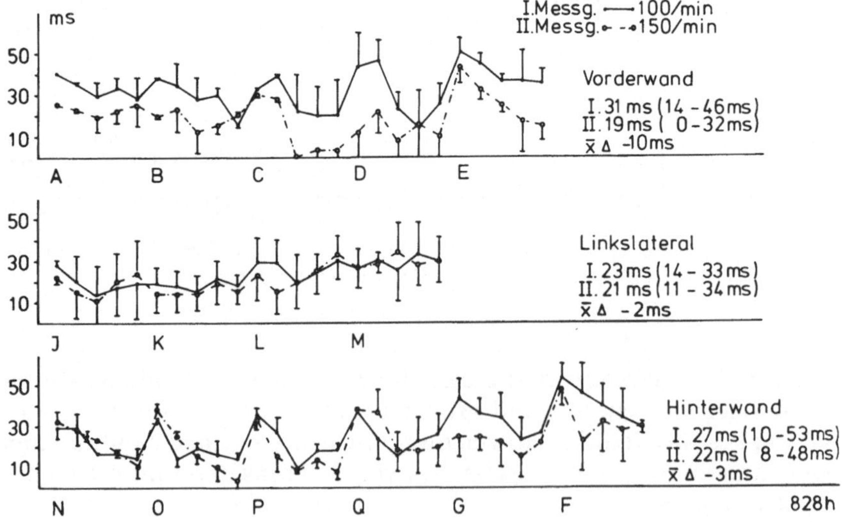

Abb. 8. Verhalten epikardialer Aktivierungszeiten unter Vorhofstimulation mit einer Frequenz von 100 und 150/min

denz aufwies. Dieses Verhalten dokumentierte sich ebenfalls im Ergebnis für die einzelnen Herzareale. Die durchschnittliche epikardiale Aktivierungszeit ($\bar{x}$; einschließlich Streubreite) betrug bei einer Stimulationsfrequenz von 100/min im Bereich der Vorderwand 33 (20–45) ms, linkslateral 35 (15–50) ms und für die Hinterwand 33 (20–45) ms.

Bei einer Frequenz von 150/min wurden folgende Aktivierungszeiten gemessen: Vorderwand 16 (0–30) ms, linkslateral 12 (0–35) ms, Hinterwand 15 (0–45) ms.

In Abb. 8 wird das Verhalten epikardialer Aktivierungszeiten unter einer Stimulationsfrequenz von 100 und 150/min für 4 Patienten wiederum graphisch dargestellt. Die Verkürzung der Aktivierungszeiten infolge Frequenzerhöhung ließ sich nur im Vorderwandbereich beobachten; der linkslaterale und der Hinterwandbereich wiesen keinen so deutlichen Unterschied wie der zuvor exemplarisch dargestellte Fall auf.

5 Diskussion

Das intraoperative Mapping wird zur Lokalisation maligner Arrhythmien mit oder ohne Präexzitationssyndrom eingesetzt. Im Falle einer Reentrytachykardie bei einem WPW-Syndrom besteht das Ziel der Untersuchung darin, die akzessorische Bahn zu lokalisieren, während bei ventrikulären Tachykardien die genaue Lokalisation des Ursprungsortes der Tachykardie angestrebt wird. Hieraus ergibt sich für das intraoperative Mapping die Forderung, Areale des Herzens mit anormalem Aktivierungsmuster sicher reproduzierbar zu lokalisieren. Die simultane (!) Messung der epikardialen Aktivierungszeiten an multiplen Stellen der Herzoberfläche ist nur mit erheblichem technischem Aufwand möglich, wobei die Probleme der Registriertechnik teilweise noch nicht ausreichend gelöst sind. Daher bedient man sich heute routinemäßig der konsekutiven Messung nach einem festgelegten Koordinatensystem. Fehler bei der Anwendung eines derartigen visuellen Koordinatensystems können insbesondere dadurch auftreten, daß bei Wiederholung der Messung die gleichen Punkte nicht exakt wiedergefunden werden können. Die vorliegenden Untersuchungsergebnisse belegen bei Anwendung eines visuellen Koordinatensystems eine gute Reproduzierbarkeit epikardialer Aktivierungsmuster. Durchschnittlich betrug die mittlere Differenz epikardialer Aktivierungszeiten bei zweifacher Messung 10 ms, jedoch an einzelnen Meßpunkten ließ sich eine maximale Abweichung bis zu 40 ms beobachten.

Dieses Ergebnis könnte auch, außer damit, daß die einzelnen Meßpunkte nicht genau wiedergefunden werden, damit zusammenhängen, daß die Signale im Bereich des epikardialen Fettgewebes eine geringe Amplitude und einen trägen Anstieg aufweisen. Darüber hinaus ist es nicht immer leicht, die Tastelektrode auf der Hinterwand des luxierten Herzens am gleichen Ort sicher zu positionieren.

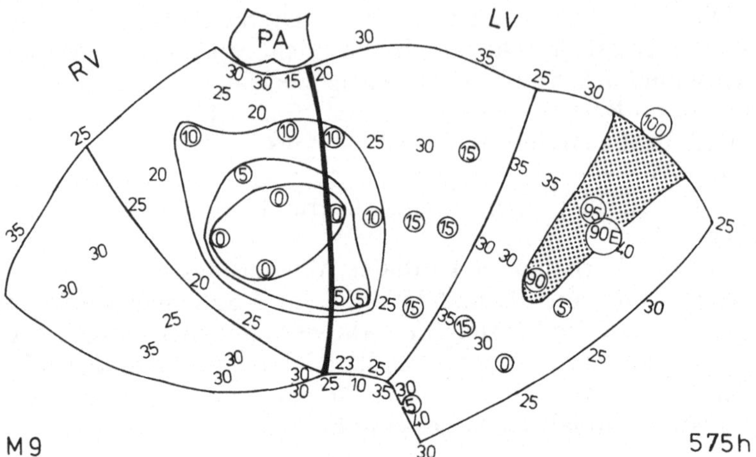

Abb. 9. Epikardiales Aktivierungsmuster unter Vorhofstimulation bei einem Patienten mit lebensbedrohlichen, therapierefraktären ventrikulären Tachykardien. Bei normalem epikardialen „break through" im Bereich der Vorderwand des rechten Ventrikels deutlich umschriebene Leitungsverzögerung im Bereich der Hinterwand des linken Ventrikels, der dem Ursprung der Tachykardie entspricht

Berücksichtigt man jedoch, daß z. B. bei Vorliegen akzessorischer Bahnen erhebliche Abweichungen von der normalen Aktivierung vorkommen oder daß bei ventrikulären Tachykardien lokal erhebliche Verzögerungen bis zu 100 ms und mehr nach Beginn des Referenzsignals im Ursprungsort der Tachykardie auftreten können – entsprechende Beispiele sind in Abb. 9 und 10 dargestellt – dann macht die hier an einzelnen Stellen gefundene größere Abweichung nur einen relativ geringen Betrag aus.

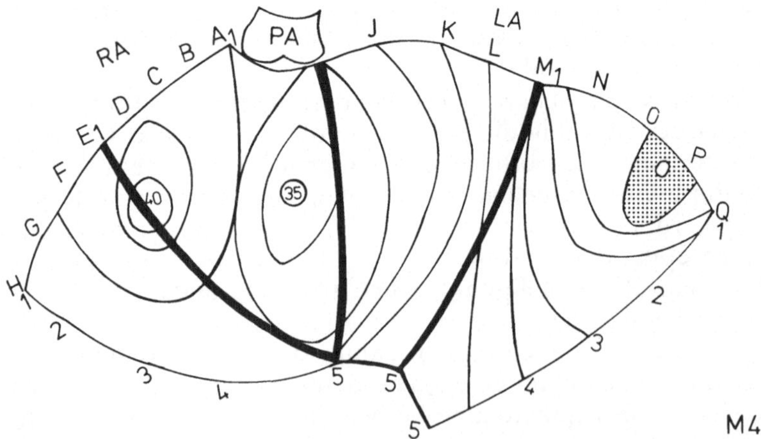

Abb. 10. Epikardiales Aktivierungsmuster unter Sinusrhythmus bei einer Patientin mit einem WPW-Syndrom Typ A. Der epikardiale "break through" findet sich im posterobasalen Bereich des linken Ventrikels

Schließlich bleibt darauf hinzuweisen, daß mit epikardialen Ableitungstechniken nur die „Spitze des Eisbergs" [7] erfaßt wird. Wie entsprechende Untersuchungen [2, 6, 7, 10] gezeigt haben, können zwischen endokardialer und epikardialer Aktivierung deutliche Diskrepanzen auftreten.

Beim epikardialen Mapping entstehen also Probleme in der Lokalisationsdiagnostik wenn der Ursprungsort einer Tachykardie endokardial liegt. Insofern sollten in der Lokalisation ventrikulärer Arrhythmien mit oder ohne Präexzitationssyndrom immer multiple endo- und epikardiale Ableitungen durchgeführt werden. Dies erhöht die Chance eines gezielteren chirurgischen Vorgehens bei der Beseitigung maligner Arrhythmien.

Literatur

1. Durrer D, Roos JP (1967) Epicardial excitation of the ventricles in a patient with Wolff-Parkinson-White syndrome (type B). Circulation 35:15
2. Durrer D, Dam RT van, Freud GE, Janse MJ, Meijler FL, Arzbacher RC (1970) Total excitation of the human heart. Circulation 41:899
3. Fontaine, G, Guiraudon G, Frank R, Gerbaux A, Vedel J, Coutte R (1976) Epicardial mapping and surgical treatment of ventricular tachycardia not related to coronary artery disease. In: Wellens HJJ, Lie KI, Janse MJ (eds) The conduction of the heart. Stenfert Kroese, Leiden, p 545
4. Gallagher JJ, Idecker RE, Smith WM, Kasell JH, Harrison L, Wallace AG (1978) Epicardial mapping of ventricular arrhythmias by digital computer. In: Sandøe E, Julian DG, Bell JW (eds) Management of ventricular tachycardia-role of mexiletine, Excerpta Medica. Amsterdam, p 17
5. Iwa T (1978) Surgery of supraventricular tachycardia. I. Operative treatment of Wolff-Parkinson-White syndrome. Jap Circ J 42:287
6. Josephson ME, Horowitz LN, Farshidi A, Spear JF, Kastor JA, Moore N (1978) Recurrent sustained ventricular tachycardia. 2. Endocardial mapping. Circulation 57:440
7. Spielman SR, Michelson EL, Horowitz LN, Spear JF, Moore EN (1978) The limitations of endocardial mapping as a guide to the surgical therapy of ventricular tachycardia. Circulation 57:666
8. Spurrell RAJ, Yates AK, Thorburn CW, Sowton GE, Deuchar DC (1975) Surgical treatment of ventricular tachycardia after epicardial mapping studies. Br Heart J 37:115
9. Wellens HJJ, Janse MJ, Dam RT van, Capelle FJL van, Meijne NG, Mellnik HM, Durrer D (1974) Epicardial mapping and surgical treatment in WPW-syndrome, type A. Am Heart J 88:69
10. Wittig JH, Boineau JP (1975) Surgical treatment of ventricular arrhythmias using epicardial, transmural and endocardial mapping. Ann Thorac Surg 20:117

Medikamentös-chirurgische Differentialtherapie von Rhythmusstörungen bei Patienten mit Präexzitationssyndromen

M. Schlepper und H. Neuss

Rhythmusstörungen, die in Verbindung mit Präexzitationssyndromen auftreten, bedürfen dann einer Behandlung, wenn sie bei dem Patienten beeinträchtigende hämodynamische Auswirkungen zeigen oder wenn sich aus der Art der Rhythmusstörungen Hinweise für eine ernste Prognose ergeben.

Die Beendigung von auf Reentry-Mechanismen beruhenden paroxysmalen supraventrikulären Tachykardien ist eine Domäne der medikamentösen Therapie. Trotz der von Spurrell et al. sowie von unserem Arbeitskreis [5, 12] beobachteten seltenen Zunahme der Leitungskapazität akzessorischer Bahnen nach Verapamilapplikation ist die i.v. Gabe dieses Medikamentes als Maßnahme der ersten Wahl zur Beendigung der Tachykardieanfälle anzusehen [10, 12]. Führt die Injektion von 5–10 mg Verapamil – evtl. mit zusätzlichen vagusstimulierenden Maßnahmen wie Valsalva-Preßdruckversuch usw. – nicht zum Ziel, können entweder Mittel mit vorwiegendem Einfluß auf die akzessorische Bahn, wie Ajamalin, oder mit gleichzeitiger Wirkung auf akzessorische Bahn und normalen Leitungsweg, wie Propafenon, eingesetzt werden. Bei Patienten, die auf eine solche Therapie bei häufigen Anfällen mit hoher Tachykardiefrequenz nicht ansprechen, sind vom Patienten selbst zu steuernde elektrische Behandlungsmöglichkeiten einzusetzen. Am Vorhof wirkende hochfrequente Radiofrequenzschrittmacher, deren Impulsentladungsfrequenz der Tachykardiefrequenz angepaßt werden kann, erfordern zwar eine etwas aufwendigere chirurgische Implantationstechnik, sind aber vom Patienten leicht zu bedienen und haben einen so flachen unter der Haut implantierten Empfangsteil, daß dieser als wenig störend empfunden wird. Voraussetzung für dieses Behandlungsprinzip ist eine in anterograder Richtung verminderte Leitungskapazität und lange effektive Refraktärzeit der akzessorischen Bahn, damit die Patienten bei unbeabsichtigtem Auslösen von Vorhofflimmern vor einer „ungefilterten" schnellen AV-Überleitung der Vorhofimpulse geschützt sind.

Die Prophylaxe der anfallsweisen Tachykardien bei diesen Patienten, die zwar während der Tachykardie erheblich beeinträchtigt sind, bei denen sich aber – wie aus Anamnese und elektrophysiologischen Befunden erkennbar – keine lebensbedrohlichen Zustände einstellen, ist ebenfalls eine Aufgabe der Arzneimitteltherapie. Bei dem Gros der Patienten hat die medikamentöse Therapie das Ziel, die Auslösemechanismen, nämlich die Extrasystolen, zu verhindern und gleichzeitig durch Leitungsverzögerung den Reentry-Kreis so zu stören, daß die Voraussetzungen auch von daher nicht mehr gegeben sind. Die optimistischen Berichte über die prophylaktische

Prof. Dr. M. Schlepper, Priv. Doz. Dr. H. Neuss, Kerckhoff-Klinik, Benekestraße 6/8, D-6350 Bad Nauheim

Wirkung von Amiodarone bedürfen auch unter Berücksichtigung der Nebenwirkungsrate einer weiteren Bestätigung [9]. Eine häufig geübte Therapie mit Digitalis und Chinidin ist sicherlich wegen der positiv dromotropen Beeinflussung akzessorischer Leitungsbahnen durch Glykoside und der Interaktion beider Medikamente nicht gerechtfertigt. Mittel wie Prajmaliumbitartrat mit nachgewiesener Fähigkeit zur Unterdrückung von Extrasystolen und Leitungsverzögerung in akzessorischen Bahnen oder wie Propafenonhydrochlorid mit seiner Wirkung auf AV-Knoten, akzessorische Bahnen und Extrasystolengenese kommen gleichfalls in Betracht. Fragen der medikamentös-chirurgischen Differentialtherapie von Rhythmusstörungen bei Präexzitationssyndromen können nicht quantitativ beantwortet werden. In der Literatur finden sich keine Berichte, bei denen die medikamentöse Therapie zur Anfallsprophylaxe lebensbedrohlicher Rhythmusstörungen in methodisch richtiger Form, z. B. im Auslaßversuch und in Beziehung zum natürlichen Verlauf der Erkrankung und der Rhythmusstörungen geprüft wurde. Dem stehen Mitteilungen gegenüber, nach denen die chirurgische Therapie vor allem in letzter Zeit in einem höheren Prozentsatz Dauererfolge erzielen konnte, als das zu Beginn der chirurgischen Behandlungsära der Fall war [4, 11]. Untersuchungen an vergleichbaren Patientenkollektiven, bei denen die medikamentöse und chirurgische Therapie in bezug auf Verhinderung von paroxysmalen Rhythmusstörungen und plötzlichem Tod gegenübergestellt wurden, fehlen ebenso vollständig.

Dieser Mangel hat drei Gründe:

1. Die Zahl der für eine chirurgische Therapie in Frage kommenden Patienten ist außerordentlich klein. Nimmt man nach Averill et al. [1] eine Inzidenz von WPW-Syndromen von 1,6‰ an, würden bei einer Gesamtbevölkerung der Erde von 4 Milliarden 6,4 Millionen Patienten ein WPW-Syndrom haben. Da nur der geringere Prozentsatz dieser Patienten (nach Averill et al. 12%) [1] an klinisch manifesten Rhythmusstörungen leidet und die möglichen Kandidaten für eine chirurgische Therapie im Promillebereich liegen, ist die Zahl dieser Patienten überschaubar klein. Die Zahl der in entsprechend ausgerichteten und interessierten Zentren erfaßten Patienten ist größer, läßt aber keine Rückschlüsse auf die Gesamtinzidenz zu.

2. Weiterhin ist das Auftreten lebensbedrohlicher Rhythmusstörungen bei den Präexzitationssyndromen in bezug auf zeitliche Häufigkeit, Dauer des Bestehens und letztlich auch der hämodynamischen Auswirkungen intraindividuell und interindividuell stark unterschiedlich.

3. Vorausgesetzt die Patienten werden frühzeitig erfaßt, können die klinischen Symptome und die elektrophysiologischen Parameter, aufgrund derer die Indikation zum chirurgischen Eingriff gestellt wird, unter Laborbedingungen festgelegt werden. Notwendige medikamentöse Behandlungsversuche werden unter klinischen Beobachtungsbedingungen kurzfristig durchgeführt, so daß sich die Frage nach einer Alternativtherapie über längstens Wochen hinaus nicht mehr stellt. Ein Vergleich über eine längere Zeit wird damit aus ethischen Gründen unmöglich. Ausnahmen

bilden solche Patienten, bei denen eine indizierte medikamentöse Therapie nach längerer Zeit zu Nebenwirkungen führt.

Generell kann eine chirurgische Therapie bei tachykarden Vorhofrhythmusstörungen, insbesondere bei Vorhofflimmern oder -flattern und bei paroxysmalen Reentry-Tachykardien notwendig werden. Letztlich wird sie auch in Erwägung zu ziehen sein bei Overdrive suppression nach Beendigung von Tachykardien. Das letzte Problem kann bei allen tachykarden Rhythmusstörungen auftreten und ist daher nicht spezifisch für Rhythmusstörungen in Verbindung mit Präexzitationssyndromen und soll daher nur der Vollständigkeit halber erwähnt werden.

Da Vorhofflimmern neben den Extrasystolen die häufigste Rhythmusstörung überhaupt ist, ist naturgemäß das Zusammentreffen dieser Herzrhythmusstörungen mit Präexzitationssyndromen nicht ungewöhnlich. Auch hier fehlen genaue Daten darüber, ob die Präexzitation an sich oder die begleitende Rhythmusstörung Vorhofrhythmusstörungen begünstigen oder häufiger auslösen.

Die Auswirkungen der Vorhofrhythmusstörungen auf das Ventrikelmyokard sind abhängig von der anterograden Leitungskapazität der akzessorischen Bahn und damit von ihrer effektiven Refraktärität, da zwischen beiden Parametern eine enge Korrelation besteht [6] (Abb. 1).

Die schnelle Impulsgeneration im Vorhof wird „ungefiltert" vom AV-Knoten über die akzessorische Bahn auf den Ventrikel geleitet, wobei ein Wechsel zwischen nodaler und akzessorischer Leitung zu beobachten ist. Die effektive Refraktärperiode der akzessorischen Bahn in anterograder Richtung ist dabei maßgebend für das kürzeste resultierende RR-Intervall

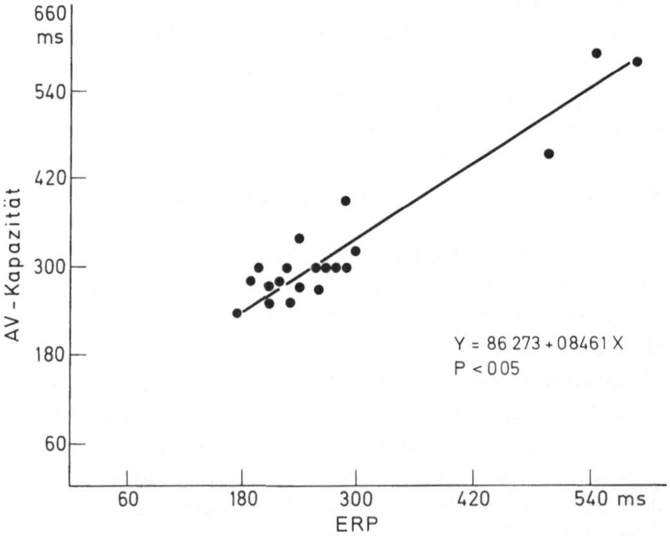

Abb. 1. Korrelation der AV-Kapazität akzessorischer Leitungsbahnen (AV-Kapazität als das Stimulationsintervall, bei dem ein AV-Block der akzessorischen Bahn auftritt) mit der effektiven Refraktärzeit (*ERP*) an 20 WPW-Patienten

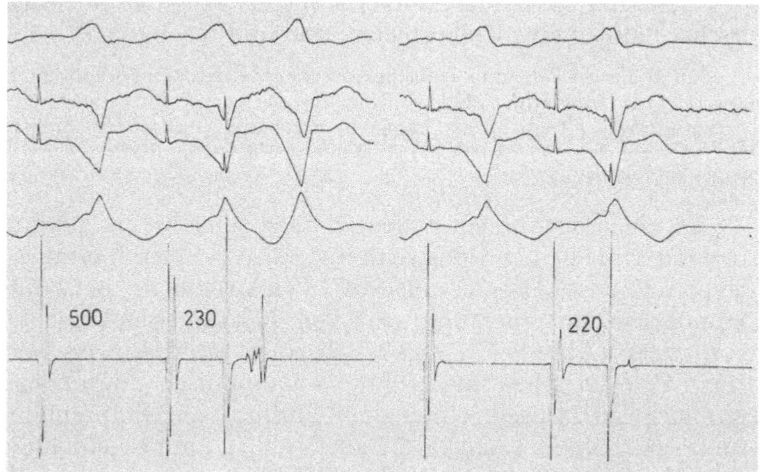

Abb. 2. Original-EKG-Registrierung (Abl. I, II, III und V_1) bei einem 45jährigen Patienten mit sternalpositivem WPW-Syndrom. Die effektive Refraktärzeit der akzessorischen Bahn wird bei einer Grundfrequenz von 120/min ($S_1S_1 = 500$ ms) durch die effektive Refraktärzeit des rechten Vorhofs bestimmt, d. h. bei einem S_1S_2-Intervall von 220 ms erreicht

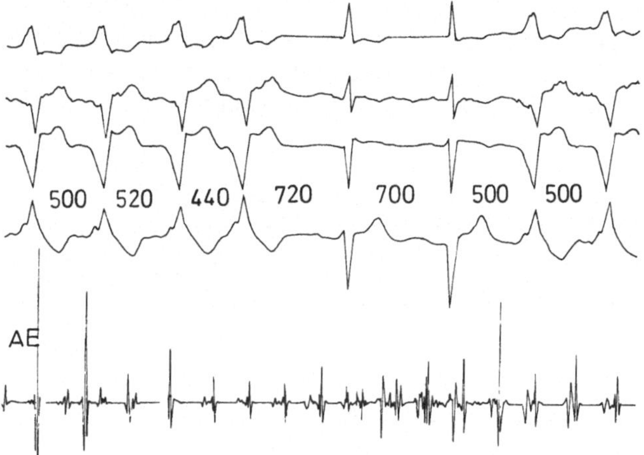

Abb. 3. Gleicher Patient wie in Abb. 2. Während induziertem Vorhofflimmern wird als kürzestes RR-Intervall ein Wert von 440 ms gemessen. AE = Atriales Elektrogramm

während des Vorhofflimmerns. Diese Beziehung ist durch die Untersuchung von Wellens [13] statistisch einwandfrei nachgewiesen, läßt sich aber im Einzelfall nicht immer dokumentieren (Abb. 2 u. 3).

Die Faktoren, die zu einer solchen Diskrepanz führen, sind nicht genau untersucht. Einzelbeobachtungen lassen erkennen, daß die Stärke und die Richtung der atrialen Erregungsfront zur atrialen Insertion der akzessorischen Bahn eine Rolle spielt, was nach den Befunden von de la Fuente u. Mitarb. [3] über „mismatched impedance" zu erwarten ist. Klinisch-elektrophysiologisch kann dieser Faktor bisher nicht quantitativ festgelegt werden.

Weiterhin kann auch eine erhebliche vegetative Beeinflussung akzessorischer Bahnen eine Rolle spielen, und im Einzelfall läßt sich dies belegen.

Ein 42jähriger Patient hatte nachgewiesene Perioden von Vorhofflimmern bei WPW-Syndrom, Typ B. Traten die Anfälle in Ruhe auf und konnte der Patient weiter Ruhe einhalten, gingen sie zwar mit erheblichen hämodynamischen Beeinflussungen einher, waren aber letztlich tolerabel. Jedesmal, wenn die Anfälle unter Belastungsbedingungen auftraten, erlitt der Patient eine Synkope.

Bei einem 54jährigen Patienten ohne zunächst erkennbare Präexzitation bestand in Ruhe bei Sinusrhythmus ein AV-Block I. Grades mit einer Verlängerung des AH-Intervalls auf 145 ms (Abb. 4). Bei rechtsventrikulärer Stimulation mit einer Frequenz von 100/min war keine VA-Rückleitung vorhanden (Abb. 5). Es ergab sich somit kein Hinweis für das Vorliegen einer akzessorischen Bahn. Eine anamnestisch angegebene Tachykardie war nicht auszulösen. Unter dem Einfluß von Orciprenalin ließ sich eine supraventrikuläre Tachykardie auslösen jetzt mit regelmäßiger Rückleitung vom Ventrikel zum Vorhof. Nach Termination der Tachykardie war ein WPW-Syndrom, Typ B, in 2:1-Reihenfolge erkennbar (Abb. 6).

Die Tachykardie selbst und ggf. angewendete antiarrhythmische Therapie können dabei über eine solche vegetative Beeinflussung die Leitfähigkeit akzessorischer Bahnen verändern. Möglicherweise ist die durch Verapamil bewirkte positiv dromotrope Wirkung auf akzessorische Bahnen so zu erklären, daß durch die Vasodilatation eine ergotrope Umstellung bewirkt wird. Ein solcher Mechanismus könnte auch durch die hämodynamischen Umstellungen während der Tachykardie und der nach Auslösung erfolgen-

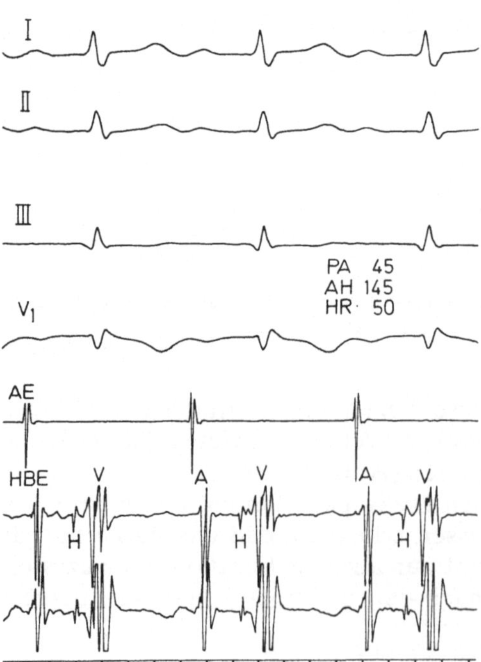

Abb. 4. Originalregistrierung des EKGs (Abb. I, II, III und V₁) einer Ableitung aus dem hohen rechten Vorhof (*AE*) und vom His-Bündel (*HBE*) bei einem 54jährigen Patienten mit paroxysmalen supraventrikulären Tachykardien. Bei Sinusrhythmus finden sich keine Zeichen der Präexzitation, es liegt ein AV-Block I. Grades vor

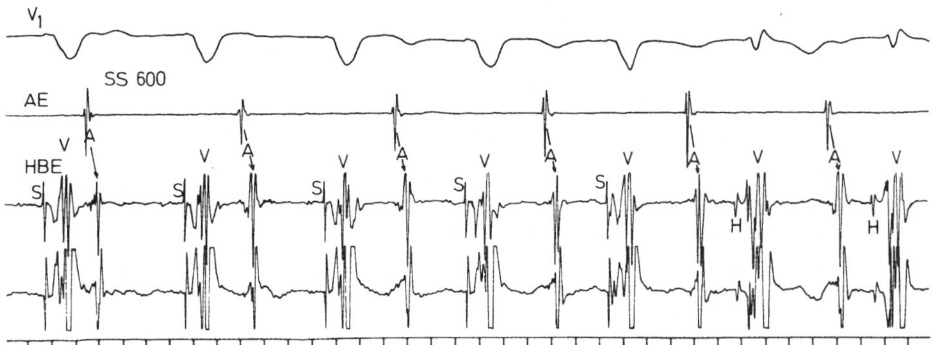

Abb. 5. Gleicher Patient wie in Abb. 4. Während ventrikulärer Stimulation mit einer Grundfrequenz von 100/min (SS: 600 ms) ist keine VA-Leitung festzustellen

den Adaptation für eine bessere Impulsübertragung über die akzessorische Bahn verantwortlich sein.

Gegen die Möglichkeit einer solchen Beeinflussung sprechen nicht die unter Ruhebedingungen gefundenen mangelnden oder fehlenden Veränderungen von Leitfähigkeit und Refraktärität akzessorischer Bahnen nach Gabe von Betarezeptorenblockern [2, 8]. Untersuchungen über Veränderung der Überleitung via akzessorische Bahn bei Vorhofflimmern durch Betarezeptorenstimulation oder/und -blockierung fehlen.

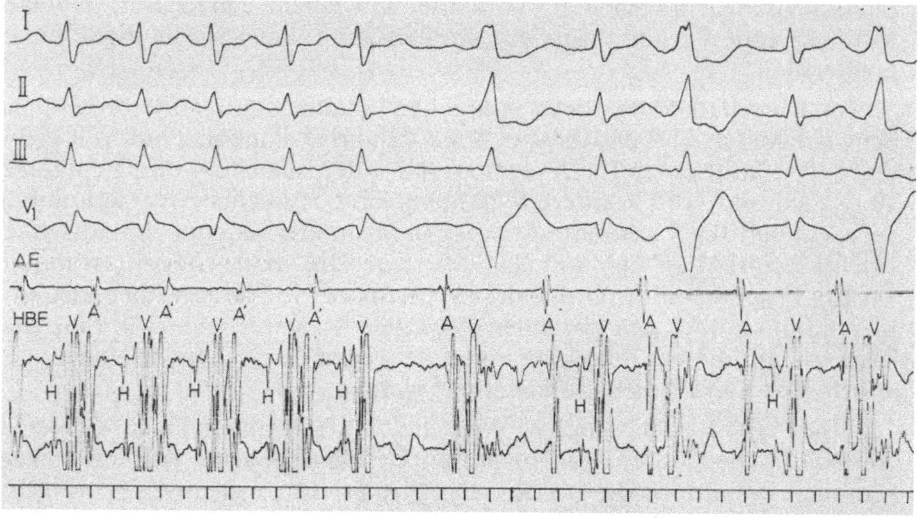

Abb. 6. Nach Gabe von Orciprenalin können beim gleichen Patienten wie in Abb. 4 u. 5 jetzt supraventrikuläre Tachykardien mit 1:1-VA-Leitung ausgelöst werden. Nach Beendigung der Tachykardie (nach dem 5. QRS-Komplex) findet sich jetzt eine 2:1-Präexzitation

Die Befunde zeigen, daß eine Beurteilung der elektrophysiologischen Parameter als statische Werte irreführend sein kann und die jeweils erhobenen Befunde einer dynamischen Betrachtungsweise unterzogen werden müssen. Bevor die Indikation zur chirurgischen Intervention gestellt wird, sind daher auch medikamentöse Behandlungsversuche notwendig, wobei die elektrophysiologische Untersuchung entsprechend der Pharmakokinetik des Antiarrhythmikums erfolgen muß. Dabei bietet sich bei den Vorhofrhythmusstörungen, bei denen nur die anterograde Leitungseigenschaft der akzessorischen Bahn von Bedeutung ist, folgendes Untersuchungsschema an (Tabelle 1).

Neben Anamnese und klinischem Bild und der EKG-Diagnose hat die elektrophysiologische Untersuchung den Zweck, die Lokalisation der akzessorischen Bahn genau festzulegen und das Vorhandensein multipler akzessorischer Bahnen ein- oder auszuschließen. Die Bestimmung der Leitungskapazität, der Refraktärperioden, die Auslösung und Termination einer Tachykardie und die akzessorische AV-Leitung bei ausgelöstem Vorhofflimmern sind weitere Ziele. Danach erfolgt die Auswahl des im Akutversuch eingesetzten Medikamentes, wobei zusätzliche Herzerkrankungen die Wahl des Medikamentes mitbestimmen können. Nach einem Intervall mit medikamentöser Behandlung, das sich ebenfalls nach den pharmakokinetischen Eigenschaften des Antiarrhythmikums richtet, braucht bei der elektrophysiologischen Studie unter Einfluß des Antiarrhythmikums nur die Leitungskapazität der akzessorischen Bahn untersucht zu werden, und zwar durch schnelle Vorhofstimulation und bei ausgelöstem Vorhofflimmern. Das Verschwinden der Präexzitationsmerkmale im EKG ist in diesem Falle als Behandlungserfolg anzusehen. Unter Umständen müssen Medikamente ausgewechselt und durch andere ersetzt werden. Da die elektrophysiologische Untersuchung jetzt aber mit einem einfachen zweipolaren Katheter vom Vorhof ausgeführt werden kann, kann sie häufiger wiederholt werden.

Im Einzelfall kann dieses Vorgehen dennoch mit außerordentlichen Schwierigkeiten verbunden sein. Eine 43jährige Patientin mit WPW-Syndrom Typ B litt unter Tachykardien und unter schnellem unregelmäßigem Herzjagen und erlitt mehrere Synkopen. Eine zusätzliche Herzerkrankung lag nicht vor. Bei Vorhofflimmern lag die Kammerfrequenz mit ausschließlich akzessorischer Leitung bei 230/min. Die akute Beeinflussung mit 140 mg Propafenon i.v. senkte die Frequenz auf 135/min, wobei jetzt alternierend auch über den normalen Weg geleitet wurde (Abb. 7). Eine orale Therapie mit diesem Pharmakon konnte wegen der Nebenwirkungen (Verwirrtheitszustände) nicht durchgeführt werden.

Eine erneute elektrophysiologische Untersuchung nach 3 Wochen Amiodaronebehandlung ergab, daß die Leitungskapazität weder der akzessorischen Bahn noch des AV-Knotens beeinflußt worden war. Vorhofflimmern ließ sich auslösen.

Die zusätzliche Gabe von 50 mg Ajmalin i.v. bei ausgelöstem Vorhofflimmern bewirkte, daß das Vorhofflimmern in Vorhofflattern umschlug

Tabelle 1. Untersuchungsschema zur Differenzierung zwischen medikamentöser und chirurgischer Therapie bei Patienten mit Präexzitationssyndromen

Erstuntersuchung		Zweituntersuchung		Drittuntersuchung
Anamnese und klinischer Befund EKG-Diagnose Elektrophysiologische Untersuchung ↓ Lokalisation der Bündel ↓ Vorhandensein von multiplen Bahnen ↓ Überleitungsfähigkeit ↓ Refraktärperioden ↓ Auslösung der Tachykardie ↓ Beendigung der Tachykardie ↓ Auslösung von Vorhofflimmern ↓ Auswahl geeigneter Medikamente ↓ Ausschluß einer zusätzlichen Herzerkrankung	→ Intervall mit medikamentöser Behandlung →	Anamnese und klinischer Verlauf EKG-Diagnose Elektrophysiologische Untersuchung ↓ Überleitungsfähigkeit ↓ Auslösung von Vorhofflimmern	→ Intervall mit medikamentöser Behandlung →	Medikamentöse Therapie Chirurgische Therapie

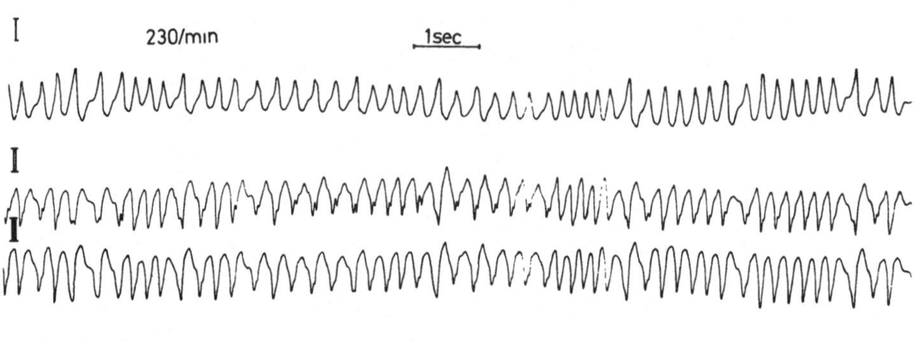

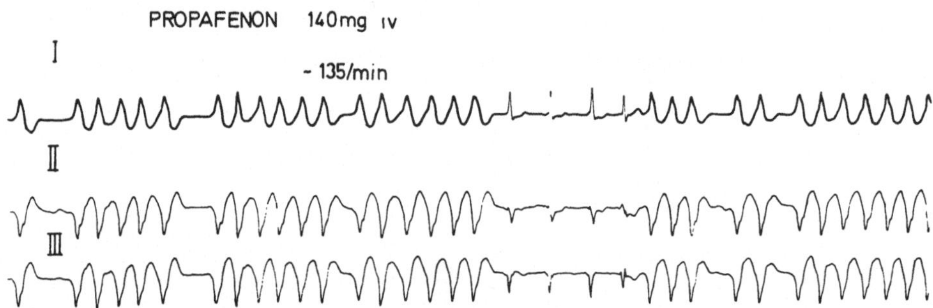

Abb. 7. Original-EKG-Registrierung (Abl. I, II und III) einer 43jährigen Patientin mit WPW-Syndrom Typ B während induzierten Vorhofflimmerns. Unbeeinflußt liegt die Kammerfrequenz bei im Mittel 230/min (*oben*). Die Injektion von 140 mg Propafenon i.v. kann die Kammerfrequenz auf 135/min senken (*unten*)

und eine 1:1-Überleitung mit 260/min erfolgte. Die Patientin erlitt eine Synkope und mußte defibrilliert werden (Abb. 8 a, b).

Die zu diesem Zeitpunkt stark psychisch beeinträchtigte Patientin lehnte weitere medikamentöse Behandlungsversuche ab. Sie wurde erfolgreich operiert. Das „Infarktbild", unter dem die Patientin ursprünglich eingewiesen worden war, ließ sich jetzt im EKG nicht mehr nachweisen (Abb. 9).

Während die elektrophysiologischen Intervalluntersuchungen bei Vorhofrhythmusstörungen und Präexzitationssyndromen relativ einfach sind, muß bei der Indikation zur Durchtrennung einer Bahn wegen häufig wiederkehrender schneller Reentry-Tachykardien die Intervalluntersuchung jeweils das ganze elektrophysiologische Spektrum einschließen. Nach unseren limitierten Erfahrungen sind Patienten, die wegen dieser Art der Rhythmusstörung chirurgisch behandelt werden müssen, eher noch seltener. Die Auswirkungen einer solchen Rhythmusstörung können aber ebenso deletär sein wie die bei Vorhofflimmern.

Ein 17jähriger Patient mit einem wenig ausgeprägten WPW-Syndrom, Typ A, bot zwei Arten von Tachykardien, wobei die eine offensichtlich ohne Rückwärts- und Vorwärtsleitung über die freie akzessorische Bahn auf das Knotengebiet beschränkt war. Bei einer effektiven Refraktärperiode der akzessorischen Bahn, gemessen am Delta-Delta-Intervall von weniger als 220 ms, kam es gelegentlich zu einem Umspringen der Tachykardie auf

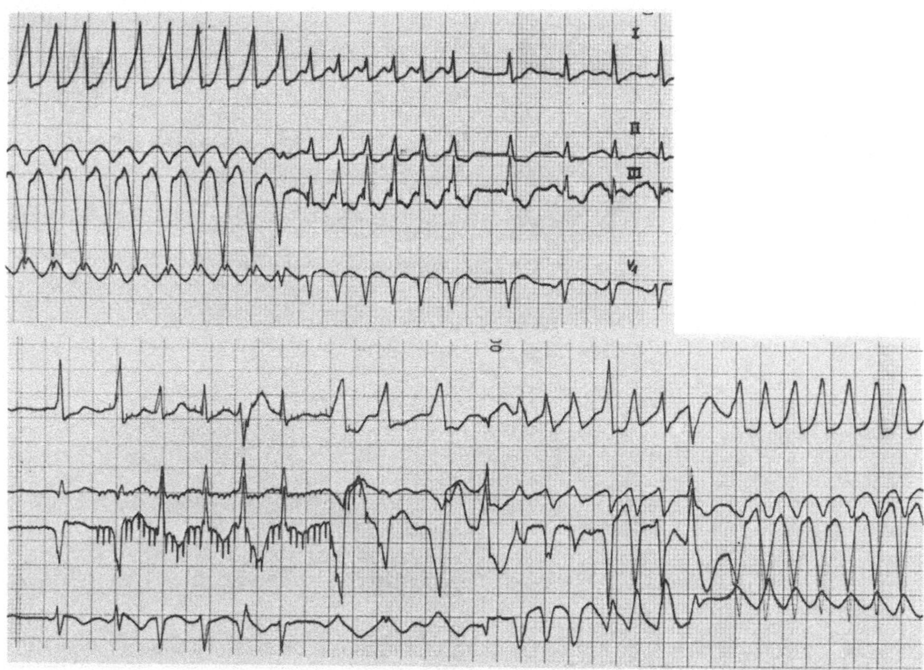

Abb. 8. Nach oraler Gabe von Amiodarone und zusätzlicher i.v. Applikation von 50 mg Ajmalin ist die AV-Leitungskapazität der akzessorischen Bahn nur wenig beeinträchtigt (*oben*). Bei induziertem Vorhofflimmern stellt sich sehr schnell Vorhofflattern ein, das bei 1:1-AV-Leitung eine Kammerfrequenz von 260/min ermöglicht (*unten*)

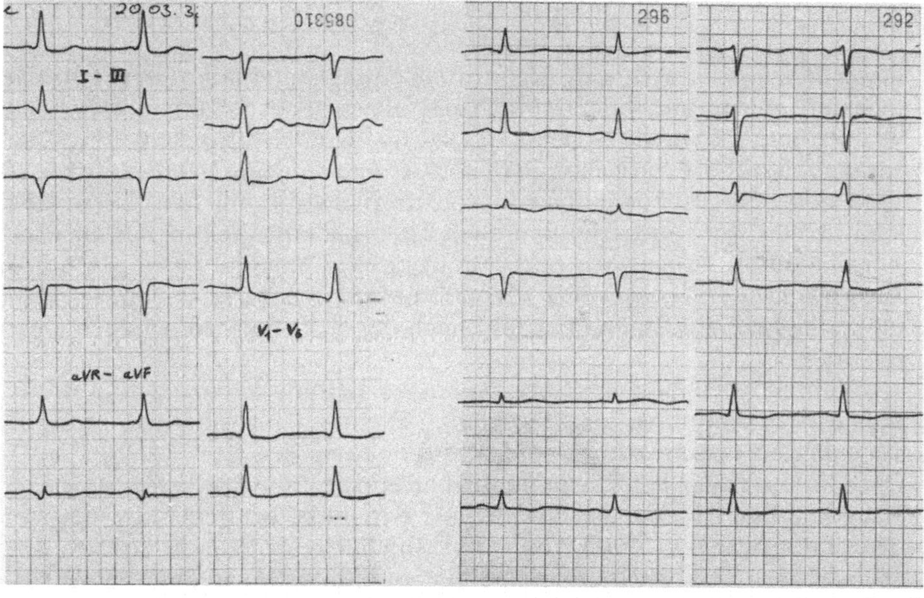

Abb. 9. EKG der gleichen Patientin wie in Abb. 7 u. 8 (M. F., Tabelle 2) vor (*links*) und nach (*rechts*) erfolgreicher chirurgischer Durchtrennung der akzessorischen Bahn

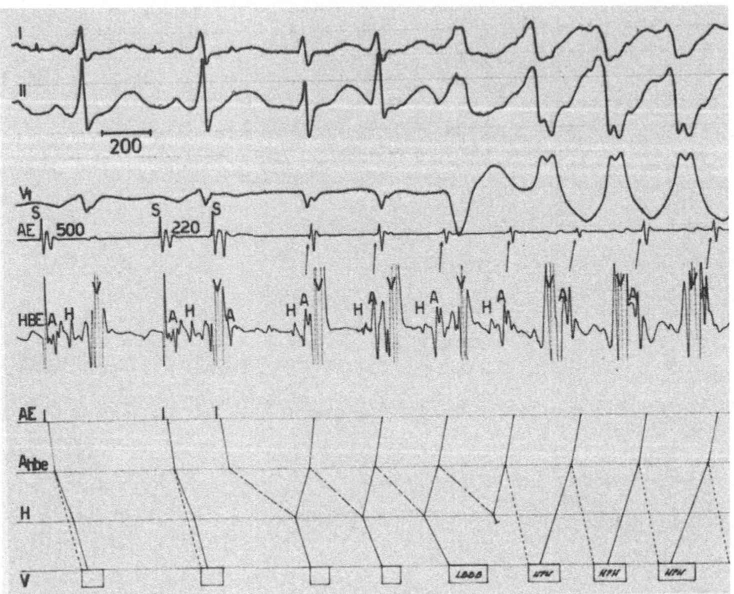

Abb. 10. Originalregistrierung des EKGs (Abl. I, II und V_1), einer Ableitung aus dem hohen rechten Vorhof (AE) und vom His-Bündel (HBE). Auslösen einer supraventrikulären Tachykardie durch eine in die effektive Refraktärzeit der akzessorischen Bahn einfallende atriale Extrasystole. Bei den drei ersten Zyklen der Tachykardie beschränkt sich der Reentry-Mechanismus auf die AV-Region. Durch Wiederherstellen der antegraden Leitfähigkeit der akzessorischen Bahn wird diese in den Reentry-Weg einbezogen (s. Leiterdiagramm), und die Tachykardiefrequenz beschleunigt sich sprunghaft auf 250/min

diese Bahn, jedesmal dann, wenn die Leitung unterhalb des His-Bündels blockiert wurde und offensichtlich die akzessorische Bahn durch Fehlen von verborgener Leitung leitfähig wurde. Die Herzfrequenz stieg dann sprunghaft auf 250/min an, und der Patient bekam eine Syknope (Abb. 10). Eine notwendige chirurgische Intervention wurde von den Eltern abgelehnt. Unter einer antiarrhythmischen Therapie mit Ajmalin, das im akuten Versuch durch zusätzliche negativ inotrope Wirkung und Vasodilatation die Auswirkung der Tachykardie verschlimmerte, starb der Patient an einem plötzlichen Herztod ein halbes Jahr nach der elektrophysiologischen Untersuchung.

Während bei Patienten, bei denen die Leitungskapazität und die Refraktäritätsverhältnisse in anterograder Richtung für die Auswirkung der Tachykardie verantwortlich sind, das Verschwinden der Präexzitation im Oberflächen-EKG bereits ein deutlicher Hinweis für den Erfolg einer antiarrhythmischen Therapie ist, ist das bei Patienten, bei denen die akzessorische Bahn retrograd durchlaufen wird, nicht der Fall. Akzessorische Bahnen zeichnen sich durch unterschiedliche Leitfähigkeit in anterograder und retrograder Richtung aus [7] und Antiarrhythmika wirken stets zuerst in Richtung der schon behinderten Leitung. Das bedeutet, die Richtung mit

Tabelle 2. Tabellarische Übersicht über 5 von 117 Patienten mit Präexzitationssyndromen und Arrhythmien, bei denen eine absolute Indikation zur chirurgischen Therapie bestand

Patient	Art der Präexzitation	Art der Arrhythmie	Dominierende klin. Merkmale	chirurgische Maßnahmen	Herzerkrankung	Ergebnis
K. Ch. 53 ♂	WPW-Typ B	Reentry Herzfrequenz 240/min	Herzinsuffizienz	Unterbrechung der Leitungsbahn	∅	Aufhebung d. WPW
S. L. 42 ♂	WPW-Typ A	Vorhofflimmern	Synkope	Unterbrechung	∅	Aufhebung d. WPW
E. D. 47 ♀	Nodoseptale Überleitung	Vorhofflimmern	Herzinsuffizienz	Nodektomie und Schrittmacher	Mitralstenose Kommissurotomie	Schrittmacher-rhythmus
M. F. 43 ♀	WPW-Typ B	Vorhofflimmern u. Reentry	Synkope	Unterbrechung	∅	Aufhebung d. WPW
D. H. 17 ♂	WPW-Typ A	2 Arten von Reentry, Herzfrequenz 200/min	Synkope	abgelehnt	∅	†
F. M. 39 ♂	WPW-Typ B	Vorhofflimmern	Synkope	Unterbrechung	∅	Aufhebung d. WPW

der kürzesten effektiven Refraktärperiode wird am wenigsten günstig beeinflußt [14].

Gelegentlich läßt die Lokalisation der Bahn ein gezieltes chirurgisches Vorgehen nicht zu. Bei einer Patientin mit Vorhofflimmern bei Mitralstenose nach Kommissurotomie konnte das Bestehen einer paraseptalen, d. h. knotennahen Bahn wahrscheinlich gemacht werden. Diese war für eine Herzfrequenz bis 230/min bei paroxysmalem Vorhofflimmern verantwortlich, das medikamentös nicht kontrolliert werden konnte. Die chirurgische Behandlung bestand in einer Nodektomie mit Implantation eines Pacemakers. Die Patientin hat zwar jetzt Vorhofflimmern, die hämodynamischen Auswirkungen verspürt sie jedoch nicht mehr (Zusammenstellung der Patienten s. Tabelle 2).

Zunehmende Erfolge und Erfahrungen mit der chirurgischen Therapie und ein Risiko, das dem der operativen Korrektur eines ASD gleicht [4], lassen die Indikationsstellung für diese Therapieform relativ erscheinen. Die Indikation hat sich jedoch so lange nur an den wiederholt bestimmten elektrophysiologischen Parametern unter Arzneitherapie zu orientieren, wie der natürliche Verlauf der Erkrankung wenig bekannt bleibt und komparative Studien über die Wertigkeit der Therapieformen fehlen. In eine solche Indikationsstellung muß auch die erhebliche psychische Belastung dieser „Anfallskranken" mit eingegeben werden. Für einen kleinen Teil der Patienten mit Präexzitationssyndromen ist die chirurgische Therapie aber sicher lebensrettend.

Literatur

1. Averill KH, Fosmoe RJ, Lamb LE (1960) Electrocardiographic findings in 67 375 subjects. IV. Wolff-Parkinson-White syndrome. Amer J Cardiol 6:108
2. Denes P, Cummings JM, Simpson R, Wu D, Amat-y-Leon F, Dhingra R, Rosen KM (1978) Effects of propranolol on anomalous pathway refractoriness and circus movement tachycardias in patients with preexcitation. Am J Cardiol 41:1061
3. Fuente DB de la, Sasyniuk B, Moe GK (1971) Conduction through a narrow isthmus in isolated canine atrial tissue. A model of the WPW syndrome. Circulation 44:803
4. Gallagher JJ, Gilbert M, Svenson RH, Sealy WC, Kasell J, Wallace AG (1975) Wolff-Parkinson-White Syndrome. The problem, evaluation, and surgical correction. Circulation 51:767
5. Neuss H (1973) Befunde der His-Bündel-Elektrographie bei Präexzitationssyndromen. In: Haan D, Runge M (Hrsg) Aktueller Stand der Pathophysiologie, Diagnostik und Therapie von Herzrhythmusstörungen. Medizinisch Literarische Verlagsgesellschaft, Uelzen, S 111
6. Neuss H, Spies HF, Schlepper M (1977) Herzfrequenz und Refraktärverhalten akzessorischer Leitungsbahnen. Z. Kardiol 66:231
7. Neuss H, Schlepper M, Spies HF (1975) Heterodromia in accessory A-V connections. Basic Res Cardiol 70:364
8. Rosen KM, Barwolf C, Ehsani A, Rahimtoola SH (1972) Effects of lidocaine and propranolol on the normal and anomalous pathways in patients with preexcitation. Am J Cardiol 30:801

9. Rosenbaum MB, Chiale PA, Ryba D, Elizari MV (1974) Control of tachyarrhythmias associated with Wolff-Parkinson-White syndrome by Amiodarone hydrochloride. Am J Cardiol 34:215
10. Schlepper M (1977) Verapamil. In: Bayés A, Cosin J (Hrsg) Diagnostico y tratamiento de las arritmias cardiacas. Symposion in Barcelona vom 5.–8. Oktober 1977
11. Sealy WC, Gallagher JJ (1980) Surgical treatment of left free wall anomalous AV pathways (Kent Bundles). VIIIth European congress of cardiology. Abstr 0479
12. Spurrell RAJ, Krikler DM, Sowton E (1974) Effects of verapamil on electrophysiological properties of anomalous atrioventricular connexion in Wolff-Parkinson-White syndrome. Br Heart J 36:256
13. Wellens HJJ, Durrer D (1974) Wolff-Parkinson-White syndrome and atrial fibrillation. Am J Cardiol 34:777
14. Wellens HJJ, Bär FG, Gorgels AP (1978) Effect of drugs in WPW-syndrome. Importance of initial length of effective refractory period of accessory pathway. Am J Cardiol 41:372

Chirurgische Therapie ventrikulärer Arrhythmien

H. Klein, G. Frank, R. B. Karp, P. R. Lichtlen und A. L. Waldo

Etwa 80% aller Patienten mit komplexen ventrikulären Arrhythmien oder rezidivierenden Kammertachykardien haben eine koronare Herzkrankheit und in deren Folge akinetische oder dyskinetische Ventrikel. Zweifellos sind in den letzten Jahren durch die Anwendung elektrophysiologischer Techniken und die Entwicklung neuer antiarrhythmisch wirksamer Pharmaka die Diagnostik und Behandlung dieser komplexen ventrikulären Arrhythmien verbessert worden. Dennoch bleibt ein Teil dieser Arrhythmien medikamentös schlecht oder gar nicht therapierbar.

In Anbetracht der schlechten Prognose der medikamentös therapierefraktären Kammertachykardien [36] stellt die chirurgische Therapie bei diesen Patienten eine mögliche Alternative dar. Das Ziel der chirurgischen Behandlung ist die indirekte oder direkte Veränderung des myokardialen Milieus, welches für die Entstehung und Erhaltung der lebensbedrohlichen Arrhythmie verantwortlich ist.

1 Indirekte chirurgische Methoden

Unter der indirekten Methode der chirurgischen Therapie versteht man die Sympathektomie, die aortokoronare Bypasschirurgie und die Aneurysmektomie mit oder ohne zusätzlichen Koronarbypass. Auf die dorsale Sympathektomie als Methode zur Prävention ventrikulärer Rhythmusstörungen soll hier nicht näher eingegangen werden, da bisher nur wenige Berichte mit kleinen Fallzahlen vorliegen [30], die Rolle des sympathischen Nervensystems bei der Entstehung rezidivierender Kammertachykardien noch ungenügend experimentell untermauert ist und diese Methode auch weitgehend verlassen wurde.

Ob die Beseitigung einer Ischämie durch Anlegen eines Bypass-grafts ohne zusätzliche Resektion eines abnorm kontrahierenden Wandareals zu einer permanenten Suppression rezidivierender Kammertachykardien führt, muß bisher als fragwürdig bezeichnet werden. Zwar gibt die Duke-Gruppe eine Erfolgsquote von 73% an [30], andere Autoren berichten jedoch über weniger gute Ergebnisse [3, 36].

Dr. H. Klein, Dr. G. Frank, Prof. Dr. P. R. Lichtlen, Medizinische Hochschule Hannover, Department für Innere Medizin, Karl-Wiechert-Allee 9, D-3000 Hannover 61
Dr. G. Frank, Medizinische Hochschule Hannover, Klinik f. Thorax-, Herz- u. Gefäßchirurgie, Karl Wiechert Allee 9, D-3000 Hannover 61
R. B. Karp, M. D., A. L. Waldo M. D., UAB, Medical Center, Division of Cardiology, Birmingham, Alabama 35 294, USA

Als Couch 1959 erstmals über eine erfolgreiche Behandlung einer rezidivierenden Kammertachykardie durch eine Aneurysmektomie berichtete, vermutete er bereits, daß der Erfolg dieser Methode durch die Entfernung eines irritablen Fokus bedingt sei [5]. Dies war reine Spekulation, denn einen elektrophysiologischen Beweis konnte er nicht antreten. Seither gilt die linksventrikuläre Aneurysmektomie als eine Indikation zur Behandlung medikamentös therapierefraktärer ventrikulärer Tachykardien. Es liegen bisher über 30 Arbeiten vor, die über eine Aneurysmaresektion mit oder ohne zusätzlichen aortokoronaren Bypass zur Behandlung rezidivierender Kammertachykardien berichten. Sehr viele sind Fallberichte und enthalten nur kleine Patientenzahlen mit ungenügend langer Nachkontrolle. Dem anfänglichen Enthusiasmus für diese Methode folgt jetzt nach Erscheinen größerer Fallzahlen mit systematischem Follow-up eine eher kritische Beurteilung der Aneurysmektomie.

In einer Übersicht faßt Sealy 1978 [30] die Ergebnisse von 68 operierten Patienten in verschiedenen Zentren zusammen. Danach sind von 68 operierten Patienten 24 direkt postoperativ oder später verstorben, 6 Patienten hatten erneut maligne ventrikuläre Arrhythmien und in 38 Fällen, das sind etwa 60%, wurde die Operation als erfolgreich beurteilt. Der Bericht der Stanford-Gruppe [3] schließt 56 Patienten mit und ohne Bypass-graft ein. 11 Patienten starben während oder kurz nach der Operation, 10 starben später. Von 35 Überlebenden hatten 4 Patienten erneut rezidivierende Kammertachykardien. 15 Patienten waren frei von Arrhythmien und 20 bedurften weiter der antiarrhythmischen Behandlung wegen ventrikulärer Extrasystolie. In einer Untersuchung des Montreal Heart Institute [29] wurde über 10 Patienten berichtet, die wegen therapierefraktärer Arrhythmien operiert wurden. 2 Patienten verstarben plötzlich, in 8 Fällen wurden postoperativ komplexe ventrikuläre Arrhythmien festgestellt. In einer weiteren Studie aus Kanada [36] wurde über 25 Patienten mit therapierefraktären ventrikulären Arrhythmien nach Myokardinfarkt berichtet. Während 9 Patienten medikamentös behandelt wurden, erfolge eine Aneurysmektomie bei 13 Patienten, bei 3 Patienten wurde ausschließlich ein aortokoronarer Venenbypass angelegt. Von den operierten Patienten verstarben 5 direkt nach der Operation, 5 Patienten benötigten weiter Antiarrhythmika; Kammertachykardien traten jedoch nicht mehr auf. Von den 9 nichtoperierten Patienten starben alle, entweder noch im Hospital oder innerhalb der nächsten 2 Monate nach Krankenhausentlassung.

In unserem Krankengut der Medizinischen Hochschule Hannover (Tabelle 1) wurden von insgesamt 140 Aneurysmaresektionen 14 Patienten primär wegen medikamentös nicht zu beherrschender maligner ventrikulärer Arrhythmien operiert. 4 Patienten verstarben innerhalb der ersten 3 Wochen nach der Operation an nicht beherrschbaren Arrhythmien. Von den 10 Patienten, die nachuntersucht wurden, hatten 2 Patienten erneut rezidivierende Kammertachykardien und benötigten wieder Elektrokonversionen. Einer dieser Patienten starb nach 3 Jahren am Sekundenherztod. 3 Patienten zeigten komplexe ventrikuläre Arrhythmien und 2 lediglich vereinzelte ventrikuläre Extrasystolen im Langzeit-EKG. 3 Patienten waren

Tabelle 1. Ergebnisse der Aneurysmektomie wegen medikamentös therapierefraktärer Kammertachykardien (VT) bei 14 Patienten. (VF = Kammerflimmern; VAR = ventrikuläre Arrhythmien; SCD = plötzlicher Herztod)

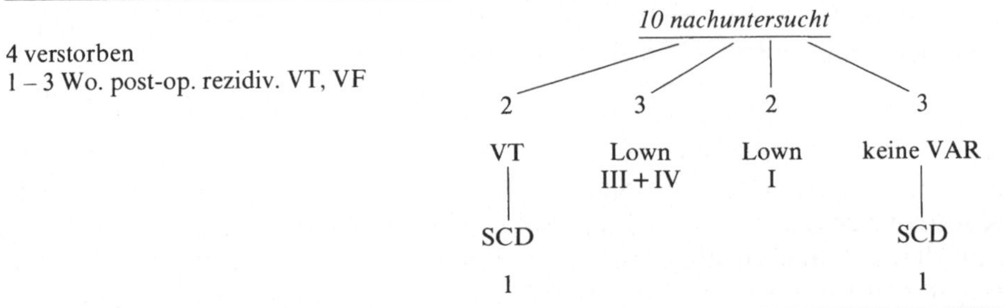

postoperativ frei von jeglichen ventrikulären Rhythmusstörungen. Von diesen allerdings starb jedoch einer 2 Jahre postoperativ ebenfalls unter den Zeichen des Sekundenherztodes.

2 Direkte chirurgische Therapie

Die Verbesserung elektrophysiologischer Untersuchungstechniken, besonders die Möglichkeit, Kammertachykardien mit Hilfe der programmierten Stimulation auslösen und terminieren zu können [38] und die Erfolge bei der operativen Durchtrennung eines akzessorischen Bündels beim Präexzitationssyndrom, hat die chirurgische Therapie ventrikulärer Arrhythmien in eine neue Phase gebracht.

Unter der direkten chirurgischen Therapie versteht man eine durch epikardiales oder endokardiales Mapping geleitete spezielle chirurgische Intervention mit dem Ziel, den Teil des geschädigten Myokards, der für die Entstehung der Tachykardie verantwortlich ist, zu entfernen oder zu isolieren. Dabei wird nach Lokalisation der frühesten epikardialen oder endokardialen Erregung einer intraoperativ durch programmierte Stimulation ausgelösten Kammertachykardie der Ursprungsort dieser Tachykardie exzidiert [40], durch kryochirurgische Technik zerstört [4, 16], oder es kann ein angenommener Reentrymechanismus durch eine von epikardial her geführte einfache Ventrikulotomie [13] unterbrochen werden.

Besonders bei den Formen von therapierefraktären Kammertachykardien, die nicht auf dem Boden einer koronaren Herzkrankheit entstehen, hat sich die durch epikardiales Mapping geleitete chirurgische Behandlung als erfolgreich erwiesen [10, 11, 13]. Nach Fontaine et al. [13] sind dazu die idiopathischen rechts- und linksventrikulären Kammertachykardien, das Syndrom der arrhythmogenen rechtsventrikulären Dysplasie und die seltene Form der Uhl-Erkrankung zu rechnen [35]. Bei diesen Formen besteht meist eine unterschiedlich stark ausgeprägte, abnorme ventrikuläre Wandbewegung durch bindegewebigen Ersatz kontraktilen Gewebes. Durch programmierte Elektrostimulation können die Tachykardien induziert und terminiert werden. Ein besonders auffälliger elektrophysiologischer Befund bei diesen Patienten ist das Auftreten von verzögerten Potentialen, dem sog. Postexzitationsphänomen [9, 12]. Das intraoperative Mapping lokalisiert die früheste epikardiale Erregung während der Kammertachykardie und in vielen Fällen unterbricht eine transmurale Ventrikulotomie einen angenommenen Reentrymechanismus.

Die Abb. 1 u. 2 zeigen ein Beispiel einer erfolgreich behandelten Form einer rezidivierenden Kammertachykardie bei einem Patienten mit Uhl-Erkrankung. Sowohl bei stabilem Sinusrhythmus als auch während der Kammertachykardie bestand ein Postexzitationsphänomen. Das epikardiale Mapping lokalisierte die früheste epikardiale Erregung im Ausflußtrakt des rechten Ventrikels. Es zeigte sich dabei, daß der Ort der frühesten epikardialen Erregung während der Tachykardie sehr nahe beim Ort der stärksten epikardialen Verzögerung liegt. Dieses kann als Hinweis für eine kreisende Erregungsausbreitung angenommen werden. Eine lange transmurale Ventrikulotomie konnte die Kammertachykardien dauerhaft unterdrücken.

Die Erfahrungen mit der kryochirurgischen Technik zur Zerstörung eines angenommenen, durch Mapping lokalisierten automatischen Fokus, sind bisher gering und auch nur in wenigen Fallberichten beschrieben worden [4, 14, 16]. Es bleibt abzuwarten, ob eine präzise Lokalisation eines ektopen Fokus mit Hilfe des Mapping zuverlässig möglich ist, damit die nur sehr umschriebene Einwirkung der Kryochirurgie erfolgreich wird.

Ihre eigentliche Bedeutung kann die elektrophysiologisch geleitete chirurgische Therapie bei medikamentös therapierefraktären Kammertachykardien jedoch nur bei den häufigen Formen maligner Arrhythmien auf dem Boden der koronaren Herzkrankheit erlangen. Gestützt durch tierex-

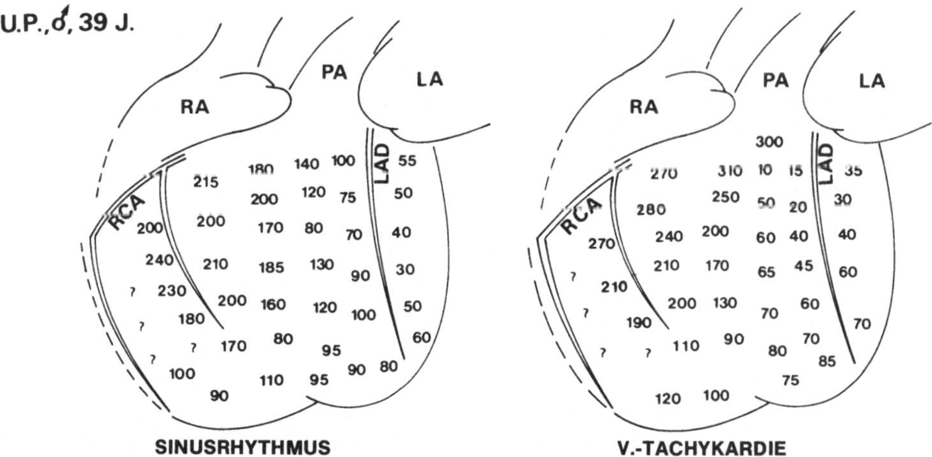

Abb. 1. Epikardiale Erregungsausbreitung (in ms nach Beginn des QRS-Komplexes) während Sinusrhythmus und bei Kammertachykardie bei einem Patienten mit Uhl-Erkrankung

perimentelle Ergebnisse [15, 21, 32] muß man annehmen, daß der Ursprung dieser Kammertachykardien subendokardial, wahrscheinlich bei den im Infarktgebiet überlebenden Purkinje-Zellen zu suchen ist. Die von Guiraudon [18] beschriebene Methode der „encircling endocardial ventriculotomy", d. h. der zirkulären, vom Endokard ausgehenden, fast transmural durchgeführten Umschneidung der endokardialen Fibrose und damit der elektri-

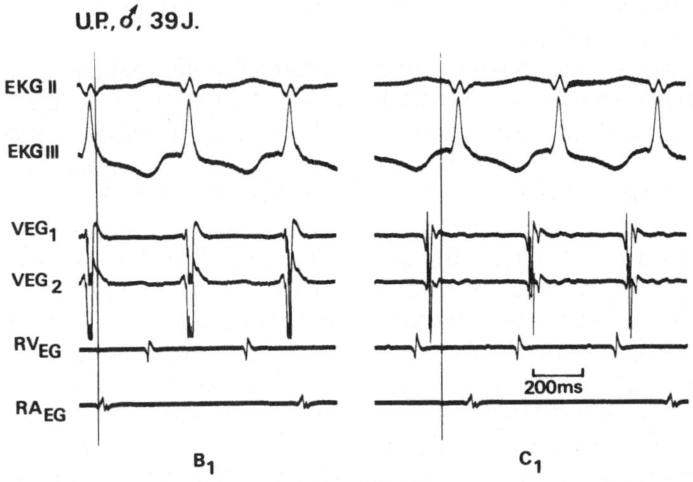

Abb. 2. Epikardiales Mapping bei Uhl-Erkrankung während Kammertachykardie. (*VEG* = ventrikuläres Elektrogramm; *RVEG* = rechtsventrikuläres Elektrogramm; *RAEG* = rechtsatriales Elektrogramm) Am Punkt B_1 liegt die früheste epikardiale Erregung, der Punkt C_1 ist der Ort der größten epikardialen Verzögerung

schen Isolation eines potentiell arrhythmogenen Bezirkes, hat ihre Bedeutung bei den Fällen, bei denen das intraoperative Mapping den Ursprung der ventrikulären Tachykardie nicht sicher identifizieren kann.

Dagegen geht die von Harken und Josephson [19, 22, 25] bisher in 30 Fällen beschriebene Methode der gezielten Resektion einer abgegrenzten subendokardialen Schicht davon aus, daß die Tachykardie intraoperativ immer induzierbar sei und daß das endokardiale Mapping den Ursprung der Tachykardie, also die früheste endokardiale Erregung, identifizieren kann.

In der eigenen Arbeitsgruppe in Birmingham (Alabama, USA) ist 1979 von 18 Patienten mit koronarer Herzkrankheit, linksventrikulären Dyskinesien und anamnestisch rezidivierenden Kammertachykardien bei 9 Patienten wegen äußerst schwer oder gar nicht medikamentös therapierbaren Kammertachykardien eine semizirkuläre, endokardiale Inzision durchgeführt worden (Tabelle 2). Dabei richtete sich die Lage und die Ausdehnung der Inzision nach dem Befund des in allen Fällen durchgeführten epikardialen und bei 8 Patienten zusätzlichen endokardialen Mappings. Bei 7 Patienten wurden außerdem zwischen einem und fünf aortokoronare Venenbypass-grafts angelegt. Bei 7 Patienten wurde ein linksventrikuläres Aneurysma entfernt und bei einem Patienten ein postinfarzieller Ventrikelseptumdefekt verschlossen. Drei Patienten verstarben innerhalb der ersten Woche nach der Operation. Zwei davon hatten eine diffuse Koronarsklerose mit extrem schlecht kontrahierendem Ventrikel (EF unter 20%). Sie starben an einem unmittelbar postoperativ durchgemachten Infarkt. Der dritte Patient verstarb 3 Tage nach einer Zweitoperation, bei der nur die endokardiale In-

Tabelle 2. Behandlung und Verlauf von Patienten mit koronarer Herzkrankheit (KHK), Dyskinesien im Angiogramm und rezidivierenden Kammertachykardien (VT). (An = Aneurysmektomie; ACVB = aortokoronarer Venenbypass; endo = endokardial)

18 Pat. KHK, Dyskinesie + VT	
8	10
VT therapierbar	VT nicht therapierbar
5 – An + ACVB	4 – An + ACVB
1 – An	3 – An
2 – ACVB	3 – ACVB
	9 – endo. Inzision
↓	↙ ↘
4 – post-op. VAR	3 verstorb. 7 ohne VT

zision durchgeführt wurde. Bei dem Ersteingriff dieses Patienten 10 Tage zuvor war lediglich eine Aneurysmaresektion durchgeführt worden. Direkt danach war es dann zu intraktablen ventrikulären Tachykardien gekommen, so daß beschlossen wurde, zusätzlich eine endokardiale Inzision durchzuführen. Von den 7 überlebenden Patienten hat bisher keiner postoperativ eine Kammertachykardie durchgemacht. Bei 3 Patienten konnte, im Gegensatz zur präoperativen, bei der postoperativen programmierten Stimulation keine Kammertachykardie mehr ausgelöst werden. Einzelne ventrikuläre Extrasystolen wurden bei 5 der 7 Patienten postoperativ nach 1–3 Monaten nachgewiesen.

Während des intraoperativen Mappings konnten wir nur bei 5 Patienten eine Kammertachykardie durch programmierte Stimulation auslösen, und nur in zwei Fällen gelang es, die früheste endokardiale Erregung während der Kammertachykardie zu lokalisieren. Bei 3 Patienten konnte das epikardiale Mapping während der Kammertachykardie keinen genügend sicheren Hinweis auf den Ursprung der Tachykardie geben. Die früheste epikardiale Erregung fand sich jeweils deutlich nach dem Beginn des QRS-Komplexes im Extremitäten-EKG. Wir waren daher gezwungen, uns auf unsere Mappingbefunde während des stabilen Sinusrhythmus zu verlassen. Bei allen 8 Patienten mit endokardialem Mapping wurde eine etwa 5–6 mm tiefe Inzision in der Gegend durchgeführt, in der die Elektrogramme eine eindeutige Fraktionierung bzw. ein Postexzitationsphänomen zeigten. Die Inzision wurde dann auch noch über diese Region hinaus etwa über ⅔ der kavitären Zirkumferenz fortgeführt. Dabei wurde versucht, die Inzision in der

Übergangszone zwischen endokardialer Fibrose und normalem Endokard zu führen. Oft war rein visuell eine scharfe Abgrenzung zwischen Endokardfibrose und unverändertem Myokard nicht möglich. In allen Fällen erfolgte eine Inzision im fibrotischen interventrikulären Septum. Bei den beiden Patienten ohne endokardiales Mapping wurde die Endokardinzision in der Region gemacht, über der das epikardiale Mapping eine Fraktionierung bzw. ein Postexzitationsphänomen aufwies.

3 Erkennung arrhythmogener Bezirke durch intraoperatives Mapping

Alle unsere Patienten, die lebensbedrohliche, medikamentös schlecht zu behandelnde Arrhythmien aufwiesen, zeigten während des epikardialen und endokardialen Mapping charakteristische Veränderungen der bipolaren ventrikulären Elektrogramme im oder am Rande des abnormen Wandareals. Es drängte sich daher die Frage auf, ob mit Hilfe des intraoperativen Mappings ein arrhythmogener Bezirk identifiziert werden kann, und zwar auch bei solchen Patienten, die nicht ausschließlich wegen ihrer ventrikulären Arrhythmie operiert werden.

Wir haben bisher bei 40 Patienten mit abnorm kontrahierendem Ventrikel, die sich einer aortokoronaren Bypassoperation oder einer Aneurysmaresektion unterziehen mußten, im Mittel 6 Monate nach einem Myokardinfarkt, ein intraoperatives Mapping durchgeführt. Bei 29 Patienten zeigte das linksventrikuläre Angiogramm eine Dyskinesie oder ein Aneurysma, bei 9 eine Akinesie und bei 2 Patienten bestand eine ausgeprägte Hypokinesie. 22 der untersuchten Patienten hatten präoperativ ventrikuläre Arrhythmien. Davon hatten 18 ein oder mehrere Episoden von Kammertachykardien und 4 zeigten gehäufte ventrikuläre Extrasystolen im Langzeit-EKG bzw. während des präoperativen Monitorings. Bei 18 Patienten wurden keinerlei ventrikuläre Rhythmusstörungen dokumentiert. Bei allen Untersuchten wurde ein epikardiales Mapping, bei 10 zusätzlich ein endokardiales

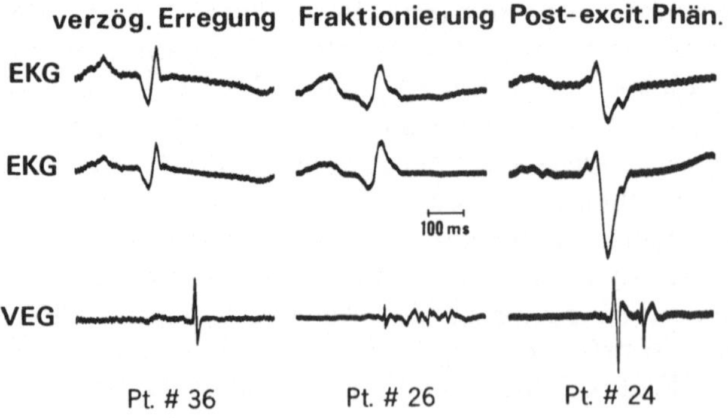

Abb. 3. Drei bipolare Elektrogramme (*VEG*) bei Sinusrhythmus von Patienten mit ventrikulären Arrhythmien

Mapping mit einer elektrophysiologischen Standardtechnik durchgeführt. Bipolare Elektrogramme wurden von mindestens 40 epikardialen Punkten des linken und der Vorderwand des rechten Ventrikels aufgezeichnet. Vom linksventrikulären Endokard wurden etwa 20 Elektrogramme registriert. Das Mapping erfolgte im stabilen Sinusrhythmus, die Elektrogramme wurden gefiltert zwischen 12 und 500 Hz.

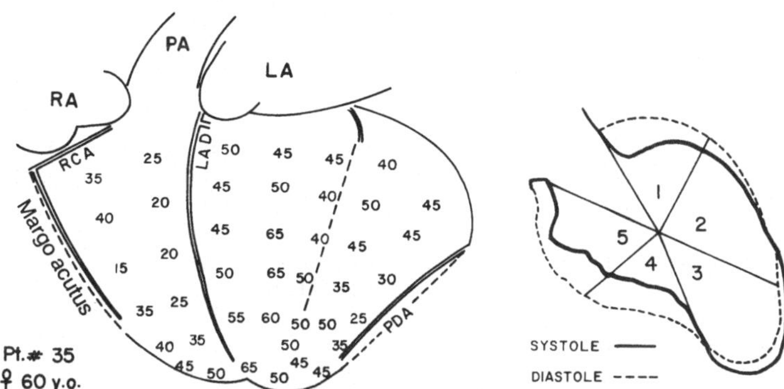

Abb. 4. Epikardiale Erregungsausbreitung (in ms nach QRS-Beginn) bei einem Patienten mit apikalem Aneurysma (*links*). Systolische und diastolische Ventrikelkontur im LV-Angiogramm (*rechts*) (*PDA* = Ramus descendens posterior)

Als eine lokal verzögerte Erregung definierten wir ein bipolares Elektrogramm, das 100 ms oder mehr nach Beginn des QRS-Komplexes im Standard-Extremitäten-EKG registriert wurde (Abb. 3). Als Fraktionierung bezeichneten wir Elektrogramme, die keine einzelne scharfe Deflexion zeigten, sondern aufgesplittert waren in viele kleine multiphasische Potentiale über eine Zeitdauer von mindestens 100 ms (Abb. 3). Von einem Postexzitationsphänomen sprechen wir, wenn über einem Areal zwei scharf von einander getrennte Deflexionen mit einem Zeitabstand von mindestens 50 ms zwischen den beiden Deflexionen registriert werden.

Es zeigte sich nun, daß Ventrikel mit Dys- oder Akinesien durchaus völlig verschiedene epikardiale Erregungsausbreitungsmuster haben können. So wies ein Teil der Patienten trotz hochgradig eingeschränkter Ventrikelkontraktion eine völlig ungestörte epikardiale Erregungsausbreitung auf (Abb. 4), während andere Ventrikel an manchen Stellen eine ganz erheblich verzögerte Erregungsausbreitung mit einer lokalen Verspätung von 150 ms und mehr zeigten (Abb. 5). 21 von 22 Patienten mit dokumentierten ventrikulären Arrhythmien hatten eine lokale Verzögerung ihrer epikardialen Erregungsausbreitung. Dagegen zeigten nur 2 Patienten eine lokale Verzögerung, bei denen keine Arrhythmien nachgewiesen wurden. Eine Fraktionierung wurde bei allen Patienten mit ventrikulären Rhythmusstörungen gefunden und nur einmal bei einem Patienten ohne nachweisbare Arrhythmie. Ein Postexzitationsphänomen wurde 13mal gefunden, und zwar bei 12 Patienten mit Kammertachykardien und einmal bei dem Patienten ohne Arrhythmien, bei dem auch eine Fraktionierung der Elektrogramme beobachtet wurde (Tabelle 3). Es zeigt sich also, daß Patienten mit

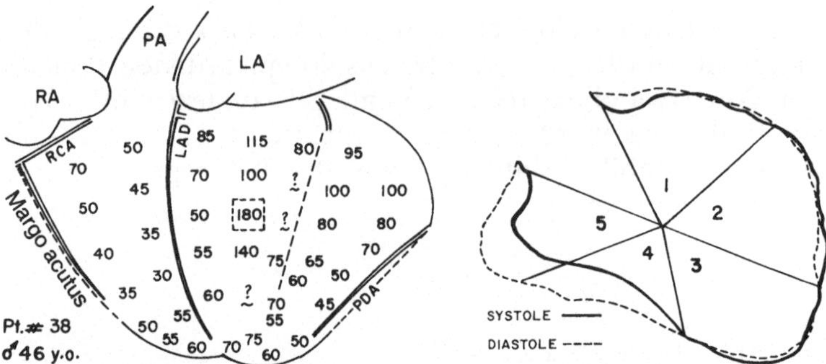

Abb. 5. Epikardiale Erregungsausbreitung (in ms nach QRS-Beginn) bei einem Patienten mit anteriorer Dyskinesie (*links*). Systolische und diastolische Ventrikelkontur im LV-Angiogramm (*rechts*). (*?* = keine ausmeßbaren Elektrogramme; *PDA* = Ramus descendens posterior)

Tabelle 3. Ergebnisse des intraoperativen Mappings bei Patienten mit koronarer Herzkrankheit und abnormer Ventrikelkontraktion bei 40 Patienten (VAR = ventrikuläre Arrhythmien)

	VAR (22)	Keine VAR (18)
Verzög. Erregung (> 100 ms)	21	2
Fraktionierung	22	1
Post.-exzit. Phänomen	12	1

komplexen ventrikulären Arrhythmien sehr häufig eine lokale epikardiale Erregungsverzögerung sowie eine Fraktionierung der Elektrogramme und ein Postexzitationsphänomen aufweisen. Diese charakteristischen elektrophysiologischen Veränderungen werden bei Patienten ohne ventrikuläre Arrhythmien äußerst selten bemerkt.

4 Diskussion

Obwohl der Wert einer linksventrikulären Aneurysmektomie bei therapierefraktärer ventrikulärer Arrhythmie wegen zu niedriger Erfolgsquote – man kann etwa 50–60% erfolgreiche Aneurysmektomien annehmen [3, 27] – angezweifelt werden kann, muß man dagegen die äußerst schlechte Prognose bei den rein medikamentös behandelten Fällen berücksichtigen [28, 36]. Es entstehen dabei außerdem zwei Fragen, nämlich die nach den Kriterien der Erfolgsbeurteilung und nach der Therapierefraktärität.

Wenn man die Überlebensrate der rein medikamentösen Behandlung der Aneurysmektomie gegenüberstellt [36], so stellt sich die chirurgische Therapie als eindeutig überlegen dar, und zwar auch dann, wenn man berücksichtigt, daß die Aneurysmektomie innerhalb der ersten 4 Wochen nach dem Infarktgeschehen mit einer besonders hohen Operationsmortalität verbunden ist [3]. Einigkeit scheint darüber zu bestehen, daß die Kombination einer Aneurysmektomie mit einer aortokoronaren Bypassoperation günstigere Ergebnisse zeigt als die Bypassoperation oder die Aneurysmektomie allein [3]. Nimmt man dagegen die vollständige Beseitigung der Kammertachykardien bzw. der ventrikulären Extrasystolen als Kriterium, so kann festgestellt werden, daß auch nach der Aneurysmektomie die ventrikulären Rhythmusstörungen häufig persistieren [3, 27]. Selbst wenn die Arrhythmien postoperativ asymptomatisch sind oder besser medikamentös behandelbar gefunden werden, bleibt doch die Gefahr des plötzlichen Herztodes bestehen. Man ist erstaunt, daß auch bei der direkten, d. h. der elektrophysiologisch geleiteten Therapie [22, 25] postoperativ ventrikuläre Arrhythmien gefunden wurden. Das läßt allerdings Zweifel an der Richtigkeit der Aussage aufkommen, daß eine gezielte Beseitigung eines verantwortlichen Fokus stattgefunden hat.

Ist die Aneurysmektomie nur indiziert bei medikamentös therapierefraktärer Arrhythmie? Die Frage, was als eine wirkliche Therapierefraktärität anzusprechen ist, blieb bisher offen und wird von verschiedenen Autoren unterschiedlich beantwortet. Josephson et al. verwenden sehr hohe Antiarrhythmikadosen [25], und man muß sich fragen, ob bei meist äußerst stark eingeschränkter Ventrikelfunktion derart hohe Antiarrhythmikagaben überhaupt zu empfehlen sind.

Die direkte chirurgische Therapie basiert auf den tierexperimentellen Untersuchungen im akuten und chronischen Infarktstadium [2, 6–8, 17, 20, 21, 23, 24, 32, 37, 39]. Über den eigentlichen Mechanismus der rezidivierenden Kammertachykardien oder des Kammerflimmerns, insbesondere bei der koronaren Herzkrankheit, besteht weiterhin Unklarheit. In dem abnorm kontrahierenden Areal finden sich geschädigte Zellen, die den Infarkt überlebt haben und die die Fähigkeit zu spontaner abnormer Impulsbildung [33] und verlangsamter Impulsleitung [39] haben und die wahrscheinlich untereinander auch erheblich unterschiedliche Refraktärzeiten aufweisen. Welcher theoretische Mechanismus für die Tachykardie letztlich verantwortlich ist, ob Reentry [23] oder automatischer Fokus, ist für die chirurgische Therapie unbedeutend. Die von Guiraudon [18] konzipierte „encircling endocardial incision" führt zu einer kompletten elektrischen Isolation des kritischen arrhythmogenen Gewebes und nimmt damit wahrscheinlich eine größere myokardiale Schädigung in Kauf. Die von Josephson propagierte Technik der subendokardialen Endokardexzision [25] ist zwar eine mehr gezielte Technik zur Beseitigung eines Tachykardieursprungs, setzt aber voraus, daß die Tachykardie intraoperativ induziert und daß mit Hilfe des endokardialen Mapping die früheste endokardiale Erregung bei stabiler Kammertachykardie exakt lokalisiert werden kann. Dies ist eine Voraussetzung, die nach unseren Erfahrungen durchaus nicht immer gegeben ist. Es besteht Einigkeit darüber, daß bei Patienten mit ventrikulären Arrhythmien auf dem Boden einer koronaren Herzerkrankung das epikardiale Mapping seine Grenzen und Unsicherheiten hat [34] und daß das endokardiale Mapping für die chirurgische Therapie hilfreicher ist.

Das von Kaiser und Waldo in die chirurgische Therapie eingeführte epikardiale Mapping [26] erweist sich heute für die direkte chirurgische

Therapie der Arrhythmien als äußerst wichtig. Wir sind in der Lage, mit Hilfe der unipolaren und bipolaren Ableitungen Gebiete mit normalem Myokard abzugrenzen von vollständig narbigem und ischämischem Gewebe. Die von uns benutzten elektrophysiologischen Kriterien zur Identifikation eines arrhythmogenen Gewebes, nämlich die verzögerte Erregungsausbreitung, die Fraktionierung und das Postexzitationsphänomen sind experimentell und klinisch bereits vorher beschrieben worden [2, 6, 12, 20, 24, 37]. Unsere Befunde lassen den Schluß zu, daß Patienten mit rezidivierenden Kammertachykardien, insbesondere wenn ein Ventrikelaneurysma besteht, ein identifizierbares abnormes anatomisches und elektrophysiologisches Substrat aufweisen, welches bei Patienten ohne Kammerarrhythmien nicht oder äußerst selten gefunden wird.

Da einerseits eine Beziehung besteht zwischen der Inzidenz komplexer ventrikulärer Arrhythmien und dem Ausmaß der abnormen ventrikulären Wandbewegung [1] und andererseits ein potentiell gefährlicher arrhythmogener Bezirk in diesen Ventrikeln identifiziert werden kann, erhebt sich die Frage, ob bei Patienten, die nicht primär wegen ihrer Arrhythmien operiert werden, eine Resektion oder Ausschaltung dieses arrhythmogenen Bezirkes – auch prophylaktisch – sinnvoll wäre.

Damit scheint die von Sealy [31] ausgedrückte Meinung, daß die direkte chirurgische Behandlung von Arrhythmien das letzte für den Chirurgen zu betretende Gebiet der Kardiologie sei, erheblich an Bedeutung zu gewinnen.

5 Schlußfolgerung

1. Die linksventrikuläre Aneurysmektomie hat eine „klinische" Erfolgsquote von etwa 50–60%. Sie scheint die extrem schlechte Prognose bei Patienten mit medikamentös unbehandelbaren Arrhythmien deutlich zu verbessern. Das Ergebnis der Aneurysmektomie, was das Wiederauftreten der Arrhythmien betrifft, ist im Einzelfall unvorhersehbar.
2. Sowohl die „encircling endocardial incision" wie auch die gezielte, abgegrenzte subendokardiale Resektion haben die chirurgischen Behandlungsergebnisse verbessert.
3. Rezidivierende Kammertachykardien haben ein durch intraoperatives Mapping identifizierbares elektrophysiologisches Substrat. Die Identifikation eines kritischen Milieus für Arrhythmien kann dazu führen, daß bei Patienten, die nicht primär wegen ventrikulärer Arrhythmien operiert werden, prophylaktisch eine chirurgische Beseitigung oder Isolation des arrhythmogenen Bezirkes erfolgt.

Literatur

1. Bethge KP, Bethge HC, Graf A, Van den Berg E, Lichtlen PR (1977) Kammerarrhythmien bei chronisch koronarer Herzkrankheit. Z Kardiol 66:1
2. Boineau JP, Cox JL (1973) Slow ventricular activation in acute myocardial infarction: A source of reentrant premature ventricular contraction. Circulation 48:702
3. Buda AJ, Stinson EB, Harrison DC (1979) Surgery for life-threatening ventricular tachyarrhythmias. Am J Cardiol 44:1171
4. Camm J, Ward DE, Cory-Pearce R, Rees AM, Spurrell RAJ (1979) The successful cryosurgical treatment of paroxysmal ventricular tachycardia. Chest 75:621
5. Couch OA (1959) Cardiac aneurysm with ventricular tachycardia and subsequent excision of aneurysm. Circulation 20:251
6. Durrer D, van Dam RTH, Freud GE et al (1971) Reentry and ventricular arrhythmias in local ischemia and infarction of the intact dog heart. Proc Kon Nedl Akad van Wetersch, Amsterdam, C73:321
7. El Sherif N, Scherlag BJ, Lazzara R, Hope RR (1977) Reentrant arrhythmias in the late myocardial infarction. I. Conduction characteristics in the infarct zone. Circulation 55:686
8. El Sherif N, Hope RR, Scherlag BJ (1977) Reentrant ventricular arrhythmias in the late myocardial infarction period. II. Patterns of initiation and termination of reentry. Circulation 55:702
9. Fontaine G, Frank R, Vedel J, Vachon JM et al (1974) La genèse de certains trouble du rythme ventriculaire. Nouv Presse Med 3:2321
10. Fontaine G, Guiraudon G, Frank R, Vedel J, Grosgogeat Y, Cabrol C, Facquet TJ (1977) Stimulation studies in epicardial mapping in ventricular tachycardia: Study of mechanisms and selection for surgery. In: Kulbertus HE (ed) Reentrant arrhythmias. University Park Press, Baltimore, p 334
11. Fontaine G, Guiraudon G, Frank R (1978) Intramyocardial conduction defects in patients prone to chronic ventricular tachycardia I – III. In: Sandoe E, Julian DG, Bell JW (eds) Management of ventricular tachycardia – role of mexiletine. Exerpta Medica, Amsterdam Oxford, p 622
12. Fontaine G, Frank R, Gallais-Hamonno F, Allali J, Phan-Thuc H, Grosgogeat Y (1978) Electrocardiographie des potentiels tardifs du syndrome de postexcitation. Arch Mal Coeur 71:854
13. Fontaine G, Guiraudon G, Frank R, Vedel J, Grosgogeat Y, Cabrol C (1978) Modern concepts of ventricular tachycardia. The value of electrocardiological investigations and delayed potentials in ventricular tachycardia of ischemic and nonischemic etiology (31 operated cases). Eur J Cardiol 8:565
14. Fox KM, Rowland E, Bentall HH, Goodwin JF, Krikler DM (1979) Treatment of resistant non-ischemic ventricular tachycardia (Abstr). Br Heart J 42:236
15. Friedman PL, Stewart JR, Wit AL (1973) Spontaneous and induced cardiac arrhythmias in subendocardial Purkinje fibers surviving extensive myocardial infarction in dogs. Circ Res 33:612
16. Gallagher JJ, Anderson RW, Kasell J, Rice J, Pritchett ELC, Gault JH, Harrison L, Wallace AG (1978) Cryoablation of drug resistant ventricular tachycardia in a patient with a variant of scleroderma. Circulation 57:190
17. Garrey WE (1914) The nature of fibrillary contraction of the heart – Its relation to tissue mass and form. Am J Physiol 33:397
18. Guiraudon G, Fontaine G, Frank R et al (1978) Encircling endocardial ventriculotomy. A new surgical treatment for life-threatening ventricular tachycardia resistant to medical treatment following myocardial infarction. Ann Thorac Surg 26:438
19. Harken AH, Josephson ME, Horowitz LN (1979) Surgical endocardial resection for the treatment of malignant ventricular tachycardia. Ann Surg 190:456
20. Hope RR, Scherlag BJ, El Sherif N, Lazzara R (1977) Continuous concealed ventricular arrhythmias. Am J Cardiol 40:733
21. Horowitz LN, Spear JF, Moore EN (1976) Subendocardial origin of ventricular arrhythmias in twenty-four hour old experimental myocardial infarction. Circulation 53:56

22. Horowitz LN, Harken AH, Kastor JA, Josephson ME (1980) Ventricular resection guided by epicardial and endocardial mapping for treatment of recurrent ventricular tachycardia. N Engl J Med 302:589
23. Josephson ME, Horowitz LN, Farshidi A, Spielman EL, Michelson EL, Greenspan AM (1978) Sustained ventricular tachycardia: Evidence for protected localized reentry. Am J Cardiol 42:416
24. Josephson ME, Horowitz LN, Farshidi A (1978) Continuous local electrical activity. A mechanism of recurrent ventricular tachycardia. Circulation 57:659
25. Josephson ME, Harken AH, Horowitz LN (1979) Endocardial excision: A new surgical technique for the treatment of recurrent ventricular tachycardia. Circulation 60:1430
26. Kaiser GA, Waldo AL, Harris PD, Bowman FO Jr, Hoffman BF, Malm JR (1969) New methods to delineate myocardial damage at surgery. Circulation [Suppl 1] 39/40:83
27. Klein H, Bethge KP, Frank G, Borst HG, Lichtlen PR (1979) Das Verhalten ventrikulärer Arrhythmien nach Aneurysmektomie. Z Kardiol 68:10
28. Moran JM, Talano JF, Euler D, Moran JF, Montoya A, Pijarre R (1977) Refractory ventricular arrhythmia: The role of intraoperative electrophysiological study. Surgery 82:809
29. Sami M, Chaitman B, Bourassa MG, Charpin D, Chabot M (1978) Long term follow-up of aneurysmectomy for recurrent ventricular tachycardia or fibrillation. Am Heart J 96:303
30. Sealy WC, Newland Oldham H (1978) Surgical treatment of malignant ventricular arrhythmias by sympathectomy, coronary artery graft and heart wall resection. In: Kelly DT (ed) Advances in the management of arrhythmias. Australia Telectronics, p 218
31. Sealy WC (1979) Direct surgical treatment of arrhythmias: The last frontier in surgical cardiology. Chest 75:536
32. Spear JF, Michelson EL, Spielman SR, Moore EN (1977) The origin of ventricular arrhythmias 24 hours following experimental anterior septal coronary artery occlusion. Circulation 55:844
33. Spear JF, Horowitz LN, Hodess AB, MacVaugh III H, Moore EN (1979) Cellular electrophysiology of human myocardial infarction. 1. Abnormalities of cellular activation. Circulation 59:247
34. Spielman SR, Michelson EC, Horowitz LN, Spear JF, Moore EN (1978) The limitations of epicardial mapping as a guide to surgical therapy of ventricular tachycardia. Circulation 57:666
35. Uhl HS (1952) A previously undescribed congenital malformation of the heart: Almost total absence of myocardium of the right ventricle. Bull Johns Hopkins Hosp 91:197
36. Wald RW, Waxman MB, Corey PN, Gunstensen J, Goldman BS (1979) Management of intractable ventricular tachyarrhythmias after myocardial infarction. Am J Cardiol 44:329
37. Waldo AL, Kaiser GA (1973) A study of ventricular arrhythmias associated with acute myocardial infarction in the canine heart. Circulation 47:1222
38. Wellens HJJ (1978) Value and limitations of programmed electrical stimulation of the heart in the study and treatment of tachycardias. Circulation 57:845
39. Wit AL, Cranefield PF, Hoffman BF (1972) Slow conduction and reentry in the ventricular conducting system II. Circ Res 30:11
40. Wittig JH, Boineau JP (1975) Surgical treatment of ventricular arrhythmia using epicardial, transmural and endocardial mapping. Ann Thorac Surg 20:117

Zirkuläre endokardiale Ventrikulotomie – Derzeitige Ergebnisse

G. Guiraudon, G. Fontaine, R. Frank, J. Barra, Y. Grosgogeat
und C. Cabrol

Die zirkuläre endokardiale Ventrikulotomie (ZEV) wird eingesetzt zur chirurgischen Behandlung chronischer ventrikulärer Tachykardien (VT), die nach einem Myokardinfarkt (MI) auftreten. Diese Technik basiert auf der pathophysiologischen Bedeutung einer Infarktnarbe. Die Läsionen eines Myokardinfarktes bieten 3 bemerkenswerte Beobachtungen [19]: Die Myokardnekrose ist maximal im Zentrum des Infarktareals. Diese Zone fibrosiert und wird dünnwandig. Ein Mapping der ventrikulären Erregung zeigt keine elektrische Aktivität über dieser Zone, so daß sie keine Rolle für die Genese der Arrhythmien spielen kann. Um die zentrale Nekrosezone ist die Grenzzone gelegen, deren Verlauf schwierig auszumachen ist. Die Grenzzone besteht aus ischämischem und normalem Myokard sowie Fibrose. Die ischämischen Läsionen sind im wesentlichen in den subendokardialen Schichten lokalisiert. Eine Endokardfibrose entwickelt sich im Bereich des gesamten Infarktareals. Die Ausdehnungen eines pathologischen Areals können daher durch endokavitäre Exploration lokalisiert werden. Die Grenze der Endokardfibrose entspricht der maximalen Ausdehnung der Läsionen.

Mappinguntersuchungen der ventrikulären Erregung zeigen eine langsame Erregungsleitung und verzögerte Potentiale über der Grenzzone [1, 4, 5]. Diese Bedingung neigt zum Auftreten von Reentry. Die Grenzzone ist das Areal, das verantwortlich für die Arrhythmien ist: ein Teil der für die ventrikuläre Tachykardie verantwortlichen Kreisbahn ist in der Grenzzone lokalisiert. Der früheste Ort der epikardialen Erregung während ventrikulärer Tachykardie ist im gesunden Myokard am Rande der Grenzzone lokalisiert [5]. Der endokardiale Ursprung der ventrikulären Tachykardie liegt innerhalb der Ausdehnung der Endokardfibrose [11]. Eine tiefe Ventrikulotomie, die entlang der Ausdehnung der Endokardfibrose vorgenommen wird, verhindert, daß es zu Rückfällen von ventrikulärer Tachykardie kommt. Die ZEV wird an einer ganz bestimmten Stelle vorgenommen. Sie unterbricht die Bahnen der kreisenden Erregung oder isoliert die gesamte arrhythmogene Narbe, so daß die abnormen elektrischen Aktivitäten nicht mehr das normale Myokard erreichen können.

Prof. Dr. G. Guiraudon, J. Barra, M.D., Prof. Dr. C. Cabrol, Prof. Dr. Y. Grosgogeat, Service de Chirurgie Cardiovasculaire, Groupe Hospitalier Pitié-Salpêtrière, 47 et 83 Boulevard de l'Hôpital, F-75634 Paris-Cedex
G. Fontaine, M.D., R. Frank, M.D., Hôpital Jean Rostand, Sce Cardiologie, 38–41, Rue Jean Le Galleu, F-94200 Ivry

Tabelle 1. Klinische und angiographische Daten der Patienten, die einer ZEV unterzogen wurden (LAD: Ramus descendens anterior der linken Koronararterie, RCA: rechte Koronararterie, LCA: linke Koronararterie, RAD: rechtsanteriore Dyskinesie)

Pat.-Nr.	Alter	Symptome	Infarkt-alter	EKG-Lokali-sation d. Infarktes	ST-Hebung	Relevante Koronarstenose	Ejektions-fraktion	Abnorme Wandbewegung
1	48	Synkope	1 Mo.	Ant.	V1 V5	RCA – LAD	–	Apikal
2	60	–	34 Mo.	Post.	–	RCA – LCA	0,35	Inferior
3	59	Synkope	32 Mo.	Ant.	V1 V6	LAD – LCA	0,29	Anterior
4	55	Angina	8 J.	Ant.	V1 V6	LCA	0,21	Apikal
5	40	–	mehrere Monate	Post.	D2 D3 avF	RCA	–	Antero-inferior
6	36	–	2 J.	Septum	–	LAD – RCA	0,34	Diffus (RAD)
7	60	Herzstillstand	6 Wo.	Septum	–	LAD – RCA – LCA	–	Posterior-Apikal
8	50	–	15 J.	Ant.	V2 V3	LAD	0,29	Anterior
9	66	Palpitationen	5 Mo.	Post.	–	RCA	0,36	Posterior
10	61	–	11 J.	Ant.	–	RCA	0,27	Anterior kalzif.
11	61	–	10 J.	Ant.	–	RCA	0,35	Posterior. Aneursyma fals.
12	53	–	13 J.	Ant.	–	–	–	Anterior
13	55	Angina	1 J.	Ant.-Lat.	V2 V4	LAD – LCA	0,36	Apikal
14	52	Schwindel	?	Post.	–	RCA	–	Inferior
15	57	–	8 J.	Ant.	V1 V4	LAD	–	Anterior
16	47	–	1 J.	Ant.	–	LAD (traumat.)	–	Anterior
17	43	Synkope	3 Mo.	Ant.	V2 V5	LAD	0,24	Anterior
18	61	Synkope + Herzstillstand	10 J.	Ant.	V2 V3	Linke Hauptstamm-Arterie LAD – LCA	0,46	Anterior
19	42	Synkope	6 Mo.	Ant.	–	LAD	–	Anterior
20	59	Angina	5 Mo.	Post.	–	RCA – LAD – LCA	0,28	Inferior
21	57	Schwindel	14 Mo.	Ant.	V2 V4	LAD – LCA	0,49	Anterior
22	61	–	2 J.	Inf.	–	RCA	0,43	Inferior
23	50	–	11 J.	Post.	D3 avF	RCA – LCA	0,10	Inferior

Diese pathophysiologische Bedeutung der Narbe stimmt überein mit der Tatsache, daß chronische, langanhaltende ventrikuläre Tachykardien nach Myokardinfarkt durch Stimulationstechniken auszulösen sind.

1 Patienten und Methoden

Unsere Erfahrung basiert auf einer Serie von 23 Patienten (Tabelle 1). Das mittlere Alter betrug 54 Jahre (36–66 Jahre). Wiederholte Synkopen infolge ventrikulärer Tachykardie traten bei 7 Patienten auf. Alle Patienten hatten einen Myokardinfarkt durchgemacht.

Serielle Oberflächenelektrogramme (EKG) ergaben den Nachweis eines Myokardinfarktes. Bei 11 Patienten wies das EKG eine persistierende ST-Hebung auf. 8 Patienten hatten einen Hinterwandinfarkt, 13 einen Vorderwandinfarkt und 2 einen Septuminfarkt. Die Koronararteriographie ergab Koronararterienstenosen von mehr als 70% in zumindest einer größeren Arterie bei 22 Patienten. Ein Patient wies keine signifikanten Koronararterienstenosen auf. 12 Patienten hatten eine Eingefäßerkrankung, 7 Patienten eine Zweigefäßerkrankung, 2 Patienten eine Dreigefäßerkrankung und ein Patient eine Hauptstammstenose der linken Koronararterie.

Eine linksventrikuläre Angiographie wurde in einer Ebene in schräger, rechtsanteriorer Projektion vorgenommen. Ein linksventrikuläres Aneurysma wurde angenommen, wenn ein umschriebenes Areal akinetischen oder dyskinetischen Myokards vorhanden war. Es bestand eine ausgezeichnete Übereinstimmung zwischen dem Ort des vorangegangenen Infarktes im EKG und der Lokalisation des Aneurysmas.

Die Zeit zwischen Myokardinfarkt und erstem Anfall von ventrikulärer Tachykardie reichte von 1 Monat bis zu 15 Jahren.

Die Indikation zum chirurgischen Eingriff basierte auf dem Versagen oder schwerwiegenden Nebenwirkungen der medikamentösen Therapie. Gewöhnlich wurde vor der Operation, wenn möglich, ein letzter medikamentöser Therapieversuch mit Amiodarone und Aprindin vorgenommen.

2 Operationstechnik

Der Zugang zum Herzen erfolgt über eine mediane Sternotomie. Das Herz wird sorgfältig inspiziert, jedoch kann die Ausdehnung der ischämischen Region nicht vom Epikard aus ausgemacht werden: Ein Mapping der epikardialen Erregung wird routinemäßig während Sinusrhythmus durchgeführt. Das epikardiale Mapping bestimmt die Zonen langsamer Erregungsleitung und von Potentialen niedriger Amplitude. Ein epikardiales Mapping während ausgelöster ventrikulärer Tachykardie kann zu einer schweren hämodynamischen Verschlechterung führen und muß unter dem Schutz des normothermen kardiopulmonalen Bypasses vorgenommen werden.

Nach Eröffnen des linken Ventrikels durch die dünnwandige fibrotische Zone kann das Cavum des linken Ventrikels vollständig inspiziert werden. Die Endokardfibrose, deren Grenzen der maximalen Ausdehnung der ischämischen Läsionen entsprechen, kann die freie Wand des linken Ventrikels, das Septum, die Papillarmuskeln oder eine Kombination dieser Areale einbeziehen. Die zirkuläre endokardiale Ventrikulotomie folgt dem Rand der Endokardfibrose.

Im Bereich der freien Wand des Ventrikels durchtrennt die Ventrikulotomie nahezu das gesamte Myokard, wobei jedoch Epikard und Koronargefäße verschont bleiben. Im Bereich des Septums ist die Ventrikulotomie tief, nahezu transmural. Die Beziehung der ZEV zu den Koronargefäßen, den Papillarmuskeln und dem Septum ist wie folgt: Die Koronargefäße werden von der ZEV nicht in Mitleidenschaft gezogen. Die umkreisende endokardiale Ventrikulotomie spart die Koronargefäße und ihre senkrechten penetrierenden Äste aus.

Die ZEV kann einen Papillarmuskel einschließen, ohne seine Funktion zu beeinträchtigen. Bei 8 Hinterwandnarben wurden 7 posteriore Papillarmuskeln angegangen und 2 Papillarmuskeln bei 13 anterioren Narben. Nach dem chirurgischen Eingriff wurde keine Mitralklappendysfunktion beobachtet.

Das Septum war bei 22 der 23 Patienten betroffen. Da die Dicke des Septums nicht exakt gemessen werden kann, wird die quasi transmurale Ventrikulotomie stufenweise vorgenommen. An einigen Stellen ist sie transmural. Die Tiefe dieser Stellen erlaubt es, die Tiefe der Ventrikulotomie zu bestimmen.

Die ZEV erreicht ihr Ziel damit, daß eine bindegewebige Narbenbarriere um das erkrankte Myokard geschaffen wird.

3 Ergebnisse (Tabelle 2)

Zwei Patienten starben perioperativ, einer während der Operation (er kam nicht von der Herz-Lungen-Maschine ab). Der andere Patient verstarb nach Entlassung am 11. postoperativen Tag infolge einer Hypokaliämie.

Zwei weitere Patienten verstarben während der längerfristigen Nachbeobachtungsdauer. Einer verstarb infolge einer Pneumonie, der andere infolge eines erneuten Myokardinfarktes. Keiner dieser Todesfälle stand in Zusammenhang mit dem erneuten Auftreten von ventrikulären Tachykardien.

Ein früher Rückfall von ventrikulärer Tachykardie wurde nach chirurgischem Eingriff beobachtet. Dieser Patient wies einen Hinterwandinfarkt auf mit Beteiligung des rechten Ventrikels. Das epikardiale Mapping und die Konfiguration der ventrikulären Tachykardie ließ vermuten, daß die rechtsventrikuläre Narbe für den Rückfall verantwortlich gewesen sein könnte.

Zwei späte Rückfälle wurden beobachtet nach 6 Monaten bzw. mehr als 9 Jahren. Vor dem chirurgischen Eingriff wiesen diese Patienten zumindest

Tabelle 2. Operative Verfahren und Ergebnisse; zirkuläre endokardiale Ventrikulotomie (RCA: Rechte Koronararterie, LAD: Ramus descendens anterior der linken Koronararterie, LCA: linke Koronararterie, E: Erfolg, VT: ventrikuläre Tachykardie, HI: Herzinsuffizienz, PM = Schrittmacher)

Pat.-Nr.	Vorder-wand	Hinter-wand	Septum	Papillar-muskel	Aorto-koronarer Bypass	Ergebnisse Früh	Spät	Verlaufs-periode
1	+	+	+	0	RCA	E	E (HI)	54 Mo.
2	0	+	+	Post.	–	E	Rückfall nach 3 J. (PM + Medikamente)	46 Mo.
3	+	+	+	0	–	E	Verstorben inf. Pneumonie (HI ?)	2 Mo.
4	+	+	+	0	–	E	E	39 Mo.
5	+	+	+	0	–	E	E Verstorben inf. Reinfarktes	24 Mo.
6	+	+	+	0	–	VT	E Medikamente n. 6 Mo. abgesetzt	30 Mo.
7	+	+	+	0	–	exitus in tabula	–	–
8	+	+	+	0	–	E	Kontrolliert durch Medikamente Verstorben inf. Reinfarktes	26 Mo.
9	0	+	+	0	–	Neue Konfigurat. d. VT	Kontrolliert durch Medikamente	19 Mo.
10	+	0	+	Ant. Inf.	–	E	E	18 Mo.
11	0	+	+	Post.	–	E Verstorben (Hypokaliämie)	–	11 Tage
12	+	0	–	0	–	E	E	17 Mo.
13	+	+	+	Post.	–	E	E	17 Mo.
14	+	+	+	Post.	–	E	E	12 Mo.
15	+	+	+	0	–	E	E	12 Mo.
16	+	+	+	0	LAD	E	E	10 Mo.
17	+	0	+	0	–	E	E	7 Mo.
18	+	+	+	0	–	E	E	7 Mo.
19	+	+	+	0	–	E	E	6 Mo.
20	0	+	+	Post.	LCA	E	E	4 Mo.
21	+	+	+	0	LCA	E	E	4 Mo.
22	0	+	+	Post.	–	E	E	4 Mo.
23	0	+	0	Post.	–	E	E	3 Mo.

8 bzw. 4 verschiedene Konfigurationen der ventrikulären Tachykardie auf. Nur eine Konfiguration wurde nach dem Eingriff beobachtet. Diese Tachykardien hatten eine niedrige Frequenz, wurden hämodynamisch gut toleriert und mit Hilfe von Medikamenten gut unter Kontrolle gebracht.

4 Diskussion

4.1 Begründung des Wirkungsmechanismus der ZEV

In Hinblick auf die pathophysiologische Bedeutung der Infarktnarbe sind 3 verschiedene Konsequenzen der ZEV in Betracht zu ziehen:

- Durchgeführt zwischen der frühesten endokardialen und epikardialen Erregung, kann die ZEV die notwendige Verbindung zwischen diesen speziellen Punkten unterbrechen und somit verhindern, daß die Ventrikel durch den die Tachykardie unterhaltenden Mechanismus erregt werden.
- Die ZEV unterminiert das periphere Gewebe der Grenzzone und verhindert somit, daß ein für die Arrhythmien verantwortlicher Reentrymechanismus entsteht.
- Die durch die ZEV entstehende fibröse Narbe isoliert die gesamte Infarktnarbe, so daß die abnorme elektrische Aktivität nicht mehr die Ventrikel erreichen kann. Aufgrund von Untersuchungen der ZEV im Tierexperiment gibt es einige Hinweise, die dieses Konzept der Isolation [2] unterstützen: Nach einer ZEV ist die Leitung zwischen der ausgeschalteten Infarktnarbe und dem normalen Myokard extrem verzögert. Eine periodische elektrische Aktivität über dem ausgeschalteten Areal erreicht nicht mehr die Ventrikel.

Zusammenfassend ist zu sagen, daß jeder dieser Mechanismen teilweise wirksam sein kann. Die Wirksamkeit der ZEV ist weniger davon abhängig, wie die Ventrikulotomie durchgeführt als wo diese vorgenommen wird. Der chirurgische Eingriff muß auf den Rand der Infarktzone zielen. Die zirkuläre Ventrikulotomie unterbricht den arrhythmogenen Mechanismus um die Infarktnarbe herum, wo auch immer sein Ursprungsort liegen mag.

4.2 Aneurysmektomie

Die Wirksamkeit der Aneurysmektomie für die chirurgische Behandlung ventrikulärer Tachykardien bleibt widersprüchlich. In einer Untersuchung von Sealy und Oldman [16] wird eine Gesamterfolgsrate von 58% berichtet. In unserer Klinik wurden 22 Aneurysmektomien zur Unterbrechung sonst therapieresistenter ventrikulärer Tachykardien vorgenommen. 4 Patienten starben perioperativ. 9 Patienten hatten einen Rückfall nach dem chirurgischen Eingriff. 2 der 9 Todesfälle standen in Zusammenhang mit einem frühen Rückfall von ventrikulärer Tachykardie. Mason et al. [15]

berichteten über 56 Patienten, die mit konventioneller Technik operiert worden waren. 48 Patienten wurden einer Aneurysmektomie unterzogen, eine zusätzliche aortokoronare Bypassoperation wurde bei 32 Patienten vorgenommen. Bei 8 Patienten wurde nur eine koronare Bypassoperation durchgeführt, da zum Zeitpunkt des Eingriffes ein Aneurysma entweder nicht auszumachen oder nicht resezierbar war. Es kam zu 11 frühen Todesfällen nach dem Eingriff, 9 von ihnen aufgrund ventrikulärer Tachykardien. Darüber hinaus kam es zu 10 späten Todesfällen. 20 der 35 Überlebenden benötigten weiterhin eine antiarrhythmische Therapie.

Die meisten frühen Todesfälle kommen durch einen Arrhythmierückfall zustande; und die meisten Patienten benötigten die Fortführung der medikamentösen antiarrhythmischen Therapie. Diese Ergebnisse lassen die Notwendigkeit einer effektiveren chirurgischen Therapie erkennen. Warum die Aneurysmektomie weitere Anfälle von ventrikulären Tachykardien nicht verhindern kann, ist durch das dabei gewählte operative Vorgehen zu erklären: Bei der Aneurysmektomie wird nur das zentrale fibrotische Areal der Narbe, das keine Bedeutung hat für die Entstehung der Tachykardie, reseziert. Die Aneurysmektomie läßt die Grenzzone, welche der Ort der Entstehung der Arrhythmien ist, zurück. Nur zufällig kann die Resektion oder die Naht den Ort der Arrhythmie mit einbeziehen. Die Aneurysmektomie ist nicht immer durchführbar. Zur chirurgischen Behandlung ventrikulärer Tachykardien nach Myokardinfarkt ist sie nicht mehr die Methode der Wahl.

4.3 Andere chirurgische Techniken

Die endokardiale Resektion nach intraoperativem endokardialen Mapping wurde von Harken et al. entwickelt [10]. Während normothermen kardiopulmonalen Bypasses wird mittels konventioneller Aneurysmektomie in den linken Ventrikel eingegangen. Ist die ventrikuläre Tachykardie noch auslösbar, so wird mit Hilfe endokardialen Mappings der Ort der frühesten endokardialen Erregung der Tachykardie bestimmt. Falls durchführbar, wird eine endokardiale Resektion 2–3 cm um den Ort des Ursprungs der ventrikulären Tachykardie vorgenommen. Ist dies nicht der Fall, so ist die endokardiale Resektion nicht durchführbar; das chirurgische Vorgehen ist nicht klar definiert und die Resektion des Ursprungsortes der ventrikulären Tachykardie kann unvollständig bleiben [12]. Horowitz [12] publizierte die Gesamtergebnisse einer Serie von 30 Patienten. 2 Patienten überlebten die Operation nicht und es kam zu 3 späten Todesfällen. 3 Patienten hatten nach dem Eingriff erneut ventrikuläre Tachykardien. Die Ergebnisse der endokardialen Resektion sind denen der zirkulären endokardialen Ventrikulotomie ähnlich. Im wesentlichen ist die endokardiale Resektion jedoch anwendbar beim Vorderwandaneurysma; sie ist nicht immer durchführbar, insbesondere nicht im Falle einer Hinterwandnarbe.

Ein endokardiales Mapping der klinisch aufgetretenen Konfiguration der ventrikulären Tachykardie ist erforderlich. Obwohl nicht in der Arbeit von Horowitz et al. [12] erwähnt, können Patienten multiple Konfigurationen von ventrikulären Tachykardien haben. Einige unserer Patienten hatten 4, 5 und bis zu 8 Tachykardiekonfigurationen, die von verschiedenen arrhythmogenen Orten entstanden sein könnten. Die ZEV ist immer durchführbar, auch wenn eine posteriore Narbe vorliegt, und kann vorgenommen werden, auch wenn das Mapping nicht vollständig oder nicht möglich ist.

Die zirkuläre endokardiale Ventrikulotomie, die endokardiale Resektion und die Aneurysmektomie können vorgenommen werden, wenn ein sog. Aneurysma vorliegt. Für die große Mehrzahl der Autoren ist ein Aneurysma eine Infarktnarbe, das aus einem relativ großen, zentral-fibrotischen dünnwandigen und dilatierten Areal besteht. Ein leichter Zugang zum Cavum des linken Ventrikels ist durch das zentral-fibröse, dünnwandige Areal gegeben. Nach dem Eröffnen des linken Ventrikels bestimmt die Ausdehnung der Endokardfibrose die Ränder der Grenzzone. Die Endokardfibrose ist das einzig verläßliche anatomische Kennzeichen eines Aneurysmas oder einer Infarktnarbe.

Die Ausbildung eines Aneurysmas ist nicht der allein mögliche Weg der Heilung nach akutem Myokardinfarkt. So können alle Übergänge von quasi normalem linken Ventrikel bis zu eindeutigem linksventrikulären Aneurysma beobachtet werden. Bei 2 unserer Patienten war makroskopisch keine Narbe nach Myokardinfarkt zu sehen. Am Ursprungsort der Tachykardie, der durch Mapping bestimmt wurde, wurde eine einfache Ventrikulotomie durchgeführt. Diese Technik ist die gleiche, wie wir sie für die chirurgische Behandlung auslösbarer ventrikulärer Tachykardien benutzen, die nicht im Zusammenhang mit einer koronaren Herzkrankheit stehen [5–9].

Literatur

1. Boineau JP, Cox JL (1973) Slow ventricular activation in acute myocardial infarction. A source of reentrant premature ventricular contractions. Circulation 48:702
2. Cox JL Personal communication
3. Fontaine G, Guiraudon G, Frank R, Gerbaux A, Cousteau JP, Barillon A, Gay J, Cabrol C, Facquet J (1975) La cartographie epicardique et le traitement chirurgical par simple ventriculotomie de certaines tachycardies ventriculaires rebelles par reentrée. Arch Mal Coeur 68:113
4. Fontaine G, Guiraudon G, Frank R, Vedel J, Coutte R, Dragodanne C, Phan-Thuc H, Grosgogeat Y (1976) Cartographies épicardiques dans 4 cas de tachycardie ventriculaire par reentrée après infarctus du myocarde I. Origine de la tachycardie et attitude chirurgicale. Arch Mal Coeur 11:1099
5. Fontaine G, Guiraudon G, Frank R, Vedel J, Grosgogeat Y, Cabrol C, Facquet J (1977) Stimulation studies and epicardial mapping in ventricular tachycardia: Study of mechanisms and selection for surgery. In: Kulbertus H (ed) Reentrant arrhythmias. Mtp Publ. Lancaster, p 334
6. Gallagher JJ, Cox JL (1979) Status of surgery for ventricular arrhythmias. Circulation 60:1440

 7. Guiraudon G, Fontaine G, Frank R, Escande G, Etievent P, Cabrol C (1978) Encircling endocardial ventriculotomy. A new surgical treatment for life-threatening ventricular tachycardias resistant to medical treatment following myocardial infarction. Ann Thorac Surg 26:438
 8. Guiraudon G, Fontaine G, Frank R, Pavi A, Grosgogeat Y, Cabrol C (1980) Is the reentry concept a guide to the surgical treatment of chronic ventricular tachycardia? In: Bircks W, Loogen F, Schulte HD, Seipel L (eds) Medical and surgical management of tachyarrhythmias. Springer, Berlin Heidelberg New York, p 155
 9. Guiraudon G, Frank R, Fontaine G (1974) Intérêt des cartographies dans le traitement chirurgical des tachycardies ventriculaires rebelles récidivantes. Nouv Presse Med 3:273
10. Harken AH, Josephson ME, Horowitz LN (1979) Surgical endocardial resection for the treatment of malignant ventricular tachycardia. Ann Surg 190:456
11. Horowitz LN, Josephson ME, Kastor JA, Harken AH (1979) Intraoperative epicardial and endocardial mapping of ventricular tachycardia in man. Am J Cardiol 43:401
12. Horowitz LN, Harken AH, Kastor JA, Josephson ME (1980) Ventricular resection guided by epicardial and endocardial mapping for treatment of recurrent ventricular tachycardia. N Engl J Med 302:589
13. Josephson ME, Harken AH, Horowitz LN (1979) Endocardial excision. A new surgical technique for the treatment of recurrent ventricular tachycardia. Circulation 60:1430
14. Mallory GK, White PD, Salgedo-Salgar J (1939) The speed of healing of myocardial infarction. Am Heart J 18:647
15. Mason JW, Buda AJ, Stinson EB, Harrison DC (1980) Surgical therapy of ventricular tachyarrhythmias in ischemic heart disease using conventional techniques. In: Bircks W, Loogen F, Schulte HD, Seipel L (eds) Medical and surgical management of tachyarrhythmias. Springer, Berlin Heidelberg New York, p 175
16. Sealy WC, Oldham HN (1978) Surgical treatment of malignant ventricular arrhythmias by sympathectomy, coronary artery grafts and heart wall resection. In: Kelly DT (ed) Advances in the management of arrhythmias. Australia Telectronics, p 218
17. El-Sherif N, Gomes J, Kelen GJ, Kahn RG, Zeiler RH (1980) Electrophysiology of reentrant ventricular arrhythmias in the late myocardial infarction period. In: Bircks W, Loogen F, Schulte HD, Seipel L (eds) Medical and surgical management of tachyarrhythmias Springer, Berlin Heidelberg New York, p 2
18. Spurrell RAJ, Yates AK, Thornburn CW, Sowton GE, Deuchar DC (1975) Surgical treatment of ventricular tachycardia after epicardial mapping studies. Br Heart J 37:115
19. Wellens HJJ, Lie KI, Durrer D (1974) Further observations on ventricular tachycardias as studied by electrical stimulation of the heart. Circulation 49:647
20. Wittig JH, Boineau JP (1975) Surgical treatment of ventricular arrhythmias using epicardial transmural and epicardial mapping. Ann Thorac Surg 20:117

Cardiac Pacing

Diagnostic and Therapeutic Tools

Editor: B. Lüderitz
With an Introduction by G. Riecker
1976. 75 figures, 29 tables. VII, 245 pages
Cloth DM 53,–
ISBN 3-540-07711-1

B. Lüderitz
Elektrische Stimulation des Herzens

Diagnostik und Therapie kardialer Rhythmusstörungen

Unter Mitarbeit von D. W. Fleischmann, C. Naumann
d'Alnoncourt, M. Schlepper, L. Seipel, G. Steinbeck
Korrigierter Nachdruck. 1980. 229 Abbildungen, 46 Tabellen.
XI, 398 Seiten
Gebunden DM 78,–
ISBN 3-540-09164-5

B. Lüderitz
Therapie der Herzrhythmusstörungen

Leitfaden für Klinik und Praxis

1980. 58 Abbildungen, 33 Tabellen. IX, 184 Seiten
Gebunden DM 32,–
ISBN 3-540-10335-X

Myocardial Failure

Editors: G. Riecker, A. Weber, J. Goodwin
Co-Editors: H.-D. Bolte, B. Lüderitz, B. E. Strauer,
E. Erdmann
1977. 172 figures, 52 tables. XII, 374 pages
(International Boehringer Mannheim Symposia)
DM 48,–
ISBN 3-540-08225-5
Distribution rights for Japan: Nankodo Co. Ltd., Tokyo

G. Riecker
Klinische Kardiologie

Krankheiten des Herzens und des Kreislaufs

Unter Mitarbeit von H. Avenhaus, H. D. Bolte, W. Hort,
B. Lüderitz, B. E. Strauer
1975. 159 Abbildungen, 134 Tabellen. XIV, 455 Seiten
Gebunden DM 98,–
ISBN 3-540-07316-7

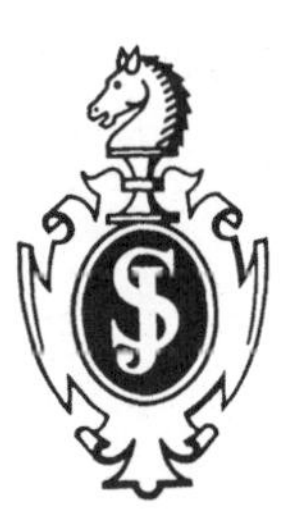

Springer-Verlag
Berlin
Heidelberg
New York